栄養科学イラストレイテッド

臨床栄養学

疾患別編

第3版

編/本田佳子，曽根博仁

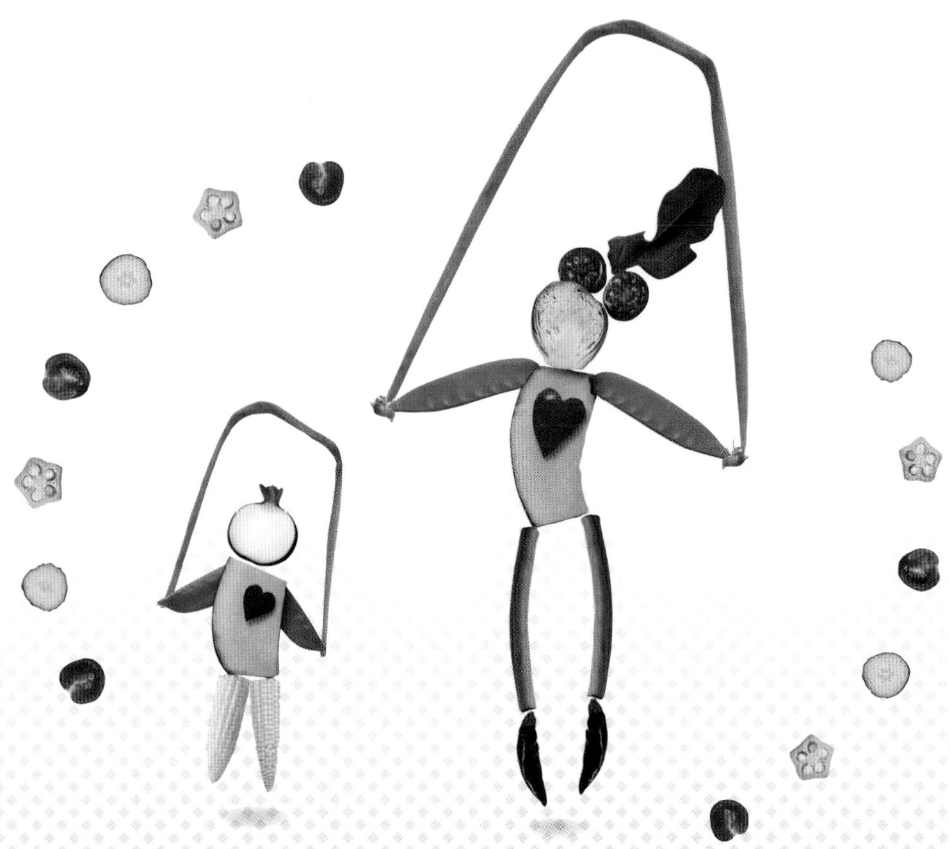

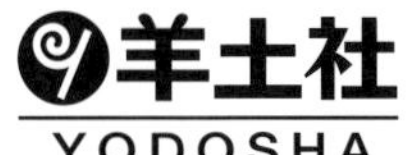

第3版の序

臨床栄養学は，傷病者・要介護者の栄養指導をその業とする管理栄養士の育成に重要な学問である．臨床栄養学を学ぶには，「人体の構造と機能及び疾病の成り立ち」の専門基礎科目群を履修し，さらに，臨床医学を履修し，疾病の原因，病態生理，症状，診断，治療法を学び，理解している必要がある．つまり，臨床栄養学は人体の構造と機能及び疾病の成り立ちを理解し，疾病に対して栄養学的にどのように対応するのかを明らかにする学問である．したがって，臨床栄養学の実践となる栄養食事療法，あるいは栄養食事療法への栄養指導には，食品学，栄養学，調理学，給食経営管理論の知識を疾病への治療と関連づけて理解することが望まれる．

『栄養科学イラストレイテッド 臨床栄養学』は，厚生労働省による「管理栄養士国家試験出題基準（ガイドライン）」をもとに，「基礎編」と「疾患別編」の２編により臨床栄養学の内容を網羅した．『第３版』では，2019年改定のガイドラインに沿った章立てへと全面的に変更を加えた．

本書（疾患別編）では，疾患ごとの栄養管理に沿って項目を構成した．「臨床医学の復習」では，疾患の原因，症状，診断，治療，治療の指標を要約し，解説した．次に臨床栄養学の根幹となる「栄養食事療法」では，栄養評価，栄養基準，栄養補給を各疾患に関連した医学会による最新のガイドラインに整合して解説した．

また，姉妹版の基礎編では，管理栄養士の臨床現場での活動の流れに沿って項目を構成した．これにより，臨床のイメージトレーニングが叶い，学習への意欲が高まることを期待したい．また，臨地校外実習の事前学習として活用し，実践学としての臨床栄養学への理解を容易にする．

そして，栄養科学イラストレイテッドシリーズの他科目と同様に，各章の冒頭には「Point」を呈示し，何を学ぶべきかの目標を明確にした．また，章末には「チェック問題」により学びを振り返る構成を配し，学習法を意図して本書に織り込んだ．改訂にあたり記載内容のアップデートや新項目の加筆を行い，実臨床においても役立てることを狙った．さまざまな疾患を同一の項目で解説するための執筆には苦慮し，かつ，工夫が図られた．幸いにも，本書の執筆は，臨床栄養を現場で実践し，専門性を高めて活躍している管理栄養士の諸先生，あるいは管理栄養士養成校にて「臨床栄養学」の教育・研究にかかわり，当該疾患を専門の研究領域とする諸先生である．

本書で解説した内容を理解し，臨床栄養学に興味をもち，医学ならびに栄養学の日進月歩に感動し，臨床栄養学の知識や理論を実践されることを願っている．

2022年10月

本田佳子
曽根博仁

栄養科学イラストレイテッド

臨床栄養学 疾患別編

第3版

◆ 序 …… 本田佳子，曽根博仁

第1章 代謝疾患・栄養障害 本田佳子(1～4)，飯田薫子(5～8) 14

1 糖尿病 15
2 脂質異常症 20
3 肥満症，メタボリックシンドローム 24
4 高尿酸血症 28
5 低栄養（栄養障害） 31
6 ビタミン異常症 31
7 ミネラル異常症 34
8 アシドーシス，アルカローシス 35

Advanced 2型糖尿病患者の症例 …… 38

第2章 消化管疾患 鞍田三貴 40

1 口腔・歯科疾患 41
A. う蝕（しょく） …… 41
B. 歯周病（歯周疾患） …… 42
C. 口内炎，舌炎 …… 42

2 上部消化管疾患 43
A. 胃食道逆流症 …… 43
B. 胃潰瘍，十二指腸潰瘍 …… 45
C. たんぱく漏出性胃腸症 …… 46

3 下部消化管疾患 47
A. 便秘 …… 47
B. 下痢症 …… 48
C. 炎症性腸疾患：クローン病 …… 50
D. 炎症性腸疾患：潰瘍性大腸炎 …… 51
E. 過敏性腸症候群 …… 52

Advanced NST（栄養サポートチーム）介入が必要なクローン病の症例 …… 53

第3章 肝・胆・膵疾患　平野　雄（1），眞次康弘・伊藤圭子（2）　55

1 肝疾患 56
- A. 肝炎 56
- B. 肝硬変 58
- C. 脂肪肝 60
- D. 非アルコール性脂肪性肝疾患（NAFLD）・非アルコール性脂肪肝炎（NASH） 61
- E. その他の肝疾患 63

2 膵（すい）・胆道系疾患 64
- A. 胆石症・胆のう炎 64
- B. 急性膵炎 65
- C. 慢性膵炎 66

Advanced 閉経後の女性に胆石症の頻度が高まる要因の解説（ホルモン分泌に関連して） 68

第4章 循環器系疾患　宮本佳代子　70

1 高血圧 71
- A. 高血圧 71
- B. 二次性高血圧 73

2 動脈硬化 73

3 虚血性心疾患（狭心症，心筋梗塞） 76

4 心不全 77

5 不整脈 78

6 脳血管疾患（脳出血，くも膜下出血，脳梗塞） 79

Advanced 血圧の日内変動 81

第5章 腎・尿路系（泌尿器系）疾患　吉川　睦（1～5），名和田清子（6，7）　83

1 慢性腎臓病（CKD） 84

2 糸球体腎炎 86
- A. 急性糸球体腎炎 86
- B. 慢性糸球体腎炎 90

3 ネフローゼ症候群 90

4 腎不全 91
- A. 急性腎不全 91
- B. 慢性腎不全 92

5 糖尿病性腎症 94

6 透析療法 96

7 尿路系疾患 101
- A. 尿路結石症 101
- B. 前立腺肥大症 102

Advanced 24時間蓄尿とたんぱく質制限食 103

第6章 内分泌系疾患　飯田薫子　106

1 下垂体異常 107
A. 下垂体性巨人症，先端巨大症 107
B. 成長ホルモン分泌不全性低身長症 107
C. 尿崩症 107
D. ADH不適合分泌症候群（SIADH） 108

2 甲状腺異常 109
A. 甲状腺機能亢進症 109
B. 甲状腺機能低下症 110

3 副甲状腺異常 111
A. 副甲状腺機能亢進症 111
B. 副甲状腺機能低下症 113

4 副腎異常 113
A. クッシング症候群 113
B. アルドステロン症 114
C. アジソン病（副腎皮質機能低下症） 115
D. 褐色細胞腫 116

Advanced バセドウ病患者の症例 117

第7章 神経・精神系疾患　宮崎由子　119

1 認知症 120
A. アルツハイマー病型認知症 120
B. 脳血管性認知症 122

2 変性疾患 123
A. パーキンソン病 123
B. 脊髄小脳変性症 126
C. ギラン・バレー症候群 126

3 摂食障害 127
A. 神経性やせ症 127
B. 神経性大食症 129

4 アルコール依存症 132

5 精神疾患 134
A. うつ病 134
B. 統合失調症 136

Advanced 意識障害の判定 137

第8章 呼吸器系疾患　三浦由美子　139

1 上気道疾患 140
A. かぜ・インフルエンザ 140

2 気管・気管支疾患 140
A. 気管支喘息 140

3 肺疾患 141
A. 肺炎 141
B. 肺結核 143

4 慢性閉塞性肺疾患（COPD） 144

Advanced 換気障害 145

第9章 血液・造血器系疾患 大山博子 147

1 出血性疾患とは 148

2 貧血 148
- A. 鉄欠乏性貧血 148
- B. 巨赤芽球性貧血 152

3 造血器系腫瘍 154
- A. 急性白血病 154
- B. 慢性骨髄性白血病 157

Advanced 食事がとれない患者への対応の実際 158

第10章 運動器（骨格系）疾患 下方浩史 160

1 骨粗鬆症 161

2 骨軟化症，くる病 163

3 変形性関節症 165

4 サルコペニア 166

5 ロコモティブシンドローム 168

Advanced たんぱく質同化抵抗性 170

第11章 免疫・アレルギー系疾患 小竹 茂，本田佳子 172

1 アレルギー疾患 173
- A. 食物アレルギー 173
- B. アトピー性皮膚炎 176
- C. 蕁麻疹（じんましん） 178

2 自己免疫疾患 179
- A. 全身性エリテマトーデス（SLE） 179
- B. 関節リウマチ（RA） 181
- C. 全身性強皮症（SSc） 183
- D. シェーグレン症候群 184

3 後天性免疫不全症候群（AIDS） 185

Advanced 食物アレルギーのリスク因子の発見や画期的治療法への期待 186

第12章 感染症　田邊嘉也　188

1 はじめに ―― 189

2 食中毒とは ―― 189

3 食中毒の病態 ―― 189

A. 細菌性食中毒 …… 189

B. ウイルス性食中毒 …… 191

4 感染性胃腸炎（食中毒）での栄養食事療法 ―― 192

A. 症状が激しいとき …… 192

B. 症状が回復してきたとき …… 192

5 感染症対策 ―― 192

A. 感染症法について …… 192

B. 大規模食中毒対策 …… 192

C. 院内感染対策 …… 193

D. 院内感染対策の実際 …… 193

Advanced 食中毒への対応 …… 196

第13章 がんとターミナルケア　武井牧子　198

1 はじめに ―― 199

2 がんの診断 ―― 199

3 がんの治療 ―― 199

A. 外科治療（手術療法） …… 199

B. 化学療法 …… 200

C. 放射線治療 …… 201

D. 集学的治療 …… 202

4 がんの終末期（緩和ケア，ターミナルケア） ―― 202

5 がんの栄養管理 ―― 203

A. 栄養評価 …… 203

B. 栄養基準 …… 204

C. 栄養補給 …… 205

D. 栄養指導 …… 205

6 消化管のがん：食道，胃，大腸（結腸・直腸） ―― 206

A. 食道 …… 206

B. 胃 …… 210

C. 大腸（結腸・直腸） …… 210

Advanced GPSによる悪液質の分類と制御 …… 213

第14章 周術期の管理　加藤チイ　215

1 術前の栄養マネジメント ―― 216

2 消化器・消化管術後 ―― 216

3 人工肛門造設 ―― 220

4 消化管以外の術後 ―― 221

Advanced 消化器・消化管術後の食事について …… 222

第15章 クリティカルケア 今本美幸 224

1 クリティカルケアの特徴 225

2 栄養食事療法の特徴 226

3 各論 227

A. 外傷 227

B. 熱傷 228

C. 集中治療 230

D. 急性感染症 231

Advanced 救急救命時の管理栄養士の役割 232

第16章 摂食機能障害 府川則子，金丸晶子 234

1 咀嚼・嚥下障害 235

A. 診断・評価 235

B. 栄養食事療法 240

2 口腔・食道障害 248

A. 診断・評価 248

B. 栄養食事療法 249

3 消化管通過障害 250

A. 診断・評価 250

B. 栄養食事療法 250

Advanced NST（栄養サポートチーム）の介入が奏功した摂食嚥下障害例 251

第17章 障害者に対するケア 吉川 睦 254

1 身体障害，知的障害 255

Advanced 身体測定 259

第18章 小児疾患 杉浦令子 261

1 たんぱく質・エネルギー栄養障害（PEM），栄養失調症 262

2 乳幼児下痢症（ウイルス性胃腸炎） 263

3 周期性嘔吐症（アセトン血性嘔吐症） 265

4 アレルギー疾患 266

5 小児肥満 269

6 先天性代謝異常症 272

A. フェニルケトン尿症 273

B. メープルシロップ尿症 273

C. ガラクトース血症 273

D. ホモシスチン尿症 274

E. 先天性副腎過形成症 274

F. 先天性甲状腺機能低下症 274

G. 尿素サイクル異常 274

H. プロピオン酸血症 275

I. メチルマロン酸血症 275

J. 糖原病 275

Advanced 高度肥満の症例 278

第19章 妊産婦疾患　河原田律子　280

1 肥満とやせ 281
2 貧血 283
3 妊娠高血圧症候群 284
4 妊娠糖尿病 287
Advanced 妊娠中の食事が子どもの健康を決める—DOHaD説 292

第20章 高齢期疾患　府川則子・金丸晶子(1), 渡邉啓子(2)　294

1 高齢期疾患 295
A. 老年症候群 295
2 褥瘡 298
Advanced 褥瘡：寝たきりにおける体位変換とスキンケア 301
Advanced 高齢者への食事の調整 302

◆ 付録　臨床で役立つ基準範囲一覧　監修／本田佳子・曽根博仁　304
◆ 文献一覧 306
◆ 索引 314

Column

連続グルコースモニタリング（continuous glucose monitoring：CGM） 19
フラッシュグルコースモニタリング（flash glucose monitoring：FGM） 19
カーボカウント 20
酸性食品，アルカリ性食品について 36
食物繊維について 49
フィッシャー比について 59
脂肪肝の新診断基準MAFLD（代謝関連脂肪肝） 61
加工食品の食塩相当量の表示 72
トランス型の不飽和脂肪酸 74
嚥下障害と食事 80
糖尿病性腎臓病（DKD）の概念 94
透析患者の栄養障害 100
アルコールパッチテスト 134
神経伝達物質とは 136
呼吸商（respiratory quotient：RQ） 144
立ちくらみ 157
サルコペニア肥満とかくれ肥満 168
食物依存性運動誘発アナフィラキシー 179
仮性アレルゲンについて 180
本分野における管理栄養士国家試験：その傾向と対策 184
BCAA（分枝アミノ酸） 221
震災におけるクラッシュ症候群（挫滅症候群） 228
低温やけど 229
アテトーゼとは？ 258
ロタウイルスワクチンについて 264
乳児期肥満が良性肥満といわれる理由 276
若い女性の食生活と妊娠・出産への影響 290

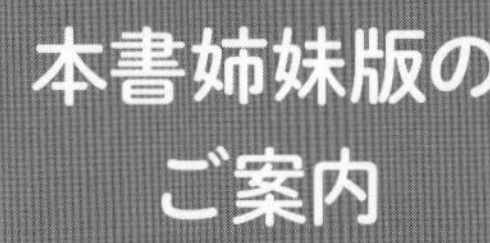

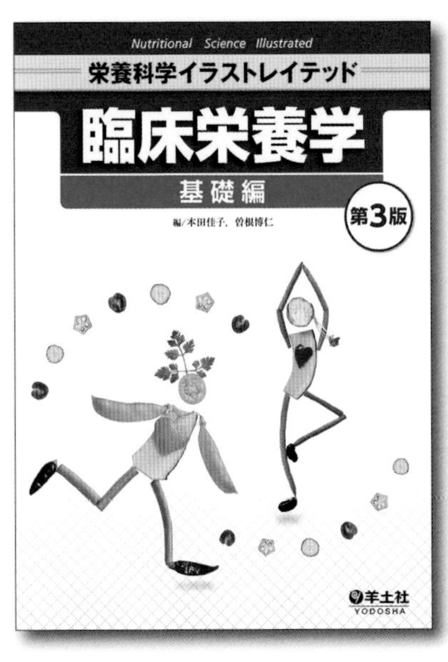

臨床栄養学 基礎編 第3版

編／本田佳子，曽根博仁

目次概略

第1章　臨床栄養学の基礎
第2章　チーム医療，在宅医療
第3章　栄養ケアマネジメント
第4章　栄養アセスメント
第5章　栄養ケア計画のプロセス
第6章　栄養・食事療法，栄養補給法の方法
第7章　薬と栄養・食物の相互作用
第8章　栄養ケアの記録
第9章　栄養教育の実施
第10章　モニタリングと再評価，栄養ケアの修正
付録1　臨床で役立つ医学用語一覧
付録2　診療報酬・介護報酬の栄養関連の詳細一覧
付録3　臨床検査の基準範囲一覧
付録4　栄養診断および栄養介入のコードと用語一覧
付録5　経腸栄養剤一覧

正誤表・更新情報

https://www.yodosha.co.jp/textbook/book/6999/index.html

本書発行後に変更，更新，追加された情報や，訂正箇所のある場合は，上記のページ中ほどの「正誤表・更新情報」を随時更新しお知らせします．

お問い合わせ

https://www.yodosha.co.jp/textbook/inquiry/other.html

本書に関するご意見・ご感想や，弊社の教科書に関するお問い合わせは上記のリンク先からお願いします．

執筆者一覧

※所属は執筆時のもの

編者

本田　佳子	ほんだ　けいこ	女子栄養大学栄養学部実践栄養学科 教授
曽根　博仁	そね　ひろひと	新潟大学大学院医歯学総合研究科血液・内分泌・代謝内科学分野 教授

執筆（掲載順）

本田　佳子	ほんだ　けいこ	女子栄養大学栄養学部実践栄養学科 教授
飯田　薫子	いいだ　かおるこ	お茶の水女子大学生活科学部食物栄養学科 教授
鞍田　三貴	くらた　みき	武庫川女子大学食物栄養科学部食物栄養学科 准教授
平野　雄	ひらの　たけし	鎌倉女子大学家政学部管理栄養学科 教授
眞次　康弘	まつぐ　やすひろ	県立広島病院栄養管理科 主任部長／消化器外科 部長
伊藤　圭子	いとう　けいこ	県立広島病院栄養管理科 技師長
宮本佳代子	みやもと　かよこ	金沢学院大学栄養学部栄養学科 特任教授
吉川　睦	よしかわ　むつみ	虎の門病院分院栄養部 科長
名和田清子	なわた　きよこ	島根県立大学看護栄養学部健康栄養学科 教授
宮崎　由子	みやざき　よしこ	元 龍谷大学農学部食品栄養学科 教授
三浦由美子	みうら　ゆみこ	神戸市立西神戸医療センター 栄養管理室
大山　博子	おおやま　ひろこ	虎の門病院栄養部 科長
下方　浩史	しもかた　ひろし	名古屋学芸大学大学院栄養科学研究科 教授
小竹　茂	こたけ　しげる	元 自治医科大学附属さいたま医療センターリウマチ膠原病科 教授
田邊　嘉也	たなべ　よしなり	新潟県立新発田病院内科 診療部長
武井　牧子	たけい　まきこ	埼玉県立がんセンター栄養部
加藤　チイ	かとう　ちい	東京有明医療大学看護学部 非常勤講師
今本　美幸	いまもと　みゆき	元 ノートルダム清心女子大学人間生活学部食品栄養学科 准教授
府川　則子	ふかわ　のりこ	女子栄養大学栄養学部実践栄養学科 准教授
金丸　晶子	かなまる　あきこ	東京都健康長寿医療センターリハビリテーション科 部長
杉浦　令子	すぎうら　れいこ	和洋女子大学家政学部健康栄養学科 教授
河原田律子	かわはらだ　りつこ	高崎健康福祉大学健康福祉学部健康栄養学科 講師
渡邉　啓子	わたなべ　けいこ	中村学園大学栄養科学部栄養科学科 准教授

栄養科学イラストレイテッド

臨床栄養学

疾患別編

第3版

第1章　代謝疾患・栄養障害 …… 14
第2章　消化管疾患 …… 40
第3章　肝・胆・膵疾患 …… 55
第4章　循環器系疾患 …… 70
第5章　腎・尿路系（泌尿器系）疾患 …… 83
第6章　内分泌系疾患 …… 106
第7章　神経・精神系疾患 …… 119
第8章　呼吸器系疾患 …… 139
第9章　血液・造血器系疾患 …… 147
第10章　運動器（骨格系）疾患 …… 160
第11章　免疫・アレルギー系疾患 …… 172
第12章　感染症 …… 188
第13章　がんとターミナルケア …… 198
第14章　周術期の管理 …… 215
第15章　クリティカルケア …… 224
第16章　摂食機能障害 …… 234
第17章　障害者に対するケア …… 254
第18章　小児疾患 …… 261
第19章　妊産婦疾患 …… 280
第20章　高齢期疾患 …… 294

第1章 代謝疾患・栄養障害

Point

1. 糖尿病，脂質異常症，肥満症，高尿酸血症は，生活習慣病の代表的な疾患である．これらの疾患は合併していることが多く，各疾病の関連性を理解する．
2. 低栄養時における，栄養状態の把握と栄養補給について理解する．
3. ビタミンやミネラルは食事からの摂取が必要不可欠であり，その欠乏や過剰によって生じるさまざまな生体の異常を理解する．

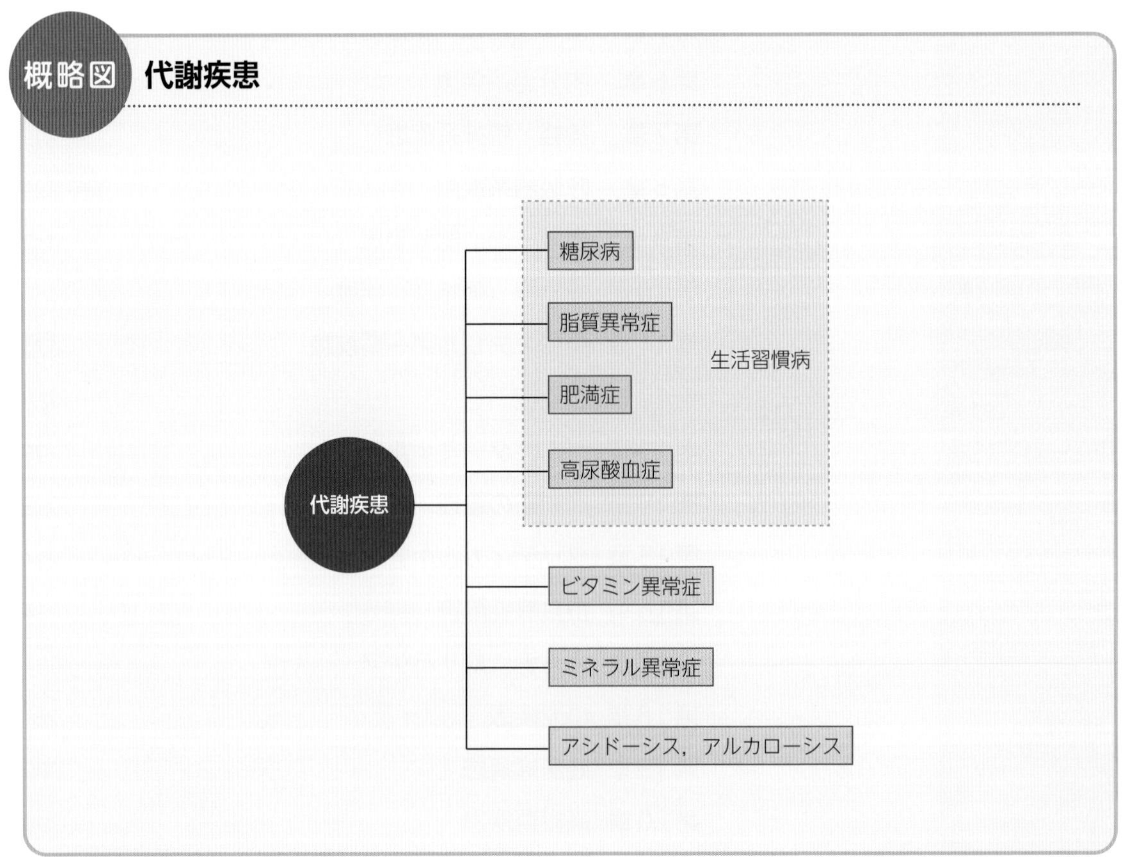

1 糖尿病

糖尿病は，インスリン作用不足による慢性の高血糖状態を主徴とする代謝疾患群である．**1型糖尿病**は，インスリンを合成・分泌する膵ランゲルハンス島β細胞の破壊・消失がインスリン作用不足の主要な原因でインスリンの絶対的な欠乏状態に至る．**2型糖尿病**は，インスリン分泌低下やインスリン抵抗性をきたす素因を含む複数の遺伝因子に，環境因子および加齢が加わり発症する．糖尿病はゆっくり進行する慢性疾患のため継続した治療が必須となる．治療の目標は，血糖，血圧，脂質代謝の良好なコントロール状態と適正体重の維持を図り，糖尿病の合併症の発症の抑制，進展の阻止により，糖尿病のない人と変わらない寿命とQOL（quality of life）を確保することにある．

1）臨床医学の復習

①疾患の原因

1型糖尿病は，膵β細胞が破壊され，インスリンの絶対的な不足による．主に自己免疫を基礎にした膵β細胞破壊，HLA（human leukocyte antigen）やインスリン関連遺伝子多型などの遺伝因子に何らかの誘因・環境因子が加わって起こる．他の自己免疫疾患（甲状腺疾患など）の合併が少なくないが，自己免疫の関与がないと考えられる場合もある．

2型糖尿病は，骨格筋，肝臓，脂肪組織などのインスリン感受性組織におけるインスリン作用の低下（インスリン抵抗性）とインスリン分泌の低下の状態である．複数の遺伝因子に過食（特に高脂肪食），運動不足などの環境因子が加わってインスリン作用不足を生じて発症する．家系内血縁者にしばしば糖尿病がある．**表1**に糖尿病の成因分類を示す．

表1　糖尿病と糖代謝異常＊の成因分類

Ⅰ．1型（膵β細胞の破壊，通常は絶対的インスリン欠乏に至る）
A. 自己免疫性 B. 特発性
Ⅱ．2型（インスリン分泌低下を主体とするものと，インスリン抵抗性が主体で，それにインスリンの相対的不足を伴うものなどがある）
Ⅲ．その他の特定の機序，疾患によるもの
A. 遺伝子として遺伝子異常が同定されたもの （1）膵β細胞機能にかかわる遺伝子異常 （2）インスリン作用の伝達機構にかかわる遺伝子異常 B. 他の疾患，条件に伴うもの （1）膵外分泌疾患 （2）内分泌疾患 （3）肝疾患 （4）薬剤や化学物質によるもの （5）感染症 （6）免疫機序によるまれな病態 （7）その他の遺伝的症候群で糖尿病を伴うことの多いもの
Ⅳ．妊娠糖尿病

注：現時点では上記のいずれにも分類できないものは分類不能とする．
＊一部には，糖尿病特有の合併症をきたすかどうかが確認されていないものも含まれる
日本糖尿病学会糖尿病診断基準に関する調査検討委員会：糖尿病の分類と診断基準に関する委員会報告（国際標準化対応版）．糖尿病，55：485-504，2012[1]より引用

②症状

慢性の高血糖に伴う，口渇，多飲，多尿，全身倦怠（けんたい）感，体重減少，視力障害，足のしびれ感などがある．

血中の糖濃度が160 mg/dL～180 mg/dLを超えると尿中に糖として排泄され尿糖陽性を示す．

急性の合併症では，**糖尿病ケトアシドーシス**（高度なインスリン作用不足によって起こるケトーシス，アシドーシス），**高血糖高浸透圧症候群**（高齢者の2型糖尿病やそれまで糖尿病といわれていない者），**感染症**（皮膚感染症）などがある．これらの誘因として清涼飲料水の多飲（ペットボトル症候群）がよくみられる．慢性の合併症では，**細小血管合併症**（糖尿病網膜症，糖尿病腎症，糖尿病神経障害），大血管合併症の**心筋梗塞**，**脳梗塞**，**下肢閉塞性動脈硬化症**などがある．

③診断

空腹時血糖126 mg/dL以上，75 g OGTT 2時間値200 mg/dL以上，随時血糖200 mg/dL以上のいずれか，およびHbA1c 6.5％以上が診断の基準値となる．

④治療

治療は，**栄養食事療法**，**運動療法**，**薬物療法および注射薬療法**がある．

栄養食事療法は，インスリン依存状態，インスリン非依存状態にかかわらず治療の基本として行われる．

運動療法は，軽度から中強度の運動により個々に適正な強度で行う．ただし，心血管疾患リスクの高い患者では，心血管イベントの発生回避のために医学的評価（メディカルチェック）を行う．運動療法の急性の効果は，グルコース，脂肪酸の利用促進による血糖値の低下であり，慢性の効果はインスリン抵抗性の改善である．

薬物療法は，病態を考慮して経口血糖降下薬，インスリン製剤，GLP-1受容体作動薬などが使用される．経口血糖降下薬は，インスリン分泌非促進系（ビグアナイド薬，チアゾリジン薬，α-グルコシダーゼ阻害薬，SGLT2阻害薬），インスリン分泌促進薬（DPP-4阻害薬，GLP-1受容体作動薬，スルホニル尿素薬），速効型インスリン分泌促進薬がある．

注射薬療法は，基礎インスリン製剤（持効型溶解インスリン製剤，中間型インスリン製剤），追加インスリン製剤（超速効型インスリン製剤，速効型インスリン製剤），超速効型あるいは速効型と中間型を混合した混合型インスリン製剤，超速効型と持効型溶解の配合溶解インスリン製剤などがある．

インスリン非依存状態の治療は図1により行う．

⑤治療の目標

治療の目標は，血糖，血圧，脂質代謝の良好なコントロールと適正体重の維持を図り，糖尿病の合併症の発症，進展の阻止により健康人と変わらない日常生活の質（QOL）の維持と寿命を確保することである．

《ⅰ．血糖コントロールの指標》

血糖コントロール指標は**HbA1c**を重視する（**表2**）．HbA1cは過去1，2カ月間の平均血糖値を反映する指標である．65歳以上では，高齢期になっての発症と青壮年期での発症を分けて，罹病期間，低血糖の危険性，認知機能やADL（activities of daily living scale）を考慮した目標が決定される（**表3**）．

《ⅱ．その他のコントロール指標》

【血圧】降圧目標は130/80 mmHg未満とする．腎症合併患者で尿たんぱく1 g/日以上であれば，目標至適血圧は125/75 mmHg未満とする．

【血清脂質】LDLコレステロール120 mg/dL未満（冠動脈疾患がある場合100 mg/dL未満，より冠動脈疾患の再発リスクが高いと考えられる場合は70 mg/dL未満を考慮する）．トリグリセリド150 mg/dL未満，HDLコレステロール：40 mg/dL以上，non-HDLコレステロール：150 mg/dL未満（冠動脈疾患がある場合130 mg/dL未満）とする．

【体重】目標体重（kg）＝身長m^2 × 22～25 kg/m^2（目標BMI）．総死亡が最も低いBMIは年齢によって異なることから，以下の式から算出する．

65歳未満：［身長(m)］^{2} × 22 kg/m^2
前期高齢者（65～74歳）：
［身長(m)］^{2} × 22～25 kg/m^2
後期高齢者（75歳以上）：
［身長(m)］^{2} × 22～25* kg/m^2
＊：75歳以上の後期高齢者では現体重に基づき，フレイル，（基本的）ADL低下，併発症，体組成，身長の短縮，摂食状況や代謝状態の評価をふまえ，適宜判断する[3)]．

2）栄養食事療法

①栄養評価

コントロール指標を定期的に確認し，栄養食事摂取状況とともに総合的に評価する．

《ⅰ．栄養食生活状況》

1日の食事回数，各食事回の食事量と内容，総エネルギー・たんぱく質・脂質・炭水化物・ビタミン・ミネラル・食塩・食物繊維の摂取量など．

《ⅱ．身体計測》

身長，体重，腹囲径，脂肪分布を計測し，BMI，内臓脂肪蓄積の状況を把握する．体格指数は，BMIにより求める．

Body Mass Index（BMI）
＝体重(kg)／〔身長(m) × 身長(m)〕

《ⅲ．血液生化学検査》

血糖（空腹時，随時，食後2時間値），HbA1c，フルクトサミン（FRA），LDLコレステロール，HDLコレステロール，トリグリセリド（TG），non-HDLコレステロール，血清クレアチニン（Cr）．

《ⅳ．尿検査》

尿糖（US），尿中アルブミン排泄量，尿ケトン体．

②栄養食事基準

- エネルギー：性，年齢，肥満度，身体活動量，病態，患者のアドヒアランスなどを考慮する．後期高齢者では現体重に基づき，フレイル，（基本的）ADL低下，併発症，体組成，身長の短縮，摂食状況や代謝状態をも考慮する．

摂取エネルギー量（kcal）
＝目標体重(kg) × エネルギー係数

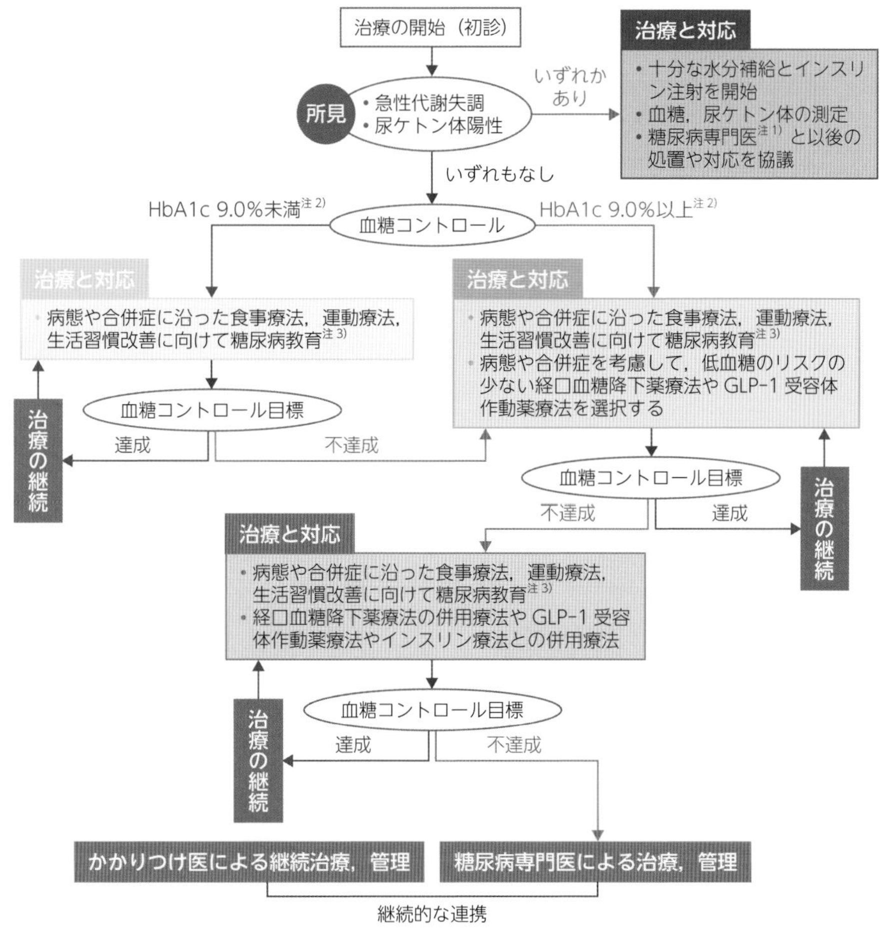

図1　インスリン非依存状態の治療

注1）糖尿病専門医および認定教育施設は日本糖尿病学会ホームページ（www.jds.or.jp）上で都道府県別で検索できる．地域ごとの情報については地域医師会や糖尿病専門外来をもつ病院などに問い合わせるとよい．
注2）参考指標であり，個別の患者背景を考慮して判断する．
注3）施設・地域の医療状況や，社会的リソース・サポート体制などの患者背景を考慮し，糖尿病専門医への紹介を考慮する．また，糖尿病専門施設での糖尿病教育入院なども考慮する．
その他，以下の場合，糖尿病専門医へ紹介を考慮する．
① 口渇・多尿・体重減少などの症状がある場合
② 低血糖を頻回に繰り返し糖尿病治療の見直しが必要な場合
③ 糖尿病急性増悪やステロイド使用や膵疾患や感染症に伴い血糖値の急激な悪化を認めた場合
④ 周術期あるいは手術に備えて厳格な血糖コントロールを必要とする場合
⑤ 糖尿病の患者教育が改めて必要になった場合
⑥ 内因性インスリン分泌が高度に枯渇している可能性がある場合
「糖尿病治療ガイド 2022-2023」（日本糖尿病学会／編著），文光堂，2022[2] より引用

〈身体活動レベルと病態によるエネルギー係数（kcal/kg目標体重）〉

軽い労作（大部分が座位の静的活動）：25～30

普通の労作（座位中心だが通勤・家事，軽い運動を含む）：30～35

重い労作（力仕事，活発な運動習慣がある）：35～

- たんぱく質：エネルギー比率20％まで．高齢者で，サルコペニア，フレイルまたはそのリスクがある場合は，個別にたんぱく質摂取量を考慮する．
- 炭水化物：エネルギー比率は50～60％．
- 脂質：残りのエネルギー比率（25％エネルギー比率を超える場合は，飽和脂肪酸を減らし多価不飽和脂肪酸を増し，多価不飽和脂肪酸のうちn-3系多価不

表2　血糖コントロール目標（65歳以上の高齢者については表3参照）

目標	コントロール目標値注4)		
	血糖正常化を目指す際の目標注1)	合併症予防のための目標注2)	治療強化が困難な際の目標注3)
HbA1c（%）	6.0 未満	7.0 未満	8.0 未満

治療目標は年齢，罹病期間，臓器障害，低血糖の危険性，サポート体制などを考慮して個別に設定する．

注1）適切な食事療法や運動療法だけで達成可能な場合，または薬物療法中でも低血糖などの副作用なく達成可能な場合の目標とする．

注2）合併症予防の観点からHbA1cの目標値を7％未満とする．対応する血糖値としては，空腹時血糖値130 mg/dL未満，食後2時間血糖値180 mg/dL未満をおおよその目安とする．

注3）低血糖などの副作用，その他の理由で治療の強化が難しい場合の目標とする．

注4）いずれも成人に対しての目標値であり，また妊娠例は除くものとする．

「糖尿病治療ガイド 2022-2023」（日本糖尿病学会／編著），文光堂，2022[2] より引用

表3　高齢者糖尿病の血糖コントロール目標（HbA1c値）

患者の特徴・健康状態注1)		カテゴリーⅠ		カテゴリーⅡ	カテゴリーⅢ
		① 認知機能正常 かつ ② ADL 自立		① 軽度認知障害～軽度認知症 または ② 手段的 ADL 低下，基本的 ADL 自立	① 中等度以上の認知症 または ② 基本的 ADL 低下 または ③ 多くの併存疾患や機能障害
重症低血糖が危惧される薬剤（インスリン製剤，SU 薬，グリニド薬など）の使用	なし注2)	7.0%未満		7.0%未満	8.0%未満
	あり注3)	65 歳以上75 歳未満 7.5%未満（下限 6.5%）	75 歳以上 8.0%未満（下限 7.0%）	8.0%未満（下限 7.0%）	8.5%未満（下限 7.5%）

治療目標は，年齢，罹病期間，低血糖の危険性，サポート体制などに加え，高齢者では認知機能や基本的ADL，手段的ADL，併存疾患なども考慮して個別に設定する．ただし，加齢に伴って重症低血糖の危険性が高くなることに十分注意する．

注1）認知機能や基本的ADL（着衣，移動，入浴，トイレの使用など），手段的ADL（IADL：買い物，食事の準備，服薬管理，金銭管理など）の評価に関しては，日本老年医学会のホームページ（https://www.jpn-geriat-soc.or.jp/）を参照する．エンドオブライフの状態では，著しい高血糖を防止し，それに伴う脱水や急性合併症を予防する治療を優先する．

注2）高齢者糖尿病においても，合併症予防のための目標は7.0％未満である．ただし，適切な食事療法や運動療法だけで達成可能な場合，または薬物療法の副作用なく達成可能な場合の目標を6.0％未満，治療の強化が難しい場合の目標を8.0％未満とする．下限を設けない．カテゴリーⅢに該当する状態で，多剤併用による有害作用が懸念される場合や，重篤な併存疾患を有し，社会的サポートが乏しい場合などには，8.5％未満を目標とすることも許容される．

注3）糖尿病罹病期間も考慮し，合併症発症・進展阻止が優先される場合には，重症低血糖を予防する対策を講じつつ，個々の高齢者ごとに個別の目標や下限を設定してもよい．65歳未満からこれらの薬剤を用いて治療中であり，かつ血糖コントロール状態が図の目標や下限を下回る場合には，基本的に現状を維持するが，重症低血糖に十分注意する．グリニド薬は，種類・使用量・血糖値等を勘案し，重症低血糖が危惧されない薬剤に分類される場合もある．

【重要な注意事項】糖尿病治療薬の使用にあたっては，日本老年医学会編「高齢者の安全な薬物療法ガイドライン」を参照すること．薬剤使用時には多剤併用を避け，副作用の出現に十分に注意する．

「糖尿病治療ガイド 2022-2023」（日本糖尿病学会／編著），文光堂，2022[2] より引用

飽和脂肪酸の割合を多くする).

- ビタミン，ミネラル：「日本人の食事摂取基準（2020年版）」に準拠する.
- 食物繊維：20～25 g/日とする.
- 食塩：男性7.5 g/日，女性6.5 g/日未満とする．高血圧を合併している場合は6.0 g/日未満，顕性腎症を合併する場合には，高血圧の有無とは別に6.0 g/日未満.

③栄養補給

経口栄養法が原則である．適正な摂取エネルギー量内で，炭水化物，たんぱく質，脂質のバランスをとり，ビタミン，ミネラルのいずれも過不足ない状態にする．そのための食品の選択に際し，『糖尿病食事療法のための食品交換表』（日本糖尿病学会編）[4] を用い，適正な使用による実施となる.

食品交換表は，主に含まれている栄養素により食品を4群6表に分類し，食品に含有するエネルギー量80 kcalを1単位とし，同一表内の食品を同一単位で交換し，糖尿病の栄養食事療法が実践できる.

食品の選択と注意：単純糖質食品（スクロース，フルクトース）は，摂取後の血糖の上昇が早いので，一度に大量の摂取は避ける．グリセミック・インデックス[※1]は，食品を選択するうえでの指標の1つになる．野菜類は，ビタミン，ミネラルの供給源として350 g/日を目安に毎食の料理に積極的に取り入れる．アルコール飲料は，1日25 g程度のエタノール換算量に留め，肝疾患や合併症など問題がある場合は，禁酒とする.

脂質異常症の合併で，高トリグリセリド血症（高中性脂肪血症）では飽和脂肪酸，スクロース・フルクトースの摂取制限，高コレステロール血症ではコレステロールを200 mg/日未満に制限する.

④栄養指導

《ⅰ．初期指導》

糖尿病の栄養指導の目的は，患者自らが食生活を変容し，血糖のコントロールを良好に保つことである．初期指導では，これまでの食習慣の問題点を見出し，改善をするように勧める．初期指導のポイントは以下のようなものがある.

① 腹八分目にする.
② 食品の種類を多くする.
③ 脂肪は控えめに.
④ 食物繊維を多く含む食品をとる.
⑤ 3食規則正しくとる.
⑥ ゆっくりよく噛んで食べる.

※1　**GI**：各糖質食品の食後血糖上昇率を指数化したもの

Column

連続グルコースモニタリング（continuous glucose monitoring：CGM）

CGMは，皮下にセンサーを留置し，5分（1分）ごとに皮下の間質液のグルコース濃度を連続して測定し，血糖値を推定する機器である．1日24時間連続して血糖の変動を測定できるため，血糖値の日内変動の傾向がわかり，夜間や早朝の低血糖や，食後の高血糖，さらには血糖の上下の変動などもモニターできる.

Column

フラッシュグルコースモニタリング（flash glucose monitoring：FGM）

CGMと同様に皮下の間質液のグルコース濃度を持続的に14日間測定できるセンサーを上腕に留置し，ICカードのように，センサーにリーダーをかざすことでその値を確認できる機器である.

CGMとFGMの違いは，CGMは常に画面に間質液のグルコース値が表示され，FGMはかざしたときだけにグルコース値の確認ができるところである．双方とも，1型糖尿病と血糖コトロールが難しい2型糖尿病の患者が利用している.

《ⅱ．個別指導》

次に，栄養食事療法の細かい内容を指導する．適正なエネルギー量のとり方や，炭水化物，たんぱく質，脂質のバランスのとり方，ビタミン・ミネラルの過不足のないとり方を指導する．食品の選択に際しては，『糖尿病食事療法のための食品交換表』[4]などを使用すると，エネルギー量を守りながらバラエティに富んだ食品を選ぶことができる．外食，甘味品，間食，嗜好品などの対応についても指導する．

適正なエネルギー量のとり方や，炭水化物，たんぱく質，脂質のバランスは個々の患者に応じた個別対応を勧める．適正なエネルギー量の設定によりたんぱく質エネルギー比率は一定の範囲で規定され，脂質と炭水化物は相互に関係する．糖質制限食は，体重の減量を図ることを目的とする場合と，血糖のコントロールを目的とする場合とがある．糖質制限食は1日の炭水化物摂取量70～130 gや炭水化物エネルギー比率40 %などが行われている．しかし，総エネルギー摂取量を制限せずに，炭水化物のみを極端に制限することでの減量は，その効果のみならず，長期的な栄養食事療法としての遵守（じゅんしゅ）性や安全性などから，現時点では勧められていない．血糖コントロールを目的とする場合の糖質制限食は，肝臓での糖新生に依存せず必要な糖質を食事で確保する糖質摂取量とされる．

アルコール摂取量の上限として25 g/日を目安として，個々の飲酒習慣によって個別化を図る．インスリン療養中の患者では，急性効果としての血糖値に注意する．

《ⅲ．継続指導（サポート法）》

本栄養食事療法は，**生涯継続する必要がある**．そのためには，行動療法の手法を用いて，改善すべき食習慣の問題点を克服していくように支援する．定期的に実施状況をモニタリングし，実施が困難である場合は原因を明らかにする．必要に応じて計画の変更を行う．

2 脂質異常症

1）臨床医学の復習

①疾患の原因

脂質異常症とは血液中のLDLコレステロール（LDL-C：low density lipoprotein-cholesterol），トリグリセリド（TG：triglyceride）の増加，HDLコレステロール（HDL-C：high density lipoprotein-cholesterol）が低下した状態をいう．

血中の脂質は，アポタンパクと結合したリポタンパクで存在する．高LDLコレステロール血症や高トリグリセリド血症，低HDLコレステロール血症は，カイロミクロン，VLDL（very low-density lipoprotein），IDL（intermediate density lipoprotein），レムナント，LDLやHDLなどのリポタンパクの合成増加あるいは異化低下した状態などのリポタンパク代謝の障害により発症する．

脂質異常症は，体質・遺伝子異常に基づいて発症し

Column

カーボカウント

カーボカウントとは，carbohydrate countingの略であり糖尿病の食事管理の1つの方法である．食後のすみやかな血糖値の上昇は，エネルギー産生栄養素のなかで，糖質（carbohydrate）が関与している．カーボカウントは，食事に含まれる単糖類，二糖類，三糖類以上のオリゴ糖やデンプンから炭水化物量を把握し計算（カウント）により血糖管理をすることである．

カーボカウントには「基礎カーボカウント」と「応用カーボカウント」がある．「基礎カーボカウント」は，食事中の糖質量を調整することで血糖値の上昇を抑制する方法で，2型糖尿病や1型糖尿病でインスリン2回注射の場合に適応となる．「応用カーボカウント」は，食事中の糖質量に合わせてインスリン量を調節する方法で，インスリン頻回注射を行う各食前に速効型や超速効型インスリン注射を行っている場合に適応となる．基礎カーボカウントで血糖コントロールの改善が期待されるのは，①予期しない高血糖あるいは低血糖が生じる，②甘いものが好きで多めに摂取してしまう，③三食の食事量の差が大きい，④日により1日の食事量が大きく異なる，⑤栄養食事療法をストレスと感じている場合などである．

他の基礎疾患を否定できる**原発性**（一次性）と，他の基礎疾患に基づいて生じる**続発性**（二次性）がある．原発性の原因は，多様な遺伝素因と偏重した食習慣や運動不足などである．

②症状

脂質異常症は，無症状の場合が多い．血管内皮細胞の損傷が起こると内皮細胞にLDLコレステロールが入り，酸化変性により酸化LDLとなり酸化LDL受容体を介して内皮の傷害が進む．マクロファージの酸化LDLの貪食から，泡沫細胞が蓄積しプラークが形成され血管イベントが起こる．

心臓での血管イベントは**心筋梗塞**や**不安定狭心症**，脳での血管イベントは**脳梗塞**，**一過性脳虚血発作**として発症する．家族性高コレステロール血症，家族性複合型高脂血症，家族性Ⅲ型高脂血症は前述の血管イベントを発症しやすい．

③診断

診断基準値（**表4**）は，スクリーニングのための基準値で，将来において動脈硬化性疾患，特に冠動脈疾患の発症を促進させる危険性の高い病的脂質レベルとして設定されている．

診断のための採血は空腹時であるが，食後採血やトリグリセリド400 mg/dL以上の時には総コレステロール値からHDLコレステロールを減じたnon-HDLコレステロールが用いられる．また，動脈硬化性疾患の病態を把握するために，危険因子の重症度を評価する．続発性高脂血症は，糖尿病・甲状腺機能低下症・クッシング症候群・先端巨大症・褐色細胞腫などの**内分泌疾患**，ネフローゼ症候群・慢性腎不全などの**腎疾患**，閉塞性黄疸・原発性胆汁性肝硬変・原発性肝がんなどの**肝疾患**がある．また，ステロイド剤・経口避妊薬の使用時や，アルコール過飲によって発症することもある．

④治療

治療の目的は，冠動脈疾患や脳血管疾患などの動脈硬化性疾患の発症や進展を予防することにある．

原発性と続発性を鑑別診断し，治療を行う．続発性は，原疾患の治療をしなければ改善しない．原発性は個々の患者の危険因子を評価して，インスリン抵抗性，耐糖能異常（糖尿病および境界型），肥満や高血圧などの危険因子を取り除く治療方針となる（**図2**）．

原発性で冠動脈疾患の既往のない症例では，第一に生活習慣の改善を行う．冠動脈疾患のある症例では栄養食事療法や運動療法とともに薬物治療を考慮する．生活習慣の改善を2～3カ月実施した後，血清脂質値が管理目標値に達しない場合は，個々の症例の有する危険因子を総合的に評価し，薬物治療適用の是非を考慮する（**図2**）．

表4　脂質異常症診断基準

LDLコレステロール	140 mg/dL以上	高LDLコレステロール血症
	120～139 mg/dL	境界域高LDLコレステロール血症**
HDLコレステロール	40 mg/dL未満	低HDLコレステロール血症
トリグリセライド	150 mg/dL以上（空腹時採血*）	高トリグリセライド血症
	175 mg/dL以上（随時採血*）	
Non-HDLコレステロール	170 mg/dL以上	高non-HDLコレステロール血症
	150～169 mg/dL	境界域高non-HDLコレステロール血症**

＊　基本的に10時間以上の絶食を「空腹時」とする．ただし水やお茶などカロリーのない水分の摂取は可とする．空腹時であることが確認できない場合を「随時」とする．

＊＊スクリーニングで境界域高LDL-C血症，境界域高non-HDL-C血症を示した場合は，高リスク病態がないか検討し，治療の必要性を考慮する．

・LDL-CはFriedewald式（TC－HDL-C－TG/5）で計算する（ただし空腹時採血の場合のみ）．または直接法で求める．

・TGが400 mg/dL以上や随時採血の場合はnon-HDL-C（＝TC－HDL-C）かLDL-C直接法を使用する．ただしスクリーニングでnon-HDL-Cを用いる時は，高TG血症を伴わない場合はLDL-Cとの差が＋30 mg/dLより小さくなる可能性を念頭においてリスクを評価する．

・TGの基準値は空腹時採血と随時採血により異なる．

・HDL-Cは単独では薬物介入の対象とはならない．

「動脈硬化性疾患予防ガイドライン2022年版」（日本動脈硬化学会/編），日本動脈硬化学会，2022[5]より引用

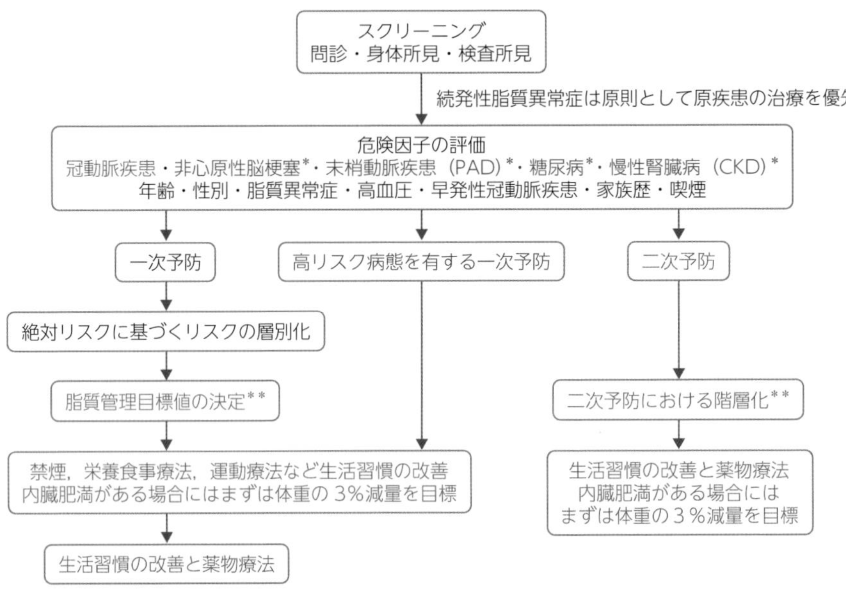

図2　脂質異常症治療のための管理チャート

*　高リスク病態
**リスク管理区分別の脂質管理目標値を参照

薬物療法で用いられる薬剤は，脂質異常症のタイプに応じて処方される．肝臓のコレステロール合成を抑えLDLコレステロールを減らしHDLコレステロールを増やす**HMG-CoA還元酵素阻害薬**，脂肪細胞での脂肪の分解・肝臓でのトリグリセリド合成を抑える**フィブラート系薬剤**，コレステロールの排泄を促し・吸収を抑える**プロブコール薬**などがある．

治療目標は，冠動脈疾患の罹病歴がなく危険因子を有しない者，冠動脈疾患の罹病歴がなく冠危険因子を有する者，冠動脈疾患既往者により，設定する．LDLコレステロール以外の主要冠危険因子は加齢，高血圧，糖尿病（耐糖能異常を含む），喫煙，冠動脈疾患の家族歴，低HDLコレステロール血症，動脈硬化性疾患既往歴（冠動脈疾患，脳血管疾患，末梢動脈硬化症）である．

⑤治療の指標

治療のための管理目標値（**表5**）は，LDLコレステロール値は個々の患者の危険因子により設定し，トリグリセリドは150 mg/dL未満，HDLコレステロールは40 mg/dL以上とする．また，糖尿病（耐糖能異常），脳血管疾患や末梢動脈硬化症の既往がある者は，他の危険因子の数にかかわらず慎重な対応を要する．

2）栄養食事療法

①栄養評価

治療の目的は，動脈硬化性血管障害の発症を予防することにあり，脂質異常症以外の動脈硬化性疾患の危険因子も評価する．

《ⅰ．食生活状況》

- 食生活状況，栄養摂取量を問診する．
- 血清脂質値に影響をもたらす摂取栄養素成分の種類とその量，一日の食事回数と食事時刻などの食事摂取状況を評価する．

《ⅱ．身体計測》

- 身長，体重，皮下脂肪厚，内臓脂肪蓄積面積および血圧を測定し，肥満，体脂肪分布，メタボリックシンドローム，高血圧症など動脈硬化症の危険因子を評価する．
- 血清脂質値は体重の変化とともに変化することが多いので**体重の計測は必須**である．

《ⅲ．臨床検査》

- 血液・生化学検査は，血糖値，HbA1c値，血清脂質値，血清リポタンパク分画を測定し，脂質異常と危険因子を評価する．
- LDLコレステロールは，

表5 リスク区分別脂質管理目標値

治療方針の原則	管理区分	脂質管理目標値（mg/dL）			
		LDL-C	Non-HDL-C	TG	HDL-C
一次予防 まず生活習慣の改善を行った後薬物療法の適用を考慮する	低リスク	＜160	＜190	＜150（空腹時）*** ＜175（随時）	≧40
	中リスク	＜140	＜170		
	高リスク	＜120 ＜100*	＜150 ＜130*		
二次予防 生活習慣の是正とともに薬物治療を考慮する	冠動脈疾患またはアテローム血栓性脳梗塞（明らかなアテローム****を伴うその他の脳梗塞を含む）の既往	＜100 ＜70**	＜130 ＜100**		

*　糖尿病において，PAD，細小血管症（網膜症，腎症，神経障害）合併時，または喫煙ありの場合に考慮する．
**　「急性冠症候群」，「家族性高コレステロール血症」，「糖尿病」，「冠動脈疾患とアテローム血栓性脳梗塞（明らかなアテロームを伴うその他の脳梗塞を含む）」の４病態のいずれかを合併する場合に考慮する．
***　10時間以上の絶食を「空腹時」とする．ただし水やお茶などカロリーのない水分の摂取は可とする．それ以外の条件を「随時」とする．
****頭蓋内外動脈の50％以上の狭窄，または弓部大動脈粥腫（最大肥厚４mm以上）
・一次予防における管理目標達成の手段は非薬物療法が基本であるが，いずれの管理区分においてもLDL-Cが180 mg/dL以上の場合は薬物治療を考慮する．家族性高コレステロール血症の可能性も念頭に置いておく．
・まずLDL-Cの管理目標値を達成し，次にnon-HDL-Cの達成を目指す．LDL-Cの管理目標を達成してもnon-HDL-Cが高い場合は高TG血症を伴うことが多く，その管理が重要となる．低HDL-Cについては基本的には生活習慣の改善で対処すべきである．
・これらの値はあくまでも到達努力目標であり，一次予防（低・中リスク）においてはLDL-C低下率20～30％も目標値としてなり得る．
「動脈硬化性疾患予防ガイドライン2022年版」（日本動脈硬化学会／編），日本動脈硬化学会，2022[5] より引用

Friedewaldの式
LDLコレステロール＝TC－HDLコレステロール－トリグリセリド／5

で求められるが，この式はトリグリセリド400 mg/dL未満での適応となる．

- LDLコレステロール，総コレステロールは随時の採血による測定で評価できる．
- トリグリセリド値は12時間以上の空腹時の採血による測定で評価する．
- non-HDLコレステロールは，トリグリセリドが400 mg/dL以上および食後採血の場合に用いる．non-HDLコレステロールは，総コレステロールからHDLコレステロール値を減じ求める．高トリグリセリド血症の場合にLDLコレステロールの管理目標値を達した後の二次目標である．
- 栄養食事療法による効果は，LDLコレステロール，総コレステロールは2カ月以上の厳守により，トリグリセリドは1週間程度で現れる．

《iv．その他》

① 冠動脈疾患の家族歴，年齢，喫煙歴を問診する．
② 治療目標とする血清脂質濃度は，冠動脈疾患の危険因子の数により異なるので，危険因子である，加齢（男性45歳以上，女性55歳以上），高血圧症，糖尿病，喫煙，冠動脈疾患の家族歴，低HDLコレステロール血症の病態を評価する．

②栄養基準

ⅰ エネルギー：25～30 kcal/kg・目標体重/日
目標体重は
18～49歳：［身長(m)］^{2} ×(18.5 ～24.9)kg/m^2
50～64歳：［身長(m)］^{2} ×(20.0 ～24.9)kg/m^2
65歳以上：［身長(m)］^{2} ×(21.5 ～24.9)kg/m^2
ⅱ 炭水化物：50～60％
ⅲ たんぱく質：15～20％（獣鳥肉より魚肉，大豆たんぱくを多くする）
ⅳ 脂質：20～25％，飽和脂肪酸を4.5％以上7％未満，n-3系多価不飽和脂肪酸の摂取を増やす
ⅴ 食物繊維：25 g以上
ⅵ アルコール：25 g以下（他の合併症を考慮する）
ⅶ ビタミン：C，E，B_6，B_{12}，葉酸などを多くとる．
ⅷ コレステロール：300 mg以下
ⅸ 食塩：6 g/日未満を目標．

③栄養補給：病型ごとの対応

栄養補給は，経口摂取が原則である．総エネルギー

摂取量と身体活動量を見直し適正な体重を維持し，インスリン抵抗性の改善を図る．減塩に留意し肉の脂身，動物脂，鶏卵，フルクトースを含む加工食品の大量摂取を控える．緑黄色野菜を含めた野菜により抗酸化物質を積極的に摂取しLDLの酸化修飾の防止を勧める．胆汁酸の排泄を促進・吸収抑制に，水溶性の食物繊維の増量の摂取を勧める．肝臓でのVLDL合成作用の抑制とHDLの低下の阻止に，アルコールの摂取の制限あるいは禁止する．肝臓でのVLDL合成作用の抑制に，果物やフルクトース含有加工食品の過剰摂取は避け，単糖類や二糖の摂取を制限する．大豆・大豆製品の主たる成分であるイソフラボンの摂取が冠動脈疾患や脳梗塞の発症抑制と関連することから，肉類に替え大豆・大豆製品の食品を摂取する．

次の危険因子を改善する栄養食事療法は，動脈硬化予防として加えて実施する．

《i．高LDLコレステロール血症》

- 飽和脂肪酸を多く含む肉の脂身，内臓，皮，乳製品および，トランス脂肪酸を含む菓子類，加工食品の摂取を抑える．
- コレステロールの摂取量の目安として1日200 mg未満をめざす．
- 食物繊維と植物ステロールを含む未精製穀類，大豆製品，海藻，きのこ，野菜類の摂取を増やす．

《ii．高トリグリセリド血症》

- 炭水化物エネルギー比率を低めにするために，糖質を多く含む菓子類，糖含有飲料，穀類，糖質含有量の多い果物の摂取を減らす．
- アルコールの摂取を控える．
- n-3系多価不飽和脂肪酸を多く含む魚類の摂取を増やす．

《iii．高カイロミクロン血症》

- 脂質の摂取を20 g以下あるいは総エネルギーの15 %以下に制限する．
- 中鎖脂肪酸を利用する．

《iv．低HDLコレステロール血症》

- 適正体重を維持する，またはめざすように総エネルギー摂取量を考慮する．
- 炭水化物エネルギー比率を低くする．
- トランス脂肪酸の摂取を控える．
- n-6系多価不飽和脂肪酸の過剰を避けるために，植物油の過剰摂取を控える．

《v．メタボリックシンドローム》

炭水化物エネルギー比率を低めとし，GIが低い食材を選び，食後血糖を上げない工夫をする．体重あるいはウエスト周囲長の3 %以上の減少を3～6カ月間での目標とする．

《vi．高血圧》

食塩の摂取を控える．カリウムを多く含む野菜を増やし，果物を適度に摂取する（腎機能障害では考慮する）．アルコールの過剰摂取を控える．

《vii．糖尿病》

糖質の多い菓子類，甘味類，糖含有飲料の摂取を控え，未精製穀類，大豆製品，海藻，野菜を摂取する．飽和脂肪酸を多く含む肉の脂身，内臓，皮，乳製品の摂取を減らす．

④栄養指導

脂質異常症は，一般に自覚症状がなく，栄養食事療法の治療への動機づけができにくい．総摂取エネルギーの適正化を基本とし，肥満の場合は体重の5 %減量を目標とし体重減少は段階的に行う．摂取エネルギー量が過剰であれば，コレステロールの合成が亢進するので摂取エネルギー量の適正化は重要となる．脂肪エネルギー比率，コレステロール量，炭水化物エネルギー比率，食物繊維，食塩，アルコールなどの摂取量を準拠し，栄養食事療法にあたる．

患者の栄養に関する一般的な知識の程度，外来受診の動機，栄養食事療法に対する態度，栄養食事療法を妨げる要因を評価する．セルフコントロールを目的に体重，食事内容などのモニタリングを勧める．栄養食事療法の効果が上がる一定期間（2～3カ月間）の継続が必要となる．栄養食事療法の維持継続は，治療への理解と動機づけが鍵となる．また，成功事例などのエビデンスの提示と精神的ケアにより支援していくことが大切である．

3 肥満症，メタボリックシンドローム

肥満とは，体内の脂肪細胞が過剰に蓄積した状態でBMI 25 kg/m^{2}以上をさす（**表6**）．肥満症は肥満に起因ないし関連する健康障害（**表7**）を合併するか，そ

表6　肥満の判定基準

18.5 ≦ BMI < 25.0	普通体重
25.0 ≦ BMI < 30.0	肥満（1度）
30.0 ≦ BMI < 35.0	肥満（2度）
35.0 ≦ BMI < 40.0	肥満（3度）
40.0 ≦ BMI	肥満（4度）

の合併が予測される場合で，医学的に減量を必要とする病態をいう．肥満（内臓脂肪蓄積）とインスリン抵抗性という共通の病態を基盤とする**メタボリックシンドローム**は，高血圧，脂質異常，高血糖が重積し，**虚血性心疾患**や**脳血管疾患**の発症が増大する疾患群である．

1）臨床医学の復習

①疾患の原因

肥満は，基礎疾患により肥満を生じる**二次性肥満**（症候性肥満）と，病態不明の過栄養，運動不足を原因とする**単純性肥満**（原発性肥満）がある．肥満は熱量の摂取と消費の不均衡の慢性的状態により生じる．主に環境因子と遺伝因子の相互作用によるが，単純性肥満の原因は，①過食と運動不足，②摂食パターン，③体質（熱産生の低下），④遺伝因子，⑤精神的因子などがあげられる．内臓脂肪細胞に蓄えられたトリグリセリドは門脈中に放出され，非アルコール性脂肪性肝疾患（non-alcoholic fatty liver disease：NAFLD）や脂質異常症を生じる．がんや認知症も肥満症患者では起こりやすく，内臓脂肪の過剰蓄積により複数の疾患が同時に発症する．

②症状

肥満そのものに自覚症状はない．しかし，正常体重の人に比べて血圧・血糖値が高くなりやすく，総コレステロールやトリグリセリドおよびLDLコレステロール濃度の上昇およびHDLコレステロール濃度の低下など脂質異常症やインスリン抵抗性をきたすことが多い．高度肥満症では，睡眠時無呼吸症候群や肥満肺胞低換気などの睡眠時呼吸障害や，心不全，肥満関連腎臓病，運動器疾患，静脈血栓症，皮膚疾患などを生じやすく，精神的な問題を抱えていることが多い．

③診断

BMI25 ≧で肥満と判定後，肥満に起因ないし関連し減量を要する健康障害を有するもの（**表7**），または，

表7　肥満に起因ないし関連し，減量を要する健康障害

1．肥満症の診断基準に必須な健康障害
1）耐糖能障害（2型糖尿病・耐糖能異常など） 2）脂質異常症 3）高血圧 4）高尿酸血症・痛風 5）冠動脈疾患 6）脳梗塞・一過性脳虚血発作 7）非アルコール性脂肪性肝疾患 8）月経異常・女性不妊 9）閉塞性睡眠時無呼吸症候群・肥満低換気症候群 10）運動器疾患（変形性関節症：膝関節・股関節・手指関節，変形性脊椎症） 11）肥満関連腎臓病
2．診断基準には含めないが，肥満に関連する健康障害
1）悪性疾患：大腸がん，食道がん（腺がん），子宮体がん，膵臓がん，腎臓がん，乳がん，肝臓がん 2）良性疾患：胆石症，静脈血栓症・肺塞栓症，気管支喘息，皮膚疾患，男性不妊，胃食道逆流症，精神疾患
3．高度肥満症の注意すべき健康障害
1）心不全 2）呼吸不全 3）静脈血栓 4）閉塞性睡眠時無呼吸症候群（OSAS） 5）肥満低換気症候群 6）運動器疾患

「肥満症診療ガイドライン2022」（日本肥満学会/編），ライフサイエンス出版，2022[6]より引用

健康障害を伴いやすい高リスク肥満（内臓脂肪型肥満）の条件を満たす場合に肥満症と診断する．内臓脂肪蓄積のスクリーニングにはウエスト周囲長が用いられ，男性で85 cm以上，女性で90 cm以上であれば，CT（computed tomography）にて内臓脂肪面積を測定し100 cm^2以上の場合は**内臓脂肪型肥満**と判定される．高度肥満症は，肥満症に判定され，二次性肥満の可能性を除外したもののうちBMI35以上を高度肥満症とする．

また，メタボリックシンドロームは，心・脳血管疾患予防のための疾患概念と考えられている．メタボリックシンドローム（**表8**）は内臓脂肪蓄積を必須項目とし，診断は心血管疾患の危険因子である**高血糖**，**高血圧**，**脂質異常**の3つの病態が含まれる．

④治療

肥満症の治療は当面の実行可能な目標体重を設定し，これを評価基準として行動療法を活用し，栄養食事療法と運動療法，薬物療法が処方される．これら内科療法で減量が得られない場合，外科治療が行われる．

BMI 35以上の高度肥満症は，肥満症と病態が異な

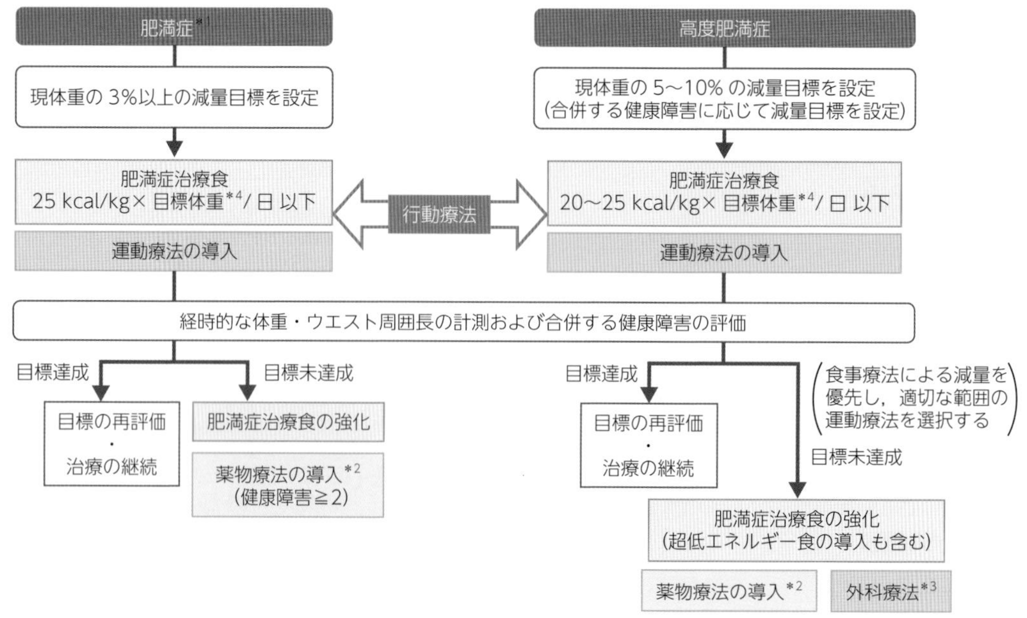

図3 肥満症治療指針

3～6カ月を目安に各治療成果を評価．＊1 高度肥満症でない場合．＊2 薬物療法の実施にあたっては，添付文書上の用法をふまえ，作用機構や有効性，安全性などを総合的に判断したうえで決定される必要がある．＊3 BMI<35であっても，合併する健康障害の種類や程度によっては外科療法が適切な場合がある．＊4 BMI 22×(身長[m]^2) となる体重を標準体重とし，年齢などを考慮して目標体重を設定する．
「肥満症診療ガイドライン2022」(日本肥満学会/編)，ライフサイエンス出版，2022[6] をもとに作成

表8 メタボリックシンドロームの診断基準

必須項目		(内臓脂肪蓄積) ウエスト周囲径	男性 ≧ 85 cm 女性 ≧ 90 cm
		内臓脂肪面積 男女ともに≧100 cm^{2}に相当	
選択項目 3項目のうち 2項目以上	1	高トリグリセライド血症 かつ／または 低HDLコレステロール血症	≧150 mg/dL ＜40 mg/dL
	2	収縮期（最大）血圧 かつ／または 拡張期（最小）血圧	≧130 mmHg ≧85 mmHg
	3	空腹時高血糖	≧110 mg/dL

＊CTスキャンなどで内臓脂肪量測定を行うことが望ましい
＊ウエスト径は立位・軽呼気時・臍レベルで測定する．脂肪蓄積が著明で臍が下方に偏位している場合は肋骨下縁と前上腸骨棘の中点の高さで測定する
＊メタボリックシンドロームと診断された場合，糖負荷試験がすすめられるが診断には必須ではない
＊高トリグリセライド血症・低HDLコレステロール血症・高血圧・糖尿病に対する薬剤治療を受けている場合は，それぞれの項目に含める
＊糖尿病，高コレステロール血症の存在はメタボリックシンドロームの診断から除外されない
メタボリックシンドローム診断基準検討委員会：メタボリックシンドロームの定義と診断基準．日本内科学会誌，94：188-203，2005[7] より作成

り，治療・管理も異なる．食事，運動，行動療法などの生活習慣改善療法は肥満症治療の基本である．薬物，外科療法実施時にも生活習慣改善療法は必須である．

体重の増減は**摂取エネルギーと消費エネルギーの差**で決まる．体重を減らすためには栄養食事療法により摂取エネルギーを減らし，運動療法で消費エネルギーを増やし，食事，運動療法を維持・強化させるため行動療法を併用する．11種の健康障害は，内臓脂肪蓄積の関与がより大きく，体重・内臓脂肪の増加によって発症・増悪し，減少によって改善する．そのため，健康障害が顕在化していなくても，内臓脂肪蓄積があれば，減量治療が推奨される．運動前にはメディカルチェックを必ず行い，適切な運動の実施あるいは制限をする．行動療法は，減量治療の動機づけや取り組みのサポート，減量体重の維持，さらなる減量への強化などに有効である．

《i．行動療法》

患者の主体性を高め，減量の長期維持を可能とする．

行動療法には食習慣および活動パターンの自己管理（self-monitoring），ストレス管理，先行刺激のコントロール，問題行動の抽出と解決，修復行動の報酬による強化，認識の再構築，社会的支援などがあげられる．

行動療法は，問診などによる「問題行動の気づき」からはじまり，「問題行動の修復」を図り，さらに「修復行動の持続」により患者への報酬が発生し，減量意欲が高まることにより「問題点の克服」が行われる．

self-monitoringは，体重，運動，日常の生活行動などを記録する．食事に関しては，摂取量，摂取エネルギー量，栄養組成などの項目を，運動はその頻度，強度，種類について記録し，自分の食行動，運動内容と照らし，体重の変動が何に起因しているかを把握し，体重を認識する．

《ⅱ．運動療法》

3〜4メッツとした，運動強度中等度以下の有酸素運動を10〜30分/日，3日以上/週を目安とする．

脂肪細胞の質的異常による肥満症では，強度が中等度以下の有酸素運動を行う．高齢者ではレジスタンス（筋力）トレーニングも併用する．一方，脂肪細胞の量的異常による肥満症では栄養食事療法による減量を重視する．運動療法は有酸素運動が効果的で，歩行・速歩などの低〜中程度の強度の運動を週5日程度行うとよい．

運動を継続させるには，自律性，有能感，社会的関係性が重要である．運動療法の継続は肥満者のインスリン抵抗性を改善し，血清トリグリセリドの低下，HDLコレステロールの上昇，高血圧の軽度改善などが期待できる．運動療法は，メディカルチェック後に実施する．

《ⅲ．薬物療法》

栄養食事療法および運動療法の効果が不十分な高度肥満症（肥満度70％以上またはBMI 35 kg/m^{2}以上）における栄養食事療法および運動療法の補助としてマジンドール（mazindol）が用いられる．2型糖尿病と脂質異常症を有し，栄養食事療法と運動療法を行ってもBMI 25 kg/m^{2}以上の場合のみセチリスタット（cetilistat）が用いられる．

《ⅳ．外科療法》

栄養食事療法，運動療法，薬物療法などの内科療法で十分な減量が得られない場合，長期減量と代謝異常の改善に外科治療が行われる．

外科療法の適応は，①年齢が18歳から65歳までの原発性（一次性）肥満症患者（BMI 40以上あるいは35以上40未満で重篤（じゅうとく）な疾患が合併している場合）であり，②6カ月以上の内科的治療を行ったにもかかわらず，有意な体重減少および肥満に伴う合併症の改善が認められず，次のⓘ，ⓘⓘの条件を満たすものが原則となる．ⓘBMI 35 kg/m^{2}以上，ⓘⓘ合併症（糖尿病，高血圧，脂質異常症，肝機能障害，睡眠時無呼吸症候群など）治療が主目的で，糖尿病，または糖尿病以外の2つ以上の合併症を有する場合はBMI 32 kg/m^{2}以上とする．

手術法は，胃バンティング術，胃バイパス術，スリーブ状胃切除術，スリーブ状胃切除術＋十二指腸スイッチ術（スリーブバイパス術）が原則となる．周術期では，術前約2〜6週間以上は低エネルギー食療法（フォーミュラ食を用いた半飢餓療法も含む）がすすめられる．術後90日までは経過観察，合併症を管理する．

⑤治療の指標

治療の基本は，減量治療で体重を減らして合併する疾患を改善・解消することにある（図3）．体重1〜3％の減量でLDLコレステロールや，アディポサイトカインの産生・分泌の正常化によりHDLコレステロール，トリグリセリド，HbA1c，肝機能は有意に改善する．3〜5％の減量で血圧，尿酸，空腹時血糖が有意に改善する．そのため，減量目標を3％減量とする．高度肥満症では5〜10％以上の減量を目標とし，睡眠時無呼吸症候群では15％以上の体重減少を必要とする．

2）栄養食事療法

①栄養評価

肥満に起因ないしは関連して発症する健康障害の有無とその病態に応じたアセスメントが必要となり，血圧，血糖値，HbA1c値，血清脂質値などの臨床検査データから合併症，肥満に関連した健康障害の状況を評価する．行動変容のステージの変化から改善状況を評価する．

《ⅰ．食生活状況》

食生活状況，食習慣，食行動，栄養摂取量を問診し，栄養食事療法にかかわる食生活状況，食習慣，食行動をアセスメントする．

《ⅱ．身体計測》

身長，体重，体脂肪率，皮下脂肪厚，内臓脂肪蓄積面積，ウエスト周囲径などを測定し，肥満，体脂肪量や体脂肪分布，骨格筋量，体水分量を評価する．20歳時の体重，20歳以降の最低の体重・最高の体重とそれぞれの年齢，最近の体重の変動など**体重歴**を確認する．

《ⅲ．臨床検査》

血糖値，HbA1c値，血清脂質値を測定し，評価する．尿中クレアチニン排泄量，呼気ガス分析によりエネルギーバランス，窒素バランスを評価する．総たんぱく，アルブミン，rapid turnover protein（RTP）を測定し評価する．

②栄養基準

肥満症の栄養食事療法では，摂取エネルギーは1日あたり25 kcal/kg標準体重以下とする．栄養素の配分は糖質50～60％，たんぱく質15～20％，脂質20～25％とする．**食事制限療法**，**低エネルギー療法**（LCD：low calorie diet）と**超低エネルギー療法**（VLCD：very low calorie diet）など，患者の状態に応じて選択する．BMI＜35の場合，25 kcal/kg×標準体重kg/m²，BMI≧35では20～25 kcal/kg×標準体重kg/m²とする．高度肥満（BMI≧35）で急速に減量を要する際には，600 kcal/日の超低エネルギー食を用いる．

③栄養補給

摂取エネルギーコントロールを基本とし，体重の減量を図る．また，エネルギーバランスを負の状態とするが，除脂肪組織の減少を抑制するよう各種栄養素の不足を避ける．エネルギーを制限する場合，たんぱく質摂取量は，標準体重1 kgあたり1.0～1.2 g/日とする．たんぱく質量の不足は体たんぱく崩壊を招き，**貧血**，**無月経**，**骨粗鬆症**などが生じる．

炭水化物は，100 g/日以上を確保し，55％を推奨している．脂質摂取量は，20 g/日以上とし，必須脂肪酸の確保のために，摂取エネルギー量の20～25％程度とする．糖質制限食は，短期的に減量効果は大きいものの，長期的には差がみられないことから，**極端な糖質制限は勧められない**．

脂肪組織は摂取した過剰エネルギーの貯蔵として機能し，脂肪組織のエネルギーの備蓄量は，1 kg約7,000 kcalと推定されている．

④栄養指導

ⓘ 肥満症治療において，種々の知識の情報提供を行うことは治療手段として重要である．しかし，問題行動の改善に至らないことが多く，修復行動を長続きさせることができないなど，行動変容が伴わないことが多い．また，減量後に頻発する**リバウンド**により肥満治療の効果があがらない．

ⓘⓘ 患者へ客観的データとして提示し，経時的変化を示す．

ⓘⓘⓘ 現体重の3～5％を3～6カ月で減量することにより健康障害の軽快・改善を図れる．

4 高尿酸血症

1）臨床医学の復習

高尿酸血症（hyperuricemia）は，性・年齢を問わず血清尿酸値が7.0 mg/dLを超えた状態をいう．高尿酸血症の状態が長く続くと，尿酸－ナトリウム結晶により**痛風関節炎**が誘導されかつ，さまざまな生活習慣病の要因となっている．**腎負荷型**（尿酸産生過剰型と腎外排泄低下型），**尿酸排泄低下型**，および両者の混合した**混合型**に大別され，治療方針が決定される．日本における高尿酸血症の頻度は，成人男性30歳以降では約30％に達し，成人女性では，50歳未満（閉経による影響を考慮するために）1.3％，50歳以降では3.7％である．

①疾患の原因

尿酸生産過剰や排泄低下を招く環境要因はライフスタイルも大きくかかわる．プリン体の摂取，肉類や内臓類の摂取，飲酒，フルクトースの摂取，ストレス，激しい筋肉運動，肥満などがかかわる．特定の疾患や薬物の使用は，高尿酸血症の原因となり痛風発症のリスクとなる．

腎負荷型は，高分子核酸の分解亢進，プリンヌクレオチドの分解亢進（甲状腺機能低下症，副甲状腺機能低下症など），薬剤など．**尿酸排泄低下型**は，糸球体濾過量の低下（腎不全），循環血漿量の低下〔脱水，尿崩症，利尿薬（フロセミド，サイアザイド系）〕，有機酸の蓄積，薬剤など．**混合型**は，プリンヌクレオチドの分解亢進，アルコールの過剰摂取．有機酸の蓄積（過激な運動・無酸素運動，呼吸不全など），肥満（内臓脂肪蓄積型）など.

②症状

ほとんど自覚症状はみられない．尿酸値が高いまま放置すると，痛風関節炎や尿路結石，腎機能障害を引き起こす．急性痛風関節炎は0～8時の時間帯に最も多く，日中の2.4倍である．肥満，耐糖能異常高血圧（症），脂質異常症などを合併することが多く，動脈硬化を起こしやすい.

③診断

性・年齢を問わず，血清尿酸値が7.0 mg/dLを超えた場合を高尿酸血症と診断する．高プリン食制限下絶食飲水負荷時の尿中尿酸排泄量（Eua），尿酸クリアランス（C_{UA}）および腎機能に関する補正のためのクレアチニン・クリアランス（Ccr：creatinine clearance）を測定し病型を分類する（**表9**）.

④治療

高尿酸血症の治療目標は，体組織への尿酸沈着の解消による，痛風関節炎の発症予防，腎障害や尿路結石の発症回避・進展防止である．痛風関節炎や痛風結節を認める症例は血清尿酸値に関係なく薬物治療の適応となる（**図4**）．尿酸降下薬として尿酸産生抑制薬（アロプリノール）や尿酸排泄促進薬（ベンズブロマロン）などがある．また，尿酸排泄を促す薬として尿アルカリ化薬もある.

高インスリン血症により近位尿細管においてナトリウムとともに有機アニオンも再吸収され，有機アニオンの排泄と交換に尿酸の再吸収が増加するため，肥満，高血圧，糖代謝異常，脂質代謝異常などを考慮した，生活指導，栄養食事療法などを行う．これにより，腎不全，虚血性心疾患，脳血管障害などの発症を未然に防ぐ.

⑤治療の指標

栄養食事療法，薬物療法により，血清尿酸値を改善し，動脈硬化性疾患の予防，進展の防止を図る．治療により血清尿酸値は6.0 mg/dL以下にコントロールすることが望ましい.

2）栄養食事療法

食事内容が「尿酸値の低下」，「痛風の抑制」，「新規痛風発症増加」に大きく関与し，栄養食事療法は治療において重要となる.

①栄養評価

アルコール飲料，ソフトドリンクの多飲，過食や運動不足による肥満，肉類や魚介類などの動物性たんぱく質食品，果物の過食などを評価する．評価項目は以下のとおりである.

ⓘ **食生活状況**：食行動調査（飲酒・食事時間など），

表9　痛風・高尿酸血症における尿中尿酸排泄量とC_{UA}による病型分類

病型	尿中尿酸排泄量（mg/kg/時）		C_{UA}（mL/分）
腎負荷型	＞0.51	および	≧7.3
尿酸排泄低下型	＜0.48	あるいは	＜7.3
混合型	＞0.51	および	＜7.3

「高尿酸血症・痛風の治療ガイドライン 第3版」（日本痛風・核酸代謝学会ガイドライン改訂委員会／編），診断と治療社，2018[8]より引用

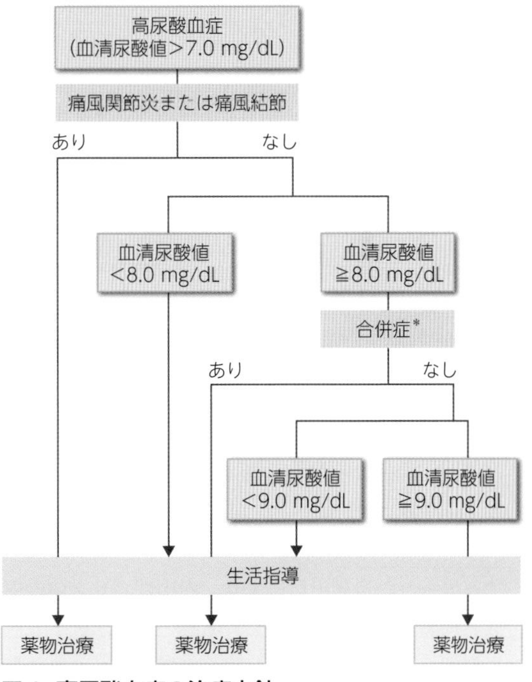

図4　高尿酸血症の治療方針

＊腎障害，尿路結石，高血圧，虚血性心疾患，糖尿病，メタボリックシンドロームなど（腎障害と尿路結石以外は血清尿酸値を低下させてイベント抑制を検討した大規模介入試験は未施行である．このエビデンスを得るための今後の検討が必要となる）

「高尿酸血症・痛風の治療ガイドライン 第3版」（日本痛風・核酸代謝学会ガイドライン改訂委員会／編），診断と治療社，2018[8]より引用

ⅱ **栄養素等摂取調査**（エネルギー，たんぱく質，アルコール飲料，プリン体など）

ⅲ **身体計測**：身長・体重，体重肥満指数（BMI），腹囲径，内臓脂肪蓄積面積，体脂肪率など

ⅳ **臨床検査**：血清尿酸値，尿中尿酸値，尿pH，尿濃縮試験結果（フィッシュバーグ濃縮試験），クレアチニン・クリアランスなど

②栄養基準

エネルギー：25～30 kcal/kg・標準体重/日

たんぱく質：1.0～1.2 g/kg・標準体重/日

脂質エネルギー比率：20～25 %

プリン体：400 mg/日以下

水分：十分に補給，尿量2,000 mL/日を確保する．

食塩：男性8 g/日未満，女性7 g/日未満，高血圧や心血管疾患の合併症例6 g/日未満

③栄養補給

経口栄養法が原則となる．

《ⅰ．エネルギー》

肥満・過体重を是正するため，エネルギーの過剰摂取を避ける．これにより，内臓脂肪蓄積やインスリン抵抗性を改善し，血清尿酸値を低下させる．一方で急激な体重減少は，体内のケトン体を増加させ尿酸の排泄を抑制するため，避ける．

《ⅱ．たんぱく質》

動物性たんぱく質の過剰摂取は尿酸結石形成を促進させるので，動物性／植物性たんぱく質比を1程度にすることが望ましい．ただし，乳製品は血清尿酸値を低下させ，プリン体の含有量も少ないので摂取を勧める．

《ⅲ．プリン体》

プリン体の含有量の多い食品を控え，1日400 mg以内とする（**表10**）．

《ⅳ．アルコール》

アルコールの過剰摂取により，内因性プリン体の生合成と代謝による乳酸が生じ，尿酸の排泄が低下し血清尿酸値が上昇する．特にビールは痛風のリスクに最も強く関連している．アルコール飲料が血清尿酸への影響を最低限に保つ目安量としては，1日に日本酒1合，ビール500 mL，ウイスキー60 mLのいずれかの程度である．

《ⅴ．水分》

水分は，尿酸の尿中飽和度を減少させるために十分な補給が望まれる．

④栄養指導

無症候性高尿酸血症の食事指導の目的は，第一に**摂取エネルギーの適正化**を図り，肥満・過体重を解消することである．次いで，食事内容，個別の食品に配慮した食事指導を勧める（**表11**）．DASH食，地中海食，果物・大豆食は，血清尿酸値の低下と関連が認められている．

痛風の発症の増加は，アルコール，糖質，肉類・魚介類がリスクとなる．アルコール摂取は，ヌクレオチドの分解を促進し尿酸の産生亢進を起こし，一方では，血中の乳酸増加を引き起こし，乳酸の再吸収も増加させる．加えて痛風のリスクをビールでは1.5倍，蒸留酒では1.2倍に増大するため制限をする．プリン体の多い食事を摂取することにより肉類摂取量が多いと1.4倍，魚介類摂取量が多いと1.5倍に痛風発症のリスク

表10　食品中のプリン体含有量（100gあたり）

極めて多い（300 mg～）	鶏レバー，干物（マイワシ），白子（イサキ，ふぐ，たら），あんこう（肝酒蒸し），太刀魚，健康食品（DNA/RNA，ビール酵母，クロレラ，スピルリナ，ローヤルゼリー）など
多い（200 mg～300 mg）	豚レバー，牛レバー，カツオ，マイワシ，大正エビ，オキアミ，干物（マアジ，サンマ）など
中程度（100 mg～200 mg）	肉（豚・牛・鶏）類の多くの部位や魚類など ほうれんそう（芽），ブロッコリースプラウト
少ない（50 mg～100 mg）	肉類の一部（豚・牛・鶏），魚類の一部，加工肉類など ほうれんそう（葉），カリフラワー
極めて少ない（～50 mg）	野菜類全般，米などの穀類，卵（鶏・うずら），乳製品，豆類，きのこ類，豆腐，加工食品など

「高尿酸血症・痛風の治療ガイドライン 第3版」（日本痛風・核酸代謝学会ガイドライン改訂委員会/編），診断と治療社，2018[8]より引用

表11　高尿酸血症の栄養指導のポイント

ⅰ	肥満の是正
ⅱ	食品のプリン体の制限
ⅲ	アルコール飲料の摂取制限
ⅳ	適度な有酸素運動
ⅴ	ストレスの解消
ⅵ	尿のアルカリ化

が上昇するため適量摂取に止める．ソフトドリンクの摂取量が多いと1.9倍リスクが増大し，特にフルクトース摂取の関与が強いので制限を勧める．

5 低栄養（栄養障害）

1）臨床医学の復習

①疾患の原因

食事からのエネルギーや栄養素の摂取不足により生じる．特にエネルギーとたんぱく質の不足で生じる**protein-energy malnutrition（PEM）**は，高齢者や慢性疾患などで高頻度に認められ，エネルギーとたんぱく質が不足する**マラスムス**と，主にたんぱく質が不足する**クワシオルコル**に分類される．

②症状

体重減少が起こり，疲労感，筋力・運動能力の低下，呼吸機能低下などが生じる．長期では低血圧，低体温，徐脈，貧血，易感染性による肺炎や褥瘡（じょくそう）などが出現する．クワシオルコルでは浮腫や肝腫大を認める．

③診断

Body mass index（BMI），体重減少率を指標とし，上腕周囲長や上腕皮下脂肪厚などとともに総合的に診断する．血液検査では総たんぱく（TP）やアルブミン（Alb）値が有用である．トランスサイレチン（TTR），レチノール結合たんぱく（RBP），トランスフェリン（Tf）などの血漿たんぱく質も栄養状態をよく反映する．

④治療

低栄養の原因となる疾患（例えば消化器疾患など）があれば，その治療を行う．原因が明らかでない食欲不振に対し，食欲増進効果のある内服薬を投与することもある．

⑤治療の指標

BMIや体重変動のほか，各種身体測定値を指標として用いる．あわせてTP，Albなどの血液データの推移をみる．

2）栄養食事療法

①栄養評価

食事アセスメントでは，エネルギーとたんぱく質を中心に，各栄養素摂取に不足がないかを評価する．栄養状態は，BMIや体重減少率で評価する．6カ月以内で5％以上の体重減少が認められる者やBMIが18.5（70歳以上では20）を下回る者は低栄養の可能性を考える[9]．身長や体重の計測が困難な場合は，上腕周囲長や上腕三頭筋部皮下脂肪厚などの値を参考にする．血液データでTPやAlbの低下がないかをみる．

②栄養基準

基礎疾患がある場合はその栄養基準に準じる．「日本人の食事摂取基準（2020年版）」の年齢，性別，活動量に応じた推定エネルギー必要量を参考にし，これを上回る量の摂取をめざす．栄養状態の評価を行い，目標とするBMIとなるようエネルギー摂取量を調整する．たんぱく質は，「日本人の食事摂取基準（2020年版）」で定める推奨量（成人男性60～65 g/日，成人女性50 g/日）を摂取するようにする．

③栄養補給

低栄養の患者では食事摂取自体が困難であることも少なくない．このため，濃厚流動食などの栄養補助食品の使用も検討する．消化器系の疾患などで経口摂取ができない場合は経静脈栄養を行う．なお長期に低栄養である患者に急速な栄養補給を行うと，**リフィーディングシンドローム**※2を引き起こす可能性があるため注意する．

④栄養指導

低栄養にならないために，エネルギーとたんぱく質をしっかりと摂取するよう指導する．低栄養に対する栄養指導は，単に摂取目標を示すだけではなく，食べやすくするための調理法や食事形態の提案，食欲不振に対する心理サポートなどを必要に応じて行っていく．

6 ビタミン異常症

1）臨床医学の復習

①疾患の原因

ビタミンは食事からの摂取が必要不可欠であり，欠乏や過剰によって引き起こされる生体のさまざまな異

※2　**リフィーディングシンドローム**：慢性的な栄養不良の患者に急速・過剰に栄養補給（糖質負荷）を行った際に生じる痙攣，意識障害，心不全，呼吸不全などをさす．原因として，インスリンの分泌増加により細胞内へグルコースの取り込みが起こる際に，リンやカリウムの取り込みも増加し，血中でこれら電解質が不足するために生じる．重篤になると死に至ることもある．

表12 ビタミンの欠乏症および過剰症の症状

ビタミン		欠乏時の症状	過剰時の症状
脂溶性	ビタミンA（レチノール）	**夜盲症**，眼球乾燥，角質の増殖，免疫異常	頭痛，吐き気，肝脾の腫大，皮膚剥離
	ビタミンD	**くる病**（骨形成不全），骨軟化症，テタニー	食欲不振，腎不全，異所性**石灰化**
	ビタミンE	溶血性貧血，末梢神経障害，筋障害	
	ビタミンK	血液凝固異常，**出血傾向**	
水溶性	ビタミンB_1（チアミン）	**脚気**（心不全，末梢神経障害），ウェルニッケ-コルサコフ症候群（多発性神経炎による見当識喪失，健忘症）	
	ビタミンB_2（リボフラビン）	紅色舌，口角炎，脂漏症	
	ナイアシン〔ニコチン酸（ビタミンB_3）〕	**ペラグラ**（皮膚炎，下痢，認知症）	
	ビタミンB_6（ピリドキシン）	けいれん，神経障害，脂漏性皮膚炎	末梢神経障害
	ビタミンB_{12}（コバラミン）	**大球性（巨赤芽球性）貧血**，神経障害（錯乱，感覚異常）	
	葉酸	**大球性（巨赤芽球性）貧血**，萎縮性舌炎，先天性神経管欠損	
	ビタミンC（アスコルビン酸）	**壊血病**（点状出血，歯肉の炎症と出血，創傷治癒の遅延）	

常がビタミン異常症である．欠乏の原因としては，**かたよった食事**や**アルコール依存**などの他に，消化管疾患による吸収障害なども原因となる．過剰の原因は，高用量のビタミン製剤の摂取であることが多い．

②症状

ビタミンの種類により，その症状は異なる（**表12**）．

ビタミンB_1欠乏症は**脚気**（かっけ）（主症状：心不全と末梢神経障害），ナイアシン（ビタミンB_3）欠乏症は**ペラグラ**（主症状：皮膚炎，下痢，神経障害など），ビタミンC欠乏症は**壊血病**（かいけつびょう）（主症状：結合組織の形成不全による点状出血や創傷治癒の遅延など），ビタミンD欠乏症は**くる病**（主症状：骨形成不全など）とよばれる．

ビタミン欠乏では一般に皮膚や神経系の異常をきたすことが多いが，特徴的な症状を呈するものとして，葉酸やビタミンB_{12}欠乏による貧血（第９章２「B. 巨赤芽球性貧血」を参照），ビタミンA欠乏による**夜盲症**（やもう）[※3]，ビタミンD欠乏による**骨代謝異常**（第10章２「骨軟化症，くる病」を参照）などがある．またビタミンKは血液の凝固に必要であり，新生児の欠乏では消化管出血や**頭蓋内出血**をきたす．

過剰症（中毒症）については，ビタミンA，D，Eなどの脂溶性ビタミン過剰に留意すべきである．水溶性ビタミンは尿中に排泄され過剰症はきたしにくい．

※3 **夜盲症**：夜や薄暗い屋内では視力が著しく衰え，よく見えなくなる状態をいう．

③診断

臨床症状から特定のビタミン異常症を疑い，血中濃度を測定することにより診断する．栄養不良者やアルコール依存者では複数の欠乏症が同時に起こりやすいため，欠乏が想定される複数のビタミンを測定することが望ましい．

④治療

欠乏症の場合は欠乏するビタミン剤を（経口または経静脈的に）投与する．過剰症の場合は，摂取の制限を行う．

⑤治療の指標

投与は症状の改善を認めるまで継続するが，ビタミンの種類によっては長期投与により**中毒**をきたすこともあるため，漫然と継続するべきではない．正確な血中濃度の測定を行いながら，投与量を調節していく．

2）栄養食事療法

①栄養評価

《ｉ．欠乏症》

先進国では一般にさまざまな食品が豊富で手に入りやすいため，ビタミンの明らかな欠乏症はあまりみられないが，疾病による**栄養不良者**や**多量飲酒者**では欠乏症が起こりやすい．食事摂取調査から全栄養素摂取量を評価し，さまざまな食品群から食品を摂取しているか，一定の食品群にかたよった食事をとっていないかをチェックする．それぞれのビタミンの摂取量を評

表13 ビタミンを多く含む食品

ビタミン		多く含まれる食品
脂溶性	ビタミンA（レチノール）	魚の肝油，レバー，うなぎ，卵黄，（カロテノイドとして）緑黄色野菜
	ビタミンD	強化乳製品，魚の肝油，卵黄，きのこ類
	ビタミンE	植物油，麦芽，胚芽油，豆類，ナッツ
	ビタミンK	大豆（なっとう），葉野菜（キャベツ，ほうれん草など），植物油
水溶性	ビタミンB_1（チアミン）	穀類の胚芽，豚肉，レバー，ナッツ，豆類
	ビタミンB_2（リボフラビン）	レバー，肉，魚，卵，乳製品
	ナイアシン〔ニコチン酸（ビタミンB_3）〕	レバー，肉，魚，豆類，全粒シリアル
	パントテン酸	レバー，肉，卵黄
	ビタミンB_6（ピリドキシン）	内臓肉，レバー，魚，全粒シリアル，にんにく
	ビオチン	ナッツ，大豆，レバー
	ビタミンB_{12}（コバラミン）	レバー，肉，魚介類
	葉酸	葉野菜，アスパラガス，ブロッコリー，内臓肉
	ビタミンC（アスコルビン酸）	柑橘類，トマト，イモ類，キャベツ，ピーマン，ブロッコリー

価するが，もし症状などから疑われる特定のビタミン欠乏症があれば，そのビタミンの摂取量にポイントをおき評価する．アルコール摂取はビタミン欠乏症の原因となることが多いため，詳細を把握するために摂取したアルコール量まで算出する．

他にビタミン欠乏に陥りやすい諸因子，**妊娠・過度の運動・重労働**・最近の**急性疾患の罹患・慢性疾患の既往・単身赴任・喫煙**などの有無を把握する．

《ⅱ．過剰症》

通常の食生活ではビタミン過剰症となることはほとんどない．多くが，医薬品としてもしくはサプリメントとして過剰のビタミンを摂取している場合や，限られた食品のみを摂取するような極端な偏食がある場合などに起こる．食事摂取調査を行う際に，補助食品やサプリメント，内服薬などの詳細な聞き取りをあわせて行うようにする．

②栄養基準

わが国では各ビタミンについて，年齢，性別に応じた**必要量**と**摂取推奨量（もしくは目安量）**が定められている．また過剰摂取による健康障害が報告されているビタミンに関しては，**耐容上限量**※4が定められている（上限が定められているビタミン：ビタミンA，ビタミンD，ビタミンE，ナイアシン，ビタミンB_6，葉酸）．妊婦や授乳婦においては，別途，付加量が必要となる．詳細については「日本人の食事摂取基準（2020年版）」を参照のこと．

③栄養補給

明らかな欠乏症では，欠乏するビタミンをビタミン剤として投与するのが原則であるが，同時にそれぞれのビタミンが多く含む食品を摂取するようにする．**表13**にそれぞれのビタミンが多く含まれる食品をあげる．

④栄養指導

食事や食品の摂取状況にかたよりが認められる場合には，是正するように指導する．

欠乏症の場合は，欠乏が予想されるビタミンに応じて，**表13**にあげた食品を多く摂取するように指示し，過度の飲酒や喫煙などは控えるように指導する．その他，原因として考えられる生活要因のなかで改善できるもの（例えば過度の運動や重労働など）に関しては改善するよう指導する．

過剰症の場合，原因となる補助食品やサプリメント類が特定できた場合には，これらの摂取を中止するように指導を行う．

※4 **耐容上限量**：健康障害をもたらすリスクがないとみなされる習慣的な摂取量の上限．

7 ミネラル異常症

わが国で食事摂取基準が定められているミネラルは，多量ミネラルの**ナトリウム**，**カリウム**，**カルシウム**，**リン**，**マグネシウム**，微量ミネラルの**鉄**，**亜鉛**，**銅**，**マンガン**，**ヨウ素**，**セレン**，**クロム**，**モリブデン**である．

多量ミネラルは体内に豊富に存在し，その血中および組織内濃度は，生体内での分布の再構成や尿中への排泄・再吸収などのホメオスタシス機構※5によって厳密に制御されている．このため異常症の発症には，単に体外からの摂取の影響だけでなく，体内も含めた多くの因子がかかわる．ナトリウムに関しては過剰摂取が問題となることが多く，血圧上昇の原因となる（第4章1「高血圧」参照）．また骨代謝関連のミネラル（カルシウム，リン）の異常症については，第6章3「副甲状腺異常」，第10章1「骨粗鬆症」2「骨軟化症，くる病」などを参照されたい．

本節では体外からの摂取の影響を直接受けやすい，微量ミネラルの異常症について記載する．

1）臨床医学の復習

①疾患の原因

微量ミネラルの欠乏症は，**鉄**，**亜鉛**など一部を除き食事からの摂取不足が原因となることはまれで，遺伝的異常を伴う吸収障害によるものが多い．亜鉛欠乏は**糖尿病**，**肝硬変**，**アルコール依存症**など多くの慢性疾患に認められ，これらの患者については，常に亜鉛欠乏の可能性について考慮すべきである．

過剰（中毒）症の原因は，食事からの過剰摂取よりも，汚染された飲料水や大気，ヒューム（煙），医薬品などからの過剰摂取や，遺伝性の代謝異常症（例：ウィルソン病）に伴うものが多い．

②症状

表14に主なミネラル異常症の主要な症状をまとめた．

食事由来の欠乏症を比較的きたしやすいのは，亜鉛欠乏と鉄欠乏である．亜鉛欠乏では成長遅延や**味覚障害**，**脱毛**，皮膚炎，精子形成異常などの症状が特徴である．鉄欠乏では**小球性貧血**や匙（さじ）状爪が主な症状として現れる（第9章2「A. 鉄欠乏性貧血」参照）．ヨウ素は甲状腺ホルモンの主要な原料であり，欠乏すると**甲状腺腫**が発生する．ヨウ素は海藻などに多く含まれており，日本では欠乏症はほとんどみられないが，海外の山岳地帯などに多く認められる．

一方，ミネラル過剰症はまれであるが，大量輸血や鉄剤の過剰摂取を原因とする**ヘモクロマトーシス**（鉄の組織沈着による臓器障害），**先天性銅代謝異常症**である**ウィルソン病**に伴う銅過剰症状（**肝不全**，不随意運動，運動失調，角膜輪など．いずれも組織への銅の沈着による）などが比較的頻度が高い．

③診断

特異的な症状を呈する鉄欠乏症などは診断が容易であるが，一般に微量ミネラル異常症は診断が難しく，生活環境や症状などからその存在を疑うことが重要である．確定診断は血中濃度の測定による．

④治療

欠乏症の場合はミネラル製剤を投与する．過剰症の

※5 **ホメオスタシス機構**：生体の内部や外部の環境因子の変化にかかわらず生体の状態を一定に保とうとする生体機構．

表14 微量ミネラルの欠乏症および過剰症の症状

ミネラル	欠乏時の症状	過剰時の症状
亜鉛	成長遅延，**味覚障害**，**脱毛**，皮膚炎，性腺萎縮	胃炎，悪心，嘔吐
鉄	**小球性貧血**，匙状爪，運動機能低下	悪心，嘔吐，**ヘモクロマトーシス**（鉄の組織沈着による臓器障害）
銅	成長遅延，毛髪の異常，精神神経症状	悪心，嘔吐，肝不全，**ウィルソン病**（先天性銅代謝不全：**肝不全**，不随意運動，運動失調，角膜輪）
マンガン	成長や骨格の発達障害，生殖障害	神経毒性，パーキンソン様症状
ヨウ素	**甲状腺腫**，**甲状腺機能低下**	**甲状腺機能障害**
セレン	心筋症，心不全，筋力低下	脱毛，悪心，嘔吐，末梢神経障害
クロム	耐糖能障害	皮膚炎
モリブデン	神経学的異常	

場合は，摂取の制限を行う．鉄や銅の過剰症に対し，排泄促進のため**キレート剤**が用いられることもある．

⑤治療の指標

欠乏症では症状の改善を認めるまで投与を継続するが，漫然と継続せず，正確な血中濃度の測定を行いながら投与量を調節していく．一方，長期の過剰により生じた臓器障害などは，血中濃度が低下しても消失することは少ない．

2）栄養食事療法

①栄養評価

《ⅰ．欠乏症》

ビタミン欠乏症と同様に，先進国では通常の食事をしていれば微量ミネラルの欠乏症となることはほとんどないが，疾病による**栄養不良者**や**多量飲酒者**では欠乏症が起こりやすい．食事摂取調査から全栄養素摂取量を評価し，摂取している食品群にかたよりがないかをチェックし，各ミネラルの摂取量を概算する．アルコール摂取は，微量ミネラル欠乏症の原因となることが多いため，アルコール摂取量を算出する．妊娠・過度の運動・重労働・疾患の既往・単身赴任などの有無を把握する．

《ⅱ．過剰症》

汚染された飲料水や大気などからの過剰摂取を除き，過剰症の多くが，**医薬品**，もしくは**サプリメント**からの摂取による．食事摂取調査を行う際に，補助食品やサプリメント，内服薬などの詳細な聞き取りを行う．わが国では鉄やヨウ素などのサプリメントが比較的多用されているが，ミネラルそのものではなく**食品の抽出物**（例：プルーンエキス，こんぶエキス）などとして流通しているものもあり，注意が必要である．また近年，加工食品には食品添加物として**リン酸塩**などのミネラルが多量に含まれており，加工食品の多量消費についても留意する．

②栄養基準

各ミネラルについては，それぞれ年齢や性別を加味した**必要量**と**摂取推奨量（もしくは目安量）**および**耐容上限摂取量**が定められている．妊婦や授乳婦において，別途，付加量が必要となるのはビタミンと同様である．詳細については「日本人の食事摂取基準（2020年版）」を参照のこと．

表15　微量ミネラルを多く含む食品

微量ミネラル	多く含まれる食品
鉄	（ヘム鉄として）肉，魚，レバー （非ヘム鉄として）きな粉，豆類，ほうれんそう，貝類，ドライフルーツ
亜鉛	内臓肉，卵，魚介類（特にかき），ナッツ
銅	内臓肉，貝類（特にかき），カカオ，ナッツ，豆類，ドライフルーツ
マンガン	全粒穀物，葉野菜，ナッツ，茶
ヨウ素	海藻類（特にこんぶ），海産物，乳製品，飲料水（土壌により含有量は異なる）
セレン	肉，海産物，シリアル（原料の穀類が育った土壌の含有量による）
クロム	レバー，加工肉，全粒穀物，チョコレート
モリブデン	豆類，全粒穀物

③栄養補給

明らかな欠乏症では，欠乏するミネラルを製剤やサプリメントとして摂取する．軽度の不足が予想される場合には，不足するミネラルを多く含む食品を摂取するようにする．**表15**にそれぞれのミネラルが多く含まれる食品をあげる．

④栄養指導

食事や食品の摂取状況にかたよりが認められる場合には，是正するように指導する．

欠乏症の場合は，欠乏が予想されるミネラルに応じて**表15**にあげた食品を多く摂取するように指示し，あわせて過度の飲酒を控えるように指導する．また鉄欠乏症などでは激しい運動が原因となっていることがあり，そのような場合は運動を控えるように指導する．

過剰症の場合は，原因となる食品やサプリメント類の摂取を中止するように指導する．

8　アシドーシス，アルカローシス

1）臨床医学の復習

①疾患の原因（表16）

動脈血のpHが生理的範囲（pH7.40 ± 0.05）を超えて酸性に傾いた状態を**アシドーシス**，アルカリ性に傾いた状態を**アルカローシス**とよぶ．

アシドーシスには，呼吸の障害による**呼吸性アシドーシス**と，体内の酸の産生増加や重炭酸イオン（HCO_3^-）

表16 アシドーシス，アルカローシスをきたす原因

呼吸性アシドーシス
● 神経系疾患，肺疾患（肺気腫，気管支炎，肺炎，喘息など）に起因する肺の低換気（→ CO_2 の蓄積）
呼吸性アルカローシス
● 過呼吸（不安，痛み，発熱，大気中の酸素濃度低下などが原因）（→ CO_2 の低下）
代謝性アシドーシス
● 腎不全（→有機酸の蓄積） ● 尿細管アシドーシス ● 糖尿病ケトアシドーシス（→ケトンの蓄積） ● 乳酸アシドーシス（→乳酸の蓄積） ● 毒物摂取（エチレングリコール，メタノール，アスピリンなど） ● 下痢（→消化管から重炭酸イオンなどの塩基を喪失）
代謝性アルカローシス
● 利尿薬の使用（→尿中へのClの喪失） ● 嘔吐（→酸の喪失） ● クッシング症候群，原発性アルドステロン症（→カリウムの喪失）

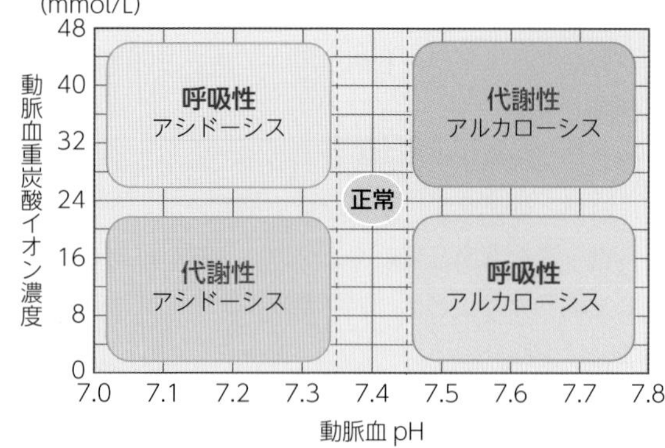

図5 アシドーシス，アルカローシスの分類
図はおおよその分類を示している

の体外喪失による**代謝性アシドーシス**がある．アルカローシスには，過換気による**呼吸性アルカローシス**と，体内の重炭酸イオンの増加や酸の喪失による**代謝性アルカローシス**がある．多量の**クロール**（Cl）や**カリウム**（K）※6が体内から喪失した際にも，アルカローシスをきたす．

②症状

呼吸性アシドーシスでは，**頭痛や眠気**などの症状があり，呼吸が著しく阻害された場合には昏睡から死に至る．代謝性アシドーシスの場合は**悪心，嘔吐，疲労感**などが生じ，悪化に伴ってショックや昏睡から死に至る．

アルカローシスはアシドーシスに比べ症状に乏しく，頭痛，**しびれ，筋肉のひきつり，けいれん**などが起こる．

③診断

動脈血の**pH，重炭酸イオン濃度**および酸素分圧（PO_2），二酸化炭素分圧（PCO_2）を測定することにより診断される（**図5**）．

④治療

《ⅰ．アシドーシス》

呼吸性アシドーシスの原因の多くは呼吸器疾患によるものであり，疾患の治療による呼吸状態の改善をめざす．重度の場合は人工呼吸器が必要となる．代謝性アシドーシスの場合，治療法は原因によって異なり，糖尿病ケトアシドーシスのようにインスリンで糖尿病をコントロールすることが必要なこともあれば，中毒物質の場合のように，人工透析などで血液中から有毒

※6 カリウムが喪失すると細胞内から K^+ が細胞外に移動し，この代わりに H^+ が細胞内に移動するため細胞外の H^+ が低下し，結果アルカローシスとなる．

Column

酸性食品，アルカリ性食品について

酸性食品やアルカリ性食品といった言葉を聞いたことがあるだろうか．実は，食品の酸性やアルカリ性とは，食品を燃やして残った灰分を調べて決めている．灰にリンやクロールなどの陰イオンのミネラルが多ければ，その灰の水溶液は酸性に傾き，ナトリウム，カリウム，カルシウムなど陽イオンのミネラルが多ければアルカリ性に傾く．

酸性食品には肉類，魚介類，卵黄など，アルカリ性食品には野菜類，海藻類，きのこ類，豆類などが含まれる．しかしながら生体内では，体液のミネラル成分は常に一定に保たれるように調節されており，摂取した食物中のミネラル組成をそのまま反映することはない．酸性食品で血液が酸性になるなどということはないのである．

物質を取り除くことが必要なこともある．

《ⅱ．アルカローシス》

呼吸性アルカローシスでは一般に，意識的に呼吸を遅くすれば十分である．代謝性アルカローシスでは，クロール（Cl）やカリウム（K）を補充しながら，原因となる疾患を治療する．非常に重篤な場合には，薄めた酸を点滴で投与する．

⑤治療の指標

動脈血のpHの正常化をめざす．

2）栄養食事療法

呼吸性アシドーシス・アルカローシスは呼吸の異常が原因であり，呼吸の改善によって病態は是正されるので，特別な栄養食事療法は不要である．

代謝性アシドーシス・アルカローシスは，原因となる疾患によって，その栄養食事療法は異なる．以下に主なアシドーシス，アルカローシスの栄養食事療法のポイントについて述べる．

《ⅰ．腎不全によるアシドーシス》

腎機能不全では，生体内の代謝で生じる**有機酸**の排泄が低下するためにアシドーシスとなる．アシドーシスそのものに対する栄養食事療法はなく，腎機能低下予防を目的に，一般の腎不全の栄養食事療法に準じて指導を行う（第5章4「腎不全」参照）．

《ⅱ．糖尿病ケトアシドーシス》

インスリン作用不足により糖をエネルギー源として利用できないため，脂肪が分解される際に発生する**ケトン体（酸性）**が血中に蓄積し，アシドーシスとなる．インスリン治療を行っている糖尿病患者が，**シックデイ**※7などによりインスリン治療を中断して起こることが多い．食欲がなくても，粥，麺類，果物など，糖質を中心に食べやすいものを少量ずつ，回数を増やして摂取するようにし，インスリン注射を自己判断で中断しないように指導する．また水分は十分にとるように指導する（本章1「糖尿病」参照）．

《ⅲ．下痢によるアシドーシス》

腸液に含まれる**重炭酸イオン**が体外に多量に喪失することにより，アシドーシスとなる．下痢がひどいときには飲食を禁止し，症状が改善してきたら，止痢薬などの使用とともに難消化性の食品を避け，白米や麺類（そばを除く）など消化後の食物残渣が少ない食品をとるように指導する．また体外に損失した水分や塩類を補給するために，水やスポーツドリンクなどを十分とるようにする．

《ⅳ．嘔吐によるアルカローシス》

胃液に含まれる**酸（塩酸）**が体外に多量に喪失することによりアルカローシスとなる．嘔吐があるときには飲食は禁止し，症状が改善したら水分や半消化性の食事（粥など）を少量から開始する．刺激性の食品（香辛料やアルコール，熱いもの）は症状が消失するまで中止する．また体外に損失した水分や塩類を補給するために，水やスポーツドリンクなどを十分とるようにする．

《ⅴ．クッシング症候群，原発性アルドステロン症によるアルカローシス》

カリウムの損失のためアルカローシスをきたす（第6章4「副腎異常」参照）．各疾患の栄養食事療法に準じて指導を行う．

※7　**シックデイ**：糖尿病患者において，風邪や発熱，嘔吐，下痢，食欲不振などにより通常の食事がとれない日のこと．食事をとらなくても，感染などで生体がストレスにさらされたときには血糖が上昇することが多い．

Advanced 2型糖尿病患者の症例

●症例

[患者] 58歳，女性，アパレル業界社員

[病名] 2型糖尿病，高血圧，脂質異常症

[現病歴] 健康診断にて耐糖能異常を指摘されていたが放置し2年間が経過していた．口渇，夜間の頻尿が出現して糖尿病専門クリニックを受診し，糖尿病と診断されて通院をしている．今回，口渇，空腹感の増強を訴え，さらに，本年の健康診断で脂肪肝，脂質異常症を指摘された．しかし，病識が薄く体重を減量できずにいるため，医師より摂取エネルギーコントロールによる体重の減量をめざした栄養食事療法への栄養指導が処方された．

日常生活・食生活状況は，一日2食の食事摂取で食事時刻は不規則で，空腹時には菓子やアイスクリームを摂取している．食欲はあり，外食ではメニューの追加や大き目のポーションサイズを選ぶことが多々ある．飲酒は機会飲酒でワイン2杯/回，推定摂取エネルギーは2,200 kcal/日で，運動習慣は特になく，通勤は公共機関（電車）にて40分（片道）・徒歩15分（片道）である．

●栄養アセスメント

[身体計測] 身長166.1 cm，体重64.5 kg，BMI 23.2 kg/m^2，血圧148/88 mmHg（1度高血圧）

[血液・生化学検査値] FPG 162 mg/dL，HbA1c 8.2％，AST 20 U/L，ALT 24 U/L，LDH 177 U/L，ALP 4.7 U/L，γGT 97 U/L，T-cho 233 mg/dL，LDL-cho 142 mg/dL，HDL-cho 46 mg/dL，TG 128 mg/dL，Tp 7.3 g/dL，Alb 4.2 g/dL，Cr 0.6 mg/dL，BUN 11 mg/dL，尿タンパク（－），尿糖（＋）

●栄養ケア計画

1. 摂取エネルギーは，「目標体重×エネルギー係数」で求める．目標体重に比して現体重が多く，脂肪肝，脂質異常症も指摘されていることから下記のように算出した．

   60.7 kg × 27 kcal/kg ＝ 1,639 kcal
   ≒ 1,600 kcal

2. たんぱく質はエネルギー比率17％，脂質はエネルギー比率25％とした．

   たんぱく質：1,600 kcal × 0.17 ÷ 4 g/kcal
   ＝ 68 g ≒ 70 g

   脂質：1,600 kcal × 0.25 ÷ 9 g/kcal
   ＝ 44.5 g ≒ 45 g

3. 脂質異常症があるので，食物繊維25 g以上，コレステロール200 mg未満
4. 高血圧症があるので，食塩6 g未満

●栄養教育計画

問題となる食生活習慣は，不規則な食事時刻，欠食の習慣，過食，菓子やアイスクリームなどの習慣的摂取，外食時の食事量の過剰摂取があげられる．

初期計画は，①1日3食の食事摂取，②菓子やアイスクリームなどを極力控える，③外食の頻度を控えるか，外食では1人前に止める，④食事摂取では野菜料理から食べはじめるなどとした．

①ならびに②の実施が確認できた時点で，次に嗜好品，脂質やコレステロールを多く含有する食品を避けるなどの食品選択への対応について栄養指導を計画する．

（本田佳子）

第1章 チェック問題

問 題

- □ □ Q1 糖尿病の栄養食事療法の栄養基準量について説明しなさい.
- □ □ Q2 脂質異常症の診断基準について説明しなさい.
- □ □ Q3 高尿酸血症，痛風の診断基準について説明しなさい.
- □ □ Q4 低栄養の評価指標にはどのようなものがあるか説明しなさい.
- □ □ Q5 脂溶性ビタミンをあげ，欠乏するとどのような症状が出現するか説明しなさい.

解答＆解説

A1 糖尿病の栄養食事療法は治療の基本である．ポイントは，①健康を維持するのに必要なエネルギー量，栄養素を確保する．②各人の必要量は，年齢，肥満度，身体活動，合併症を考慮する．身体活動レベルと病態によるエネルギー係数から，軽労作で25～30 kcal/kg目標体重，普通の労作で30～35 kcal/kg目標体重，重労作で35～kcal/kg目標体重である．たんぱく質はエネルギー比率20％まで，脂質はエネルギー比率25％以下，炭水化物50～60％，ビタミン・ミネラルは「日本人の食事摂取基準（2020年版）」による，食物繊維20～25 g/日である.

A2 脂質異常症の診断基準は，高LDLコレステロール血症は血清LDLコレステロール≧140 mg/dL，低HDLコレステロール血症は血清HDLコレステロール＜40 mg/dL，高トリグリセリド血症は血清トリグリセリド≧150 mg/dLである．いずれも採血は空腹時に行うこと.

A3 血清尿酸値が7 mg/dLを超えた状態を高尿酸血症という．尿酸は血中に溶けにくく，過剰に存在すると結晶化して尿酸-ナトリウム結晶となる．これが関節に沈着し関節炎を起こし，激痛を伴う場合を痛風という．腎臓に沈着すると腎障害をもたらす.

A4 一般的にBMIと体重減少率が広く用いられる．その他の身体計測値として，上腕周囲長，上腕皮下脂肪厚などがある．血液データでは，TPやAlbが用いられる．ただし，これらの血液指標は短期間の低栄養では低下しないことも多い.

A5 脂溶性ビタミンにはビタミンA・D・E・Kの4種類がある．ビタミンAの欠乏では，夜盲症，眼球や角膜の乾燥症などが出現する．ビタミンDは骨代謝に重要な役割をはたし，欠乏では骨軟化症（成人），くる病（乳幼児）といった骨疾患が出現する．ビタミンEの欠乏では溶血性貧血，末梢神経障害などが出現する．ビタミンKは血液凝固に不可欠である．欠乏すると出血傾向となり，消化管出血や頭蓋内出血などをきたす.

第2章 消化管疾患

Point

1. 歯周病は，生活習慣病と位置づけられている．また，肥満がリスクとなる動脈硬化，心疾患，高血圧，糖尿病などの全身性疾患と関係があることを理解する．
2. がん化学療法患者は口内炎の症状が重篤（じゅうとく）で，時に唾液（だえき）の嚥下（えんげ）すら困難な状況となることを理解する．
3. 胃食道逆流症は，下部食道のLES（下部食道括約筋部（かつやくきんぶ））機構の低下や破綻（はたん）による胃液や胆汁の逆流と，胃噴門（ふんもん）が横隔膜よりも上に滑り出した状態の食道裂孔（れっこう）ヘルニアで起こることを理解する．
4. 消化管疾患は発症前より低栄養状態であることが多い．特に炎症性腸疾患では，寛解（かんかい）期を維持するために経腸栄養剤を併用した適切な栄養食事療法が必要であることを理解する．

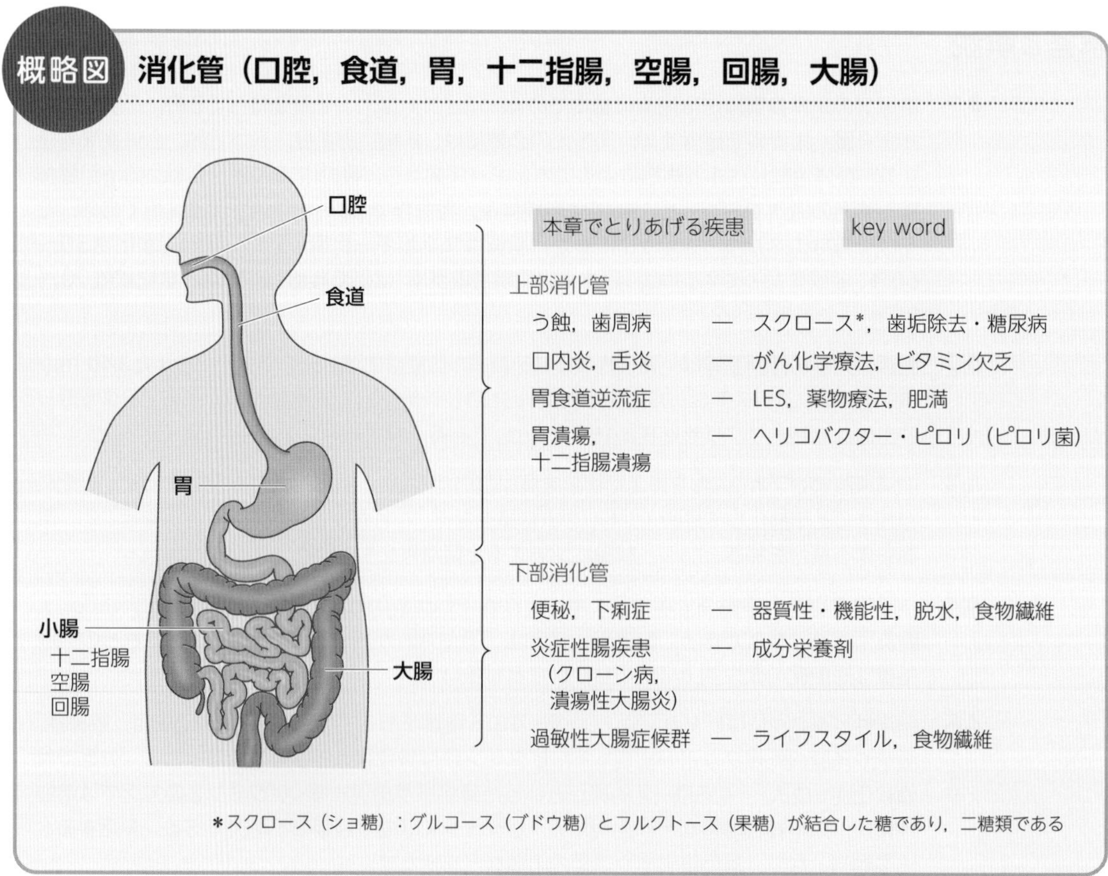

概略図
消化管（口腔，食道，胃，十二指腸，空腸，回腸，大腸）
口腔
食道
胃
小腸
十二指腸
空腸
回腸
大腸
本章でとりあげる疾患
key word
上部消化管
う蝕，歯周病 — スクロース*，歯垢除去・糖尿病
口内炎，舌炎 — がん化学療法，ビタミン欠乏
胃食道逆流症 — LES，薬物療法，肥満
胃潰瘍，十二指腸潰瘍 — ヘリコバクター・ピロリ（ピロリ菌）
下部消化管
便秘，下痢症 — 器質性・機能性，脱水，食物繊維
炎症性腸疾患（クローン病，潰瘍性大腸炎） — 成分栄養剤
過敏性大腸症候群 — ライフスタイル，食物繊維
＊スクロース（ショ糖）：グルコース（ブドウ糖）とフルクトース（果糖）が結合した糖であり，二糖類である

1 口腔・歯科疾患

A. う蝕

1）臨床医学の復習

①疾患の原因

歯はエナメル質，象牙質（歯質），セメント質の硬組織と，歯髄から構成されている．口腔に露出した部分を歯冠，歯槽骨内にある部分を歯根という（図1）．

う蝕とは，口腔内の細菌が糖質からつくる酸によって，歯質が脱灰されて起こる歯の実質欠損のことである．歯周病とならび，歯科の二大疾患の1つである．う蝕された歯を**う歯**（一般的には虫歯）とよぶ．歯の硬組織の疾患で，溝や隣接面など清掃困難な部位に好発する．

う歯の原因は，エナメル質がpH 4.5～5.5以下で脱灰することより始まる．第1段階は，食事におけるスクロースの摂取が大きく関与する．う歯の発症は糖を経口的に摂取することが必要で，胃管にスクロースを投与しても発症しない．第2段階では，口腔内のスクロースをミュータンス菌が代謝して不溶性グルカン（グルコースの重合体）を菌体外に出す．不溶性グルカンは歯垢を形成して口腔常在菌の繁殖の場をつくる．第3段階は，歯垢中の微生物がスクロースから有機酸（乳酸，酢酸など）を生成し，エナメル質のpHが低下すると，脱灰する（図2）．pHは食後に低下するが，唾液によって回復する．唾液腺疾患や，就寝前は唾液分泌が低下するため，う歯に罹患しやすい．

②症状

エナメル質に限局したう歯の場合，エナメル質には神経がないため疼痛はない．象牙質に達すると，歯髄の炎症を伴い冷温水に反応する．

③診断

発生部位や病巣の形態，進行度などにより分類し診断する．

④治療

一定水準以上まで進行し，う蝕により失われた歯の構造は再生しないため，主に人工材料によって修復する．

⑤治療の指標

わが国の超高齢社会において，80歳で20本以上の歯の保有を目標として，

- 口腔内細菌叢の改善
- 患者教育
- エナメル質および象牙質のう蝕でまだう窩（歯に穴が空いてしまった虫歯の状態）を形成していないう蝕の再石灰化
- う窩を形成したう蝕への最小の侵襲による除去

など歯の長寿化に対応している．

2）栄養食事療法

①栄養指導

栄養指導はスクロースの摂取量を抑えることがポイントであるが，食事中のスクロースはゼロにはできな

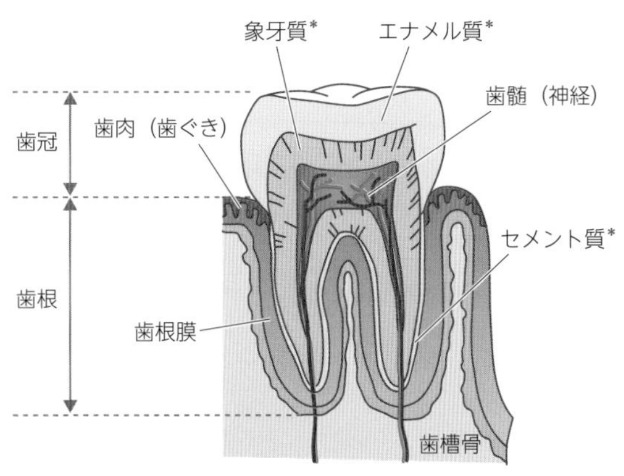

図1　歯周組織図
＊ 組織

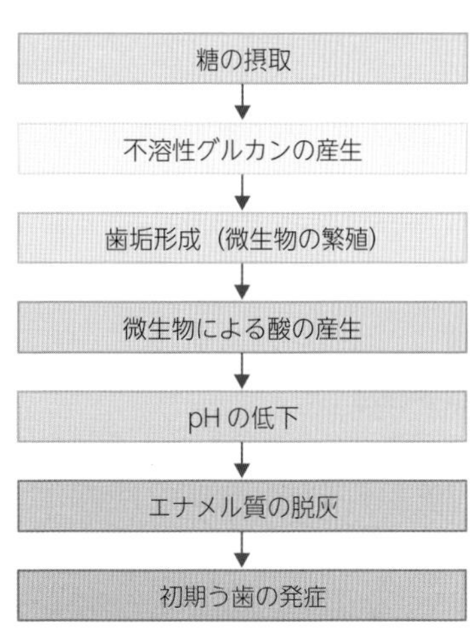

図2　う歯発症に至る経緯

表1　歯周病の原因

局所的要因	全身的要因	薬物性因子など
● 微生物 ● 発炎性：歯石，う蝕，食片圧 ● 機械的：咬合性外傷，適合不良な修復物など ● 形態的：歯並び異常，形態異常	● 伝染性単核症 ● 後天性免疫不全症候群（AIDS，エイズ） ● 1型糖尿病 ● 女性ホルモン ● 遺伝	● 抗けいれん薬（歯肉増殖） ● 免疫抑制薬（歯肉増殖） ● カルシウム拮抗薬（歯肉増殖） ● ステロイド薬 ● 喫煙

いことがう蝕予防を困難にしている．また，う蝕に関連する微生物は口腔常在菌であるので，食後すみやかに歯垢を除去することが大切である．

B. 歯周病（歯周疾患）

1）臨床医学の復習

歯周病は歯周組織（図1）に生じた炎症で，進行によって**歯肉炎**と**歯周炎**に分けられる．

①疾患の原因

歯周病の原因は，局所的要因と全身的要因，薬物性因子がある（表1）．

②症状

歯肉炎は，炎症が局所に限局しており，歯肉発赤，出血がみられるが自発痛はない．歯肉炎が改善されず症状が進行すると，歯周炎となる．歯周炎は歯を支えている歯槽骨（図1）が破壊され排膿もみられる．歯槽骨は吸収されて歯の動揺が認められる．

③診断

歯垢や歯石の付着状態，歯肉形態と色調（発赤・腫脹の有無），出血・排膿の有無など口腔内を観察する．

X線写真で，歯槽骨の吸収があれば歯周炎と判定する．歯の動揺は歯槽骨吸収の目安になる．

④治療

- プラークコントロール：歯垢の除去
- 歯石除去
- ルートプレーニング：セメント質に付着した歯石やプラークを除去する
- 原因（表1）の除去

2）栄養食事療法

2003年に健康増進法が策定され，歯周病は生活習慣病として位置づけられた．歯周病は細菌による感染症であり，口腔清掃，喫煙，ストレスなど生活環境による環境因子や，個体のもつ宿主の防御機能因子とも相互作用する疾患と定義づけられている．

糖尿病患者に歯周病が多く，糖尿病が歯周病を悪化させること，歯周病治療が患者の血糖コントロールを改善させることが知られている．また，肥満患者の脂肪組織から分泌されたTNF-α※1が歯周組織局所における歯槽骨吸収を促進する可能性があることがわかってきた．肥満がリスクとなる動脈硬化，心疾患，高血圧，糖尿病などの全身性疾患，および炎症性サイトカインの産生物と，歯周病との関係が明らかにされつつある[1)]．

歯周病の予防は，日常生活のなかで**口腔清掃という自己管理**と，**肥満を是正させる食事療法**による生活習慣の変容が重要である．

歯周病と関連の深い栄養素は**ビタミンA**（上皮性組織の形成），**ビタミンC**（コラーゲン生成），**ビタミンD**（歯槽骨形成）などである．

C. 口内炎，舌炎

1）臨床医学の復習

口内炎は，口腔内の粘膜に起きた炎症性疾患の総称である．その部位によって舌炎，歯肉炎，口唇炎，口角炎などとよぶ．局所的な疾患であることが多いが，全身疾患に伴い発生することもある．

①疾患の原因

- 細菌性ウイルスなどの感染症
- 物理的刺激によるもの
- 膠原病やアレルギーなどの全身疾患に伴うもの，極度の疲労やビタミン摂取不足による抵抗力の低下によるもの
- がん化学療法や放射線治療に合併する口内炎

がある．

②症状

口内炎の症状は，口腔粘膜の水疱，びらん，潰瘍，

※1　**TNF-α**：tumor necrosis factor-α（腫瘍壊死因子α）．炎症性サイトカインの一種．

表2　口内炎の種類と特徴

種類	特徴
カタル性	● 過労，飲酒，喫煙，発熱，脱水などが誘因で，日常にみられる口内炎 ● 粘膜は発赤腫脹する
ヘルペス性	● ヘルペスウイルス感染によるもの. 小児に多い ● 唇，歯肉，舌，咽頭に水疱，潰瘍を生じる
アフタ性	● 精神的ストレスや肉体的ストレスが誘因と考えられるが，原因は不明である ● 痛みを伴う発赤，潰瘍が生じる ● 炎症性腸疾患に多い（クローン病，ベーチェット病など）
がん化学療法・放射線療法後	● 抗がん剤や放射線による粘膜障害と，骨髄抑制による感染症による場合がある ● 重症化すると治療に難渋する

歯肉の発赤，易出血性，これらによる疼痛，口臭などである．軽症の場合は食べ物が染みる，触れると痛い程度であるが，重症の場合は発熱を伴い，会話や食事の摂取に支障をきたす．口内炎の種類と特徴を**表2**に示す．

舌炎の症状は，舌の乾燥や舌乳頭萎縮，舌苔などであり，味覚障害を呈する．

③診断

口内炎の所見から全身疾患の診断に至る場合があるため，問診から原因や誘因を推察することが大切である．薬剤の連用に起因する口内炎の場合，鎮痛薬・抗けいれん薬・血管拡張薬・抗菌薬などの服用歴を聴取する．

④治療

原因が明らかな場合は，原因・原疾患の治療が重要である．原因不明の場合は，内服薬，塗り薬，貼り薬などの対症療法が行われる．

2）栄養食事療法

①栄養評価

口内炎は低栄養や脱水を背景にして発症することが多い．発症前からの食事摂取調査，水分摂取量の調査が必要である．特に**ビタミン欠乏**による場合が多いため，ビタミン摂取状況を調査する．

口内炎の結果として口腔機能低下による食事摂取障害を起こす場合があるため，発症後の食事摂取調査から摂取能力や食事量の推移を把握することも重要である．化学療法や放射線療法に伴う口内炎は，食事摂取量が低下することに加え，治療による下痢や嘔吐なども伴うため低栄養をきたしやすく，食事摂取量や水分摂取量の詳細な把握が必要である．

- 臨床検査：総たんぱく（TP），血清アルブミン値，ヘモグロビン，総リンパ球数，電解質，C反応性たんぱく（C-reactive protein：CRP），グロブリン（HGB），細菌，真菌，ウイルス抗体を調べる．
- 身体計測：エネルギーを算出するために必要である．身長・体重・上腕周囲長（arm circumference：AC）・上腕三頭筋皮下脂肪厚（triceps skinfold thickness：TSF）などを測定し，低栄養の把握を行う．

②栄養基準

エネルギー必要量は，Harris-Benedictの式より算出した基礎代謝量（BEE）に活動係数とストレス係数を乗じて求める方法が一般的である（第16章 摂食機能障害 図6参照）．口内炎のストレス係数は1.0～1.2程度であるが，発熱を伴う場合や基礎疾患を考慮し決定する．

すでに食事摂取量が低下して低栄養を呈している場合は，たんぱく質や水分量も考慮する．ビタミンについては「日本人の食事摂取基準（2020年版）」の1.5倍の範囲で強化する．

③栄養補給

経口摂取が可能であれば，流動食，軟食，形態調整食（きざみ食やとろみ食）とし，経口栄養法を行う．食事だけで「日本人の食事摂取基準（2020年版）」を充足できない場合は，刺激が少なく摂取しやすい栄養補助食品（液体栄養剤，ゼリー形態の栄養剤など）を追加する．

経口摂取が困難な重症患者は，経管栄養法や静脈栄養法となる．特にがん化学療法患者は口腔内の症状が重篤で，唾液の嚥下すら困難な状況となることもあり，この場合は中心静脈栄養法となる．

2　上部消化管疾患

A. 胃食道逆流症

1）臨床医学の復習

胃食道逆流症（gastro esophageal reflex disease：

GERD（ガード）は，食道への胃内容物の逆流によって何らかの自覚症状を呈するものである．以前は逆流性食道炎といわれていたが，内視鏡所見と臨床所見が一致しないこともあるため，内視鏡所見がなくても臨床的に逆流症状のあるものを一括して胃食道逆流症とよぶ．

①疾患の原因

下部食道に長さ2～4 cmの**下部食道括約筋**（lower esophageal sphincter：**LES**）があり，胃食道逆流防止機構を形成している（図3）．この機構の低下や破綻により，胃液や十二指腸液（胆汁）の逆流が起こる．食道には，胃壁のように胃酸を防御する機構がないため，食道粘膜にびらんや潰瘍を生じる．

食道裂孔ヘルニアでは，胃噴門が横隔膜よりも上に滑り出した状態で，逆流防止機能を発揮できない．また，経鼻胃管などの噴門部を通過するチューブが入っていると，LESの閉鎖が不十分となり，胃食道逆流症を起こしやすい．胃食道逆流症は**胃内排出速度**（gastric emptying rate：**GER**）の低下でも起こりやすく，モルヒネや抗コリン薬などはGERを低下させる．

②症状

- 臨床症状：**食後の胸焼け**，**心窩部痛**（しんかぶ），**つかえ感**，**呑酸**（どんさん），**悪心**（おしん），**嘔吐**など．咽喉頭部の違和感，非心臓性胸痛，慢性的な咳などを認める場合もある．

③診断

酸分泌抑制薬（プロトンポンプ阻害薬）で胸焼けの症状が改善するときは，胃食道逆流症が原因である場合が多い．

食道内の胃酸の逆流を確認するには，食道内のpHをモニタリングする．通常，食道のpHは中性であり，胃から酸が逆流すると酸性に傾く．食道内pHが4.0以下になった場合，逆流があると考えられる．

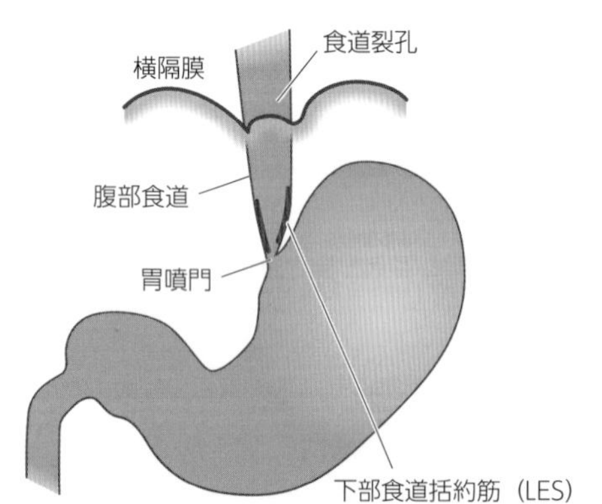

図3 下部食道括約筋

④治療

LES機能の異常に対する根治治療は存在しないため，逆流する胃酸を抑制する薬物療法が基本となる．薬物療法は対症療法であり，薬物中止による再発率は70％以上と高頻度である．

第一選択薬はプロトンポンプ阻害薬であるが，強力な酸分泌抑制作用を有するため，長期使用は長期間の無酸状態となり，**高ガストリン血症**となる．そのため，プロトンポンプ阻害薬で初期治療を行い，ヒスタミンH_2受容体拮抗薬へ移行するのが望ましい．その他，併用薬として，消化管運動改善薬が用いられる．これは，食道蠕動（ぜんどう）運動を増強させ，胃排出能を促進させる．

2）栄養食事療法

①栄養評価

従来，肥満との関係で腹腔内圧や胸腔内圧の変化，睡眠時無呼吸症候群の合併，過食によるLES機能障害が指摘されているが，機序は不明である．しかし，肥満を有する胃食道逆流症では，肥満の是正が改善，予防につながると考えられている．

- 栄養調査：暴飲暴食，早食いなど胸焼けを起こしやすい食習慣，高脂肪食，甘味食，かんきつ類，酸味の強い食物の摂取状況について調査する．
- 臨床検査：食道胃X線造影検査，上部消化管内視鏡検査，食道内pHモニタリングを行う．
- 身体計測：肥満の有無．重症例では嚥下障害から摂取量が低下し，体重減少を認める．

②栄養基準

肥満が認められれば，標準体重を基準に摂取エネルギーを25～30 kcal/kgとし，適正体重とする．栄養素摂取量は「日本人の食事摂取基準（2020年版）」に準じて充足させる．

③栄養補給

咀嚼（そしゃく），嚥下機能，消化吸収機能に問題がなければ，経口栄養法を第一選択とする．胃瘻では半固形の栄養剤を用いる．

④栄養指導

胃食道逆流症の病態を助長させる食習慣として，高脂肪食はLES圧を低下させ，胃排出能を遅延させる．

コーヒー，チョコレートなどもLES圧低下の増悪因子とされている．アルコールや香辛料の過剰摂取は，食道粘膜へ直接作用するため悪化の因子となる．

胃食道逆流症は過食を避け，適正体重を維持することを重点とした指導となる．

分割食を勧め，食後は立位または座位とし，もし仰臥位をとる際には食後時間が経ってからにするのがよい．

B. 胃潰瘍，十二指腸潰瘍

1）臨床医学の復習

胃潰瘍とは，胃壁の構成部位（図4）のうち，粘膜下層以下まで組織が欠損している病変をいう．粘膜層のみの欠損は**びらん**と表される．**十二指腸潰瘍**は，主に十二指腸球部壁に発生し，病変は胃潰瘍と同様である．

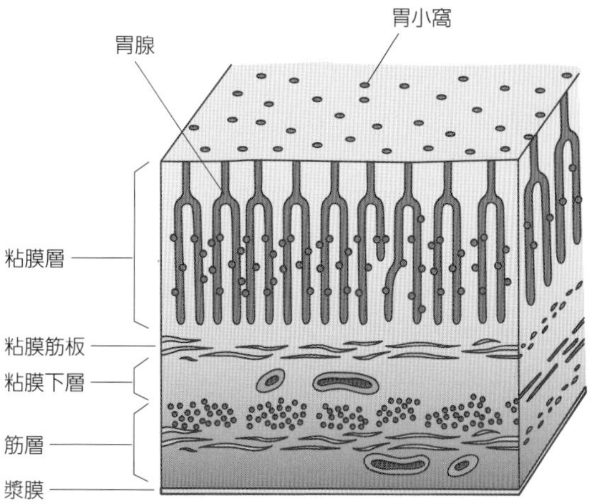

図4　胃壁の断面図
「人体の構造と機能 解剖生理学」（林正健二／編），メディカ出版，2004[2)] をもとに作成

胃は，強力な胃酸と，胃酸によって活性化されたペプシンによる細菌に対する感染防御機能，食物を初期消化し蠕動運動によって小腸に送り出す機能をもつ．

①疾患の原因

胃腺より分泌される強力な胃酸と，たんぱく質分解酵素で消化作用や感染防御機能をもつペプシンにより，胃・十二指腸に組織欠損を生じた病態を**消化性潰瘍**という．通常，強力な胃酸による粘膜層自体の傷害は生じない．粘膜層の胃腺は，塩酸（胃酸）およびペプシノーゲン[※2]を分泌し，重炭酸イオンを分泌する機能を有している．これは，胃酸を重炭酸イオンによって中和することにより，胃酸に対する粘膜層防御機能を形成しているためである．

また，酸分泌抑制薬であるヒスタミンH_2受容体拮抗薬やプロトンポンプ阻害薬が著効であったことより，消化性潰瘍の形成は，攻撃因子である胃酸の作用が前提条件と考えられていた．しかし，胃潰瘍患者の多くは正常酸であることから，胃酸は必須の増悪条件であるが，発生の誘因は防御機能の破綻（はたん）にあると推察される．

消化性潰瘍には，**粘膜傷害ストレス性潰瘍**と**NSAIDs潰瘍**がある．粘膜傷害ストレス性潰瘍はストレスの負荷による血流障害によって重炭酸イオン分泌を減少させることで起こり，NSAIDs潰瘍は非ステロイド性抗炎症薬（non-steroidal anti-inflammatory drugs：NSAIDs）などの薬剤によりプロスタグランジン合成が低下し，粘液産生や血流を抑制することで発症する．以上より，消化性潰瘍は，粘膜層防御機構の破綻と，攻撃因子である胃酸やペプシンによる粘膜層傷害により，発生すると考えられてきた．

1983年，胃粘液内にヘリコバクター・ピロリ（*H. pylori*）が発見され，ピロリ菌感染も潰瘍発症や再発に大きく関与していることが明らかとなった．胃内はpH2.0の強酸環境にあり，微生物は存在しないといわれていたが，ピロリ菌は胃粘液内に存在しうる細菌であり，胃粘膜に感染し，炎症性サイトカインやウレアーゼなどを分泌する．これらが粘膜の傷害因子として作用する．

②症状

腹痛（心窩部痛），**悪心**，**嘔吐**は，胃幽門部および十二指腸潰瘍狭窄例で出現しやすい．

胃潰瘍は食後に疼痛，十二指腸潰瘍は空腹時に疼痛が起こるのが特徴であり，食事により軽快する．活動性の潰瘍からの出血は胃酸により酸化されるため，タール便がみられる．また出血は，血液検査値で尿素窒素を上昇させる．

③診断

胃X線造影検査と胃内視鏡検査で行われる．直接組

※2　**ペプシノーゲン**：ペプシンの不活性な前駆体．

織検査による胃がんとの識別診断が重要であり，内視鏡検査が優先される．

④治療

《ⅰ．薬物療法》

プロトンポンプ阻害薬，ヒスタミンH_2受容体拮抗薬で胃酸を抑えることで，潰瘍はほぼ治癒する．しかし，中止すると再発するので，薬を継続することが必要である（維持療法）．一方，防御機能の面から，胃粘液を増やしたり，粘膜の血流をよくする目的で胃粘膜保護薬を併用したりする．胃酸抑制治療は対症療法である．

《ⅱ．ヘリコバクター・ピロリ除菌療法》

ピロリ菌を除菌することで潰瘍再発が劇的に少なくなることから，除菌療法が潰瘍の根本的治療と位置づけられている．除菌療法は抗菌薬，酸分泌抑制薬を用いる．1週間内服し，約8週間後に尿素呼気試験で除菌の成否を判定する．ピロリ菌のなかには抗生物質の効かない耐性菌もあり，除菌成功率は約80％である．

除菌の副作用として下痢，味覚異常，発疹などがある．除菌療法が成功しても，不摂生，喫煙，刺激物や過度の飲酒を控えることは必要である．

《ⅲ．外科的治療》

ヒスタミンH_2受容体拮抗薬，プロトンポンプ阻害薬により外科的手術は激減し，現在では大量出血や内視鏡での止血困難例，穿孔，狭窄など重篤な合併症を認めた症例に対し行われるのみとなっている．

2）栄養食事療法

①栄養評価

《ⅰ．食事摂取調査》

- 生活習慣（不規則な食事時間，飲酒），ストレスなどと関係があるといわれている．
- 体重減少をきたしている場合があるため，摂取量の聴取は重要である．

《ⅱ．臨床診査》

- 高齢者では症状が顕著に現れないことも多い．
- 再発をくり返すことが多い．

《ⅲ．臨床検査》

- 出血に伴う鉄欠乏性貧血を認める場合がある．
- 食物摂取量が持続的に低下している場合，低栄養状態（protein energy malnutrition：PEM）を伴う．
- ヘマトクリット，赤血球数，鉄，便潜血検査，血清アルブミン値，総リンパ球数をモニタリングする．
- ピロリ菌検査を行う．

《ⅳ．身体計測》

- 体重減少率，TSF，AC を測定する．
- やせ型が多いが必ずしも特異的ではない．

②栄養基準

「日本人の食事摂取基準（2020年版）」に準じて充足させる．

③栄養補給

消化性潰瘍出血の場合は数日絶食となるが，内視鏡による止血技術の進歩，プロトンポンプ阻害薬により，早期に食事が開始されるようになった．咀嚼・嚥下に問題がなければ，粥（かゆ）食，常食（普通食）とする．

④栄養指導

従来は極端な胃酸分泌増加と胃粘膜刺激を避けることが栄養食事療法の目的であり，「胃を休ませる」食事を摂取する制限療法が一般的であったが，酸分泌抑制薬であるヒスタミンH_2受容体拮抗薬や，プロトンポンプ阻害薬による治療法が確立されてからは，厳密な栄養食事療法がなされなくなった．また，ピロリ菌の除菌により再発も抑制され，再発予防の栄養食事療法も不要と考えられている．しかし，刺激の強い食品（アルコールやカフェイン，香辛料），不規則な食生活，暴飲暴食を避け，適正量の栄養補給を行うよう指導することは必要である．

C. たんぱく漏出性胃腸症

1）臨床医学の復習

①疾患の原因

胃や腸の消化管粘膜から，血清たんぱく，特にアルブミンが漏出することにより，低たんぱく血症をきたす症候群である．肝硬変や心不全などでもたんぱく漏出性胃腸症を併発している場合もあり，漏出をきたす病因を診断し，原疾患の治療を行うことが重要である．

- リンパ系の異常：
  腸粘膜のリンパ組織の障害によりリンパ管が拡張し，管内皮の透過性亢進が加わりリンパ管を介したたんぱく漏出が起きる．悪性リンパ腫や心不全など．
- 毛細血管の透過性亢進（こうしん）：
  膠原病に続発した例が多く，たんぱく漏出性胃腸症の約10％を占める．
- 粘膜上皮の異常：

炎症性腸疾患によるものが多く，たんぱく漏出性胃腸症の60%を占める．潰瘍性大腸炎，クローン病など．

②症状

軽度の漏出は，肝臓でのアルブミン合成の代謝機能がはたらき，症状として現れない．重症のたんぱく漏出性胃腸症は，著しい低アルブミン血症から，循環血液の血漿浸透圧の低下による浮腫や胸腹水を生じる．

③診断

α1－アンチトリプシンクリアランス法によりたんぱく漏出を定量的に検出する．α1-アンチトリプシンは，血漿たんぱくの4%を占め，たんぱく質分解酵素に抵抗性があり，便中で安定している特徴をもつ．この物質の血中から便中への移行を計算する方法である（正常値13 mL/日以下）．

④治療

原疾患の治療が前提である．浮腫を合併している場合は，利尿薬，アルブミン製剤の併用が行われる．腫瘍が原因であるような病変が限局している場合は，外科的切除が選択される．

2）栄養食事療法

①栄養評価

体重減少率や身体計測，プレアルブミン，トランスフェリン，レチノール結合たんぱくなどの血中半減期が短いたんぱく質の測定が重要となる．

②栄養基準

高たんぱく質，低脂質食が基本である．たんぱく漏出性胃腸症の原因は，リンパ系の異常，膠原病，リウマチなどの毛細血管透過性亢進，炎症性腸疾患や消化管術後の粘膜上皮の異常など多岐にわたっており，原因となる疾患に対応した栄養量の設定が必要である．

リンパ管の拡張が病因の場合は，長鎖脂肪酸（long chain triglyceride：LCT）を制限し，中鎖脂肪酸（medium chain triglyceride：MCT）を用いる．長鎖脂肪酸は吸収される際，胆汁酸とのミセル形成において腸管への負担が大きく，リンパ管経由で吸収されるためリンパ管圧を亢進させ漏出を増悪させる．中鎖脂肪酸は直接門脈経由で移行しリンパ管圧の上昇を起こさない．

③栄養補給

消化管の利用が可能であれば経口栄養補給が第一選択であるが，経口摂取だけでは必要量が満たせない場合が多く，経腸栄養剤の併用となる．その場合，成分栄養剤や，消化態栄養剤を選択する．消化管に問題があれば静脈栄養法となるが，いずれにおいても必須脂肪酸欠乏症予防のために脂肪乳剤の静脈投与が必要である．

3 下部消化管疾患

A. 便秘

1）臨床医学の復習

①疾患の原因

食物は消化吸収を受けると，食後約5～7時間で小腸から上行結腸，横行結腸へと送られる．回盲弁は上行結腸へ食物を送る際の重要な役割を果たす．水分が吸収され粥状の便塊（べんかい）となり，下行結腸からS状結腸へ送られ，食後約18時間で固形状の便塊がS状結腸に一時蓄えられる．結腸に蠕動を生じると直腸壁が収縮し，排便をきたす．

ところが，腸管の通過時間が延長し，長時間便塊が結腸に貯留すると，水分が吸収され硬便（こうべん）となる．便の通過時間は正常でも，排便障害による病態もみられる．

便秘は大きく分類すると，**機能性**と**器質性**に分けられ，機能性便秘は弛緩性，けいれん性，直腸性に分けられる．器質性便秘は，管腔内外の狭窄により便の通過障害を起こす．その他，内分泌疾患や中枢性疾患に続発する症候性便秘，薬剤による薬剤性便秘がある（表3）．

便秘は男性より女性に多く，加齢により弛緩性便秘が増加する．生活習慣やストレスも原因となりうる．

②症状

便秘は**腹部不快感**，**腹部膨満感**がみられる．大腸がんのような器質性便秘は体重減少をきたすことがあり，便の狭小化，血液の付着を認める．機能性便秘は，体重減少や極度の栄養状態の低下を認めることはまれであり，粘液や血便は認めない．けいれん性便秘は腹痛，兎糞（とふん）状の便がみられる．弛緩性便秘は便意が少なく，硬便となる．

表3 便秘の種類

種類		原因	症状
器質性便秘	管腔内狭窄	がん，炎症，術後癒着，腸形成異常	・体重減少をきたすことがある ・便の狭小化，血液の付着を認める
	管腔外狭窄	腹腔内臓器の腫瘍，炎症，ヘルニア	
機能性便秘	弛緩性便秘	高齢者，経産婦，腹筋力の低下	・体重減少や極度の栄養状態の低下は認めない ・粘液や血便は認めない ・けいれん性便秘は腹痛，兎糞状の便となる ・弛緩性便秘は便意が少なく，硬便となる
	直腸性便秘	肛門疾患，便意の抑制習慣	
	けいれん性便秘	過敏性腸症候群	
症候性便秘		代謝・内分泌疾患，神経筋疾患，膠原病，鉛中毒，腸閉塞	激しい腹痛や嘔吐
薬剤性便秘		抗コリン薬，三環系抗うつ薬，抗パーキンソン病薬，モルヒネなど	—

③診断

排便回数が週2回以下，24時間の排便重量が35 g以下と定義されている．症状が1～3カ月持続するものを急性便秘，3カ月以上持続するものを慢性便秘という．大腸がんなど器質的疾患の鑑別が必要であり，問診，直腸診，便潜血検査，腫瘍マーカー検査，大腸X線検査，大腸内視鏡検査などを行う．

④治療

器質的疾患が除外された場合，対症療法として緩下薬などが用いられるが，慢性便秘については生活習慣，食習慣の改善が基本となる．

2）栄養食事療法

①栄養評価

日常の食事内容，生活習慣（朝食の有無）やストレス要因，食欲や味覚の変化，排便状況，薬剤の使用の有無，月経との関係（女性）について問診する．食事内容については，食物繊維，脂肪，水分の摂取について聞き取る．

がんによる器質性便秘では体重減少をきたすこともあるが，機能性便秘では体重減少や栄養状態の低下を招くことはあまりみられない．

②栄養基準

「日本人の食事摂取基準（2020年版）」をベースに，個々に応じて決定する．食物繊維の摂取基準は成人（18～64歳）では男性21 g/日以上，女性18 g/日以上であり，基準以上の摂取が望ましい．

③栄養指導

弛緩性便秘，直腸性便秘は便量を増やすことが必要であるため，十分な食物繊維と水分の摂取を勧める．適度な脂肪は結腸の刺激作用となり，冷水や牛乳などもよい．便のかさを増すためには，根菜類，葉菜類，豆類などの不溶性食物繊維が有効である．こんにゃくや寒天などの水溶性食物繊維は，発酵によって生じる酪酸，乳酸などの有機酸が大腸内の環境を整える．

けいれん性便秘は，低脂肪，食物繊維を控えた低残渣（ざんさ）食とし，腸管の蠕動運動を促進させる食品は控えるよう指導する．

運動不足と便秘とは密接に関係しており，日常生活のなかで運動の習慣を指導することも必要である．

B. 下痢症

1）臨床医学の復習

下痢とは，水分が多く形のない便を排出する状態をいう．

①疾患の原因

下痢は，腸管内の浸透圧が上昇し腸内に水分が移動する**浸透圧性下痢**，腸上皮細胞のイオン交換の異常により腸内に水分が分泌する**分泌性下痢**，細菌やウイルス，炎症によって腸粘膜が傷害される**滲出（しんしゅつ）性下痢**，腸管の蠕動運動の異常による吸収障害で起こる**腸管運動異常下痢**に分類される．それぞれの原因を**表4**にまとめた．

②症状

症状が著しく，発熱や嘔吐を伴う場合，脱水となりやすい．

③診断

下痢は24時間の便重量が200 g以上，便中の水分が200 mL以上のものと定義されている．症状が3～4週間以上継続するものを**慢性下痢**，短い期間の下痢を**急性下痢**という．問診，便細菌培養，大腸内視鏡検査な

表4　下痢の種類

種類	原因	例
浸透圧性下痢	腸管は半透膜としてはたらくため，腸管内の浸透圧が上昇すると，水分が腸管内に引き出されて浸透圧性の下痢となる	緩下薬や経腸栄養剤（成分栄養剤）による下痢，乳糖不耐症，ダンピング症候群や短腸症候群の下痢など
分泌性下痢	腸上皮細胞のイオン交換の異常により，腸管内へ水分が分泌する．細菌性毒素，胆汁性下痢，脂肪酸下痢が代表的である	コレラや病原性大腸菌などによる細菌性腸炎など．プロスタグランジンや消化管ホルモン異常による下痢も含まれる
滲出性下痢	腸粘膜の傷害，腸管壁の透過性亢進により下痢をきたす．滲出液が排出され，たんぱく漏出や吸収障害も併発する	細菌，ウイルス，真菌，原虫による感染性腸炎，クローン病や潰瘍性大腸炎などの炎症性腸疾患，食物アレルギーなど
腸管運動異常下痢	腸蠕動運動の亢進により腸管内容物の通過時間が短縮し，水分が十分に吸収されずに下痢となる	過敏性腸症候群や甲状腺機能亢進症
	腸蠕動運動が低下し，小腸内容物が貯留する．そのために小腸内で細菌が増殖し，胆汁酸の脱抱合が促進されて，脂肪や水分の吸収が障害されて下痢となる	糖尿病や強皮症

どにより診断する．

④治療

症状が著しい場合，絶食として腸管の安静を保ち，静脈栄養法により十分な水分とエネルギーの補給を行う．薬剤は止痢薬が用いられるが，感染性下痢の場合，感染起因菌を同定し，感受性のある抗菌薬を用いる．炎症性腸疾患や吸収不良症候群などの全身疾患の下痢の場合は，基礎疾患の治療を行う．

Column

食物繊維について

消化管には大量の細菌（腸内細菌）が存在しており，腸内細菌は食物を栄養にして生きている．腸内細菌はさまざまな物質〔大腸の細菌叢により発酵され，短鎖脂肪酸（酪酸，プロピオン酸，酢酸）〕を産生するが，これらは抗炎症作用など生命にきわめて重要な役割をもつ．

善玉菌そのものであるプロバイオティクス，善玉菌を増殖，活性化させるプレバイオティクス，両者を用いたシンバイオティクス療法が下痢，便秘に対する腸内環境を整える療法として普及している．しかし，これらを一度食べれば腸内に善玉菌が定着するということではなく，一定期間腸内に存在するに過ぎないため，毎日続けて摂取することが重要である（図5）．

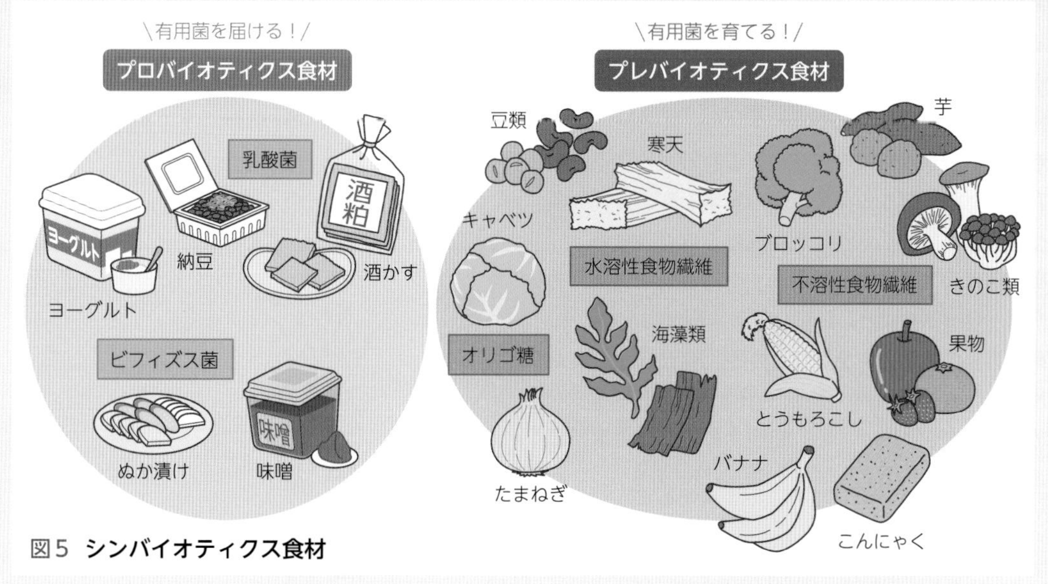

図5　シンバイオティクス食材

2）栄養食事療法

①栄養評価

脱水の有無，電解質〔クレアチニン，尿素窒素（BUN，UN），ナトリウム，カリウム，クロール（Cl）〕の異常を確認する．

②栄養基準

「日本人の食事摂取基準（2020年版）」を目安とする．食物繊維は，症状に応じて検討が必要である（同頁 ④栄養指導参照）．

③栄養補給

重度の脱水，経口摂取が不可能な場合は静脈栄養法により補水を行う．軽度の脱水，経口摂取が可能であれば，**経口補水液**（oral rehydration solution：**ORS**）**療法**を行う．急性下痢症状が緩和すれば，低脂肪の流動食より開始し，粥食，普通食へと移行する．この場合，消化器症状の確認を行いながら進める．

④栄養指導

- **浸透圧性下痢**の場合，浸透圧が等張性となるよう白湯などを加えて調整する．乳糖不耐症では乳糖（ラクトース）を除去する．
- **分泌性下痢**で毒素が原因の場合は，水分，電解質の補給が第一である．消化管ホルモンのガストリン分泌過剰の場合は胃酸分泌を亢進させるカフェイン，コーヒー，炭酸，香辛料などを控える．分泌性下痢である**胆汁性下痢**，**脂肪酸下痢**の場合，脂肪吸収障害による下痢が考えられるため，脂肪摂取を制限するが，中鎖脂肪酸は，膵リパーゼを必要とせずに加水分解され門脈経由で肝臓に取り込まれるという特性があるため推奨される．
- **滲出性下痢**は腸粘膜の傷害による腸管壁の透過性の亢進によって起こるため，腸内環境を整える乳酸菌やビフィズス菌，水溶性食物繊維を取り入れる．
- **腸管運動の亢進による下痢**は，不溶性食物繊維，香辛料，炭酸飲料など，腸管を刺激する食物を控える．
- **高齢者**は，咀嚼力の低下により不消化となる．また加齢とともに腸粘膜の萎縮，胃酸分泌が低下するため，下痢を起こしやすい．咀嚼力に応じた食事指導が必要である．

C. 炎症性腸疾患：クローン病

1）臨床医学の復習

大腸および小腸粘膜に炎症または潰瘍を形成し，再燃（活動期）と寛解をくり返す難治性の疾患の総称を**炎症性腸疾患**（inflammatory bowel disease：**IBD**）といい，クローン病と潰瘍性大腸炎がある．

①疾患の原因

クローン病は，口腔から肛門までの消化管全般に炎症が起こる．主に小腸と結腸（大腸）が好発部位であり，重症の場合は外科的治療となる．主に若い成人にみられ，原因は不明であるが，遺伝的素因や腸内環境の免疫学的異常により発症すると考えられている．

非特異性肉芽腫性病変で，主病変としては腸粘膜上の**敷石状外観**，**縦走潰瘍**，副所見として**瘻孔**（ろうこう）や**アフタ症**所見がみられる．

②症状（図6）

腹痛，下血，下痢，発熱などの全身症状により代謝が亢進し，体重減少がみられる．臨床症状は腹痛，下痢が最も多く，発熱，体重減少，貧血，肛門部の瘻孔がみられる．

主に病変が小腸に生じると，消化吸収障害を生じる．潰瘍からの血液，体液の喪失により，栄養障害が増強する．主病変が大腸のみの場合は，下血はみられるが栄養障害は少ない．

③診断

X線や内視鏡検査により，主病変や副所見を確認す

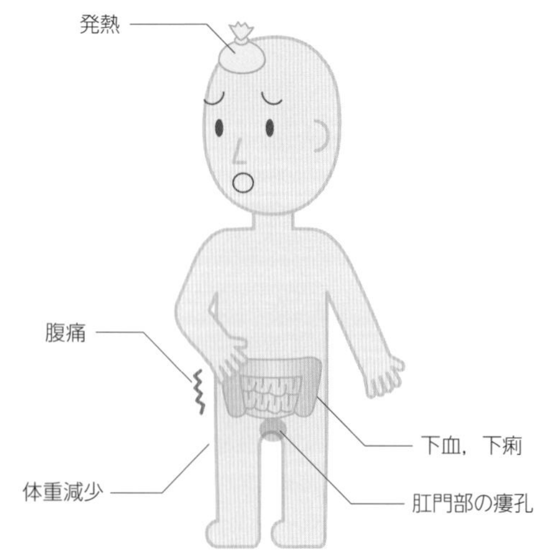

図6　クローン病

る．さらに生検により病理学的診断を行う．

④治療

原因不明であるため根本的治療法はなく，活動期から寛解期へ導入させ，寛解期を維持させることがポイントである．急性期の薬物療法として，抗TNF-α抗体による治療や，抗炎症薬が用いられるが，これらが無効の場合はステロイド薬が用いられる．

2）栄養食事療法

①栄養評価

活動期は，下痢や発熱，食事摂取量の不足などで低栄養状態となる．身体計測〔体重，BMI，TSF，上腕筋面積（AMA）など〕，血清アルブミン値などで総合的に栄養状態を評価する．活動期は半減期が短いトランスフェリン，プレアルブミン，レチノール結合たんぱくなどのRTP（rapid turnover protein）が内臓たんぱく評価に優れている．電解質に異常をきたすため，ナトリウム，カリウム，クロール，マグネシウムなども測定する．炎症状態はCRP，血小板，白血球（WBC）などで把握する．

②栄養基準

活動期は腸管の安静を図りつつ栄養状態を改善するために，低脂肪，低残渣，低刺激，高たんぱく質，高エネルギー食を基本とする．

寛解維持には標準体重1 kgあたり30 kcal以上の投与が望ましい．寛解期は食事内容の厳密な制限は必要としないが，摂取する脂肪が多いほど再燃のリスクが高まるため，脂肪は30 g/日以下が望ましい．

③栄養補給

《ⅰ．活動期》

著しい低栄養や，重篤な病変，狭窄や瘻孔など高度な合併症を認め腸管が使用できない場合は絶食とし，中心静脈栄養法とする．

炎症反応が安定し，腸管の使用が可能であれば中心静脈栄養から成分栄養剤に切り替える．成分栄養剤は経鼻投与で行われるが，浸透圧が高いため長時間でゆっくりと必要エネルギーを投与する．成分栄養剤は下部消化管で吸収されず，上部消化管で吸収するため，腸管の安静が保たれる．しかし，脂質が1％以下であるため，長期投与の場合，必須脂肪酸欠乏が起こる．このため，脂肪乳剤の静脈投与が必要である．

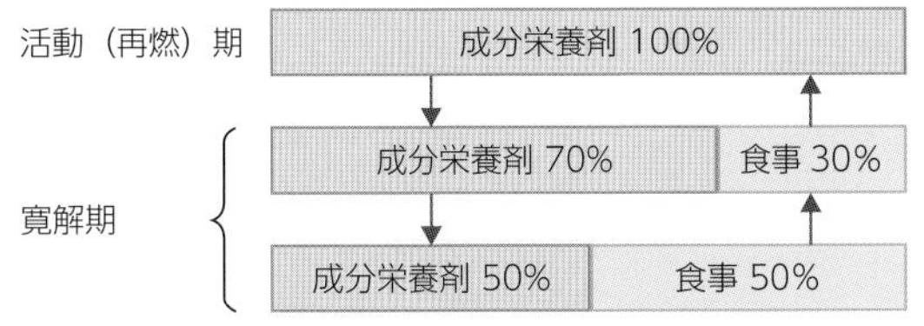

図7　クローン病栄養食事療法のスライド方式

《ⅱ．寛解期》

寛解維持期は，食事と成分栄養剤を組み合わせ，スライド方式に食事量を増加する（図7）．食事のみで必要エネルギー量を確保すると，腸管への負担が増し，再燃率が高くなる．総摂取エネルギーの半分を成分栄養剤で摂取すれば，寛解維持に有効である．しかし長期にわたる成分栄養剤の使用は受容性が低下し，継続がむずかしい．

④栄養指導

寛解を維持するためには，自宅でも食事と成分栄養剤を併用することとなるため，自宅での経腸栄養剤施行方法を指導する．寛解期の食事は，食べてはいけないものは基本的にないが，暴飲暴食や刺激物を避け，食べると消化器症状が悪くなる食品を理解しそれを避ける指導が望ましい．小腸や大腸切除後の場合には切除範囲により食事内容を考慮する．

原因不明であるが，**ストレス**との関連が示されており，栄養指導では，家庭や職場でのストレスについても把握する必要がある．

D. 炎症性腸疾患：潰瘍性大腸炎

1）臨床医学の復習

潰瘍性大腸炎は，大腸の粘膜にびらんや潰瘍を形成する大腸の炎症性疾患である．長期にわたり再燃と再発をくり返す難治性疾患である．発症年齢は20～30歳代の成人に多いが，小児や壮年，高齢者にも発症する．年々増加しており，2016年では約22万人以上となっている．

①疾患の原因

原因は不明であるが，遺伝的素因と免疫学的異常の関与は明らかにされており，何らかの抗原が消化管の免疫担当細胞を介して腸管局所での過剰な免疫反応を起こすことにより発症すると考えられている．

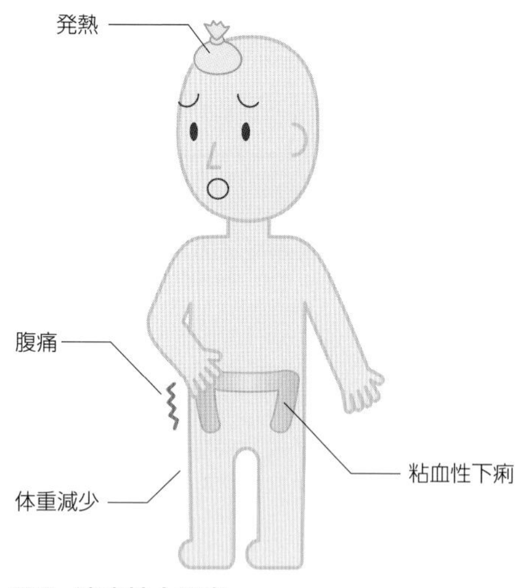

図8　**潰瘍性大腸炎**

②症状（図8）

軟便が初期症状であり，次第に**粘血下痢便**となる．**腹痛**や**発熱**など全身症状を呈する．

③診断

感染性の下痢と区別することが必要で，細菌や感染症を検査し鑑別診断が行われる．次に，X線や内視鏡検査で炎症や潰瘍が及ぶ範囲を調べる．さらに生検により病理学的診断を行う．

- 排便回数が6回/日以上
- 顕血便（＋）
- 37.5℃以上の発熱
- 頻脈90/分以上
- HGB 10 g/dL以下
- 血沈30 mm/時以下

のうち4項目以上満たす場合を重症としている．

④治療

食事との関連性は低く，治療は薬物療法が第一選択とされる．軽症～中等症では，経口5-アミノサリチル酸製剤，ステロイド薬を基本薬とし，重症例では，外科手術が必要となる．

2）栄養食事療法

①栄養評価

前述の本章3「C．クローン病」に準ずる．

②栄養基準

エネルギーは標準体重換算で30 kcal/kg/日以上とするが，肥満や，やせが認められる場合は適宜調整する．潰瘍性大腸炎ではたんぱく質に対して抗原性を示さないため，制限はしない．標準体重換算で1.2～1.8 g/kg/日とする．脂質制限の明確な根拠はない．30～40 g/日程度とし，状態を評価しながら増減する．n-6系脂肪酸は炎症を促進させるが，n-3系脂肪酸は炎症の抑制作用があるため，魚油（青背魚，まぐろなど）の摂取が推奨される．

寛解期では食物繊維を取り入れることで再燃の予防効果が期待される．水溶性食物繊維やオリゴ糖などを取り入れることが望ましい．

③栄養補給

重症では絶食とし静脈栄養法とするが，クローン病のように成分栄養剤を用いた厳しい栄養食事療法ではない．炎症が安定すれば半消化態栄養剤と食事を併用し，十分なエネルギー，たんぱく質補給を行う．

④栄養指導

クローン病と同様にストレスとの関連が示されており，栄養指導では，家庭や職場でのストレスについても把握する必要がある．むやみに厳しい食事制限は必要なく，正しい食習慣を継続できるよう指導する．

E．過敏性腸症候群

1）臨床医学の復習

過敏性腸症候群は，炎症や潰瘍など目に見える異常が認められないにもかかわらず，下痢，便秘などの便通異常と腹痛がみられる疾患で，下痢型，便秘型，下痢と便秘が交互に起こる交替型がある．

①疾患の原因

症状の原因として器質的な病変がない場合が多く，心因性ストレス，自律神経失調症が成因として考えられている．暴飲暴食やアルコール多飲摂取などが誘因となる場合がある．食生活やライフスタイルの改善，ストレスを回避することが基本となる．

②症状

下痢や便秘，ガス過多による下腹部の張りなどの症状が起こる．

③診断

炎症性腸疾患や感染性腸炎，大腸がんなどの器質的疾患を除外することが診断の第一であり，除外後の臨床症状で診断する疾患である．

④治療

便形状コントロールのための薬物療法として，**下痢型過敏性腸症候群**では，止瀉薬，乳酸菌製剤を基本とする．**便秘型過敏性腸症候群**では緩下薬，**交替型**は便通の状況に応じて治療薬を組み合わせる．

⑤治療の指標

完全な症状消失を得ることは困難であるが，社会生活に障害のない状況への改善をめざす．

2）栄養食事療法

①栄養評価

体重減少や，低たんぱく血症，貧血などはみられないことが特徴である（本章３「A．便秘」「B．下痢症」参照）．

②栄養基準

「日本人の食事摂取基準（2020年版）」に準ずる．

③栄養補給

食物繊維を上手に取り入れる（p49 Column参照）．

④栄養指導

精神的な因子が大きいため，不安を取り除くためのケアを行う．食事制限の必要はなく，暴飲暴食を避け，規則正しい食生活について指導する．乳糖不耐症などが存在している場合はラクトース制限が必要となる．

本章３「A．便秘」「B．下痢症」も参照のこと．

Advanced　NST（栄養サポートチーム）介入が必要なクローン病の症例

●症例

［患者］ 27歳，男性　**［疾患名］** クローン病

［現病歴］ 腹痛と発熱，下血を訴え，消化器科を受診

［既往歴］ なし

［入院時身体所見］ 身長 170 cm，体重 59 kg，BMI 20.2 kg/m^2，標準体重 64 kg〔身長（m）^{2} × 22〕

［入院時客観的栄養評価］

血清アルブミン値3.3 g/dL，WBC 7.3 × 10^3/μL，HGB 13 g/dL，BUN 18 mg/dL，CRP 1.8 mg/dL

入院時はCRP，WBC上昇，38.4℃の熱発により，中心静脈栄養管理で薬物療法が開始された．入院７日目よりCRP 1.0 mg/dLと低下し，消化器症状が安定したため成分栄養管理となったが，患者は成分栄養剤の経口摂取が困難で栄養管理に難渋している．体重は入院時より−5 kg，血清アルブミン値は2.5 mg/dL．

●NSTのアプローチ

成分栄養剤によりエネルギー，アミノ酸補給を行うことに加え，水分補給には等張性水分補給ゼリーを組み合わせる．成分栄養剤は経口摂取しにくいため，経鼻チューブにより投与し，徐々に経口摂取を開始する．長期の管理となるため定期的な脂肪乳剤の補給（点滴）が必要である．RTP（プレアルブミン，レチノール結合たんぱく，トランスフェリン），体重，CRPのモニタリングを行う．

退院後も成分栄養剤と食事の併用が必要であるため，患者に成分栄養剤についての説明と，寛解期を維持するための食事内容について指導する．

（鞍田三貴）

第2章 チェック問題

問 題

□□ **Q1** 口内炎，舌炎の栄養補給法を述べなさい．

□□ **Q2** 胃食道逆流症を助長させる食習慣について説明しなさい．

□□ **Q3** 消化性潰瘍とは何か．

□□ **Q4** けいれん性便秘の栄養食事療法について述べなさい．

□□ **Q5** クローン病の寛解維持のための栄養食事療法および栄養指導について説明しなさい．

解答＆解説

A1 経口摂取が可能であれば，口腔内に対し低刺激の形態調整食とする．経口摂取が不可能な重症例では中心静脈栄養法となる．

A2 高脂肪食はLES機能を低下させ胃排出能を遅延させる．コーヒー，チョコレートなどもLES圧を悪化させる．肥満は，腹腔内圧や胸腔内圧の変化，睡眠時無呼吸症候群の合併によるLES機能障害が指摘されている．

A3 胃腺より分泌される強力な胃酸と，消化作用をもつたんぱく質分解酵素であるペプシンにより，胃・十二指腸に組織欠損を生じた病態を消化性潰瘍という．

A4 けいれん性便秘は，低脂肪，低残渣食とし，腸管の蠕動運動を促進させる食品は控える．

A5 寛解維持には理想体重1 kgあたり30 kcal以上の投与が望ましい．寛解期は食事内容の厳密な制限は必要としないが，摂取する脂肪が多いほど再燃のリスクが高まるため，脂肪は30 g/日以下が望ましい．総摂取エネルギーの半分を成分栄養剤で摂取すれば，寛解維持に有効である．栄養指導は暴飲暴食や刺激物を避け，食べると消化器症状が悪くなる食品を理解しそれを避けるよう指導する．

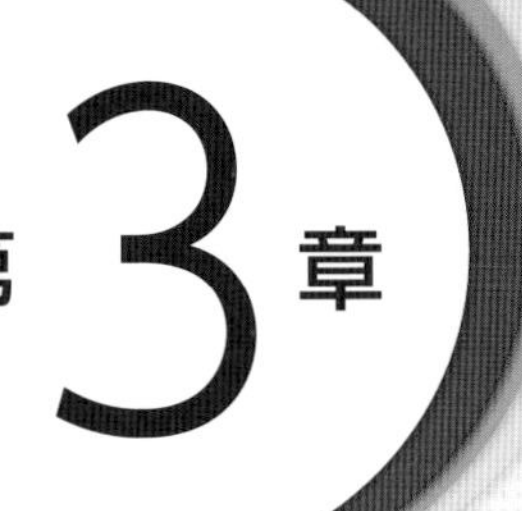

肝・胆・膵疾患

Point

1. 栄養代謝の中心である肝臓および膵・胆道系臓器のはたらきを理解し，病態と症状にあわせた栄養食事療法を理解する．特にたんぱく質，脂質の管理は重要である．
2. 過栄養・栄養素不足・アルコールなどの生活習慣からなる脂肪肝も，重度の肝障害を起こしうることを理解する．
3. 慢性の経過をたどるものについては，疾患の進展抑制や合併症の阻止につながるような栄養治療が必要であることを理解する．

概略図　肝硬変診断のフローチャート

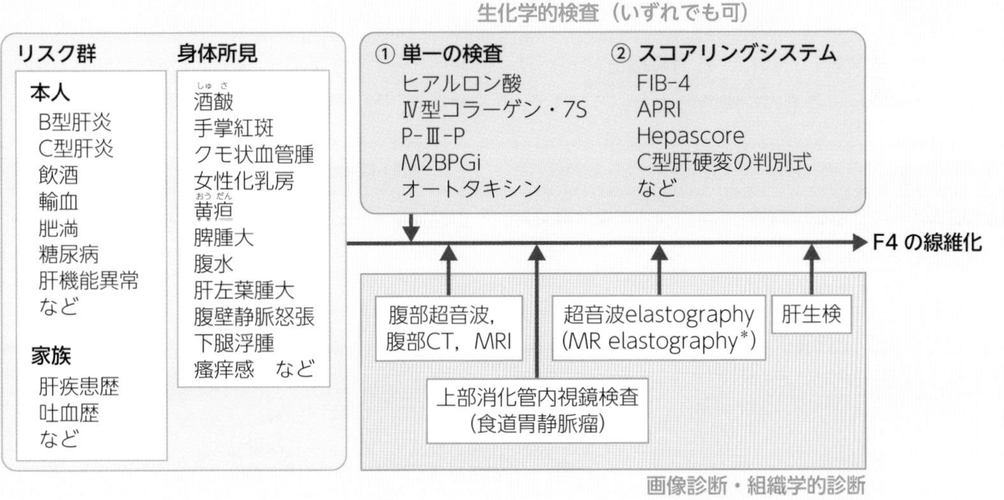

注：上記のフローチャートは肝硬変の診断に必須なF4の線維化にいたるものであり，肝硬変の原因（種類）を知るにはそれぞれの疾患に特有な生化学検査や組織学的特徴が必要である
＊：保険適用外
「肝硬変診療ガイドライン2020 改訂第3版」（日本消化器病学会・日本肝臓学会／編），南江堂，2020[1] をもとに作成

1 肝疾患

肝臓は，私たちの身体の生命活動を支える重要な臓器であるが，“沈黙の臓器”とよばれるように，病気になっても症状が現れにくい．そのはたらきをしっかりと理解し，各疾患における病態と問題点を把握したうえで，早期から適切な栄養管理を行う必要がある．

アルコール性肝障害のような，生活習慣に基づく肝疾患に対しては，日頃の栄養指導が重要である．そのポイントを適切に理解し，疾病を未然に防ぐことが必要である．

慢性肝炎や肝硬変などの進行をいかに阻止するかは，薬物療法のみならず，適切な栄養管理が重要となる．

A. 肝炎

1）臨床医学の復習

①疾患の原因

肝炎の原因には，**肝炎ウイルス**，飲酒，薬剤，自己免疫などがある．肝炎ウイルスには，**A型**，**B型**，**C型**，D型，E型の5種類があり，ウイルスのタイプ，感染経路，予後などがそれぞれ異なっている．このなかでも，A型，B型，C型の3つのタイプのウイルス性肝炎の特徴を知ることが重要である（**表1**）．

急性肝炎として発症した後に，**6カ月以上**にわたり肝実質に炎症が持続するものを慢性肝炎という．また，急性肝炎のうち，短期間に肝細胞が広範な細胞死を生じる病態を**劇症肝炎**※1といい，重篤（じゅうとく）な転帰をたどる．

②症状

急性肝炎の症状には，黄疸（おうだん），食欲不振，嘔気（おうき）・嘔吐（おうと），全身倦怠（けんたい）感，発熱などがある．慢性肝炎では，目立った症状が出ないのが特徴である．したがって，気がつかないまま，適切な治療がなされないと，炎症が進行し，肝硬変，肝細胞がんへと進展していく危険性がある（図1）．

③診断

- 血液生化学検査：血液凝固系の異常（**プロトロンビン時間**※2**の延長**），肝逸脱酵素（AST，ALT）値の上昇などは，肝臓障害を疑わせる．
- 免疫学的検査：肝炎ウイルスによる肝炎の確定には，抗原・抗体検査を行う．
- その他の検査：腹部超音波（エコー）検査，CT，MRIなどの画像検査や，場合によっては病理組織学的検査（肝生検）が実施される．

④治療

急性肝炎の治療ポイントは，重症化，劇症化への移行を常に念頭に置き，注意深く観察し，対処していくことである．黄疸が認められる場合は，入院，安静を原則とする．薬物療法は，補液を中心とするが，劇症化の可能性が疑われる場合は，副腎皮質ステロイドを使用することもある[2]．劇症肝炎を発症した場合は，血漿交換，血液透析などの全身管理が必要となる．

※1 **劇症肝炎**：短期間のうちに急激に肝細胞が壊死してしまう状態で，原因にはA型ウイルス，B型ウイルス，薬剤，自己免疫肝炎などがある．特にB型ウイルスに起因するものが重篤となり，致死率も高い．早期治療が必須である．

※2 **プロトロンビン時間**：プロトロンビンは，血液凝固因子の第Ⅱ因子で，肝臓で産生される．肝機能障害により，アルブミンなどと比較して早期に減少するので，肝機能障害の評価に有用かつ重要である．

表1 代表的な肝炎ウイルスの特徴

	A型肝炎	B型肝炎	C型肝炎
ウイルスのタイプ	RNA	DNA	RNA
感染様式	経口感染	血液感染 母児感染	血液感染 母児感染
流行発生	あり	なし	なし
慢性への移行	なし	あり	あり
肝細胞がんへの進展	なし	あり	あり
劇症肝炎のリスク	まれ	あり	まれ
予防	HAワクチン ヒト免疫グロブリン	HBVワクチン HBs交代含有ヒト免疫グロブリン（HBIG）	なし

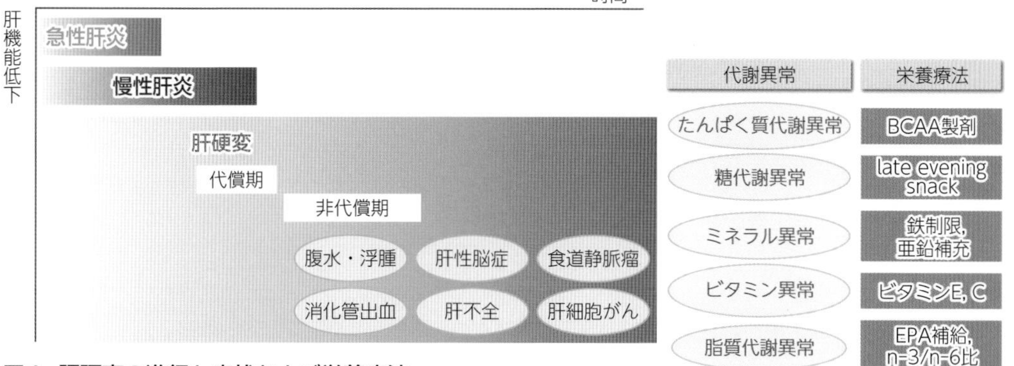

図1　肝硬変の進行と症状および栄養療法

EPA：eicosapentaenoic acid（エイコサペンタエン酸）

冨岡加代子：第4章　肝・胆・膵疾患.「臨床栄養学　疾患別編　改訂第2版」（本田佳子, 他／編）. p71, 羊土社, 2016より転載

慢性肝炎の治療ポイントは，**肝炎の活動性の抑制**と**肝線維化進展阻止**である．これによって，肝硬変・肝細胞がん発症を阻止し，生命予後ならびにQOLの改善が可能となる[2]．具体的な治療は，原因と病態による．例えば，ウイルス性肝炎の場合，B型は，抗ウイルス療法に用いる代表的な薬剤に**インターフェロン**（**IFN**）と核酸アナログ製剤[※3]がある．C型は，基本的にはインターフェロンフリーで，学会ガイドライン[3]が示す，内服薬を中心とした治療方針を実施する．

2）栄養食事療法

①栄養評価

急性肝炎では，急性期と回復期に分けて評価する．急性期では，嘔吐，食欲低下などから低栄養に陥りやすいため，身体計測や食事摂取状況の確認が必要である．回復期には，食欲も徐々に改善するため，過度の安静や過剰なエネルギー投与に注意する．

慢性肝炎では，安定期と急性増悪期に分けて評価する．安定期では，自覚症状はなく，健常者に推奨されるレベルの食生活が送られていれば問題ない．急性増悪期では，急性肝炎急性期に準じた栄養食事管理を実施する．

②栄養基準

急性・慢性肝炎の栄養基準は，その病期によって異なる．急性肝炎では，急性期には，1日の摂取エネルギー量は25～30 kcal/kg・標準体重，たんぱく質は0.8～1.0 g/kg・標準体重とする．慢性肝炎では，急性増悪期には，1日の摂取エネルギー量は25～30 kcal/kg・標準体重，たんぱく質は0.8～1.0 g/kg・標準体重とする．安定期には，1日の摂取エネルギー量は30～35 kcal/kg・標準体重，たんぱく質は1.0～1.2 g/kg・標準体重とする（**表2**）．

③栄養補給

急性肝炎・急性期および慢性肝炎・急性増悪期では，絶食として，**末梢静脈栄養法**（peripheral parental nutrition：**PPN**）および**中心静脈栄養法**（total parental nutrition：**TPN**）による静脈栄養法を行う．回復に従い，経口摂取が可能となれば，脂質をコントロールし，炭水化物中心の食事とする．必要に応じて，**成分栄養剤**（elemental diet：**ED**）を利用する．

④栄養指導

急性肝炎・回復期では，**障害された肝細胞の再生に必要なエネルギー量とたんぱく質量は不足しないように**指導する．脂肪は回復期に入っても十分に利用できないため，脂肪制限は必要である．

慢性肝炎・安定期では，今後，肝硬変に移行するリスクを考慮し，**肥満や耐糖能異常にならないように**注意しながら栄養指導をする．さらに，良質なたんぱく質を摂取し，アルコール摂取は禁止とする[5]．C型慢性肝炎患者へは，活性酸素産生抑制のため，鉄制限食を勧める．

※3　**核酸アナログ製剤**：ウイルスの増殖時に，核酸のアナログとして取り込まれるため，ウイルスの正常な核酸合成を阻害して，その増殖を抑える．

第3章　肝・胆・膵疾患

表2　肝疾患の栄養食事療法基準

疾患名		総エネルギー（kcal/kg・標準体重/日）	たんぱく質（g/kg・標準体重/日）	脂質（総エネルギーに対する%）	その他
急性肝炎	急性期	25〜30	0.8〜1.0	20	TPN，EDの適宜利用
	回復期	30〜35	1.0〜1.3	20〜25	
慢性肝炎	安定期	30〜35	1.0〜1.2	20〜25	鉄7 mg/日程度に制限
	急性増悪期	25〜30	0.8〜1.0	20〜25	
肝硬変	代償期	慢性肝炎に準じる.			
	非代償期	25〜35（耐糖能異常がある場合：25〜30）	1.0〜1.5（高アンモニア血症がある場合：0.5〜0.7）	20〜25	塩分1日6 g以下（腹水・浮腫がある場合：5 g以下）フェリチン値が基準値以上の時，鉄7 mg/日以下
脂肪肝・NAFLD	高度肥満無し	20〜30	1.0〜1.5	20〜25	
	高度肥満有り	20	1.0〜1.2	20以下	
アルコール性肝疾患		25〜30	1.0〜1.5	20〜25	飲酒量の適正化あるいは禁酒
肝がん		肝硬変や他の消化器がんに準じる.			

「食事指導のABC　第3版」（中村丁次/監　日本医師会/編），日本医事新報社，2008[4]，「臨床栄養医学」（日本臨床栄養学会/監），南山堂，2009[5] などを参考にして，筆者がまとめた

B. 肝硬変

1）臨床医学の復習

①疾患の原因

肝硬変とは，さまざまな原因で生じた**あらゆる慢性進行性肝疾患の終末像**である．B型ウイルス性肝炎，C型ウイルス性肝炎，およびアルコール性肝炎が主な原因である．その他，非アルコール性脂肪肝炎（NASH）や原発性胆汁（たんじゅう）性胆管炎（PBC）※4などがある．

②症状

進行性の肝機能障害，慢性肝不全を呈し，症状を呈さない**代償期**と症状の現れる**非代償期**に大別される．非代償期には，低アルブミン血症による**腹水・浮腫**，凝固因子の産生低下などによる**出血傾向**，血中ビリルビン濃度の上昇による**黄疸**，**門脈圧亢進（こうしん）**に起因する症状〔**食道静脈瘤**，**脾腫**，**腹壁皮下静脈の怒張**（**メデューサの頭**）など〕，さらには高アンモニア血症による**肝性脳症**，エストロゲン代謝低下による**女性化乳房**などがみられる（図2）．食道静脈瘤がある場合には，食道を損傷するような刺激物の摂取量を制限する．

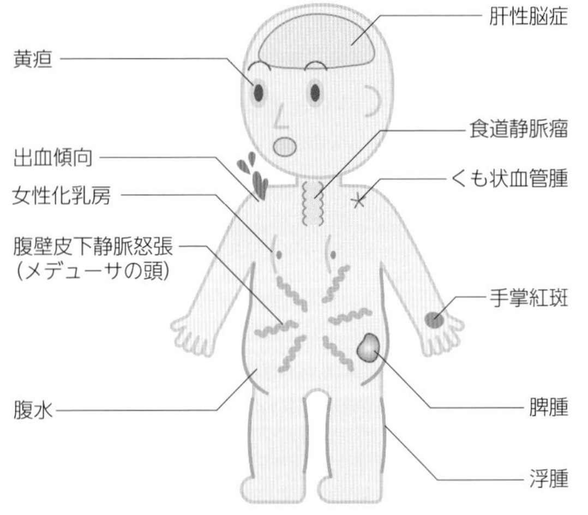

図2　非代償期肝硬変の諸症状

③診断

- 血液生化学検査：アルブミンやコリンエステラーゼなど，**肝臓で産生されるたんぱく質・酵素類の血中濃度の低下**や**凝固因子低下によるプロトロンビン時間の延長**が認められる．
- その他の検査：腹部超音波（エコー）検査，CT，MRIなどの画像検査などで診断される．確定診断は，肝生検による組織診断によりなされる．
- 重症度分類：臨床症状および血液生化学検査を用い

※4　**原発性胆汁性胆管炎**（PBC）：胆管が破壊され，胆汁うっ滞が生じるため，全身の組織にビリルビンが沈着し，肝硬変へと進行する．原因は不明であるが，血液中に抗ミトコンドリア抗体が検出されることが多く，免疫学的機序が原因の1つに考えられている．

表3 Child-Pugh分類

項目＼ポイント	1点	2点	3点
肝性脳症	なし	軽度（Ⅰ・Ⅱ）	昏睡（Ⅲ以上）
腹水	なし	少量	中等量以上
血清ビリルビン（mg/dL） （胆汁うっ滞）	＜2.0 （＜4.0）	2.0～3.0 （4.0～10.0）	＞3.0 （＞10.0）
血清アルブミン（g/dL）	＞3.5	2.8～3.5	＜2.8
プロトロンビン活性値（%） プロトロンビン時間INR	＞70 ＜1.7	40～70 1.7～2.3	＜40 ＞2.3

grade A：5～6点，grade B：7～9点，grade C：10～15点
「慢性肝炎・肝硬変の診療ガイド2019」（日本肝臓学会/編），文光堂，2019[3] より引用

て，重症度を分類し，肝予備能を評価する（**Child-Pugh分類**，表3）．

④治療

肝硬変は，不可逆的な疾患であり，完治は望めない．したがって，対症療法が中心となる．代償期では，症状が発現していないため，**安静，栄養食事療法，肝庇護薬による治療が中心**となる．非代償期では，病態・症状に応じた治療が必要となる[2]．

肝硬変患者の低栄養に対しては，エネルギー消費量が増大することに加え，たんぱく質合成能の低下，グリコーゲン貯蔵減少がみられるため，**たんぱく質・エネルギー低栄養状態**（protein-energy malnutrition：**PEM**）に陥りやすい．その対応として，肝性脳症やQOL，予後の改善が期待できる，**分枝アミノ酸（BCAA）製剤**，BCAAを豊富に含む肝不全経腸栄養製剤投与を行う．また，肝硬変患者では，早朝空腹時に低血糖や呼吸商の低下がみられることがある[5]．これに対して，**夜間軽食**（late evening snack：**LES**）※5の摂取が推奨される．

腹水・浮腫に対しては，**利尿薬**の投与が有効であり，抗アルドステロン薬（スピロノラクトン）が第一選択となる．さらに，血管内脱水の是正や低アルブミン血症に対して**アルブミン製剤の点滴静注**を行う．

肝性脳症に対しては，高アンモニア血症の対処法として，大腸のpHを下げ，アンモニアの腸管内産生および吸収を抑制し，排便を促進する目的で**非吸収性合成二糖類（ラクツロース）**の経口もしくは注腸投与を行う．また，BCAA製剤の投与が行われることもある．

2）栄養食事療法

①栄養評価

以下の項目から，栄養状態を評価する[2]．

- **主観的包括的評価**（subjective global assessment：**SGA**）とともに身体計測を行う．
- 臨床病期（代償性，非代償性），肝の重症度（Child-Pugh分類）を評価する．
- **門脈－大動脈シャント（側副血行路）**の有無を確認する．

※5 **夜間軽食**（late evening snack：LES）：就寝中の肝臓グリコーゲン貯蔵不足を補うために，200 kcal程度で，炭水化物を主体にしたものを就寝前に摂取してもらう．肝不全用経腸栄養剤，おにぎり，パンなどが適している．

Column

フィッシャー比について

分枝アミノ酸（BCAA：バリン，ロイシン，イソロイシン）と芳香族アミノ酸（AAA：チロシン，フェニルアラニン）のモル比をフィッシャー比（BCAA/AAA）という．AAAは肝臓で代謝されるアミノ酸であり，BCAAは肝臓では代謝されず，筋肉，脂肪組織などで代謝されるアミノ酸である．健常人のフィッシャー比は，3～4であるが，肝硬変などの肝機能障害では，低下することがある．

理由は，肝臓におけるアミノ酸代謝の異常により，血中のAAA濃度が上昇する一方，筋肉でのエネルギー産生やアンモニア処理への利用などでBCAA消費が亢進するためであり，1.8を下回ると治療（BCAAを主としたアミノ酸製剤の静脈内投与など）が必要となる．

呼吸器疾患である，慢性閉塞性肺疾患（COPD）でもフィッシャー比の低下が認められるが，その理由は肝機能障害のそれとは異なり，たんぱく質栄養障害（PEM）によるものである．骨格筋のたんぱく質の異化が進み，骨格筋に含まれるBCAAが糖新生に利用され，BCAAの血中濃度が低下するためである．フィッシャー比低下の程度は肝硬変よりも軽度である．COPDの患者にはBCAAの積極的な摂取が推奨されている．

- インスリン抵抗性や食後高血糖を含めて**耐糖能異常**を評価する.
- 酸化ストレス状態を評価する.
- 食事摂取調査を行う.
- その他，間接熱量測定，**亜鉛**を含む微量元素測定などを行う.

②栄養基準

《i．代償期》

代償期では，明らかな症状を認めないため，慢性肝炎に準じる．ただし，肝硬変患者の低栄養は，予後不良であるため，代償期から適切な栄養食事管理をすべきである.

《ii．非代償期》

非代償期では，多彩な症状が発現するため，栄養基準にgold standardはなく，栄養摂取の状態や体組成の評価，血液生化学的な評価を用いて，総合的に行う[1]. 主な注意点を以下に示す.

- 腹水や浮腫の強い患者の病態の経過は変化が大きいため，治療経過を通して栄養評価を実施する.
- エネルギー必要量は，25～35 kcal/kg・標準体重/日．ただし，耐糖能異常がある場合は，25～30 kcal/kg・標準体重/日とする.
- たんぱく質必要量は，高アンモニア血症がない場合は1.0～1.5 g/kg・標準体重/日とし，高アンモニア血症がある場合は0.5～0.7 g/kg・標準体重/日＋肝不全用経腸栄養剤とする.
- 脂質必要量は，脂質エネルギー比20～25％とする.
- 食塩は，6 g/日以下とし，腹水・浮腫がある場合は5 g/日以下とする.
- 鉄分は，血清フェリチン値が基準値以上の場合には，7 mg/日以下とする.
- 亜鉛の補充，ビタミンおよび食物繊維（野菜，果物，芋類など）の適量摂取が望ましい.
- 分割食（1日4回）としてのLESの摂取も考慮する.

③栄養補給

代償期の栄養補給は，慢性肝炎に準ずる．一方，非代償期では肝グリコーゲン貯蔵量低下による低血糖を生じる危険性があるため，朝の低血糖予防のための**LESの摂取**，あるいは，**BCAA製剤の就寝前投与**を実施する.

④栄養指導

代償期より積極的に栄養指導を実施し，非代償性への進展を可能な限り遅らせることが重要である．したがって，**バランスのとれた食事内容**と**規則正しい食生活の指導**が重要となる．各病態にあわせて，栄養基準に沿って指導する.

C. 脂肪肝

1）臨床医学の復習

①疾患の原因

脂肪肝とは，**肝細胞内に主にトリグリセリド（中性脂肪）が蓄積**し，肝重量の5％以上を占めた状態（組織学的には，30％以上の肝細胞に脂肪蓄積が認められる状態）で，**過栄養（高エネルギー食，高脂肪食）**，**運動不足**，**クワシオルコル型低栄養**などが原因となる．生活習慣の乱れやストレスなども原因としてあげられる.

②症状

脂肪肝そのものによる症状はほとんどないため，多くは画像診断や血液生化学検査によって発見される．脂肪肝患者は，肥満，糖尿病や高血圧を合併している症例も多く，これら疾患を俯瞰（ふかん）して対応していくことが求められる.

③診断

確定診断は，肝生検に基づく病理学検査によるが，日常の臨床においては，血液生化学検査，**腹部超音波検査**（図3），および腹部CT検査により診断されてい

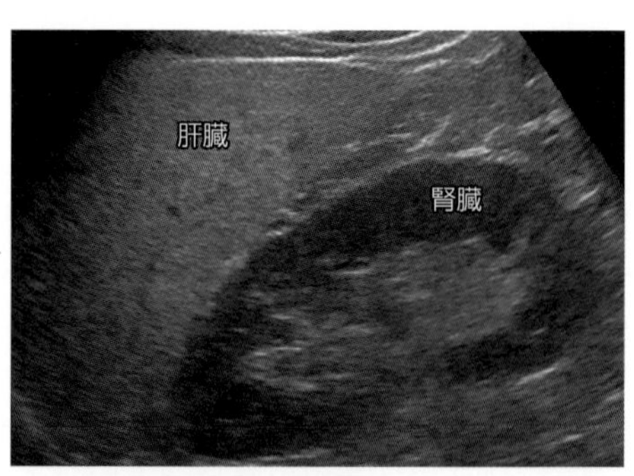

図3　脂肪肝の超音波画像

腎臓と比べ，肝臓は明るくみえ，その差異が明確である．これは肝臓にトリグリセリドが貯留しているためで，肝腎コントラストとよばれている．これは脂肪肝に特徴的な所見である（神奈川みなみ医療生活協同組合　山岸律也氏提供）

る．血液生化学検査で認められる異常は，原因によって若干異なる．過栄養性脂肪肝では，ALT優位の上昇（ALT＞AST）を認めるが，アルコール性脂肪肝ではAST優位の上昇（ALT＜AST）を認める[5]．また，過栄養性脂肪肝では，血清アルブミン濃度，コリンエステラーゼ，トリグリセリド，コレステロールの上昇をみることがある．アルコール性脂肪肝では，**γ-GTP**の上昇が高頻度に認められる．

④治療

栄養食事療法および運動習慣を含めた生活習慣の是正が基本となる．薬物療法は，ほとんどの場合，不要である．

2）栄養食事療法

①栄養評価

脂肪肝患者の場合，食事内容や食生活のあり方にかたよりが認められることが多いため，まずは，それらの問題点を探り出し，是正していく必要がある．

②栄養基準

過栄養性脂肪肝の栄養基準は，血中トランスアミナーゼ値や肥満の程度によって異なる（**表2**）[5]．軽症～中等症で高度肥満を伴わない場合は，過剰となっているエネルギー摂取を制限する．エネルギー投与量は，20～30 kcal/kg・標準体重/日とし，脂肪量は，全エネルギーの20～25％程度とする．過度の脂肪制限は，脂溶性ビタミンの不足をもたらす可能性があるため避けるべきである．重症または高度肥満（BMIが30 kg/m^2以上）を伴う脂肪肝では，まず肥満への対応（時間をかけた減量）が重要である．エネルギー投与量は，20 kcal/kg・標準体重/日とし，脂肪量は，全エネルギーの20％以下とする．

③栄養補給

アルコールが原因と考えられる場合，基本は過栄養性脂肪肝と同様であるが，**過度の飲酒に伴う，エネルギー，たんぱく質，脂質，ビタミンおよびミネラルといった栄養素の不足が存在することが多い**ため，過栄養性脂肪肝以上に食生活の改善と食事バランスの改善に配慮し，栄養素の不足が生じないようにすることが重要である．当然，飲酒は中止させる（本章1「E. 1）アルコール性肝障害」参照）．

④栄養指導

わが国の脂肪肝は，過栄養性とアルコール性が大半を占め，低栄養性のものはきわめて少ない．したがって，通常は，過栄養および飲酒の指導が中心となる．

D. 非アルコール性脂肪性肝疾患（NAFLD）・非アルコール性脂肪肝炎（NASH）

1）臨床医学の復習

①疾患の原因

組織学的に，あるいは画像検査により脂肪肝が認められるが，**その原因としてアルコールを除外できるもの**（**非アルコール性**※6）を非アルコール性脂肪性肝疾患（non-alcoholic fatty liver disease：NAFLD）という．NAFLDは，病態がほとんど進行しない**非アルコール性脂肪肝**（non-alcoholic fatty liver：**NAFL**）と進行性で肝硬変・肝細胞がんに進展しうる**非アルコール性脂肪肝炎**（non-alcoholic steatohepatitis：**NASH**）に分類されるが，両者は相互に移行すると考えられており，相違は明確ではない．まず，NAFLD全体を治

※6　**非アルコール性**：飲酒量が，エタノール換算で，1日あたり，男性で30 g以下，女性で20 g以下に留まっていることと定義されている．

Column

脂肪肝の新診断基準MAFLD（代謝関連脂肪肝）

脂肪肝の大きな問題の1つに，肝線維化がある．肝線維化はやがて，肝硬変，肝細胞がんへと進展していく．一方，肥満，糖尿病，脂質異常症などの代謝性疾患が肝線維化を進行させる重要な因子であることが知られている．しかし，NAFLDの定義では，代謝性疾患の視点が含まれていない．そこで2020年に，MAFLD（metabolic dysfunction associated fatty liver disease：代謝関連脂肪肝）の概念が提唱された．MAFLDは，脂肪肝に，①肥満，②2型糖尿病，③代謝異常のいずれかを合併するものと定義されている．この新定義で，肝線維化のリスクが高い患者を，早期に拾い上げることができ，進展を防ぐことができるだろう．

療対象として，NASHと診断された場合に，さらに詳細な対応を考慮することになる（図4）．

②症状

多くは無症状であるが，**NASHは進行して，肝硬変・肝細胞がんへと進展する**ため，その病態による症状が発現する（本章1「B．肝硬変」「E．2）肝がん」参照）．

③診断

確定診断は，肝生検による．NAFLDは，組織学的にNAFLとNASHに分類され，両者ともに肝細胞の5％以上に脂肪蓄積を認めるが，肝細胞障害がないものをNAFL，肝細胞障害および炎症を伴うものをNASHと定義される[6]．

④治療

NAFLDの治療は，**減量を含めた栄養食事療法，運動療法，生活習慣の是正**を基本とする．NASHの治療は，肥満があれば，NAFLDの治療方針に基づき，7％以上の体重減少を目標とする．高度肥満がある場合には，外科療法が選択されることがある．肥満がなく，糖尿病，高血圧，脂質異常症などの基礎疾患があれば，それらの治療を実施する[2]．

2）栄養食事療法

①栄養評価

NAFLDにおいては，**肥満，2型糖尿病，脂質異常症，高血圧などが合併している症例が多い**ため，これらを考慮した栄養評価を実施する．

②栄養基準

栄養食事療法では，高度肥満の有無で分けて考慮する．高度肥満を伴わない症例では，エネルギー摂取量を20～30 kcal/kg・標準体重/日とし，たんぱく質摂

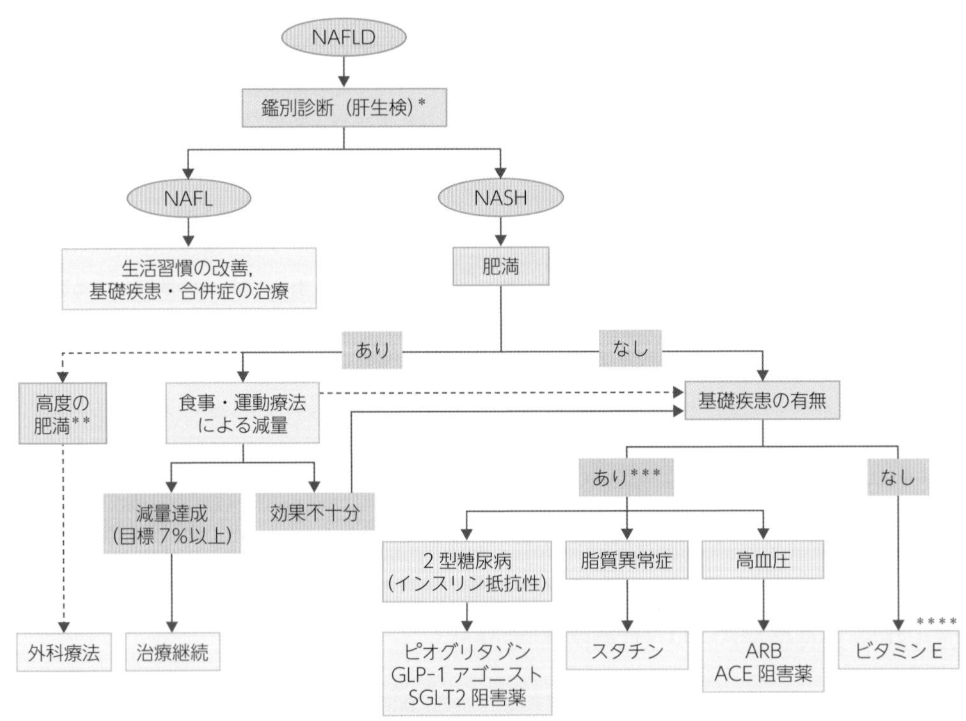

図4 NAFLD/NASH治療フローチャート

＊　　：肝生検を施行していないが線維化が疑われるNAFLDはNASHの可能性を検討し治療する
＊＊　：保険適用は，①6カ月以上の内科的治療が行われているにもかかわらずBMI 35 kg/m² 以上であること，②糖尿病，高血圧，脂質異常症，睡眠時無呼吸症候群のうち1つ以上を有していることと定められている
＊＊＊：基礎疾患それぞれに適応の薬剤にビタミンEを適宜追加する
＊＊＊＊：本邦ではNAFLD/NASH治療として保険適用になっていない
注　　：各段階において各々の基礎疾患に準じた治療を適宜追加する
「NAFLD/NASH診療ガイドライン2020　改訂第2版」（日本消化器病学会・日本肝臓学会/編），南江堂，2020[6] より引用

取量は1.0～1.5 g/kg・標準体重/日，脂質は総エネルギー量の20～25％とする．高度肥満を伴う症例では，エネルギー摂取量を20 kcal/kg・標準体重/日とし，たんぱく質摂取量は1.0～1.2 g/kg・標準体重/日，脂質はエネルギー摂取量の20％以下に制限する．飲酒は，高度肥満の有無にかかわらず禁止とする（**表2**）．

③栄養補給

合併症の有無を考慮しながら，個々の病態に合った栄養補給を実施する．

④栄養指導

NAFLDは，過栄養，肥満がベースにある．さらにNASHではインスリン抵抗性が著明なことがあり，栄養食事療法・運動療法が重要となる．栄養基準に基づく指導のみではなく，運動習慣を含めた生活習慣全般の指導が必要である．

E. その他の肝疾患

1）アルコール性肝障害

アルコール性肝障害は，**5年以上の過剰の飲酒（1日平均純エタノール60 g以上の飲酒）により生じる肝障害**をいう．アルコール性肝障害には，アルコール性脂肪肝，アルコール性肝線維症，アルコール性肝炎，アルコール性肝硬変，アルコール性肝がんがあり，それぞれの診断基準に従って診断をする（**表4**）．アルコール性肝障害の予防・治療に最優先されるべきは，飲酒量の適正化あるいは禁酒である．飲酒量の多い患者は，単にアルコールだけの問題ではなく，必要な栄養素やエネルギー量が十分に摂取できていない症例もあり，それらの是正が栄養食事療法の基本である．

栄養食事療法については，アルコールの摂取量を適正化したうえで，食生活の改善を図る．摂取エネルギー量は，25～30 kcal/kg・標準体重/日とし，脂肪は，総エネルギー量の20～25％とする．たんぱく質は，1.0～1.5 g/kg・標準体重/日とする[8]．

2）肝がん

肝がんには，原発性と転移性があり，原発性には**肝細胞がん**と**肝内胆管がん**がある．**肝細胞がんのおよそ90％はウイルス性であり，C型が多い**．また，転移の様式は，門脈を経由した，胃がん，大腸がんからの**血行性転移**が多い．

診断には，CTやMRIなどの画像検査の他に，血液中の腫瘍（しゅよう）マーカーが重要になる．肝細胞がんの代表的腫瘍マーカーには，**AFP（α-fetoprotein）**※7，AFP-L3分画（レンズマメ結合性AFP），**PIVKA-Ⅱ/**

※7　**AFP（α-fetoprotein）**：肝細胞がんに対する腫瘍マーカーの1つ．胎児肝細胞や卵黄嚢で産生される糖たんぱくで，出生後の健常人ではほとんど検出されない．したがって，AFPが検出されれば肝細胞がんが強く疑われる．

表4　アルコール性肝障害の診断基準

アルコール性肝障害の疾患名	診断基準
アルコール性脂肪肝 (Alcoholic fatty liver)	肝組織病変の主体が，肝小葉の30％以上（全肝細胞の約1/3以上）にわたる脂肪化（fatty change）であり，その他には顕著な組織学的な変化は認められない．
アルコール性肝線維症 (Alcoholic hepatic fibrosis)	肝組織病変の主体が，（1）中心静脈周囲性の線維化（penvenular fibrosis），（2）肝細胞周囲性の線維化（pericellular fibrosis），（3）門脈域から星芒状に延びる線維化（stellate fibrosis, sprinkler fibrosis）のいずれか，ないしすべてであり，炎症細胞浸潤や肝細胞壊死は軽度にとどまる．
アルコール性肝炎 (Alcoholic hepatitis)	肝組織病変の主体が，肝細胞の変性・壊死であり，1）小葉中心部を主体とした肝細胞の著明な膨化（風船化，ballooning），2）種々の程度の肝細胞壊死，3）Mallory体（アルコール硝子体），および4）多核白血球の浸潤を認める． ● a.　定型的：1)～4）のすべてを認めるか，3）または4）のいずれかを欠くもの ● b.　非定型的：3）と4）の両者を欠くもの 背景肝が脂肪肝，肝線維症あるいは肝硬変であっても，アルコール性肝炎の病理組織学的特徴を満たせば，アルコール性肝炎と診断する．
アルコール性肝硬変 (Alcoholic liver cirrhosis)	肝の組織病変は，定型例では小結節性，薄間質性である．肝硬変の組織・形態学的証拠は得られなくても，飲酒状況，画像所見および血液生化学検査から臨床的にアルコール性肝硬変と診断できる．
アルコール性肝がん (Alcoholic hepatocellular carcinoma)	アルコール性肝障害で，画像診断，または組織診断で肝がんの所見が得られたもので，他の病因を除外できたものをアルコール性肝がんと診断する．

「アルコール性肝障害診断基準 2011年版」，肝炎情報センター，2011[7] より引用

DCP※8の3種類がある．AFPとPIVKA-Ⅱ/DCPの同時測定が保険制度上で認められており，肝細胞がんの補助診断として広く使用されている[9]．

原発性肝がんの治療には，外科的切除，ラジオ波焼灼療法（RFA）で代表される**穿刺局所療法**※9，**肝動脈化学塞栓療法**（**TACE**）※10，化学療法・分子標的治療薬，放射線治療，肝移植がある．これらの治療法を，肝障害度，腫瘍数，腫瘍径によって選択する[2]．

栄養食事療法は，基本的に，肝硬変や他の消化器がんの栄養食事療法に準じる（本章1「B．肝硬変」，第13章6「消化器のがん：食道，胃，大腸（結腸，直腸）」を参照）．

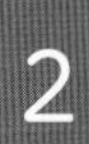

2 膵・胆道系疾患

A. 胆石症・胆のう炎

1）臨床医学の復習

①疾患の原因

胆石症は発生部位により**胆のう結石**，**総胆管結石**，**肝内結石**に分類される．胆のう結石は胆石症の75％を占め，50～60歳代，肥満女性，中心性肥満の男性に多い．欧米では女性が男性より多く発生するが，わが国の調査（2013年）では男性が女性よりも多く，男性肥満増加の影響が示唆された．その他過栄養，食習慣変化，脂質異常症，ホルモン補充療法，長期絶食，急激な体重減少（ダイエット），腸管運動低下，胆のう収縮機能低下などが危険因子とされる．総胆管結石は70～80歳代の高齢者に多く，胆石症の25％を占める．結石成分は**コレステロール結石**（以下，コ石），**色素石**：ビリルビンカルシウム結石（以下，ビ石）・黒色石に分類される．胆のう結石はコ石が最も多く，総胆管結石は胆道感染によるビ石が優位であったが，最近は胆のうからの落下結石によるコ石が増加している（図5）[10]．

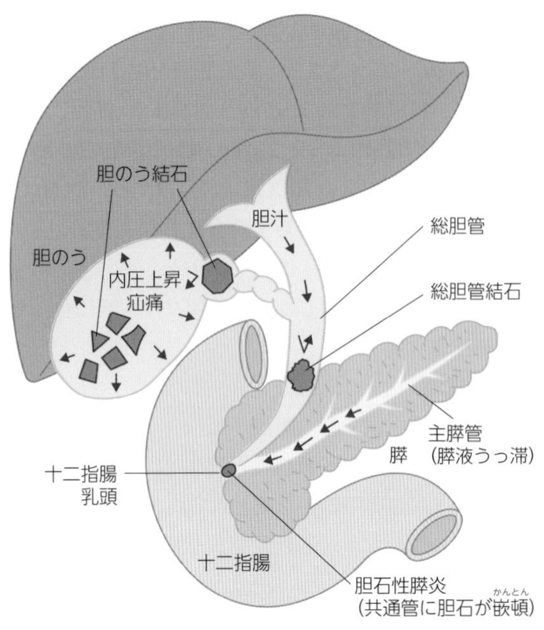

図5　胆石症と胆石性急性膵炎

②症状

胆のう結石の70％は無症状で，経過中20％が有症状となる．症状は右季肋部・心窩部痛である．食後数時間以内（脂質過剰摂取が多い）に発生することが多く，胆のう炎（感染）を合併すると発熱を伴う．総胆管結石の症状は**腹痛・背部痛**，**閉塞性黄疸**，**発熱**（感染合併）で，重篤化すると**意識障害**，**ショック**に陥る[10]．

③診断

病歴，身体・血液所見（肝・胆道系酵素，ビリルビン，炎症など）と画像所見（腹部超音波，CT，MRI）で診断する．黄疸を伴う総胆管結石症は超音波内視鏡（EUS）や内視鏡的逆行性胆管膵管造影（ERCP）も行う[10]．

※8　**PIVKA-Ⅱ/DCP**：ビタミンK依存性の凝固因子であるプロトロンビンが，ビタミンK欠乏の状態で産生されたもの．肝細胞がんの腫瘍マーカーとして利用されるが，AFPとの関連性がないため，AFPと併せて測定することで肝細胞がんの正確な診断が可能となる．ただし，ビタミンK欠乏状態や，ワルファリン服用時にも上昇するため，鑑別に注意が必要である．

※9　**穿刺局所療法**：体外から経皮的に穿刺した電極針から，通電により腫瘍を熱凝固させるラジオ波焼灼療法（RFA）と，体外からエタノールを注入して腫瘍を壊死させる経皮的エタノール注入療法（PEIT）がある．

※10　**肝動脈化学塞栓療法**（**TACE**）：肝細胞がんを栄養する血管内にカテーテルを挿入し，抗がん剤（リピオドール®など），および，血流遮断のための塞栓物質（ゼラチンスポンジなど）を注入し，腫瘍を壊死させる治療法．手術不能な肝細胞がんに対する有効な治療法として広く普及している．

④治療

急性胆のう炎を合併しない有症状胆のう結石の標準治療は，腹腔鏡下胆のう摘出術（laparoscopic cholecystectomy：LC）である．胆のう摘出の合併症には胆のうから胆汁が漏れ出すことによる胆汁性腹膜炎などがある．急性胆のう炎を合併した胆のう結石症は早期LCを行うか，抗菌薬投与（and/or胆のうドレナージ）を行った後の待機LCが第一選択である．無症状胆のう結石は胆のうがんハイリスク群を除き予防的切除は推奨されない．経口胆石溶解療法や体外衝撃波結石破砕術（ESWL）はLC普及に伴い激減した．総胆管結石は内視鏡的総胆管結石除去術が標準治療である[10)11)]．

⑤治療の指標

腹部所見と血液検査，画像検査データをもとに重症度を判定して治療を進める[11)]．

2）栄養食事療法

①栄養評価

胆石症は過栄養のアセスメントを行い（食生活，BMI，体重増加率），生活習慣病（肥満，脂質異常症，糖尿病）をチェックする．閉塞性黄疸や胆汁うっ滞では，十二指腸への胆汁分泌量が減少し，脂質消化不良が生じる．脂溶性ビタミン・必須脂肪酸・微量元素の欠乏による代謝障害・皮膚の乾燥，などを評価する[10)12)]．

②栄養基準

急性期は絶飲絶食，回復期は流動食から開始し，脂質は10 g/日以下とする．症状や検査値をモニタリングしながら増量するが脂質は30 g以下を目安とする．無症状胆石も，発作予防のため過食・脂質の過剰摂取は控える．エネルギーは，安定期・無症状期では，性・年齢・身体活動量を考慮する．肥満・糖尿病・脂質異常症では，各疾患の栄養食事療法とする．

③栄養補給

急性期は絶飲絶食とし，末梢静脈栄養を行う．回復に応じ，食事は炭水化物中心の流動食から開始し，段階的に米飯食へ移行する[12)]．

④栄養指導

脂質のとりすぎに注意する．1回の食事の内容が油の多い料理や食品にかたよったり，一度に多く食べたりしないように注意する．たんぱく質は，脂肪の少ない肉・乳（低脂肪）・豆腐類や魚類で摂取する．食物繊維と水分を十分にとり，よく噛んで食べる．消化のよいバランスのとれた食事を規則正しく食べる．適度な運動を行い，過激なダイエットは控える[12)]．特に予定手術（LC）までの待機期間は発作予防のため前述の指導を厳守することが肝要である．

B. 急性膵炎

1）臨床医学の復習

①疾患の原因

急性膵炎は膵酵素が膵内で活性化して組織を自己消化する疾病である．3大成因は**アルコール**，**胆石**，**特発性**である．その他，高脂血症（家族性高脂血症が多い）や内視鏡的逆行性胆管膵管造影検査（ERCP）などでも発生する．わが国の急性膵炎は増加傾向で飲酒量増加が関連する．男女比は2.0で男性はアルコール性，女性は胆石性が多く，平均年齢は男性59.9歳（年代ピーク60～69歳），女性66.5歳（年代ピーク80～89歳）である[13)]．

②症状

主症状は急性上腹部痛と圧痛である．嘔気・嘔吐や背部痛もしばしば認める．急性膵炎の80 %は軽症で支持療法により軽快する．20 %は炎症が膵から全身に波及し，膵壊死（えし）や感染（敗血症），多臓器不全を合併して重症化する．重症膵炎の死亡率は10.1 %（2011年）から6.1 %（2016年）と大幅に改善しており，重症集中管理の向上が要因である[13)]．

③診断

診断基準による（**表5**）[14)]．血中膵アミラーゼ上昇で診断されることが多いが，値は重症度には相関しない．胆石性膵炎では血中肝胆道系酵素が上昇し，閉塞性黄疸を認めることがある（**図5**）．高脂血症性膵炎では血

表5　急性膵炎の診断基準

1. 上腹部に急性腹痛発作と圧痛がある
2. 血中または尿中に膵酵素の上昇がある
3. 超音波，CTまたはMRIで膵に急性膵炎に伴う異常所見がある
上記3項目中2項目以上を満たし，他の膵疾患および急性腹症を除外したものを急性膵炎と診断する．ただし，慢性膵炎の急性増悪は急性膵炎に含める

注：膵酵素は膵特異性の高いもの（膵アミラーゼ，リパーゼなど）を測定することが望ましい．「難治性膵疾患に関する研究班報告書」，厚生労働科学研究費補助金難治性疾患克服研究事業難治性膵疾患に関する調査研究，2009[14)] より引用

第3章 肝・胆・膵疾患

中トリグリセリドは著しく上昇する（1,000 mg/dL以上）．診断後すみやかに重症度判定を行う．発症後48時間は重症化することがあり反復して判定する．CT所見では膵腫大，膵周囲液体貯留，膵血流障害（内部不均一）などが重要である[13]．

④治療

初期治療は**十分な細胞外液輸液，絶飲食による膵安静，確実な鎮痛**である．軽症急性膵炎に対する経鼻胃管留置は腸閉塞合併例に限定する．重症急性膵炎は48時間以内に集中治療ができる高次施設に転送して全身管理と予防的抗菌薬投与を行う．感染性膵壊死は外科治療の適応であるが，近年，開腹手術（壊死組織除去：ネクロセクトミー）を第一選択とせず，低侵襲（ていしんしゅう）治療から開始して段階的に高侵襲治療に移行するステップアップアプローチ法が普及している[13]．

⑤治療の指標

急性膵炎の治療では重症化を看過しないことが最も重要である．診断基準項目，重症度判定項目，全身性炎症程度が指標となる．腹痛は経口栄養再開の指標となる[15]．

2）栄養食事療法

①栄養評価

大酒家（たいしゅか）は低栄養をしばしば認めるが，肥満（BMI≧30 kg/m²）は重症化のリスク因子である．重症例は浮腫を認める．生化学的指標では，異化亢進と肝合成低下によりアルブミン，トランスサイレチンなどの内臓たんぱくは低下し尿素窒素は増加する．糖新生亢進，インスリン抵抗性増加，膵β細胞障害から高血糖を生じる．ビタミン（B_1），ミネラル（Ca，Mg），微量元素（Zn）も評価する[16]．

②栄養基準

食種は流動食（脂肪10 g以下）で開始して炭水化物を中心としたエネルギー補給を行い，徐々に脂肪量を増量する（1日30 g以下を目安）[12]．重症膵炎は腸管免疫機能維持のため静脈栄養よりも経腸栄養を優先する．投与エネルギー量は25～30 kcal/kg/日，投与たんぱく質は1.2～1.5 g/kg/日を目標とし，少量から開始して1週間前後で目標量まであげる[16)～18]．

③栄養補給

経口摂取再開基準は腹痛消失や膵リパーゼ値（正常値の3倍以下など）を参考にするが，最新のESPENガイドラインでは軽症膵炎はリパーゼ値に左右されず，低脂肪・ソフト食から開始可能とある[15]．重症例に対する早期経腸栄養は入院後48時間以内に開始する．原則として経鼻空腸栄養チューブを用いるが，挿入困難な場合は胃内投与でよい[13,15]．栄養剤は半消化態・消化態・成分栄養剤のいずれも使用可能であるが，わが国では成分栄養剤や無脂肪の消化態栄養剤で開始されることが多い[13,15,16]．重症膵炎に対するプロバイオティクス投与は**死亡率上昇**の報告があり推奨されない[15]．静脈栄養における脂肪乳剤投与は膵外分泌機能を刺激しない．血中トリグリセリドをモニタリングし400 mg/dL未満に保つ[18]．

④栄養指導

回復期の脂肪摂取は10 g以下の少量から開始し，膵炎の再燃がなければ1日30 gまで増量する．禁酒・禁煙とし，特にアルコール性膵炎では禁酒を徹底する．香辛料，炭酸などの胃酸分泌刺激作用の強い食品は控える．低栄養を防ぐため，炭水化物を中心とした十分なエネルギー補給と脂質の少ないたんぱく質の摂取を指導する[12]．

C. 慢性膵炎

1）臨床医学の復習

①疾患の原因

慢性膵炎は遺伝，環境，その他の危険因子を有する患者にアルコールなどの補助因子が持続的に作用して生じる，膵の病的な**線維性・炎症性疾患**である．線維化と炎症は，早期を除き不可逆性である．慢性反復性腹痛を生じ，消化吸収不良，糖尿病が進行する．男性に多く，50歳代の発病が多い．成因によりアルコール性と非アルコール性（特発性，遺伝性，家族性など）に分類され，内訳はアルコール性慢性膵炎が72％と最も多く，特発性慢性膵炎が24％と続く．男性はアルコール性（79％），女性は特発性（55％）が第1位である[19,20]．

②症状

臨床病期は膵障害の程度から潜在期，代償期，移行期，非代償期に分けられる．潜在期～代償期の主症状は腹痛・背部痛である．移行期には膵実質の脱落と線維化が進行して腹痛は軽減し，非代償期には消失するが，消化吸収不良による脂肪便と糖尿病（膵外・内分泌機能不全）が出現する（図6）[21]．経過中に胆管狭窄（閉塞性黄疸），消化管狭窄（腸閉塞），のう胞・膿瘍，膵がんなどを合併することがある．症状・合併症はアルコール性が特発性よりも重篤である[19)20)]．

③診断

診断基準による（表6）[22]．特徴的画像所見は膵管内結石，膵石灰化および膵管拡張，特徴的組織所見は膵実質脱落と線維化である．血中膵酵素は潜在期〜代償期の急性増悪時には上昇するが，非代償期には低下する[19]．

④治療

代償期は腹痛コントロールと膵炎急性増悪の予防，非代償期は膵消化酵素補充や糖尿病治療である．膵性糖尿病はインスリンのみならずグルカゴン分泌も低下するため**血糖乱高下**や**遷延性低血糖**に注意する．膵石に対して内視鏡的結石除去術や体外衝撃波結石破砕術（ESWL）が，のう胞に対して内視鏡的ドレナージが適応となることがある．外科治療は制御できない腹痛，合併症（胆管・消化管狭窄など）や膵がん合併を疑う症例が適応で，膵切除術や膵管減圧術を行う[19]．膵切除（膵頭十二指腸切除）では膵液漏や胃内容物排出遅延などが起こる場合もある．

⑤治療の指標

代償期は膵炎指標（アミラーゼ，リパーゼ，CRPなど）と腹痛（鎮痛薬量）である．非代償期は栄養状態（栄養指標，脂肪便，体重，体組成など）と糖尿病指標（血液，尿，インスリン，Cペプチドなど）である[19]．

2）栄養食事療法

①栄養評価

アルコール性慢性膵炎は発症から約5年で**栄養不良**が顕在化する．身体測定は体重減少，筋肉量，握力を，消化吸収は便性状（脂肪便），排便量・回数（消化不良で増加）を評価する．生化学的指標は総たんぱく，アルブミン，トランスサイレチン，総コレステロール，脂溶性・水溶性ビタミン，微量元素などを評価する．移行期から非代償期はビタミン，微量元素欠乏，骨粗鬆症，サルコペニアと膵性糖尿病が出現する[15)16)19)]．

②栄養基準

代償期の腹痛発作時は脂肪制限を行う（1日30 g，1回10 g以下）．非代償期の膵外分泌機能不全には膵酵素補充療法を導入し脂肪制限は行わない．エネルギー投与量は30〜35 kcal/kg/日，脂肪投与量を40〜60 g/日もしくは総投与エネルギー比30〜40％とする．膵性糖尿病は膵酵素補充療法のもとに適切なエネルギー投与量を確保した後に血糖コントロールを行う[15)16)19)]．

③栄養補給

代償期の急性増悪時は急性膵炎の栄養食事療法に準ずる．漫然とした脂肪制限は低栄養になる可能性があるため，症状緩解時はバランスのとれた食事を心がけ，過度な脂肪制限は行わない．非代償期の膵外分泌機能不全では，過剰な食物繊維摂取は膵酵素補充療法を阻害するため注意する．食事摂取が不十分な場合に経口栄養剤（ONS）を処方する．膵酵素消化の影響が少ない中鎖脂肪酸トリグリセリド（MCT）を使用できる．脂溶性ビタミンや微量元素欠乏症に対する補充を行う[15)16)19)]．

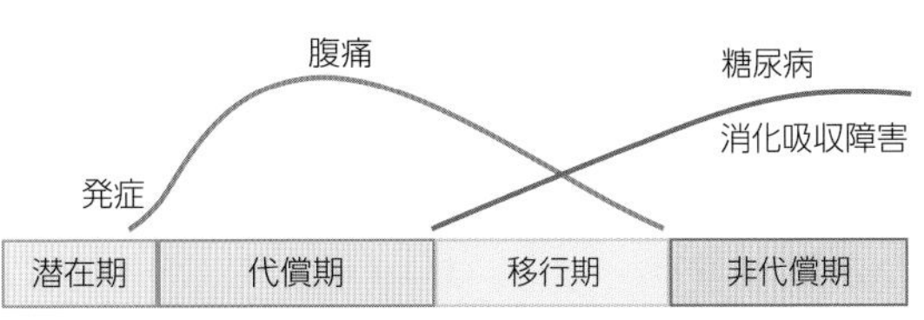

図6　慢性膵炎の臨床経過

成瀬　達，他：Ⅲ 慢性膵炎．「膵炎，膵癌　図説消化器病シリーズ14」（早川哲夫／編），pp101-120，メジカルビュー社，2001[21]をもとに作成

表6　慢性膵炎臨床診断基準

慢性膵炎の診断項目
① 特徴的な画像所見 ② 特徴的な組織所見 ③ 反復する上腹部痛発作 ④ 血中または尿中膵酵素値の異常 ⑤ 膵外分泌障害 ⑥ 1日80 g以上（純エタノール換算）の持続する飲酒歴
慢性膵炎確診：a，bのいずれかが認められる．
a. ①または②の確診所見 b. ①または②の準確診所見と，③④⑤のうち2項目以上
慢性膵炎準確診
①または②の準確診所見が認められる
早期慢性膵炎
③〜⑥のいずれか2項目以上と早期慢性膵炎の画像所見が認められる

日本膵臓学会：慢性膵炎臨床診断基準 2019．膵臓，34：279-281，2019[22]より引用

第3章 肝・胆・膵疾患

④栄養指導

アルコール性慢性膵炎では，まず禁酒・禁煙を遵守させることが大事である．**飲酒再開は必ず再燃することを理解させる．** 代償期は急性膵炎に準じた指導を行う．非代償期は，十分量の消化酵素薬を補充しながら，バランスのとれた食事を摂取するよう指導する．過剰な食事制限，脂質制限を継続せず，栄養状態を評価しつつ症状に応じた栄養指導を行う[12)15)19)]．

Advanced 閉経後の女性に胆石症の頻度が高まる要因の解説（ホルモン分泌に関連して）

胆のう結石症（コレステロール結石）形成は（1）コレステロール過飽和胆汁の生成，（2）胆汁中コレステロールの析出，（3）胆のう運動機能低下による結晶凝集からなる．胆石症の危険因子は古典的には「5F」（Forty：年齢，Female：女性，Fatty：肥満，Fair：白人，Fertile：多産）が指摘されている．女性ホルモンはコレステロール胆石形成のリスク因子である[23)24)]．エストロゲンは胆汁中へのコレステロール分泌を増加させ，胆汁酸分泌を低下させてコレステロール過飽和を惹起する．プロゲステロンは胆のうを弛緩させて胆汁うっ滞をきたす．妊娠による女性ホルモン上昇は胆石形成に促進的に作用する．また閉経後の女性ホルモン補充療法は胆石症や胆のう炎，無症候胆石症の有症状化を引き起こすことが報告されている[25)]．その他，胆汁組成に影響を及ぼす因子として脂質異常症，過栄養，極端な体重減少などが報告されている．胆のう結石症（コレステロール結石）は50～60歳代に多く，女性の周閉経期（更年期）にほぼ一致する．更年期にはエストロゲン分泌低下に伴い高血圧，糖尿病，脂質異常症，肥満などが出現しやすい．脂質異常症では，血中総コレステロールおよび低比重リポたんぱくコレステロールは，50歳以降は女性が男性より高値を示し，トリグリセリドは男性との差が縮小して動脈硬化性疾患の脂質プロファイルとなる[26)]．また，更年期は女性が肥満になりやすく，過食，ストレス，エストロゲン分泌低下などにより内臓型肥満になりやすい[27)]．内臓脂肪は代謝活性が高く遊離脂肪酸を門脈へ放出し，肝臓におけるトリグリセリドやコレステロール合成を促進させる．さらにインスリン抵抗性を増して高インスリン血症をきたし，肝臓における脂肪合成が亢進して肥満が助長される悪循環となる．更年期の脂質異常症と内臓型肥満はコレステロール過飽和胆汁を生成して胆石形成を促進する．

（眞次康弘，伊藤圭子）

第3章 チェック問題

問題

□□Q1 肝硬変を２つの病期で分けて，それぞれの栄養食事療法の特徴を述べなさい．

□□Q2 NASHの定義を説明し，その栄養食事療法の特徴を述べなさい．

□□Q3 急性膵炎の栄養基準・栄養補給について要点を述べなさい．

□□Q4 慢性膵炎の栄養基準・栄養補給について述べなさい．

解答&解説

A1 肝硬変は代償期と非代償期の２つの病期に分けられる．代償期では，症状がないため，慢性肝炎に準じるが，非代償期への進行を防ぐため，代償期から適切に栄養食事管理をすべきである．非代償期では，多彩な症状が発現するため，きめ細かく対応する．例えば，腹水・浮腫がある場合の塩分摂取は５g/日以下とし，血清フェリチン値が基準値以上の場合には，鉄摂取を７mg/日以下とする．

A2 NASHは肝細胞の５％以上に脂肪蓄積を認め，肝細胞障害および炎症を伴うものと定義され，肥満があれば，NAFLDの治療方針に基づき，７％以上の体重減少を目標とする．高度肥満がある場合には，外科療法が選択されることがある．肥満がなく，糖尿病，高血圧，脂質異常症などの基礎疾患があれば，それらの治療を実施する．

A3
・絶飲絶食とし，輸液と，腸管合併症のない場合には早期に経腸栄養法（脂質含有量の少ない半消化態・消化態・成分栄養剤）を行う．
・回復期の脂肪摂取は10g以下から開始し，膵炎の再燃がなければ1日30gまで増量する．禁酒・禁煙とする．また香辛料，炭酸などの胃酸分泌刺激作用の強い食品は控える．
・低栄養を防ぐため，炭水化物を中心とした十分なエネルギー補給と脂質の少ないたんぱく質を摂取する．

A4 脂質は，代償期：腹痛がある場合は30g/日以下，1食量を10g以下とする．非代償期：膵酵素補充療法を導入し，40～60g/日を目安とする．MCTは，膵酵素消化の影響が少なく膵臓への負担の少ない脂質である．良質のたんぱく質は十分摂取し，脂溶性ビタミンや微量元素欠乏症に対する補充を行う．禁酒・禁煙が必須である．

第4章 循環器系疾患

Point

1 日本人の高血圧の特徴として，食塩摂取量の多さがあげられている．本態性高血圧の治療は，食塩制限，適正体重の維持，適度な運動と節酒などの生活習慣の改善が基本となることを理解する．

2 虚血性心疾患は，冠動脈の動脈硬化により発症する．動脈硬化は，脂質異常症，高血圧，糖尿病，喫煙，家族歴，男性，加齢などが危険因子であり，リスク低減には総エネルギーの過剰や運動不足などによる肥満，脂肪・食塩の過剰摂取などの生活習慣の改善が基本となることを理解する．

3 脳血管疾患の発症は，高血圧・糖尿病，脂質異常症などが深く関与している．脳血管疾患は，発症後，片側麻痺，感覚障害，構音・嚥下（えんげ）障害などの後遺症を抱える場合があり，発症予防・再発予防に対し栄養介入の意義は重要であることを理解する．

概略図 循環器疾患

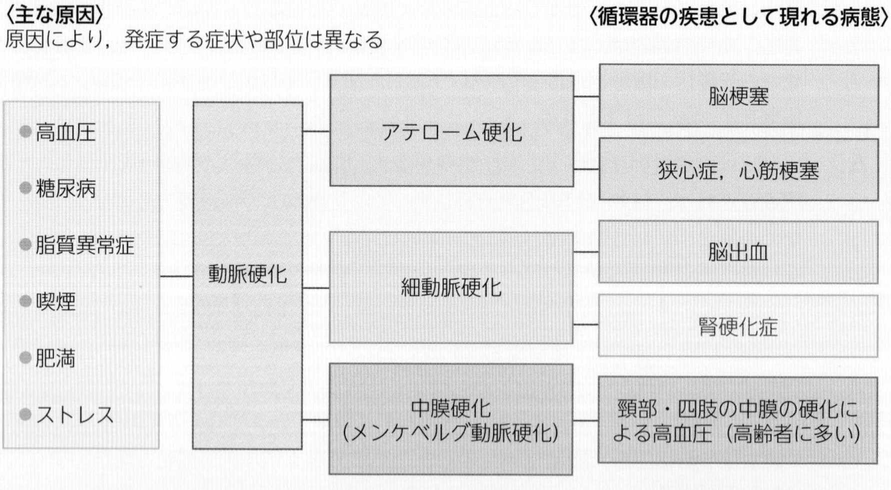

〈主な原因〉
原因により，発症する症状や部位は異なる

〈循環器の疾患として現れる病態〉

主な原因			循環器の疾患として現れる病態
●高血圧 ●糖尿病 ●脂質異常症 ●喫煙 ●肥満 ●ストレス	動脈硬化	アテローム硬化	脳梗塞
			狭心症，心筋梗塞
		細動脈硬化	脳出血
			腎硬化症
		中膜硬化（メンケベルグ動脈硬化）	頸部・四肢の中膜の硬化による高血圧（高齢者に多い）

図は，循環器疾患の栄養的な介入を理解するための概略図で，病理学・病態学的な立場からみた分類とは異なる．なお，腎硬化症については本章では取り上げていないが参考として図に掲載した

1 高血圧

A. 高血圧

血圧が高い状態が持続する病態で，複数の遺伝因子と環境因子が関与する多因子疾患である本態性高血圧と，特定の原因による二次性高血圧がある．

1）臨床医学の復習

①疾患の原因

《ⅰ．遺伝的要因》

遺伝因子の寄与度は30～70％と推定されるという報告がある[1]．

《ⅱ．環境要因》

食塩の過剰摂取，アルコール，喫煙，肥満，運動不足，ストレスがある．日本人の高血圧は，食塩摂取量が多いことが特徴である．

②症状

極端に血圧が高くならなければ，高血圧特有の症状は乏しい．

③診断

血圧測定，病歴聴取，身体所見，検査所見を行い，日本高血圧学会の「成人における血圧値の分類（mmHg）」（表1）に基づき診断される．血圧測定と高血圧診断手順は図1の通り[1]．あわせて，二次性高血圧の鑑別，心疾患，腎疾患などの臓器障害の評価を行う．

④治療

生活習慣の修正（表2）[1]，薬物療法を行う．防寒や情感ストレスの管理も含めた複合的な生活習慣の修正はより有効である．

表1　成人における血圧値の分類：診察室血圧（mmHg）

分類	収縮期血圧		拡張期血圧
正常血圧	＜120	かつ	＜80
正常高値血圧	120～129	かつ	＜80
高値血圧	130～139	かつ/または	80～89
Ⅰ度高血圧	140～159	かつ/または	90～99
Ⅱ度高血圧	160～179	かつ/または	100～109
Ⅲ度高血圧	≧180	かつ/または	≧110
（孤立性）収縮期高血圧	≧140	かつ	＜90

〔「高血圧治療ガイドライン2019」（日本高血圧学会高血圧治療ガイドライン作成委員会/編），ライフサイエンス出版，2019[1] より一部抜粋して引用；家庭血圧は診察室血圧に比べ5 mmHg低くなる（著者追記）〕

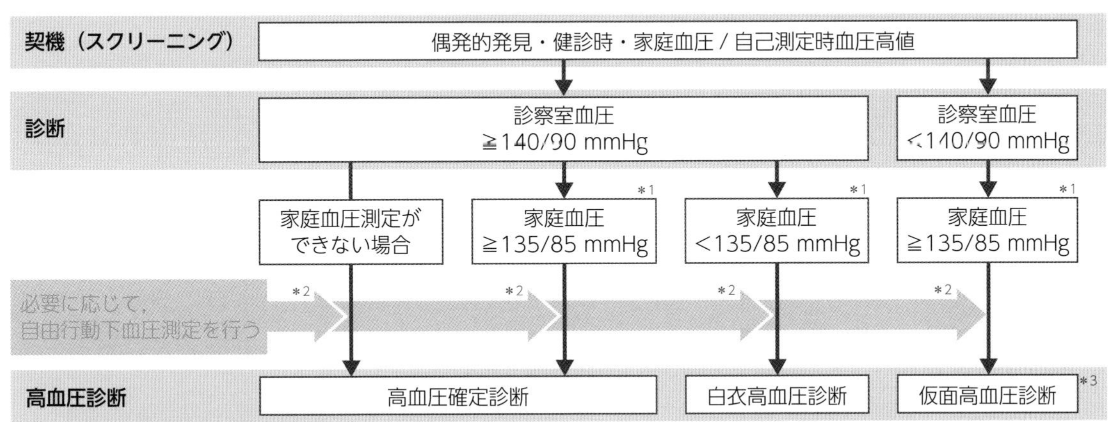

図1　血圧測定と高血圧診断手順

＊1　診察室血圧と家庭血圧の診断が異なる場合は家庭血圧の診断を優先する．自己測定血圧とは，公衆の施設にある自動血圧計や職域，薬局などにある自動血圧計で，自己測定された血圧を指す．

＊2　自由行動下血圧の高血圧基準は，24時間平均130/80 mmHg以上，昼間平均135/85 mmHg以上，夜間平均120/70 mmHg以上である．自由行動下血圧測定が実施可能であった場合，自由行動下血圧値のいずれかが基準値以上を示した場合，高血圧あるいは仮面高血圧と判定される．またすべてが基準値未満を示した場合は正常あるいは白衣高血圧と判定される．

＊3　この診断手順は未治療高血圧対象にあてはまる手順であるが，仮面高血圧は治療中高血圧にも存在することに注意する必要がある．

「高血圧治療ガイドライン2019」（日本高血圧学会高血圧治療ガイドライン作成委員会/編），ライフサイエンス出版，2019[1] より引用

表2 生活習慣の修正項目

1. 食塩制限 6 g/日未満
2. 野菜・果物の積極的摂取* 飽和脂肪酸，コレステロールの摂取を控える 多価不飽和脂肪酸，低脂肪乳製品の積極的摂取
3. 適正体重の維持：BMI（体重［kg］÷身長［m］^{2}）25未満
4. 運動療法：軽強度の有酸素運動（動的および静的筋肉負荷運動）を毎日30分，または180分/週以上行う
5. 節酒：エタノールとして男性20～30 mL/日以下，女性10～20 mL/日以下に制限する
6. 禁煙

生活習慣の複合的な修正はより効果的である
＊カリウム制限が必要な腎障害患者では，野菜・果物の積極的摂取は推奨しない
肥満や糖尿病患者などエネルギー制限が必要な患者における果物の摂取は80 kcal/日程度にとどめる
「高血圧治療ガイドライン2019」（日本高血圧学会高血圧治療ガイドライン作成委員会/編），ライフサイエンス出版，2019[1]より引用

2）栄養食事療法

①栄養評価

- 身体所見：身長，体重および体重経過，BMI（body mass index），腹囲
- 臨床検査からの栄養摂取状態：
 ［血液生化学検査］血液尿素窒素（BUN，UN），クレアチニン（Cr），電解質〔ナトリウム（Na），カリウム（K），クロール（Cl）〕，脂質代謝（トリグリセリド，総コレステロール，HDLコレステロール，LDLコレステロール），糖代謝（血糖，HbA1c），肝機能（AST，ALT，γ-GTP）
- 食塩摂取量評価：24時間蓄尿によるナトリウム排泄量測定※1，随時尿のナトリウム排泄量からの推計，栄養士による秤量あるいは質問調査などの方法がある．
- 食事からの栄養摂取状況：食生活（食事時刻，1回の食事量，食嗜好など）の調査，食物摂取頻度調査法

②栄養基準

「高血圧診療ステップアップ」[2]では，下記の栄養基準を示している．

- エネルギー：適正体重を維持するエネルギーとする．適正体重としては，BMI 25未満をめざす．内臓脂肪が多いと高血圧，糖・脂質代謝異常の発症リスクが高まるので，腹囲（男性85 cm未満，女性90 cm未満）も考慮して体重管理を行う．ガイドラインでは具体的な数値は示していないが，目安として減量が必要な場合は25～30 kcal/kg・理想体重/日とし，体重の推移をみながら調整する．高齢者ではサルコペニアの発症に注意を払う．
- 食塩：6 g/日未満とする．米国EVIDENCE ANALYSIS LIBRARYの高血圧管理のための栄養実践ガイドラインでは食塩摂取量3.8～5.1 g/日への減塩により血圧は最大12/6 mmHg低下すると提唱している[1]．

※1　**24時間蓄尿からの食塩摂取量の推定量**：
・食塩摂取量の推定量＝尿中Na濃度（mEq/L）×24時間の尿量（L）÷17
・随時尿[1]：
 24時間尿Na排泄量（mEq/日）＝21.98×〔随時尿Na（mEq/L）÷随時尿Cr（mg/dL）÷10×24時間尿Cr排泄量予測値〕$^{0.392}$
 24時間尿Cr排泄量予測値（mg/日）＝体重（kg）×14.89＋身長（cm）×16.14－年齢×2.043－2244.45

Column

加工食品の食塩相当量の表示[3]

食品表示法に基づき，一般消費者に販売する加工食品には「熱量（kcal），たんぱく質（g），脂質（g），炭水化物（g），食塩相当量（g）」の表示が義務付けられている．平成27（2015）年3月までは，食塩相当量はナトリウム（mg）で表示されていたが，一般消費者にとってわかりにくいという意見を受けて「食塩相当量」という表記に変更された．このなかには，ナトリウム塩として添加していない，食品の素材そのものに含まれているナトリウム量も含まれている．したがって，ナトリウム塩として添加していない食品にはナトリウム量を表示できる．この場合にはナトリウム量の下に（食塩相当量○g）と表示されていることもある．

表示は，必ずしも100 gあたりの表示ではなく「1個あたり」「1食あたり」の場合もあるので，表示を読むときに注意する．ナトリウム量から食塩相当量への換算は下記のとおりである．

食塩相当量（g）＝ナトリウム（mg）÷1000×2.54

- n-3系多価不飽和脂肪酸：3 g/日以上で降圧作用が期待できるという報告がある〔「日本人の食事摂取基準（2020年版）」より〕.
- アルコール：長期にわたる飲酒は高血圧の原因となる．エタノール換算で，男性は20～30 mL/日，女性は10～20 mL/日以下にする.
- ミネラル：カリウムの摂取は勧められているが，マグネシウム，カルシウムなどの降圧作用についてはわずかであり，十分なエビデンスはない．なお，重篤（じゅうとく）な腎障害を伴う場合にはカリウム摂取は勧められない場合がある.

上記以外の栄養成分は，ガイドラインには示されていない．示されていない栄養成分については，心疾患（脂質異常症）・腎疾患を伴う場合にはそれぞれの疾患のガイドラインに示されている栄養基準に従い，特別に配慮すべき臓器障害を伴わない場合には，「日本人の食事摂取基準（2020年版）」を参考に対象者に合わせて決定する.

なお，カルシウム拮抗薬を服用している場合には，グレープフルーツの摂取は控える※2.

③栄養補給

基本は経口栄養である．摂食嚥下障害，消化管の安静を求められるような障害がある場合，あるいは，経口栄養で必要な栄養が補給できない場合には，経静脈栄養・経腸栄養法の併用を行う.

④栄養指導

- 食塩制限，適正体重の維持，適正飲酒の指導を行う．肥満（内臓脂肪が多い状態も含む）を伴う場合には，4 kgの減量でも降圧効果が期待できる[1]ので，患者の受容やQOLを配慮しながら指導をする.
- 減塩食の指導は，患者の嗜好に配慮し，減塩食による栄養摂取低下にならないように注意する.
- 高齢者が多いので，本人の食に対する思い，家族との関係（夫婦，子どもの家族など）や，食事づくりの環境（経済，買い物，調理など）を配慮して指導を行う.
- 高齢者の指導にあたっては，**低栄養**，**フレイル**，**サルコペニア**などに注意をはらう.

B. 二次性高血圧

二次性高血圧は，高血圧をきたす原因が明らかな疾患をいう．二次性高血圧には肥満，睡眠時無呼吸症候群，腎臓病，薬剤性，褐色細胞腫，原発性アルドステロン症/腎血管性高血圧[1]などの原因疾患があり，二次性高血圧のうち，**原発性アルドステロン症**は，従来考えられていたより頻度が高く，高血圧患者の5～15％を占めるという報告もある[1]．原因に対する適切な治療が重要なため，専門医への受診が勧められている.

妊娠高血圧症候群については第19章 妊産婦疾患を参照.

2 動脈硬化

1）臨床医学の復習

動脈の内壁が脂質の沈着や石灰化により肥厚，硬化が起こった状態をいい，その結果さまざまの疾患（心筋梗塞，脳出血など）を引き起こす原因となる.

①疾患の原因

動脈硬化のリスクファクターの生理的な要因として「加齢」「男性」，環境因子として「高血圧」「脂質異常症」「肥満」「糖尿病」「喫煙」「ストレス」などがある.

②症状

動脈硬化に特化した自覚症状はないことが多い．閉塞性動脈硬化症では間欠性跛行（はこう）などがみられる.

③診断

- 危険因子（高血圧，脂質異常症，糖尿病，喫煙，高尿酸血症，肥満など）のチェック
- 動脈硬化の程度の確認

  画像診断：X線軟線撮影，頸動脈エコー，心エコー，血管エコー，冠動脈CT，胸腹部CT，MRI，MRア

※2 **薬と食物の相互作用**：薬剤師から薬を渡されるとき，“食前，食後，食間”など服用時間の指示や，食べてはいけない食品，薬を飲むときにコップ1杯の“水”で飲むようになどの指導を受ける．これは，飲み忘れを防ぐことを予防するための場合もあるが，薬の吸収・作用・代謝・排泄などが食物摂取からの時間やその食物，飲水内容に影響を受ける可能性があるためである．本章1「高血圧」，3「虚血性心疾患」に記載した以外にも，牛乳・乳製品やミネラルの多い食品は，薬の成分と難溶性のキレートを形成し吸収を阻害する．グレープフルーツは免疫抑制薬（シクロスポリンなど）の薬効を増強させるなどの作用がある（詳細は姉妹書：**基礎編第7章 薬と栄養・食物の相互作用**参照）．栄養ケアプランの作成，栄養指導には，患者が服用している薬剤の確認をすることは不可欠である.

ンギオグラフィ
生理検査：足関節上腕血圧比，脈波伝播速度，心臓足首血管指数

④管理目標

動脈硬化性疾患予防のために，リスク因子層化別に生活習慣の修正，薬物療法を行う．動脈硬化が主要因になる疾患の予防には，脂質管理が重要である．脂質異常症の診断基準は，**第1章2「脂質異常症」**を参照(p20)．動脈硬化性疾患予防には，合併症の有無で管理目標が異なる（**図2，3**）．

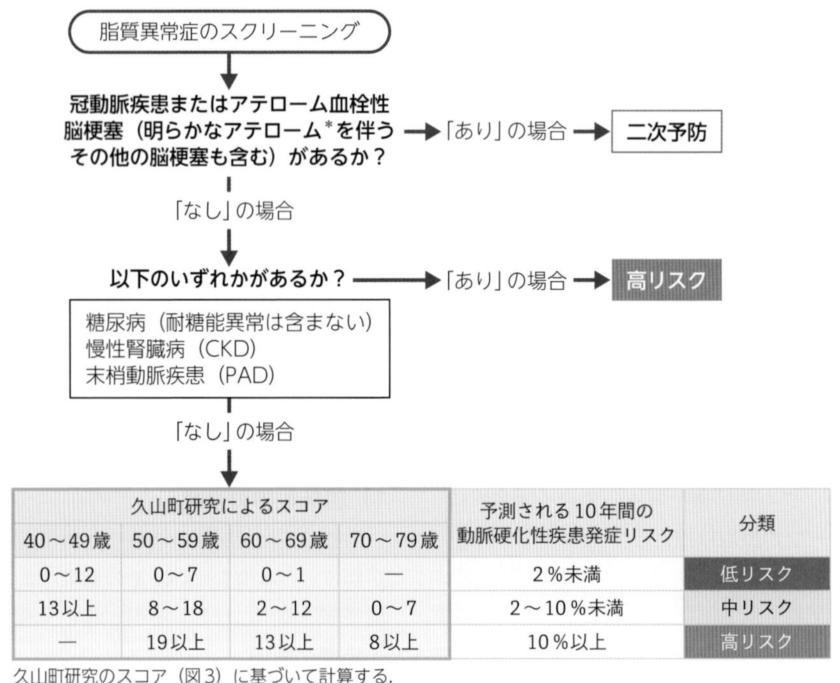

久山町研究によるスコア				予測される10年間の動脈硬化性疾患発症リスク	分類
40～49歳	50～59歳	60～69歳	70～79歳		
0～12	0～7	0～1	—	2％未満	低リスク
13以上	8～18	2～12	0～7	2～10％未満	中リスク
—	19以上	13以上	8以上	10％以上	高リスク

久山町研究のスコア（図3）に基づいて計算する．

図2　動脈硬化性疾患予防からみた脂質管理目標値設定のためのフローチャート

＊頭蓋内外動脈に50％以上の狭窄，または弓部大動脈粥腫（最大肥厚4 mm以上）
※注：家族性高コレステロール血症および家族性Ⅲ型高脂血症と診断される場合はこのチャートは用いずに文献4の第4章「家族性コレステロール血症」，第5章「原発性脂質異常症」の章をそれぞれ参照すること．
「動脈硬化性疾患予防ガイドライン　2022年版」（日本動脈硬化学会/編），日本動脈硬化学会，2022[4]より引用

Column

トランス型の不飽和脂肪酸

不飽和脂肪酸には，炭素の二重結合構造の違いでシス型とトランス型の2種類がある．シス型は，脂肪酸の水素原子（H）が炭素（C）の二重結合をはさんで同じ側についているが，トランス型は水素原子が炭素の二重結合をはさんで反対側についている．天然の不飽和脂肪酸のほとんどは，炭素の二重結合がすべてシス型となっているが，油脂を加工・精製する過程でトランス脂肪酸になるものがある．

水素添加によって製造されるマーガリン，ショートニングや，それらを原材料に使ったパン，ケーキ，ドーナツ等の洋菓子などにトランス脂肪酸が含まれている．また，植物から油を絞る際には，精製する工程で好ましくないにおいを取り除くために高温で処理を行っている．この際に，植物に含まれているシス型の不飽和脂肪酸からトランス脂肪酸ができるため，サラダ油などの精製した植物油にも微量のトランス脂肪酸が含まれている[5]．冠動脈疾患予防のために，トランス脂肪酸の摂取を控える．

⑤治療

- 生活習慣の改善（表3）
- 薬物療法：発症に関連した疾患（脂質異常症，糖尿病，高血圧など）に必要な薬物抗血小板療法

2）栄養食事療法

①栄養評価

- 身体所見：身長，体重および体重の経過，BMI，腹囲身体組成，脈拍，血圧，角膜輪，アキレス腱肥厚など
- 臨床検査：血清脂質（総コレステロール，LDLコレステロール，HDLコレステロール，トリグリセリド），血液生化学（AST，ALT，LDH，γ-GTP，ALPコリンエステラーゼ，CK），尿素窒素，クレアチニン，eGFR，Na，K，尿酸，血糖，HbA1c，甲状腺機能（TSH，freeT3，freeT4）
- 食生活，栄養摂取量：食生活調査，食事記録などから把握する．

②栄養基準[4)]

- エネルギー：一般的には目標とする体重※3(kg)×身体活動量※4とする．患者の目標とする体重は，年齢，

①性別	ポイント
女性	0
男性	7

②収縮期血圧	ポイント
< 120 mmHg	0
120～129 mmHg	1
130～139 mmHg	2
140～159 mmHg	3
160 mmHg～	4

③糖代謝異常（糖尿病は含まない）	ポイント
なし	0
あり	1

④血清LDL-C	ポイント
< 120 mg/dL	0
120～139 mg/dL	1
140～159 mg/dL	2
160 mg/dL～	3

⑤血清HDL-C	ポイント
60 mg/dL～	0
40～59 mg/dL	1
< 40 mg/dL	2

⑥喫煙	ポイント
なし	0
あり	2

注1：過去喫煙者は⑥喫煙はなしとする．

①～⑥のポイント合計	点

右表のポイント合計より年齢階級別の絶対リスクを推計する．

ポイント合計	40～49歳	50～59歳	60～69歳	70～79歳
0	< 1.0 %	< 1.0 %	1.7 %	3.4 %
1	< 1.0 %	< 1.0 %	1.9 %	3.9 %
2	< 1.0 %	< 1.0 %	2.2 %	4.5 %
3	< 1.0 %	1.1 %	2.6 %	5.2 %
4	< 1.0 %	1.3 %	3.0 %	6.0 %
5	< 1.0 %	1.4 %	3.4 %	6.9 %
6	< 1.0 %	1.7 %	3.9 %	7.9 %
7	< 1.0 %	1.9 %	4.5 %	9.1 %
8	1.1 %	2.2 %	5.2 %	10.4 %
9	1.3 %	2.6 %	6.0 %	11.9 %
10	1.4 %	3.0 %	6.9 %	13.6 %
11	1.7 %	3.4 %	7.9 %	15.5 %
12	1.9 %	3.9 %	9.1 %	17.7 %
13	2.2 %	4.5 %	10.4 %	20.2 %
14	2.6 %	5.2 %	11.9 %	22.9 %
15	3.0 %	6.0 %	13.6 %	25.9 %
16	3.4 %	6.9 %	15.5 %	29.3 %
17	3.9 %	7.9 %	17.7 %	33.0 %
18	4.5 %	9.1 %	20.2 %	37.0 %
19	5.2 %	10.4 %	22.9 %	41.1 %

図3 久山町スコアによる動脈硬化性疾患発症予測モデル
「動脈硬化性疾患予防ガイドライン　2022年版」（日本動脈硬化学会/編），日本動脈硬化学会，2022[4)] より引用

表3 動脈硬化疾患予防のための食事療法

1. 過食に注意し，適正な体重を維持する
● 総エネルギー摂取量（kcal/日）は，一般に目標とする体重(kg)*×身体活動量（軽い労作で25～30，普通の労作で30～35，重い労作で35～）を目指す
2. 肉の脂身，動物脂，加工肉，鶏卵の大量摂取を控える 3. 魚の摂取を増やし，低脂肪乳製品を摂取する
● 脂肪エネルギー比率を20～25％，飽和脂肪酸エネルギー比率を7％未満，コレステロール摂取量を200 mg/日未満に抑える ● n-3系多価不飽和脂肪酸の摂取を増やす ● トランス脂肪酸の摂取を控える
4. 未精製穀類，緑黄色野菜を含めた野菜，海藻，大豆および大豆製品，ナッツ類の摂取量を増やす
● 炭水化物エネルギー比率を50～60％とし，食物繊維は25 g/日以上の摂取を目標とする
5. 糖質含有量の少ない果物を適度に摂取し，果糖を含む加工食品の大量摂取を控える
6. アルコールの過剰摂取を控え，25 g/日以下に抑える
7. 食塩の摂取は6 g/日未満を目標にする

＊18歳から49歳：［身長(m)］^{2}×18.5～24.9 kg/m^2，50歳から64歳：［身長(m)］^{2}×20.0～24.9 kg/m^2，65歳から74歳：［身長(m)］^{2}×21.5～24.9 kg/m^2，75歳以上：［身長(m)］^{2}×21.5～24.9 kg/m^{2}とする
「動脈硬化性疾患予防ガイドライン　2022年版」（日本動脈硬化学会/編），日本動脈硬化学会，2022[4)] より引用

現在の栄養状態や病態，健常時の体重などによっても異なるので主治医と相談し柔軟に考える．また，BMIが正常であっても**内臓脂肪蓄積**に注意する．肥満がある場合には，3～6カ月で体重あるいは腹囲の3％減をめざす．目安としては，現在の摂取量より200～250 kcal程度を減量するか，理想体重あたり20～30 kcalで体重減少速度を観察しながら調整する．

- 脂質：総エネルギーの20～25％とし，飽和脂肪酸比率を4.5％以上7％未満とし，コレステロールの摂取量を200 mg/日に抑える．n-3系多価不飽和脂肪酸を増やす，工業由来のトランス脂肪酸を減らすなど脂質選択に注意する．**高カイロミクロン血症**では脂質エネルギーを総エネルギーの15％以下に制限する．
- 炭水化物：総エネルギーの50～60％とし，食物繊維を多くとる（1日25 g以上を目安とする）．スクロース，単糖類の過剰摂取に注意する．
- 食塩：6 g/日未満を目標とする．高血圧では腎疾患などによるKの摂取制限がなければKの充足をはかる．
- アルコール：25 g/日以下に抑える．

③栄養補給

基本は，経口補給である．

④栄養指導

- 生活習慣（食事，運動，喫煙など）が原因になっている場合が多いので，**生活習慣の変容**を必要とする場合が多い．生活習慣には，仕事や家庭生活などが深くかかわっていることが多いので，患者の**社会的背景**や**家庭の事情**などを配慮する．
- 適正な体重が維持できるよう，**摂取エネルギーの適正化**をはかる．急激な体重減少はQOLの低下，リバウンドを招きやすいなどの問題があるので注意する．
- 脂質摂取量，脂質の種類の選択，食物繊維の積極的な摂取，スクロース・単糖類の過剰摂取の是正，食塩の制限，飲酒習慣がある場合には適正飲酒について指導する．

※3　**目標とする体重**
18～49歳：［身長(m)］^{2} × 18.5～24.9 kg/m^2
50～64歳：［身長(m)］^{2} × 20.0～24.9 kg/m^2
65歳以上　：［身長(m)］^{2} × 21.5～24.9 kg/m^2

※4　**身体活動量**：軽い労作で25～30 kcal/kg，普通の労作で 30～35 kcal/kg，重い労作で35～kcal/kg

3 虚血性心疾患（狭心症，心筋梗塞）

1）臨床医学の復習

狭心症，心筋梗塞の2疾患がある．狭心症は，一時的に心筋虚血が起こり，心筋が**酸素不足になった状態**をいう．心筋梗塞は，冠動脈の血流が途絶え，心筋に**壊死（えし）を起こした状態**をいう．いずれも，心臓の冠動脈に動脈硬化を起こし，血行動態が障害されたために発症する．

①疾患の原因

リスクとして高血圧，脂質異常症，糖尿病・肥満，栄養・食事，運動・身体活動，環境因子（喫煙，口腔衛生），季節・気温が，さらに特定の注意を要する対象・病態として高齢者，女性，家族性コレステロール血症があげられる[6]．

②症状

《ｉ．狭心症》

無症状（無痛性心筋虚血）の場合があるので，高齢者や糖尿病患者は注意する．圧迫感，締めつけられるような感じ，不快感があるが，主症状は胸痛で，数分～15分で治まる．ニトログリセリンの舌下投与で2～3分で痛みがなくなる[7]．

《ⅱ．心筋梗塞》

胸部に強い痛みを感じ，30分～数時間持続する場合もある．ニトログリセリンの舌下投与でも痛みは消えない[7]．

③診断

心電図，心エコー，血液生化学検査（CPK，AST，LDHなど），冠動脈造影などを行う．

④治療

生活習慣の改善（食事，運動，飲酒，喫煙），薬物療法，外科的治療〔A-Cバイパス術，経皮的冠動脈インターベンション（PCI）〕などが行われる．

2）栄養食事療法

①栄養評価

- 身体所見：身長，体重および体重経過，腹囲，BMI，脈拍，血圧
- 臨床検査からの栄養摂取状態：

  ［血液生化学検査］血液尿素窒素（BUN，UN），クレアチニン（Cr），電解質（Na，K，Cl），脂質代謝（トリグリセリド，総コレステロール，HDLコレス

テロール，LDLコレステロール），糖代謝（血糖，HbA1c），肝機能（AST，ALT，γ-GTP）
- 食事からの栄養摂取状況，食生活（食事時刻，1回の食事量，食嗜好など），飲酒

②栄養基準

「心筋梗塞二次予防に関するガイドライン（2011年改訂版）」[8] では，危険因子となっている病態別に栄養基準を示している．

《i．血圧管理》
- 減塩：1日6g未満とする．
- 1日のアルコール摂取量をエタノール換算で30 mL未満とする．
- 毎日30分以上の定期的な中等度の運動が高血圧の治療と予防に有用である．

《ii．脂質管理》
- 適正体重（BMI＝22）に保つ．
- 脂肪の摂取量を総エネルギーの25％以下に制限する．
- 飽和脂肪酸の摂取量を総エネルギーの7％以下に制限する．
- 多価不飽和脂肪酸，特にn-3系多価不飽和脂肪酸の摂取量を増やす．
- コレステロールの摂取を1日300 mg以下に制限する（LDLコレステロールが高い場合には1日200 mg以下にする[4]）．

《iii．体重管理》
- BMIを18.5～24.9の範囲に保つようにエネルギー摂取と消費のバランスを考慮し，指導する．

《iv．糖尿病管理》
- 糖尿病を合併する患者では，HbA1c 7.0％未満を目標に，体格や身体活動などを考慮して適切なエネルギー摂取量を決定し，管理する．

③栄養補給

心筋梗塞の急性期は，静脈栄養法で体液量・電解質を中心に栄養管理し，循環動態が安定してきたら，水分の出納に注意を払いながら徐々に経口栄養に移行していく．

④栄養指導

心臓リハビリテーションチームと連携を図り，再発予防のために，生活改善に取り組む患者の気持ちを十分理解し，患者・家族のQOLに配慮しながら，良い生活習慣（食事，運動，適正飲酒，禁酒）を身につけること，正しい服薬などの意義を十分に理解できるようにサポートする．

患者自身が家庭経済を支える中心である場合には，患者および家族が抱く**将来の不安な気持ち**を理解し，社会人としての生活を営むのに支障をきたさないような食生活を提案する．

4 心不全

1）臨床医学の復習

何らかの心臓機能障害，すなわち，心臓に器質的および/あるいは機能的異常が生じて心ポンプ機能の代償機転が破綻した結果，呼吸困難・倦怠（けんたい）感や浮腫が出現し，それに伴い運動耐容能が低下する臨床症候群[9]である．

①疾患の原因

虚血性心疾患，高血圧，心筋症，弁膜症，先天性心疾患，不整脈，肺動脈性肺高血圧症などが，心不全の原因疾患となっている[9]．

②症状

労作時呼吸困難，息切れ，起座呼吸※5，夜間の発作性呼吸困難，末梢の浮腫，消化器症状，全身倦怠感，易疲労感，尿量減少・夜間多尿など[9]．慢性心不全は進行すると悪液質となる．

③診断

基礎疾患と症状から慢性心不全が疑われた場合には，採血〔希釈性低ナトリウム血症（ナトリウム過剰を上回る水過剰がある場合に起こる），AST，貧血検査〕・検尿，心電図，胸部X線写真，心エコーなどで診断する．

④治療

基礎疾患の治療（薬物療法・外科的治療）を行うとともに，呼吸器系の感染症（インフルエンザ）の予防と早期発見に努める．一般管理としては，毎日の体重測定により浮腫の早期発見と食塩制限を行う．

※5 **起座呼吸**：心不全の患者が，呼吸を楽にするため，上半身を起こした姿勢でする呼吸．

2）栄養食事療法

①栄養評価

- 身体所見：身長，体重および体重推移，BMI
- 血液検査：基礎疾患の病態を把握するための血液検査を行う．心不全では体液管理が重要となるので，水分の出納にあわせて，血中の電解質の検査を行う．また，食欲不振による低栄養がみられる場合があるので，総たんぱく，血清アルブミン，ヘモグロビンなど低栄養状態の評価を行う．
- 総合的な栄養評価としてPrognostic Nutritional Index（PNI），Controlling Nutritional Status（CONUT），Geriatric Nutritional Risk Index（GNRI）などが用いられている．

②栄養基準

- 食塩：減塩目標を1日6 g未満とし，重症心不全ではより厳格な塩分制限を検討する．
  高齢者の過度な食塩制限は食欲不振を招き，低栄養の原因となる場合があるため，注意する．
- 水分：軽症では水分制限は不要であるが，口渇による過剰な水分摂取に注意する．重症で**希釈性低ナトリウム血症**をきたした場合には水分制限をする．
- 「急性・慢性心不全診療ガイドライン（2017年改訂版）」[9]では，「過度の飲水を避ける，適正な塩分摂取（6 g/日未満），バランスのとれた食事内容，食欲低下を回避する」とし具体的な指針は示していない．糖尿病，脂質異常症，COPD，CKDなどの併存症の病態の栄養管理を配慮しながら水分・塩分・低栄養が回避できる栄養管理を行う．
- 「心不全患者における栄養評価・管理に関するステートメント」[10]では，心不全ステージA，Bでは，赤身肉，魚，野菜，果物，全粒穀物，ナッツの摂取，バランスのよい食事，清涼飲料水を控えるなどを示している．いずれも冠動脈疾患の栄養管理を目的としている．

③栄養補給

重篤期は，静脈栄養法で体液量・電解質を中心に栄養管理し，症状が安定してきたら，水分の出納に注意を払いながら徐々に経口栄養法に移行していく．

④栄養指導

患者は高齢者が多いので，減塩食・禁酒・禁煙などの生活習慣の修正を受容するのに困難を伴う場合があるので，患者の思いを受容しながら指導を展開する．

体重測定の意味を説明し，また急激な体重増加（日単位で2 kg以上）[9]がある場合には急性増悪を強く示唆する場合があるので[9]活動制限，食塩制限などを行い，受診をするなどの対応を説明し，さらに自己管理への動機づけを行い，本人・家族をサポートする．

食欲不振に対して，患者の嗜好・家族の支援などを考慮し，食事摂取量を高める献立プランについて支援をする．

5 不整脈

1）臨床医学の復習

①定義・種類

正常な洞調律が妨げられた状態を不整脈といい，心拍数が100回/分を超える場合を**頻脈性不整脈**といい，50回/分以下を**徐脈性不整脈**という．頻脈性不整脈には**心房期外収縮**，**心房粗動**，**心房細動**などがある．徐脈性不整脈には**洞不全症候群**，**心室頻拍**，**心室細動**などがある．

②疾患の原因

加齢，心疾患（心筋梗塞，心不全，心筋症など），高血圧などがある．このほかCOPD，甲状腺の疾患，薬物の影響によるものなどがある．

③症状

不規則な心臓の鼓動による不快感，胸痛，易疲労感，倦怠感などがある[11]．

④診断

ホルダー心電図検査，電気生理学的検査，心エコー検査，血液検査などが行われる．

⑤治療

- 薬物治療：抗不整脈薬（Naチャンネル遮断薬，β遮断薬，Kチャンネル遮断薬，Ca拮抗薬，など）
- 非薬物治療：自動体外式除細動器，ペースメーカー埋め込み，カテーテルアブレーションなど
- 生活習慣：原因が飲酒，精神ストレス，睡眠不足，疲労などが関係している場合には，生活習慣の改善をはかる．

2）栄養食事療法

不整脈に特化した「栄養食事療法」はなく，不整脈

が疾患によるものであれば，おのおのの疾患の栄養食事療法に準拠して行う．高血圧，心筋梗塞などの循環器疾患の既往がある場合には，適正な体重維持をするためのエネルギー摂取，脂質異常症に対応した適正な脂質量および脂肪酸摂取，果糖などの単純糖質のコントロール，食物繊維の摂取，食塩のコントロールなどが重要となる．具体的な量についてはおのおのの疾患の項を参照する．なお，減量などで運動療法を取り入れる場合には，リスクを伴うので，医師の指示のもとに行うようにする．

Ca拮抗薬，ワルファリンなど食物との相互作用がある薬物を服用している場合には，その対応を忘れずに行う．

6 脳血管疾患（脳出血，くも膜下出血，脳梗塞）

脳血管疾患は，脳の一部が虚血あるいは出血により，一過性または持続性に障害を受けるか，脳の血管が病理的な変化により一時的に侵される場合，またはこの両者が混在するすべての疾患と定義される[12]．ここでは，脳出血，くも膜下出血，脳梗塞の3疾患について解説する．

1）臨床医学の復習

①疾患の原因

《ⅰ．脳出血》

脳の血管が破れ，脳内に出血が生じ，脳が司る機能に障害を生じる．脳出血は高血圧が原因となっている場合が多い．

《ⅱ．くも膜下出血》

くも膜腔に出血を生じた病態で，その原因は脳動脈瘤（のうどうみゃくりゅう）奇形，脳動脈瘤の破綻（はたん）によるものが多い．

《ⅲ．脳梗塞》

脳梗塞は，発生の機序によって脳血栓と脳塞栓があり，脳血栓にはアテローム血栓性脳梗塞とラクナ梗塞がある．**脳血栓**は，脳の血管の血栓性閉塞によって血流が途絶え脳へ血液が供給されなくなった病態で，血栓はアテローム硬化によるものが多い．

脳塞栓は，心臓内あるいは血管内でつくられた血栓が剥離して飛び，脳の末梢の脳動脈を閉塞しその先へ血液が供給されなくなった病態（心原性脳梗塞）である．いずれも，発症に**血栓の形成**が関与している．

②症状

脳血管障害の症状は障害部位によって異なるため，多様である．意識障害，片側麻痺，感覚障害，構音・嚥下障害，失行・失認などがある．

③診断

脳CT，MRI，MRA，頸動脈エコー，脳血管造影，心エコーなどにより診断する．

④治療

- 急性期：救命に主眼がおかれ，抗浮腫療法，抗血栓療法（血栓溶解療法，抗凝固療法，抗血小板療法），脳保護療法が行われる．
- 慢性期：薬物療法（降圧薬，脳代謝改善薬，脳循環改善薬，抗凝固薬，血小板凝固抑制薬など），基礎疾患の治療薬（脂質異常症，高血圧，糖尿病など），生活習慣の改善や片麻痺，構音・嚥下障害，半側空間失認などの障害に対するリハビリテーションが行われる．

2）栄養食事療法

①栄養評価

脳卒中発作で入院したすべての患者に栄養状態・嚥下機能・血糖値を評価することが勧められる[13]．脳血管疾患に特化した栄養評価はなく，高血圧，脂質異常症，糖尿病などの基礎疾患の栄養療法に必要な栄養評価を行うが，嚥下障害や食欲不振などで摂取量が低下している場合には，体重・身体計測，血液検査などで低栄養の評価を行う．

嚥下障害がある際に経口栄養・経腸栄養法を行う場合には，嚥下障害の評価を行い，嚥下食のレベルを決める．嚥下食のレベルは，食品・料理の物性（かたさ，凝集性，付着性）で決まる．嚥下食には，金谷ら提案の「嚥下食ピラミッド」[14]，日本介護食品協議会提案の「ユニバーサルデザインフード」[15]，「日本摂食・嚥下リハビリテーション学会嚥下調整食分類2021」[16]，農林水産省の「新しい介護食品（スマイルケア食）」[17] などがある．

誤嚥（ごえん）は喫食時の患者の姿勢，食事の介助のしかた，喫食後すぐに横になるなどによってリスクが高まる．また，患者が食事に専念できない環境も誤嚥のリスクを高める場合がある．このため，嚥下障害のある患者には，食事環境の配慮が重要である．詳細は第16章摂食機能障害を参照.

②栄養基準

- 急性期：水分の出納と電解質管理を中心に行うが，腸管が使える場合には，低栄養にある患者あるいは低栄養に陥るリスクのある患者，褥瘡のリスクのある患者では十分なエネルギーやたんぱく質を補給する[13].
- 慢性期：脳血管疾患に特化した栄養基準は定められていない．高血圧，脂質異常症，糖尿病などの基礎疾患の栄養基準で栄養ケアプランを立てる．

  脳血管疾患では，水分や電解質のバランス管理が重要であるので，体重測定を行い，脱水・浮腫に注意しながら栄養管理を行う．同時に摂食量に注意し，低栄養を早めに発見し，栄養介入を行う．
- 嚥下障害がある場合：栄養基準は慢性期と同じであるが，調理方法（かたさ，粘度，凝集性など）や食べ方（姿勢，食物を口に入れる1回量，食べる順序など）を嚥下機能にあわせて計画する．詳細は，嚥下食の専門書[14)18)~20)]を参照する．

③栄養補給

- 急性期：意識障害がある場合は経静脈栄養法または経腸栄養法を選択する．
- 慢性期：経口栄養法が基本となるが，経口だけで必要な栄養が充足できない場合には，経腸栄養法を併用する．
- 嚥下障害がある場合：食事の内容を調整した経口栄養法のみで必要な栄養成分が充足できない場合には，嚥下障害用に開発された経腸栄養剤を併用する．経口栄養法と経腸栄養法の併用で必要な栄養が充足できない場合には，経鼻胃管・胃瘻（いろう）・腸瘻（ちょうろう）などの補給法による経腸栄養法を選択する．胃瘻による栄養投与でも**誤嚥性肺炎**のリスクはあるので，誤嚥を確認し，注入時の姿勢・経腸栄養剤の粘度，チューブの先端位置などを検討する．詳細は，専門書[21)22)]を参照する．

④栄養指導

再発予防の栄養指導が中心となるが，患者が病気の受容ができているかを確認してから指導を行うようにする．

再発予防のために，生活改善に取り組む患者の気持ちを十分理解し，患者・家族のQOLに配慮しながら，良い生活習慣（食事，運動，適正飲酒，禁酒）を身につけること，正しい服薬などの意義を十分に理解できるようにサポートする．

患者自身が家庭経済を支える中心である場合には，患者および家族が抱く，社会復帰や再発への不安な気持ちを理解し食生活を提案する．特に，**麻痺・歩行困難**などの障害を抱えた場合，**構音障害**でコミュニケーションがうまくとれなくなった場合，**嚥下障害**で人と食事をすることに抵抗感がある場合など，患者・家族の状況をよく理解し，状況にあった食事内容になるよう提案する．

Column

嚥下障害と食事

食物や飲み物を，口の中に取り込んで，咽頭（いんとう）から食道・胃へと送り込む一連の過程を嚥下という．このはたらきを制御している脳の場所に障害が起こると，嚥下機能が低下する．

一般的には，水のような粘度がない液体が誤嚥しやすい．また，口腔内で食塊を形成しにくいものは，うまく飲み込めない．どのような形態（かたさ，粘度，凝集性など）が誤嚥を生じないかは，嚥下障害をきたしている原疾患による．したがって，嚥下造影検査，嚥下内視鏡などで，嚥下機能を評価して食形態を決めるようにする．誤嚥は，食べるときの姿勢，食べ方によっても違ってくるので，耳鼻咽喉科医，歯科医師，言語聴覚士，摂食嚥下障害看護認定看護師などとチームを組んでケアプランを立てることが重要である．

嚥下障害をもつ患者は，急性期は専門医療機関での医療管理が行われるが，病状が安定してきたら地域の病院，在宅へという病診連携・地域連携が組まれることが多いので，地域連携NSTの活用が望まれる分野である．

Advanced 血圧の日内変動

24時間自由行動下血圧測定（ambulatory blood pressure monitoring：ABPM）により，「早朝高血圧」「夜間高血圧」「昼間高血圧」など，診察室外での血圧変動が把握できるようになり，「仮面高血圧」を見逃がさないだけでなく，24時間の血圧の変動の特徴と病態とが解明されるようになってきている．日本高血圧学会では「異なる測定法における高血圧基準（mmHg）」（**表4**）[2] を示している．

非高血圧者は，夜間は血圧が低下するdipper型であるが，夜間血圧の降下が少ない（10％未満）non-dipper型や，夜間血圧が上昇するriser型では，非高血圧者に比べ，脳，心臓，腎臓すべての臓器障害ならびに心疾患死のリスクが高い[1]．また，早朝に血圧が著しく上昇する早朝高血圧（モーニングサージ）は，心疾患の発症に関与している[2]．

高血圧だけでなく，心筋梗塞・喘息などの発症が生体リズムと関係していることが解明されていくなかで，薬の投与も生体リズムと薬効時間を考える時間薬理学という考え方が取り入れられている．同様に，栄養学の分野でも「時間栄養学」の研究が進み，従来経験的に「寝る前に食べると太る」ということも学問的な解明が進められている．これを受けて，食事療法も「何を，どれだけ，どのように食べたらよいか」に加え「いつ，何を食べたらよいか」という栄養介入が行われるようになってきている．

表4　異なる測定法における高血圧基準（mmHg）

	収縮期血圧		拡張期血圧
診察室血圧	≧140	かつ／または	≧90
家庭血圧	≧135	かつ／または	≧85
自由行動下血圧			
24時間	≧130	かつ／または	≧80
昼間	≧135	かつ／または	≧85
夜間	≧120	かつ／または	≧70

（「高血圧診療ステップアップ　－高血圧治療ガイドラインを極める－」（日本高血圧学会/編），p73，p106，診断と治療者，2019[2] より引用）

（宮本佳代子）

第4章 循環器系疾患

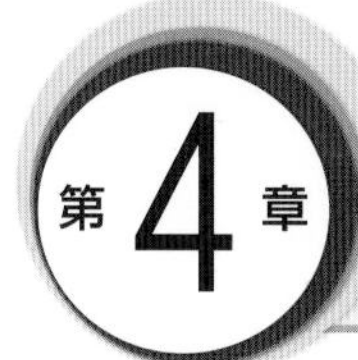

第4章 チェック問題

問　題

□ □ **Q1** 高血圧の生活習慣の是正にはどんな項目があるかあげなさい.

□ □ **Q2** 動脈硬化はどのような病態か説明しなさい.

□ □ **Q3** 心不全の栄養基準の要点は何か述べなさい.

解答＆解説

A1
・食事：食塩制限と適正体重の維持を第一に介入する．脂質異常症の予防から飽和脂肪酸の制限とn-3系多価不飽和脂肪酸の摂取が推奨される.
飲酒はエタノール換算で1日あたり男性20～30 mL，女性10～20 mL以下とする.
・運動：軽度の有酸素運動（動的および静的筋肉負荷運動）を毎日30分または180分/週以上行うことが勧められる.
・この他に禁煙が重要となる.

A2 動脈が肥厚してかたくなった状態をいい，これにより動脈のはたらきが悪くなる病変をいう. 動脈硬化は虚血性心疾患，脳血管疾患など，さまざまな循環器系の疾患の原因となっている. 動脈硬化は，脂質異常症，インスリン抵抗性，糖尿病，高血圧，喫煙などが危険因子となる.

A3
・食塩：減塩目標を1日6 g未満とし重症心不全ではより厳格な塩分制限を検討する.
・水分：軽症では水分制限は不要であるが，重症で希釈性低ナトリウム血症をきたした場合には水分制限をする.
・エネルギー：肥満を有する場合には減量のためにエネルギーを制限する．エネルギーの目安としては，25～30 kcal/kg・標準体重/日とし，体重の推移・活動（運動）制限の状況・栄養状態に応じて調整する.

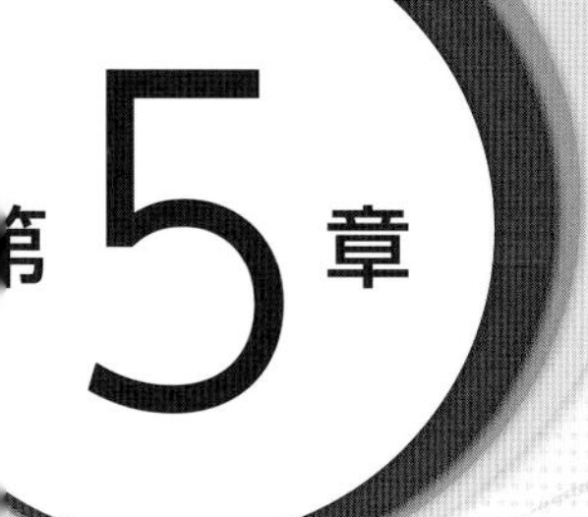

腎・尿路系（泌尿器系）疾患

Point

1 慢性腎臓病（CKD）は，慢性に経過する慢性糸球体腎炎，糖尿病性腎症，ネフローゼ症候群などのすべての腎疾患の総称である．たんぱく尿など腎疾患の存在を示す所見，あるいは腎機能の低下が３カ月以上持続することを理解する．

2 急性腎不全は原因によって腎前性，腎性，腎後性に分類される．一方，慢性腎不全は多数の慢性腎疾患によって高度の腎機能障害に陥った状態であることを理解する．

3 糖尿病性腎症は病期分類により早期診断を行い，早期治療を開始する．進行抑制には，各病期を通して血糖と高血圧の厳格なコントロールが必須である．栄養食事療法では，従来のエネルギー制限主体の食事からたんぱく質制限を中心とした食事へと適切に移行することの重要性を理解する．

4 透析療法は血液浄化療法で，血液透析と腹膜透析がある．透析患者では，透析による筋たんぱく質の異化や代謝異常，透析液への栄養素の流失などがあり，容易に栄養障害が起こる．症例ごとに適切な栄養管理を行い，合併症を予防することを理解する．

5 腎臓から尿管，膀胱，尿道に至る経路を尿路という．男性では前立腺も含む．尿路系疾患には，結石症やがん，前立腺肥大症などがある．早期は無症状であるが，進行により，腎機能障害や尿閉をきたす場合もあることを理解する．

概略図　CKDの発症と進行の概念

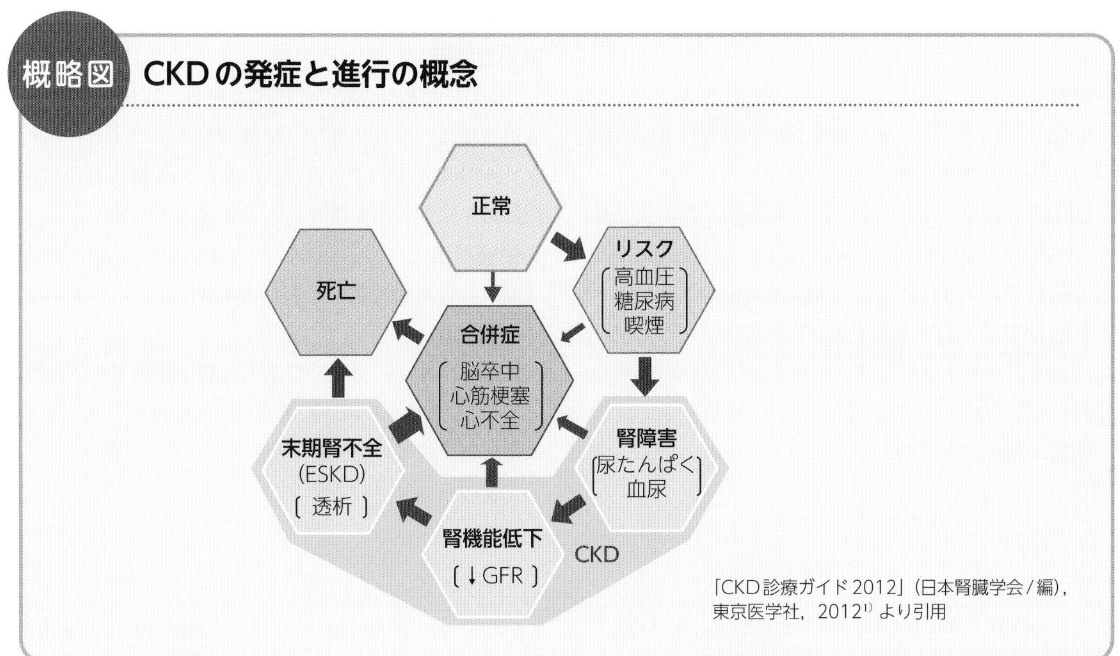

「CKD診療ガイド2012」（日本腎臓学会/編），東京医学社，2012[1]より引用

1 慢性腎臓病（CKD）

1）臨床医学の復習

①疾患の原因

《慢性腎臓病（CKD）の定義》

ⅰ 尿異常，画像診断，血液，病理で腎障害の存在が明らか，特に0.15 g/gCr以上の**たんぱく尿**※1（30 mg/gCr以上のアルブミン尿）の存在が重要
ⅱ 糸球体濾（ろ）過（か）量 **GFR**※2 < 60 mL/分/1.73 m^2
ⅰⅱのいずれか，または両方が3カ月以上持続する．

CKD（chronic kidney disease）は原疾患の如何を問わず慢性に経過する腎臓病を包括した概念である．

わが国の成人人口の13％，1330万人がCKD患者である．**末期腎不全**（end-stage kidney disease：ESKD）による透析患者が増加しており医療経済上大きな問題となっている．またCKDは**心血管疾患**（cardiovascular disease：CVD）の危険因子でもある．CKDの治療の目的はESKD，CVDの発症・進展予防であり早期のうちからの集学的治療が必要である．

②症状

初期にはほとんど自覚症状がないことが多い．CKDの発症と進行を**概略図**に示す．CKDの進行により貧血，疲労感，息切れ，浮腫，食欲不振，悪心などの症状がみられる．

③診断

0.15 g/gCr以上のたんぱく尿とGFR < 60 mL/分/1.73 m^2で診断する．

GFRは血清クレアチニン（Cr）と年齢，性別より成人では日本人のGFR推算式を用いて**推算GFR（eGFR）**として評価する．また，血清シスタチンCも新たなGFRマーカーとして用いられるようになっている．血清シスタチンCは筋肉量や食事，運動の影響を受けにくいため，血清Cr値によるGFR推算式で評価が困難な場合に有用である．

eGFRcreat（mL/分/1.73 m^2）
$= 194 \times Cr^{-1.094} \times$ 年齢（歳）$^{-0.287}$
（女性は×0.739）（表1）

たんぱく尿は正常（< 0.15 g/gCr），軽度（0.15～0.49 g/gCr），高度（≧0.50 g/gCr）に分類し，軽度以上を陽性とする（**表2**）．

CKDの重症度は原因（cause：C），腎機能（GFR：G），たんぱく尿（アルブミン尿：A）によるCGA分類で評価する（**表3**）．

④治療

CKDの発症の危険因子として高齢，家族歴，過去の検診による尿異常などとともに生活習慣の乱れによるメタボリックシンドロームとその要因である高血圧，耐糖能異常，脂質異常なども関与している．CKDの発症・進展予防には生活習慣の改善が重要であり，ステージの重症度に応じた治療が行われる．

⑤治療の指標

治療の目的はESKDとCVDの発症・進展抑制にある．肥満の改善や禁煙，減塩など生活習慣の改善は高血圧や動脈硬化進展の抑制につながりCKDの進行抑制にもなる．適切な運動療法，薬物療法，栄養食事療法を実施し，定期的な診察により腎機能の程度に応じた対策を行う．

2）栄養食事療法

①栄養評価

CKDの食事療法基準に準じた栄養食事療法を行い，体重や血圧，血液生化学・尿検査結果のフォローを行う．24時間蓄尿による食塩摂取量，たんぱく質摂取量の評価を定期的に実施することが望ましい．

②栄養基準

成人の食事療法基準を**表4**に示す．

③栄養補給

摂取エネルギー量は「日本人の食事摂取基準（2020年版）」に準拠するが，患者個々の活動度や目標とする体重などを勘案しながら調整する．たんぱく質はステージごとの摂取基準に準拠する．

※1 **たんぱく尿**：尿中にたんぱくが検出された状態をいう．1日0.15 g以上持続的に排泄されている場合をたんぱく尿とよぶ．

※2 **GFR（glomeruler filtration rate：糸球体濾過量）**：単位時間あたりの糸球体から濾過される血漿量を表し，腎機能評価に用いられる．

表1　eGFR男女・年齢別早見表

G1+2　G3a　G3b　G4　G5

A）男性用　血清Crに基づくGFR推算式早見表（mL/分/1.73 m²）　eGFRcreat＝194×Cr$^{-1.094}$×年齢（歳）$^{-0.287}$（次ページへ続く）

血清Cr (mg/dL)	年齢													
	20	25	30	35	40	45	50	55	60	65	70	75	80	85
0.60	143.6	134.7	127.8	122.3	117.7	113.8	110.4	107.4	104.8	102.4	100.2	98.3	96.5	94.8
0.70	121.3	113.8	108.0	103.3	99.4	96.1	93.3	90.7	88.5	86.5	84.7	83.0	81.5	80.1
0.80	104.8	98.3	93.3	89.3	85.9	83.1	80.6	78.4	76.5	74.7	73.2	71.7	70.4	69.2
0.90	92.1	86.4	82.0	78.5	75.5	73.0	70.8	68.9	67.2	65.7	64.3	63.1	61.9	60.8
1.00	82.1	77.0	73.1	69.9	67.3	65.1	63.1	61.4	59.9	58.5	57.3	56.2	55.2	54.2
1.10	74.0	69.4	65.9	63.0	60.6	58.6	56.9	55.3	54.0	52.7	51.6	50.6	49.7	48.8
1.20	67.3	63.1	59.9	57.3	55.1	53.3	51.7	50.3	49.1	48.0	46.9	46.0	45.2	44.4
1.30	61.6	57.8	54.9	52.5	50.5	48.8	47.4	46.1	45.0	43.9	43.0	42.2	41.4	40.7
1.40	56.8	53.3	50.6	48.4	46.6	45.0	43.7	42.5	41.5	40.5	39.7	38.9	38.2	37.5
1.50	52.7	49.4	46.9	44.9	43.2	41.8	40.5	39.4	38.4	37.6	36.8	36.1	35.4	34.8
1.60	49.1	46.1	43.7	41.8	40.2	38.9	37.7	36.7	35.8	35.0	34.3	33.6	33.0	32.4
1.70	46.0	43.1	40.9	39.1	37.7	36.4	35.3	34.4	33.5	32.8	32.1	31.4	30.9	30.3
1.80	43.2	40.5	38.4	36.8	35.4	34.2	33.2	32.3	31.5	30.8	30.1	29.5	29.0	28.5
1.90	40.7	38.2	36.2	34.6	33.3	32.2	31.3	30.4	29.7	29.0	28.4	27.8	27.3	26.9
2.00	38.5	36.1	34.2	32.8	31.5	30.5	29.6	28.8	28.1	27.4	26.8	26.3	25.8	25.4
2.10	36.5	34.2	32.5	31.1	29.9	28.9	28.0	27.3	26.6	26.0	25.5	25.0	24.5	24.1
2.20	34.7	32.5	30.9	29.5	28.4	27.5	26.6	25.9	25.3	24.7	24.2	23.7	23.3	22.9
2.30	33.0	31.0	29.4	28.1	27.1	26.2	25.4	24.7	24.1	23.5	23.0	22.6	22.2	21.8
2.40	31.5	29.6	28.0	26.8	25.8	25.0	24.2	23.6	23.0	22.5	22.0	21.6	21.2	20.8
2.50	30.1	28.3	26.8	25.7	24.7	23.9	23.2	22.5	22.0	21.5	21.0	20.6	20.2	19.9
2.60	28.9	27.1	25.7	24.6	23.7	22.9	22.2	21.6	21.1	20.6	20.2	19.8	19.4	19.1
2.70	27.7	26.0	24.7	23.6	22.7	21.9	21.3	20.7	20.2	19.8	19.3	19.0	18.6	18.3
2.80	26.6	25.0	23.7	22.7	21.8	21.1	20.5	19.9	19.4	19.0	18.6	18.2	17.9	17.6
2.90	25.6	24.0	22.8	21.8	21.0	20.3	19.7	19.2	18.7	18.3	17.9	17.5	17.2	16.9
3.00	24.7	23.2	22.0	21.0	20.2	19.6	19.0	18.5	18.0	17.6	17.2	16.9	16.6	16.3
3.10	23.8	22.3	21.2	20.3	19.5	18.9	18.3	17.8	17.4	17.0	16.6	16.3	16.0	15.7
3.20	23.0	21.6	20.5	19.6	18.9	18.2	17.7	17.2	16.8	16.4	16.1	15.7	15.5	15.2
3.30	22.2	20.9	19.8	18.9	18.2	17.6	17.1	16.6	16.2	15.9	15.5	15.2	14.9	14.7
3.40	21.5	20.2	19.2	18.3	17.6	17.1	16.5	16.1	15.7	15.3	15.0	14.7	14.5	14.2
3.50	20.9	19.6	18.6	17.8	17.1	16.5	16.0	15.6	15.2	14.9	14.6	14.3	14.0	13.8
3.60	20.2	19.0	18.0	17.2	16.6	16.0	15.5	15.1	14.8	14.4	14.1	13.8	13.6	13.3
3.70	19.6	18.4	17.5	16.7	16.1	15.5	15.1	14.7	14.3	14.0	13.7	13.4	13.2	13.0
3.80	19.1	17.9	17.0	16.2	15.6	15.1	14.7	14.3	13.9	13.6	13.3	13.0	12.8	12.6
3.90	18.5	17.4	16.5	15.8	15.2	14.7	14.2	13.9	13.5	13.2	12.9	12.7	12.4	12.2
4.00	18.0	16.9	16.0	15.3	14.8	14.3	13.9	13.5	13.1	12.8	12.6	12.3	12.1	11.9

※酵素法で測定したCr値を用いてください．18歳以上にのみ適用可能です．小児には使用できません

「CKD診療ガイド2012」（日本腎臓学会／編），裏表紙，東京医学社，2012[1]より引用

④栄養指導

《ⅰ．減塩》

食塩の過剰摂取により高血圧をきたしやすい．そして細胞外液量の増加を招き，浮腫，心不全，肺水腫などの原因にもなりうる．6 g/日が基本である．

《ⅱ．肥満の是正》

肥満はESKDへのリスクを高める．適正体重BMI＜25をめざす．

《ⅲ．たんぱく質制限》

ステージG3以降たんぱく質摂取制限を強化していくが，主にG4以降では過度のたんぱく質制限によりエネルギー不足が懸念される．低たんぱく質の特殊食品の利用を検討するなど栄養指導の高度な技術と継続指導が必要である．

《ⅳ．適正飲酒量の遵守》

エタノール量として男性では20～30 mL/日（日本酒1合），女性は10～20 mL/日以下をめざす．

（表1続き）

B）男性用　血清シスタチンCに基づくGFR推算式早見表（mL/分/1.73 m^2）　eGFRcys＝$(104 \times \text{Cys-C}^{-1.019} \times 0.996^{\text{年齢(歳)}}) - 8$

血清Cys-C（mg/dL）	年齢													
	20	25	30	35	40	45	50	55	60	65	70	75	80	85
0.60	153.5	150.3	147.2	144.1	141.1	138.1	135.2	132.4	129.6	126.9	124.2	121.6	119.0	116.5
0.70	130.1	127.3	124.6	122.0	119.4	116.9	114.4	112.0	109.6	107.3	105.0	102.7	100.5	98.4
0.80	112.5	110.1	107.8	105.5	103.2	101.0	98.8	96.7	94.6	92.6	90.6	88.7	86.7	84.9
0.90	98.9	96.7	94.7	92.6	90.6	88.7	86.8	84.9	83.0	81.2	79.5	77.7	76.0	74.4
1.00	88.0	86.1	84.2	82.4	80.6	78.8	77.1	75.4	73.8	72.1	70.6	69.0	67.5	66.0
1.10	79.1	77.4	75.7	74.0	72.4	70.8	69.2	67.7	66.2	64.7	63.3	61.9	60.5	59.1
1.20	71.7	70.1	68.6	67.1	65.6	64.1	62.7	61.3	59.9	58.6	57.2	55.9	54.7	53.4
1.30	65.5	64.0	62.6	61.2	59.8	58.5	57.1	55.9	54.6	53.3	52.1	50.9	49.8	48.6
1.40	60.1	58.8	57.4	56.2	54.9	53.6	52.4	51.2	50.0	48.9	47.8	46.6	45.6	44.5
1.50	55.5	54.2	53.0	51.8	50.6	49.4	48.3	47.2	46.1	45.0	44.0	42.9	41.9	40.9
1.60	51.5	50.3	49.1	48.0	46.9	45.8	44.7	43.7	42.7	41.6	40.7	39.7	38.8	37.8
1.70	47.9	46.8	45.7	44.6	43.6	42.6	41.6	40.6	39.6	38.7	37.7	36.8	35.9	35.1
1.80	44.7	43.7	42.7	41.7	40.7	39.7	38.8	37.8	36.9	36.0	35.2	34.3	33.5	32.6
1.90	41.9	40.9	39.9	39.0	38.1	37.1	36.3	35.4	34.5	33.7	32.8	32.0	31.2	30.5
2.00	39.4	38.4	37.5	36.6	35.7	34.9	34.0	33.2	32.4	31.5	30.8	30.0	29.2	28.5
2.10	37.1	36.2	35.3	34.4	33.6	32.8	32.0	31.2	30.4	29.6	28.9	28.2	27.4	26.7
2.20	35.0	34.1	33.3	32.5	31.7	30.9	30.1	29.4	28.6	27.9	27.2	26.5	25.8	25.1
2.30	33.1	32.3	31.5	30.7	29.9	29.2	28.4	27.7	27.0	26.3	25.6	25.0	24.3	23.7
2.40	31.3	30.6	29.8	29.0	28.3	27.6	26.9	26.2	25.5	24.8	24.2	23.6	22.9	22.3
2.50	29.7	29.0	28.3	27.5	26.8	26.1	25.5	24.8	24.1	23.5	22.9	22.3	21.7	21.1
2.60	28.3	27.5	26.8	26.1	25.5	24.8	24.1	23.5	22.9	22.3	21.7	21.1	20.5	19.9
2.70	26.9	26.2	25.5	24.9	24.2	23.6	22.9	22.3	21.7	21.1	20.6	20.0	19.4	18.9
2.80	25.6	25.0	24.3	23.7	23.0	22.4	21.8	21.2	20.6	20.1	19.5	19.0	18.4	17.9
2.90	24.4	23.8	23.2	22.5	21.9	21.3	20.8	20.2	19.6	19.1	18.5	18.0	17.5	17.0
3.00	23.3	22.7	22.1	21.5	20.9	20.3	19.8	19.2	18.7	18.2	17.6	17.1	16.6	16.1
3.10	22.3	21.7	21.1	20.5	20.0	19.4	18.9	18.3	17.8	17.3	16.8	16.3	15.8	15.4
3.20	21.3	20.8	20.2	19.6	19.1	18.5	18.0	17.5	17.0	16.5	16.0	15.5	15.1	14.6
3.30	20.4	19.9	19.3	18.8	18.2	17.7	17.2	16.7	16.2	15.7	15.3	14.8	14.4	13.9
3.40	19.6	19.0	18.5	18.0	17.5	17.0	16.5	16.0	15.5	15.0	14.6	14.1	13.7	13.3
3.50	18.8	18.2	17.7	17.2	16.7	16.2	15.7	15.3	14.8	14.4	13.9	13.5	13.1	12.6
3.60	18.0	17.5	17.0	16.5	16.0	15.5	15.1	14.6	14.2	13.7	13.3	12.9	12.5	12.1
3.70	17.3	16.8	16.3	15.8	15.4	14.9	14.4	14.0	13.6	13.1	12.7	12.3	11.9	11.5
3.80	16.6	16.1	15.7	15.2	14.7	14.3	13.8	13.4	13.0	12.6	12.2	11.8	11.4	11.0
3.90	16.0	15.5	15.0	14.6	14.1	13.7	13.3	12.8	12.4	12.0	11.6	11.2	10.9	10.5
4.00	15.4	14.9	14.5	14.0	13.6	13.1	12.7	12.3	11.9	11.5	11.1	10.7	10.4	10.0

※国際的標準物質に基づいた測定値を用いてください．18歳以上にのみ適用可能です．小児には使用できません．
「CKD診療ガイド2012」（日本腎臓学会/編），裏表紙，東京医学社，2012[1]より引用

2 糸球体腎炎

A. 急性糸球体腎炎

1）臨床医学の復習

①疾患の原因

A群β溶血性レンサ球菌による感染が大部分で，**黄色ブドウ球菌**や**ウイルス**などが原因となることもある．小児における発症が多い．

②症状

先行感染（咽頭（いんとう），皮膚など）1～2週間の潜伏期間を経て浮腫，血尿，高血圧，たんぱく尿，糸球体濾（ろ）過（か）値の減少を認める．血尿は必発であり1/3の症例では肉眼的血尿（ぶどう酒様）を認めることもある．

③診断

診断基準は作成されていない．臨床経過と検査所見により診断する．尿の異常や血清ASOやASKなどの溶連菌関連抗体の上昇とともに血清補体値C3の低下が特徴的である．低補体血症は通常8週間以内に正常

（表1続き）

C）女性用　血清Crに基づくGFR推算式早見表（mL/分/1.73 m²）　eGFRcreat = 194 × $Cr^{-1.094}$ × 年齢（歳）$^{-0.287}$ × 0.739

血清Cr (mg/dL)	年齢													
	20	25	30	35	40	45	50	55	60	65	70	75	80	85
0.60	106.1	99.5	94.5	90.4	87.0	84.1	81.6	79.4	77.4	75.7	74.1	72.6	71.3	70.0
0.70	89.6	84.1	79.8	76.3	73.5	71.0	68.9	67.1	65.4	63.9	62.6	61.3	60.2	59.2
0.80	77.5	72.7	68.9	66.0	63.5	61.4	59.5	57.9	56.5	55.2	54.1	53.0	52.0	51.1
0.90	68.1	63.9	60.6	58.0	55.8	54.0	52.3	50.9	49.7	48.6	47.5	46.6	45.7	45.0
1.00	60.7	56.9	54.0	51.7	49.7	48.1	46.6	45.4	44.3	43.3	42.4	41.5	40.8	40.1
1.10	54.7	51.3	48.7	46.6	44.8	43.3	42.0	40.9	39.9	39.0	38.2	37.4	36.7	36.1
1.20	49.7	46.6	44.2	42.3	40.7	39.4	38.2	37.2	36.3	35.4	34.7	34.0	33.4	32.8
1.30	45.5	42.7	40.5	38.8	37.3	36.1	35.0	34.1	33.2	32.5	31.8	31.2	30.6	30.1
1.40	42.0	39.4	37.4	35.8	34.4	33.3	32.3	31.4	30.6	29.9	29.3	28.7	28.2	27.7
1.50	38.9	36.5	34.7	33.2	31.9	30.9	29.9	29.1	28.4	27.8	27.2	26.6	26.2	25.7
1.60	36.3	34.0	32.3	30.9	29.7	28.8	27.9	27.1	26.5	25.9	25.3	24.8	24.4	24.0
1.70	34.0	31.9	30.2	28.9	27.8	26.9	26.1	25.4	24.8	24.2	23.7	23.2	22.8	22.4
1.80	31.9	29.9	28.4	27.2	26.1	25.3	24.5	23.9	23.3	22.7	22.3	21.8	21.4	21.1
1.90	30.1	28.2	26.8	25.6	24.6	23.8	23.1	22.5	21.9	21.4	21.0	20.6	20.2	19.8
2.00	28.4	26.7	25.3	24.2	23.3	22.5	21.9	21.3	20.7	20.3	19.8	19.5	19.1	18.8
2.10	26.9	25.3	24.0	23.0	22.1	21.4	20.7	20.2	19.7	19.2	18.8	18.4	18.1	17.8
2.20	25.6	24.0	22.8	21.8	21.0	20.3	19.7	19.2	18.7	18.3	17.9	17.5	17.2	16.9
2.30	24.4	22.9	21.7	20.8	20.0	19.3	18.8	18.2	17.8	17.4	17.0	16.7	16.4	16.1
2.40	23.3	21.8	20.7	19.8	19.1	18.5	17.9	17.4	17.0	16.6	16.3	15.9	15.6	15.4
2.50	22.3	20.9	19.8	19.0	18.3	17.6	17.1	16.7	16.2	15.9	15.5	15.2	15.0	14.7
2.60	21.3	20.0	19.0	18.2	17.5	16.9	16.4	16.0	15.6	15.2	14.9	14.6	14.3	14.1
2.70	20.5	19.2	18.2	17.4	16.8	16.2	15.7	15.3	14.9	14.6	14.3	14.0	13.8	13.5
2.80	19.7	18.5	17.5	16.8	16.1	15.6	15.1	14.7	14.4	14.0	13.7	13.5	13.2	13.0
2.90	18.9	17.8	16.9	16.1	15.5	15.0	14.6	14.2	13.8	13.5	13.2	13.0	12.7	12.5
3.00	18.2	17.1	16.2	15.5	15.0	14.5	14.0	13.6	13.3	13.0	12.7	12.5	12.3	12.0
3.10	17.6	16.5	15.7	15.0	14.4	13.9	13.5	13.2	12.8	12.5	12.3	12.0	11.8	11.6
3.20	17.0	15.9	15.1	14.5	13.9	13.5	13.1	12.7	12.4	12.1	11.9	11.6	11.4	11.2
3.30	16.4	15.4	14.6	14.0	13.5	13.0	12.6	12.3	12.0	11.7	11.5	11.2	11.0	10.9
3.40	15.9	14.9	14.2	13.5	13.0	12.6	12.2	11.9	11.6	11.3	11.1	10.9	10.7	10.5
3.50	15.4	14.5	13.7	13.1	12.6	12.2	11.8	11.5	11.2	11.0	10.8	10.5	10.4	10.2
3.60	14.9	14.0	13.3	12.7	12.2	11.8	11.5	11.2	10.9	10.7	10.4	10.2	10.0	9.9
3.70	14.5	13.6	12.9	12.4	11.9	11.5	11.1	10.8	10.6	10.3	10.1	9.9	9.7	9.6
3.80	14.1	13.2	12.5	12.0	11.5	11.2	10.8	10.5	10.3	10.0	9.8	9.6	9.5	9.3
3.90	13.7	12.8	12.2	11.7	11.2	10.8	10.5	10.2	10.0	9.8	9.6	9.4	9.2	9.0
4.00	13.3	12.5	11.9	11.3	10.9	10.6	10.2	10.0	9.7	9.5	9.3	9.1	8.9	8.8

「CKD診療ガイド2012」（日本腎臓学会/編），裏表紙，東京医学社，2012[1]より引用

化する．他疾患との鑑別が必要な場合などは**腎生検**※3を行う場合もある．

④治療

安静臥床（がしょう）と栄養食事療法，急性期症状の対症療法が主体となる．薬物療法では抗菌薬や利尿薬，降圧薬を用いる．

⑤治療の指標

病期は乏尿（ぼうにょう）期，利尿期，回復期，治癒期に分けられる．**乏尿期**は入院治療を必要とする場合が多く安静とする．**利尿期**は尿量の増加とともに浮腫の軽減や血圧の正常化がみられる．**回復期**は浮腫の消失，血圧の正常化とともに尿所見が改善してくる時期で，軽作業程度の活動を可とする．糸球体組織病変の改善は尿所見の正常化から6～24カ月程度遅れるため，尿所見正常化から6カ月以内は激しい活動は制限する．小児は自然に回復するが，成人では**慢性腎炎**に移行する場合がある．

※3　**腎生検**：超音波診断装置を用いて腎臓を確認しながら腎臓に生検針を刺して腎臓の組織を採取し，組織診断を得る検査法．より正確な組織診断の情報が得られることで腎疾患の診断と適切な治療へとつなげられる．

2）栄養食事療法

①栄養評価

GFRの低下により乏尿，浮腫のみられる時期は，**水**

（表1続き）

D）女性用　血清シスタチンCに基づくGFR推算式早見表（mL/分/1.73 m²）　eGFRcys＝$(104 \times \text{Cys-C}^{-1.019} \times 0.996^{\text{年齢(歳)}} \times 0.929) - 8$

血清Cys-C（mg/dL）	年齢													
	20	25	30	35	40	45	50	55	60	65	70	75	80	85
0.60	142.1	139.1	136.2	133.3	130.5	127.8	125.1	122.4	119.8	117.3	114.8	112.4	110.0	107.7
0.70	120.3	117.7	115.2	112.8	110.4	108.0	105.7	103.5	101.3	99.1	97.0	94.9	92.8	90.8
0.80	103.9	101.7	99.5	97.4	95.3	93.3	91.3	89.3	87.4	85.5	83.6	81.8	80.0	78.3
0.90	91.3	89.3	87.4	85.5	83.6	81.8	80.0	78.3	76.6	74.9	73.3	71.6	70.1	68.5
1.00	81.2	79.4	77.7	76.0	74.3	72.7	71.1	69.5	68.0	66.5	65.0	63.5	62.1	60.7
1.10	72.9	71.3	69.7	68.2	66.7	65.2	63.8	62.3	60.9	59.6	58.2	56.9	55.6	54.4
1.20	66.1	64.6	63.1	61.7	60.3	59.0	57.7	56.4	55.1	53.8	52.6	51.4	50.2	49.1
1.30	60.3	58.9	57.6	56.3	55.0	53.7	52.5	51.3	50.1	49.0	47.9	46.8	45.7	44.6
1.40	55.3	54.0	52.8	51.6	50.4	49.3	48.1	47.0	45.9	44.8	43.8	42.8	41.8	40.8
1.50	51.0	49.8	48.7	47.6	46.4	45.4	44.3	43.3	42.3	41.3	40.3	39.3	38.4	37.5
1.60	47.2	46.1	45.1	44.0	43.0	42.0	41.0	40.0	39.1	38.1	37.2	36.3	35.4	34.6
1.70	43.9	42.9	41.9	40.9	39.9	39.0	38.0	37.1	36.2	35.4	34.5	33.7	32.8	32.0
1.80	41.0	40.0	39.1	38.1	37.2	36.3	35.4	34.6	33.7	32.9	32.1	31.3	30.5	29.8
1.90	38.4	37.4	36.5	35.7	34.8	33.9	33.1	32.3	31.5	30.7	29.9	29.2	28.5	27.7
2.00	36.0	35.1	34.3	33.4	32.6	31.8	31.0	30.2	29.5	28.7	28.0	27.3	26.6	25.9
2.10	33.9	33.0	32.2	31.4	30.6	29.9	29.1	28.4	27.7	27.0	26.3	25.6	24.9	24.3
2.20	31.9	31.1	30.4	29.6	28.9	28.1	27.4	26.7	26.0	25.3	24.7	24.0	23.4	22.8
2.30	30.2	29.4	28.7	27.9	27.2	26.5	25.8	25.2	24.5	23.9	23.2	22.6	22.0	21.4
2.40	28.5	27.8	27.1	26.4	25.7	25.1	24.4	23.8	23.1	22.5	21.9	21.3	20.7	20.2
2.50	27.1	26.4	25.7	25.0	24.4	23.7	23.1	22.5	21.9	21.3	20.7	20.1	19.6	19.0
2.60	25.7	25.0	24.4	23.7	23.1	22.5	21.9	21.3	20.7	20.1	19.6	19.0	18.5	18.0
2.70	24.4	23.8	23.1	22.5	21.9	21.3	20.7	20.2	19.6	19.1	18.5	18.0	17.5	17.0
2.80	23.2	22.6	22.0	21.4	20.8	20.3	19.7	19.1	18.6	18.1	17.6	17.1	16.6	16.1
2.90	22.1	21.5	20.9	20.4	19.8	19.3	18.7	18.2	17.7	17.2	16.7	16.2	15.7	15.2
3.00	21.1	20.5	20.0	19.4	18.9	18.3	17.8	17.3	16.8	16.3	15.8	15.4	14.9	14.4
3.10	20.2	19.6	19.0	18.5	18.0	17.5	17.0	16.5	16.0	15.5	15.0	14.6	14.1	13.7
3.20	19.3	18.7	18.2	17.7	17.2	16.7	16.2	15.7	15.2	14.8	14.3	13.9	13.4	13.0
3.30	18.4	17.9	17.4	16.9	16.4	15.9	15.4	15.0	14.5	14.1	13.6	13.2	12.8	12.4
3.40	17.6	17.1	16.6	16.1	15.7	15.2	14.7	14.3	13.8	13.4	13.0	12.6	12.1	11.7
3.50	16.9	16.4	15.9	15.4	15.0	14.5	14.1	13.6	13.2	12.8	12.4	12.0	11.6	11.2
3.60	16.2	15.7	15.2	14.8	14.3	13.9	13.4	13.0	12.6	12.2	11.8	11.4	11.0	10.6
3.70	15.5	15.0	14.6	14.1	13.7	13.3	12.8	12.4	12.0	11.6	11.2	10.9	10.5	10.1
3.80	14.9	14.4	14.0	13.5	13.1	12.7	12.3	11.9	11.5	11.1	10.7	10.4	10.0	9.6
3.90	14.3	13.8	13.4	13.0	12.6	12.2	11.8	11.4	11.0	10.6	10.2	9.9	9.5	9.2
4.00	13.7	13.3	12.9	12.4	12.0	11.6	11.3	10.9	10.5	10.1	9.8	9.4	9.1	8.7

「CKD診療ガイド2012」（日本腎臓学会/編），裏表紙，東京医学社，2012[1]より引用

表2　たんぱく尿・アルブミン尿の評価

	A1	A2	A3	
アルブミン尿	正常	微量アルブミン尿	顕性アルブミン尿	（ネフローゼ）
尿アルブミン排泄量（mg/日）	＜30	30～299	≧300	≧2,000
尿アルブミン/Cr比（mg/gCr）	＜30	30～299	≧300	≧2,000
たんぱく尿	正常	軽度	高度	（ネフローゼ）
尿たんぱく排泄量（g/日）	＜0.15	0.15～0.49	≧0.50	≧3.5
尿たんぱく/Cr比（g/gCr）	＜0.15	0.15～0.49	≧0.50	≧3.5
試験紙法での目安	（−）～（±）	（−）～（2＋）	（1＋）～（3＋）	（3＋）～（4＋）

「CKD診療ガイド2012」（日本腎臓学会/編），p25，表11，東京医学社，2012[1]より引用

表3　CKDの重症度分類

原疾患		たんぱく尿区分		A1	A2	A3
糖尿病		尿アルブミン定量（mg/日） 尿アルブミン/Cr比（mg/gCr）		正常	微量アルブミン尿	顕性アルブミン尿
				30未満	30～299	300以上
高血圧 腎炎 多発性嚢胞腎 移植腎 不明 その他		尿たんぱく定量（g/日） 尿たんぱく/Cr比（g/gCr）		正常	軽度たんぱく尿	高度たんぱく尿
				0.15未満	0.15～0.49	0.50以上
GFR区分（mL/分/1.73 m²）	G1	正常または高値	≧90			
	G2	正常または軽度低下	60～89			
	G3a	軽度～中等度低下	45～59			
	G3b	中等度～高度低下	30～44			
	G4	高度低下	15～29			
	G5	高度低下～末期腎不全	＜15			

重症度は原疾患・GFR区分・たんぱく尿区分を合わせたステージにより評価する．CKDの重症度は死亡，末期腎不全，心血管死亡発症のリスクを緑■のステージを基準に，黄■，オレンジ■，赤■の順にステージが上昇するほどリスクは上昇する

注：わが国の保険診療では，アルブミン尿の定量測定は，糖尿病または糖尿病性早期腎症であって微量アルブミン尿を疑う患者に対し，3カ月に1回に限り認められている．糖尿病において，尿定性で1＋以上の明らかな尿たんぱくを認める場合は尿アルブミン測定は保険で認められていないため，治療効果を評価するために定量検査を行う場合は尿たんぱく定量を検討する．

「エビデンスに基づくCKD診療ガイドライン2023」（日本腎臓学会/編），東京医学社，2023[1] より引用

表4　CKDステージによる食事療法基準

ステージ（GFR）	エネルギー（kcal/kg体重/日）	たんぱく質（g/kg体重/日）	食塩（g/日）	カリウム（mg/日）
ステージ1　（GFR≧90）	25～35	過剰な摂取をしない	3≦6＜	制限なし
ステージ2　（GFR 60～89）		過剰な摂取をしない		制限なし
ステージ3a（GFR 45～59）		0.8～1.0		制限なし
ステージ3b（GFR 30～44）		0.6～0.8		≦2,000
ステージ4　（GFR 15～29）		0.6～0.8		≦1,500
ステージ5　（GFR＜15）		0.6～0.8		≦1,500
5D（透析療養中）	表17 AB（p100参照）			

注：エネルギーや栄養素は，適正な量を設定するために，合併する疾患（糖尿病，肥満など）のガイドラインなどを参照して病態に応じて調節する．性別，年齢，身体活動度などにより異なる

注：体重は基本的に標準体重（BMI＝22）を用いる

「慢性腎臓病に対する食事療法基準 2014年版」（日本腎臓学会/編），東京医学社，2014[2] より引用

分制限，**食塩制限**を行う．腎機能の低下に応じて**たんぱく質制限**や**カリウム制限**も行う．体重は浮腫により修飾されている場合もあるため，健常時体重なども考慮し摂取エネルギーを決定する．

②栄養基準

急性糸球体腎炎の栄養食事療法について栄養基準を**表5**に示す．

③栄養補給

急性期では食塩制限・水分制限が重要であるが，高度塩分制限による食欲低下に注意する．回復過程に応じて制限を緩和する．

④栄養指導

栄養食事療法のポイントは，いかにして急性期を脱して回復させるか，また慢性糸球体腎炎に移行しない

表5　急性糸球体腎炎の食事療法

	総エネルギー（kcal/kg*1/日）	たんぱく質（g/kg*1/日）	食塩（g/日）	カリウム	水分
急性期（乏尿期＋利尿期）	35*2	0.5	0～3	5.5 mEq/L以上のときは制限する	前日尿量＋不感蒸泄量
回復期および治癒期	35*2	1.0	3～5	制限せず	制限せず

＊1 標準体重
＊2 高齢者，肥満者に対してはエネルギーの減量を考慮する
「腎疾患患者の生活指導に関する小委員会」ならびに「腎疾患患者の食事療法に関する小委員会」合同委員会：腎疾患患者の生活指導・食事療法に関するガイドライン．日本腎臓学会誌，39：19，1997[3]より引用

ようにするかという点である．急性期での食塩制限・たんぱく質制限・水分制限の管理が重要である．

B. 慢性糸球体腎炎

1）臨床医学の復習

①疾患の原因

たんぱく尿や血尿が持続的に認められ，発見時，あるいは経過とともに浮腫，高血圧などの臨床症状や腎機能低下が認められる．IgA腎症，膜性腎症（membranous nephropathy：MN），膜性増殖性腎炎，巣状糸球体硬化症，ループス腎炎，遺伝性腎炎など多数の疾患がある．

②症状

慢性糸球体腎炎の多くは無症状で，学校検尿や職場検診において尿異常や血尿でみつかることが多い．急性腎炎様症候やネフローゼ症候群による浮腫が発見の動機となることもある．

③診断

わが国において最も多い慢性糸球体腎炎は**IgA腎症**であるが，検査所見では**血尿は必発**であり，たんぱく尿や腎機能は症例により異なる．約半数で血清IgAの上昇がみられる．確定診断および予後判定には腎生検が必要である．

④治療

IgA腎症の重症度および予後は多彩であり，腎生検所見をもとに予後判定基準が示されている．予後判定基準結果をもとに治療介入方法を検討する．

⑤治療の指標

主要な治療は薬物療法や，口蓋扁桃摘出術（こうがいへんとう）（＋ステロイドパルス併用療法）がある．

腎機能とたんぱく尿に加えて年齢や腎病理組織所見なども含めて治療介入の適応を判断する．必要に応じて血圧管理，減塩，脂質管理，血糖管理，体重管理，禁煙などを行う．

2）栄養食事療法

本章1「慢性腎臓病（CKD）」を参照．

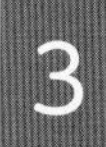

3 ネフローゼ症候群

1）臨床医学の復習

①疾患の原因

糸球体障害が原因となり，大量の**尿たんぱく**（尿たんぱく3.5 g/日以上）とこれに伴う**低たんぱく血症**（総たんぱく6 g/dL以下，アルブミン3 g/dL以下）を生ずる．これに起因する浮腫，腎機能低下，脂質異常症，免疫異常症などさまざまな症状を伴う．単一の独立した疾患ではなく，多くの原因疾患からなる共通の臨床症状を呈する症候群である．

②症状

腎臓の糸球体そのものに障害がある一次性（原発性）ネフローゼ症候群と，腎臓以外の疾患が原因となる二次性（続発性）ネフローゼ症候群に大きく分けることができる．

それぞれ異なった疾患であり，臨床経過や症状に違いがみられる．小児から高齢者まで広い年齢層において起こる．一次性のなかで小児に多いのは**微小変化型ネフローゼ症候群**（minimal-change nephrotic syndrome：MCNS）であり，成人では**膜性腎症**が多い．自覚症状は浮腫が主徴で，乏尿，悪心，嘔吐，食欲不振などがある．

③診断

ネフローゼ症候群の診断基準を**表6**に示す.

④治療

基本となるのはステロイド薬を用いた薬物療法である. 微小変化型ネフローゼ症候群には特に有効で高い寛解率が得られる. 急性腎障害の悪化抑制にも有効である. 頻回再発例に対しては**免疫抑制剤**が併用されることもある. 浮腫に対し利尿薬, 脂質異常症に対しては脂質異常症治療薬を用いる場合もある.

⑤治療の指標

入院での安静保持, 薬物療法（ステロイド薬など）, 栄養食事療法が行われる.

2）栄養食事療法

①栄養評価

ネフローゼ症候群は**低たんぱく血症**という低栄養状態をきたしている症候群であり, 栄養障害の進行を防ぐために症例ごとの綿密な観察が重要である. 栄養評価はネフローゼ症候群によって引き起こされている病態の改善と, 制限食によって引き起こされる栄養状態の変化, 原疾患によっては腎機能障害の進行程度などを総合的に観察し評価する.

②栄養基準

ネフローゼ症候群の栄養食事療法について栄養基準を**表7**に示す.

③栄養補給

治療に対する反応が良好な微小変化型ネフローゼ症候群と, 他のネフローゼ症候群を分けて考える. 食塩制限は浮腫軽減のために必要である. たんぱく質制限の有用性は十分なエビデンスがないが, **過度なたんぱく質制限は推奨されていない**.

④栄養指導

頻回のたんぱく尿検査結果を指標にして, 病期による違いを理解し継続的な栄養食事療法の指導を行う.

表6　成人ネフローゼ症候群の診断基準

1.	たんぱく尿：3.5 g/日以上が持続する. （随時尿において尿たんぱく/尿クレアチニン比が3.5 g/gCr以上の場合もこれに準ずる）
2.	低アルブミン血症：血清アルブミン値3.0 g/dL以下. 血清総たんぱく量6.0 g/dL以下も参考になる.
3.	浮腫
4.	脂質異常症（高LDLコレステロール血症）

注 1）上記の尿たんぱく量, 低アルブミン血症（低たんぱく血症）の両所見を認めることが本症候群の診断の必須条件である
2）浮腫は本症候群の必須条件ではないが, 重要な所見である
3）脂質異常症は本症候群の必須条件ではない
4）卵円形脂肪体は本症候群の診断の参考となる

「エビデンスに基づくネフローゼ症候群診療 ガイドライン 2020」（成田一衛/監　厚生労働科学研究費補助金難治性疾患等政策研究事業難治性腎障害に関する調査研究班/編）, p1, 東京医学社, 2020[4] より引用

4　腎不全

A. 急性腎不全

1）臨床医学の復習

①疾患の原因

数時間～数日という短時間で急速に腎機能が低下し, 体液の恒常性が維持できなくなり, 高窒素血症・電解質異常, 代謝性アシドーシスが急速に発症し進行する. 発症原因によって, 腎前性, 腎性, 腎後性に分類される.

②症状

乏尿あるいは無尿, 嘔気, 食欲不振, 全身倦怠（けんたい）感,

表7　ネフローゼ症候群の食事療法

	総エネルギー（kcal/kg*1/day）	たんぱく（g/kg*1/day）	食塩（g/day）	カリウム（g/day）	水分
微小変化型ネフローゼ以外	35	0.8	3～6未満	血清カリウム値により増減	制限せず*2
治療反応性良好な微小変化型ネフローゼ	35	1.0～1.1	3～6未満	血清カリウム値により増減	制限せず*2

＊1 標準体重
＊2 高度の難治性浮腫の場合には水分制限を要する場合もある
「腎疾患患者の生活指導に関する小委員会」ならびに「腎疾患患者の食事療法に関する小委員会」合同委員会：腎疾患患者の生活指導・食事療法に関するガイドライン. 日本腎臓学会誌, 39：20, 1997[3] をもとに作成

けいれんなどがある．**腎前性急性腎不全**は，腎臓は正常であるが腎血流が不足したために腎臓の機能が維持できずに起こるもので，原因が除かれれば直ちに回復することが多い．原因の除去が遅れると血流不足により尿細管壊死（えし）に陥り**腎性急性腎不全**に移行する．腎性急性腎不全は腎臓の実質あるいは血管の急激な病変によって起こり，ほとんどが急性尿細管壊死である．虚血，腎毒性物質，薬物に対するアレルギー反応の3つの原因によって起こる．**腎後性急性腎不全**は尿路系の急性閉塞によって起こる．原因（閉塞）を除去することで直ちに回復する．

③診断

急性腎不全（acute kidney injury：AKI）の診断基準を示す（**表8**）．

AKIは腎不全に至る前のごく初期・軽度の障害の時期から治療介入することで生命予後や腎機能予後の改善につながることが認知され，国際的な概念と基準が示されている．既存のCKDとの鑑別が大切である．

④治療

幅広い疾患を有する症候群であり，原因の鑑別と可逆性因子を取り除くことが重要である．治療は利尿薬などの薬物療法，血液浄化療法である．

⑤治療の指標

まず原因の除去，利尿薬により体液過剰を補正する．利尿薬に反応しない溢水（いっすい）や検査データが予後悪化の傾向を示す場合には血液浄化療法を行う．

表8　KDIGO診療ガイドラインによる急性腎不全の診断基準と病期分類

定義	1. ⊿sCr値≧0.3 mg/dL（48時間以内） 2. sCr値の基礎値から1.5倍上昇（7日以内） 3. 尿量0.5 mL/kg/時以下が6時間以上持続	
	sCr値基準	尿量基準
ステージ1	⊿sCr ≧ 0.3 mg/dL or sCr 1.5～1.9倍上昇	0.5 mL/kg/時未満 6時間以上
ステージ2	sCr 2.0～2.9倍上昇	0.5 mL/kg/時未満 12時間以上
ステージ3	sCr 3.0倍上昇 or sCr ≧ 4.0 mg/dLまでの上昇 or 腎代替療法開始	0.3 mL/kg/時未満 24時間以上 or 12時間以上の無尿

sCr：血清クレアチニン

注）定義1～3の1つを満たせばAKIと診断する．sCrと尿量による重症度分類では，重症度の高い方を採用する．

「AKI（急性腎障害）診療ガイドライン2016」（AKI（急性腎障害）診療ガイドライン作成委員会/編），p3，表3，東京医学社，2016[5]より引用

2）栄養食事療法

①栄養評価

基礎にある急性疾患の重症度や栄養障害の重症度，他の臓器不全の有無によって代謝動態は大きく変化するため，投与栄養量は頻回のモニタリングにより評価し決定する．

②栄養基準

急性腎不全に限定した栄養食事療法の基準はない．エネルギーやたんぱく質投与量については重症度および基礎疾患に応じた栄養食事療法を行う．KDIGOガイドラインではどの病期の患者に対してもエネルギー摂取量は20～30 kcal/kg/日を推奨としている．透析を必要とせず異化亢進（こうしん）を認めない状態ではたんぱく質摂取量を0.8～1.0 g/kg/日，透析を行い異化亢進状態にある場合では最大1.7 g/kg/日を与えることが望ましいとされている．

③栄養補給

経口摂取での栄養補給が不十分な場合が多いため，非経口栄養法を適応することが多い．可能であれば早期から消化管経由で与えることが望ましい．持続的腎代替療法から間欠腎代替療法へ移行する時は電解質異常をきたしやすい．特に高カリウム血症には留意する．経静脈栄養と合わせて経腸栄養内容の経時的観察と正確な対応が必要である．

④栄養指導

食事摂取が可能ならば経口摂取を優先させる．必要栄養量を算出しエネルギー摂取不足による低栄養状態が回避できるように栄養指導を行う．たんぱく質摂取は回復後の腎機能に応じてたんぱく質制限を行う．

B. 慢性腎不全

1）臨床医学の復習

①疾患の原因

慢性に経過する腎疾患によりネフロン数が減少して腎機能が低下し，尿毒症毒素の排出，水・電解質・酸塩基平衡の調節，ホルモンの産生・調節などの機能が十分にできなくなった状態をいう．基本的には不可逆性である．「1．慢性腎臓病」での項目におけるCKDステージ4（G4）5（G5）に相当する．

②症状

排泄および調節臓器である腎臓に障害がみられる．CKDステージ3以降では軽度の高尿素血症がみられ，尿濃縮能の低下から易脱水性となり腎機能の急性増悪をきたしやすくなる．ステージ4になると血清カリウム，リン値の上昇や低カルシウム血症，代謝性アシドーシスなどの酸塩基電解質異常や腎性貧血を生じることが多くなる．腎臓の機能が10％程度になると**尿毒症**とよばれる種々の臓器症状が出現する（**図1**）．

③診断

病歴と現在の臨床症状，身体所見，尿毒症症状および合併症，検査データ，病理所見などから推定する．顕微鏡的所見では糸球体は萎縮し数も減少し，それに付随する尿細管も萎縮している．残存した糸球体は代償的に腫大し，付随する尿細管も腫大している．間質には細胞浸潤と線維化を認める．慢性腎不全では腎が萎縮するのが通常であるが，糖尿性腎症，多発性嚢胞(のうほう)腎とアミロイドーシスではむしろ腫大する．腹部単純CT検査，腹部超音波検査などで腫大が確認できる．

④治療

透析導入前の時期を**慢性腎不全保存期**とよぶ．この時期の治療の基本は進行の抑制と合併症の症状の抑制である．糖尿病や腎炎に対する治療など原疾患の治療，栄養食事療法，薬物療法，生活指導などを適切に行いESKD（末期腎不全）に至る時期を遅らせることが重要である．

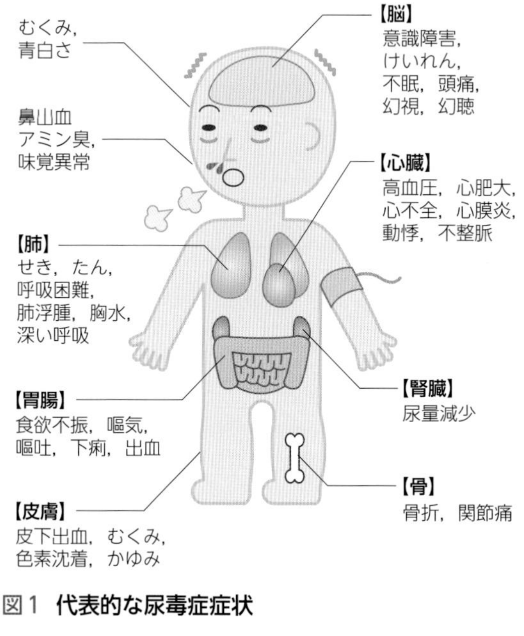

図1　代表的な尿毒症症状

⑤治療の指標

簡易に評価する指標として1/Crあるいは**クレアチニンクリアランス**※4があり，これをプロットすることで進行速度を推測することができる．直線の傾きが変動したことによって，その時点で進行に影響を与える何らかの因子が加わったことを知ることができる．加わった増悪因子を発見してこれを除去する治療が必要である（**表9**）．

2）栄養食事療法

①栄養評価

慢性腎不全の進行を増悪させる因子を除去し，進行を抑えるために栄養状態を把握し，継続的な栄養素摂取量の評価を行う．慢性増悪因子として高血圧とたんぱく質過剰摂取は糸球体過剰濾過を引き起こす因子となるため十分なコントロールが重要である．

②栄養基準

表4のステージ4，5に準ずる．

③栄養補給

栄養食事療法の基本は十分なエネルギー確保，食塩制限，たんぱく質制限，カリウム制限，リン制限である．たんぱく質制限食はエネルギー摂取不足につなが

※4　**クレアチニンクリアランス**：腎機能の評価法．一分間あたりで濾過できる血漿Cr量で示される．Ccr（mL/分）＝[尿中Cr濃度（mg/dL）×尿量（mL/分）/血清Cr濃度（mg/dL）]×[1.73/体表面積（m^2）]

表9　慢性腎不全の増悪因子

1．慢性増悪因子
①高血圧 ②たんぱく質過剰摂取（リン摂取）
2．急性増悪因子
①脱水 ②心不全 ③感染症（尿路感染症・感冒など） ④薬剤（抗菌薬，非ステロイド性抗炎症薬，造影剤，降圧薬，利尿薬） ⑤高カルシウム血症 ⑥高尿酸血症 ⑦過労 ⑧大出血（手術，外傷）

「病態栄養専門管理栄養士のための病態栄養ガイドブック 改訂第6版」（日本病態栄養学会/編），p274，表3，南江堂，2019[6] より引用

表10 低たんぱく質の治療用特殊食品

1. 低甘味ブドウ糖重合体製品
甘味の程度を砂糖の20％以下に低下させた甘味料．たんぱく質を全く含有しない．煮物，菓子，嗜好食品などに用いる
2. 中鎖脂肪酸製品
通常の油脂食品の長鎖脂肪酸と比べて脂っこくなく，胃もたれせず，下痢しにくい．門脈に吸収されるためエネルギー源になりやすく，体脂肪を増加させない．たんぱく質をまったく含有しない
3. たんぱく質調整食品
すべて穀物で，通常の穀類から化学的手段によってたんぱく質を大幅に除去した食品．たんぱく質含有は食品によって異なるが，通常食品の30～0.5％程度に抑制されている
4. デンプン製品
幅広い食品が存在する．米，各種めん，小麦粉，餅，ホットケーキの素などがある．たんぱく質含有量が0.3～0.1 g/100 gであり，エネルギーを十分に含む．食品としては穀類に相当するものがほとんどであるが，これらを主菜，副菜，汁物，菓子などにも幅広く応用できることが大きな特徴である．低たんぱく質の食事療法では最も重要な製品である

「病態栄養専門管理栄養士のための病態栄養ガイドブック 改訂第6版」（日本病態栄養学会／編），p276，表4，南江堂，2019[6] より引用

るため，炭水化物や脂質から十分にエネルギーを確保する．低たんぱく質食では摂取たんぱく質の**アミノ酸スコア**※5を可能な限り高くする必要がある．摂取たんぱく質の60％程度を動物性たんぱく質にすることでアミノ酸スコアを90程度まで近づけることができる．アミノ酸スコアを高く維持し，十分なエネルギー摂取をするため**治療用特殊食品**を利用することもある（**表10**）．

④栄養指導

栄養素摂取量評価，臨床的評価，栄養状態の評価，QOLの評価を栄養評価の柱として患者の実践度を確認しながらくり返し指導する．

栄養素摂取評価は基本的には食事記録によって評価するが，食塩摂取量，たんぱく質摂取量については24時間蓄尿結果から算出することができる．臨床的評価は血液検査結果を経過観察し食事内容と臨床成績の関連性を患者へ伝える．栄養状態の評価は身体計測（体重や生体電気インピーダンス分析法など）や血液生化学などから評価し，栄養不良を招かないようエネルギーを十分に確保することを指導する．QOLの評価は正確な評価は困難であるが，家庭背景や社会背景を考慮して対応を検討する．

5 糖尿病性腎症

1）臨床医学の復習

①疾患の原因

長期にわたる高血糖の結果，全身の血管を中心とした**組織変性・機能喪失**が起こる．細小血管症，大血管症と全身のあらゆる臓器に起こりうるが，糖尿病性腎症は糖尿病特有の細小血管障害の1つである．腎糸球体血管周囲の結合組織である**メザンギウム**が増生し，糸球体構造の破壊，そして機能障害が起こる．

②症状

臨床症状は初期にはほとんどみられないが，**顕性アルブミン尿**※6が出現しはじめ，腎症が進展したんぱく尿が高度になると低たんぱく血症となり浮腫を引き起こす．GFRの低下が進むと**腎不全状態**となる．倦怠感

※5 **アミノ酸スコア**：たんぱく質の栄養価を表す指標．食品中の不可欠アミノ酸の割合でアミノ酸スコアが算出される．

※6 **顕性アルブミン尿**：アルブミン尿検査は糖尿病腎症の診断に用いられる．アルブミン/Cr比（mg/gCr）で示される．正常は30未満，微量アルブミン尿は30～299，顕性アルブミン尿は300以上である．

Column

糖尿病性腎臓病（DKD）の概念

近年糖尿病性腎症の典型的な症状である顕性アルブミン尿が伴わないままGFRが低下する非典型例の患者数が一定数いることが明らかになった．そこで，典型的な糖尿病性腎症に加え，非典型的な糖尿病関連腎疾患を含むより広い概念として糖尿病性腎臓病（DKD）という概念が一般的になりつつある．また糖尿病が直接関与しないIgA腎症などの腎疾患を合併した症例では，糖尿病合併CKDというさらに広い概念も使用されるようになっている．

表11　糖尿病性腎症の食事療法基準

病期	エネルギー kcal/kg標準体重/日	たんぱく質	食塩	カリウム	その他
第1期（腎症前期）	25～30	20％エネルギー以下	高血圧があれば 6 g/日未満	制限せず	糖尿病食を基本とし血糖コントロールに努める
第2期（早期腎症）	25～30	20％エネルギー以下	高血圧があれば 6 g/日未満	制限せず	糖尿病食を基本とし血糖コントロールに努める．たんぱく質の過剰摂取は好ましくない
第3期（顕性腎症期）	25～30	0.8～1.0 g/kg 標準体重	6 g/日未満	制限せず（高カリウム血症があれば＜2.0 g/日）	たんぱく質制限食
第4期（腎不全期）	25～35	0.6～0.8 g/kg 標準体重	6 g/日未満	1.5 g/日	たんぱく質制限食
第5期（透析療法）	維持透析患者の食事療法に準ずる				

「糖尿病治療ガイド2018-2019」（日本糖尿病学会/編著），pp88-89，文光堂，2018[7] をもとに作成

や貧血，腎性高血圧などが進行し，尿毒症症状が出現する．

③診断

進行の程度により**腎症前期**（第1期），**早期腎症期**（第2期），**顕性腎症期**（第3期），**腎不全期**（第4期），**透析療法期**（第5期）に分類される．

④治療

血糖値を長期間にわたり正常値内でコントロールすることが重要である．SGLT2阻害薬，GLP-1受容体作動薬の腎保護効果が注目されてきている．また糖尿病性腎症では高血圧の影響が直接糸球体におよび腎組織障害を促進させるため，血圧コントロールも厳格に行う．アンジオテンシン変換酵素（ACE）阻害薬およびアンジオテンシンⅡ受容体拮抗薬（ARB）は腎糸球体高血圧を軽減する効果があり糖尿病腎症進展抑制に有効である．また，ACEでは尿中ナトリウム排泄促進が起こる．

⑤治療の指標

血糖コントロール目標はHbA1c 7.0％未満（**第1章「代謝疾患・栄養障害」**を参照），血圧は130/80 mmHg未満が目標である．尿たんぱく，GFRを定期的に評価し，栄養食事療法，薬物療法により進展抑制をめざす．

2）栄養食事療法

①栄養評価

糖尿病性腎症の栄養食事療法では，糖尿病食の内容と腎臓食の内容をうまく融合させることが大切である．糖尿病食の一般原則を続け，そのうえで腎疾患に対する栄養食事療法である食塩制限，たんぱく質制限，カリウム制限を適宜加えていくことになる．病状の進行を抑えるために定期的に栄養状態を把握し，継続的な栄養素摂取量の評価を行う．

②栄養基準

糖尿病性腎症の食事療法基準を**表11**に示す．

③栄養補給法

摂取エネルギーは糖尿病性腎症1期～3期までは過剰摂取にならないようにし，肥満を防止する．4期以降は高度なたんぱく質制限食によるエネルギー不足を招かないよう十分に確保しながら血糖コントロールにも留意する．たんぱく質は腎機能障害の進展抑制をめざし病期に応じて制限を行うが，アミノ酸スコアを高く維持できるように注意を払う．

④栄養指導

糖尿病性腎症の栄養食事療法では，血糖コントロールのためのエネルギー制限食から，腎臓の負担を減らすためのたんぱく質制限食に移行していくため，混乱をきたさないよう適正な食事内容を理解できるように病期に応じくり返し指導することが重要である．また，血糖コントロール不良が長期化し，腎症以外の合併症の進展がみられる場合や，腎不全の進行により栄養障害がみられる場合なども起こりうる．栄養摂取状況や栄養状態の観察を継続的に行い，その都度指導内容を修正していくことが大切である．

6 透析療法

透析療法は，血液中に蓄積する不要老廃物や水を人工的に除去する血液の浄化療法である．透析療法には，**血液透析**（hemo dialysis：HD）と**腹膜透析**（peritoneal dialysis：PD）がある．

1）臨床医学の復習

①疾患の原因

透析療法導入の原因疾患は，**糖尿病性腎症**，慢性糸球体腎炎，腎硬化症の順に多い．**糖尿病性腎症，腎硬化症は増加，慢性糸球体腎炎は減少傾向**にある[8]．

②症状

《ⅰ．血液透析》

透析により，**不均衡症候群**※7や低血圧，筋けいれん，不整脈，透析困難症※8などが出現することがある．また，長期透析の合併症としては，動脈硬化に伴う**心血管障害**や**高血圧**※9，**腎性骨異栄養症**※9，**二次性副甲状腺機能亢進症**※10，**透析アミロイドーシス**※11，**貧血**※9（腎性貧血，鉄欠乏性貧血），後天性のう胞性腎疾患，アルミニウム中毒症，皮膚瘙痒（そうよう）症，便秘などがある．また，バスキュラーアクセス※12のトラブルとして，感染症やシャントの閉塞などがある．

《ⅱ．腹膜透析》

血液透析と同様の合併症の他，**感染性腹膜炎**や被嚢（ひのう）性腹膜硬化症，**高血糖**，透析液による腹部膨満感などがある．

③診断（透析導入基準）

透析導入は，腎不全症候，日常生活の活動性，栄養状態を総合的に判断し，それらの改善が透析療法以外に回避できないときに決定する．十分な保存的治療を行っても進行性の腎機能の悪化を認め，GFR＜15 mL/分/1.73 m^{2}になった時点で透析導入を検討する[9]．腹膜透析はその療法の特徴として，血液透析に比べ，十分な残腎機能のある時期に開始されることが望ましい[9]．

④治療

《ⅰ-a．透析の原理：血液透析》

血液を体外に導き，透析器の中を循環させ，拡散と濾過により過剰な水分や電解質，不要老廃物を除去した後，浄化後の血液を体内に戻す（**図2**，**表12**）．通常，1回5時間，週3回程度を目安に行われる．

《ⅰ-b．透析の原理：腹膜透析》

腹膜を透析膜として利用し，腹膜の血流を介して血液と透析液間の濃度勾配により溶質を除去する．除水は透析液中にブドウ糖（グルコース）などを配合することにより生じる浸透圧較差により行う．腹腔内に留置したカテーテルで腹腔中に透析液を入れ，透析を行う（**図3**，**表12**）．腹膜透析には24時間持続的に透析を行う持続携帯式腹膜透析（CAPD：continuous ambulatory peritoneal dialysis）と自動腹膜透析装置（サイクラー）を用いて就寝中に透析を行う自動腹膜透析（APD：automated peritoneal dialysis）がある．

《ⅱ．合併症に対する治療法》

腎臓のホルモン産生機能は代償できないため，血圧コントロールや腎性貧血，活性型ビタミンD不足などには薬物治療を行う．また，高カリウム血症には陽イオン交換化合物，高リン血症は，リン吸着薬などを用いる場合もある．

⑤治療の指標

至適透析の指標として，標準化透析量やたんぱく異化率などを評価する（**表13**）．合併症の評価には血清尿素窒素やCr，骨代謝マーカーなどの血液生化学検査（**表14**），免疫・血清検査（CRP，炎症性サイトカイ

※7　**不均衡症候群**：急速な血液中の尿毒素の除去により，脳脊髄液と血液の浸透圧差が生じ，脳浮腫をきたすことで出現する頭痛，悪心，嘔吐，けいれんなどの中枢神経症状の総称．特に透析導入期に起こりやすい．

※8　**透析困難症**：透析中に発生する一過性の症状のためにスムーズな透析が行えないものの総称で，血圧の低下や不均衡症候群，血管痛，透析器材の不適合，透析に対する心因反応などがある．

※9　**高血圧，腎性骨異栄養症，貧血**：腎臓には，血圧の調節に関与する酵素であるレニンや，骨代謝に関与するホルモンである活性型ビタミンD，造血ホルモンであるエリスロポエチンの産生機能がある．透析治療では代行できない．

※10　**二次性副甲状腺機能亢進症**：高リン血症，低カルシウム血症，活性型ビタミンDの低下により，持続的に副甲状腺ホルモン（parathormone：PTH）の分泌が亢進して起こる疾患をいう．

※11　**透析アミロイドーシス**：β_2ミクログロブリン（β_2MG：アミロイド前駆物質）をもととするアミロイド物質が蓄積，沈着し，骨・関節を主体としてさまざまな臓器障害をきたす疾患をいう．

※12　**バスキュラーアクセス（ブラッドアクセス）**：血液透析の際に，体外・体内へ大量の血液（150～200 mL/分以上）を出し入れするための血液経路をいう．バスキュラーアクセスはシャントと非シャントに分類され，シャントには内シャントと外シャント，非シャントには単純穿刺（せんし）（動脈，静脈の直接穿刺），カテーテル留置，動脈の表在化がある．シャントは動脈と静脈を短絡した状態を指し，前腕（非利き手）の橈骨（とうこつ）動脈と橈側皮静脈を皮下で吻合して作製する内シャントが最も一般的である（図2）．

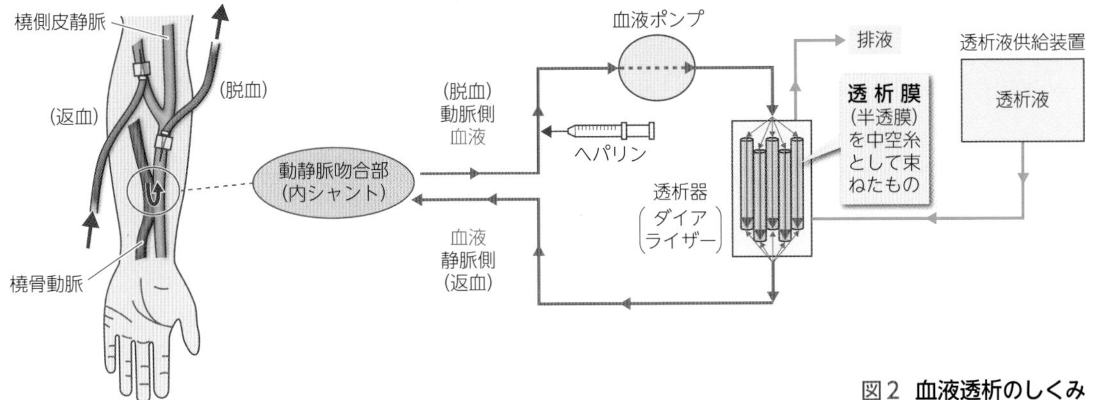

図2　血液透析のしくみ

表12　血液透析と腹膜透析の特徴

血液透析
● 透析効率はよいが循環動態が変動しやすい ● 低分子の物質の除去に優れている ● 抗凝固薬が必要なため，出血症例では注意が必要 ● 長期継続が可能である
腹膜透析
● 持続的で穏徐な透析ができる（循環器系，心臓への負担が少ない） ● 中分子の除去には優れているが，濾過力が弱いので除水効率が劣る ● たんぱく質の喪失が，血液透析と比較して大きい ● 浸透圧物質として添加されるブドウ糖が腹膜を介して吸収されるため，糖および脂質代謝異常を起こしやすい ● 血液透析と比較して残存腎機能を保持しやすい ● 社会生活を送るうえで血液透析と比較して便利 ● 腹膜炎を起こしやすい ● 継続は7年以内

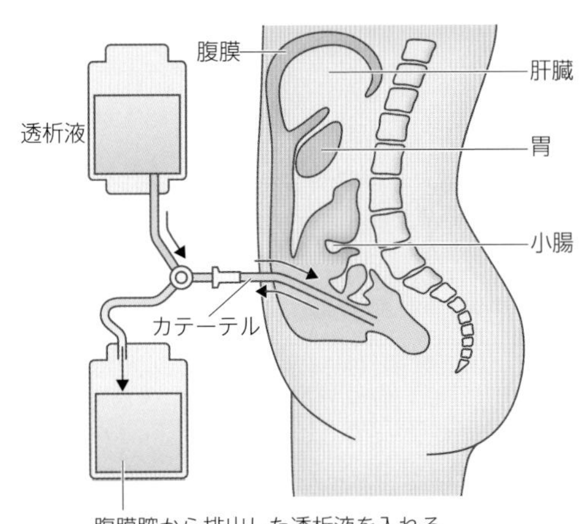

図3　腹膜透析のしくみ

「臨床医学 疾病の成り立ち 第3版（栄養科学イラストレイテッド）」（田中 明，藤岡由夫／編），羊土社，2021[10] より引用

表13　至適透析・栄養評価のための指標

検査項目	評価の内容
標準化透析量（Kt/V_{UREA} ＊1）	尿素の除去指標．1回の透析で，血液中の尿素などの溶質がどれだけ浄化されたかを表す指標．目標値 spKt/V 1.4以上（最低確保すべき透析量1.2）＊3，腹膜透析では，残存腎機能とあわせて最低値1.7を維持する＊4
標準化たんぱく異化率（nPCR）	たんぱく質の異化速度を示す指標．異化亢進状態でない場合は，体たんぱく異化速度は体たんぱく質合成速度に等しく，体たんぱく質合成速度はたんぱく質摂取量に等しいので，たんぱく異化率はおおよそのたんぱく質摂取量を表す．目標値：0.9～1.2 g/kg/日＊5
透析時間（時間）	1回の透析実施時間，目標：4時間以上（週3回血液透析）＊3
透析間体重増加率（%）	水分貯留の指標．ドライウェイト（DW）＊2で評価する．目標値6%未満（最大透析間隔日）＊3
% Cr産生速度（% CGR）	おおよその筋肉総量を推定するための指標．Crの産生量は筋肉総量とよく相関し，筋肉量を反映する．% Cr産生速度とは，対象とする患者と同性，同年齢の非糖尿病の透析患者における平均Cr産生速度に対する，対象とする患者のCr産生速度の割合．目標値：100%以上

＊1　Kt/V_{UREA}には，体液全体を一区画とみなしたspKt/V（single-pool model）と，透析後の尿素濃度にリバウンドが認められることから体液を二区画とみなしたdpKt/V（double-pool model）がある

＊2　ドライウェイト（dry weight：DW）とは，血液透析後の体重，すなわち，体内の過剰な水分を取り除いた状態の体重をいい，目標体重，至適体重ともよばれる

＊3　日本透析医学会：維持血液透析ガイドライン：血液透析処方．日本透析医学会雑誌，46：587-632，2013[11] より引用

＊4　「腹膜透析ガイドライン2019」（腹膜透析ガイドライン改訂ワーキンググループ／編），医学図書出版，2019[12] より引用

＊5　日本透析医学会学術委員会ガイドライン作成小委員会栄養問題検討ワーキンググループ：慢性透析患者の食事療法基準．日本透析医学会雑誌，47：287-291，2014[13] より引用

表14 透析患者の血液検査基準値

検査検査項目	基準値	
	透析患者（透析前の目標値）	健常者
ヘモグロビン（Hb）(g/dL)	HD：週初めの採血10～12*2 PD： 11～13*2	男性13～18，女性11～16
血清カルシウム（Ca）(mg/dL)	（補正*1）8.4～10.0*3	9.2～10.8
血清ナトリウム（Na）(mEq/L)	138～146（健常者と同じ）	138～146
血清カリウム（K）(mEq/L)	4.0以上5.5未満*4	3.6～4.9
無機リン（P）(mg/dL)	3.5～6.0*3	2.5～4.5
副甲状腺ホルモン（i-PTH）(pg/mL)	60～240*3	10～65
血清アルブミン（Alb）(g/dL)	4.0以上	3.8～5.3
血清尿素窒素（BUN）(mg/dL)	70～90	8～23
血清クレアチニン（Cr）(mg/dL)	男性12～14，女性10～12	男性0.8～1.2，女性0.6～0.9
重炭酸イオン（HCO_3）(mEq/L)	20～25	24～26
β_2-ミクログロブリン（β_2-MG）*6 (mg/L)	最大間隔透析前30以下*5	0.8～1.9
LDL-コレステロール（LDL-C）(mg/dL)	120未満*6	140未満
HDL-コレステロール（HDL-C）(mg/dL)	40以上*6	40以上
トリグリセリド（TG）(mg/dL)	150未満（空腹時），175未満（随時）*6	150未満（空腹時），175未満（随時）*6

＊1 補正Ca（mg/dL）＝血清総Ca（mg/dL）＋〔4－血清アルブミン値（g/dL）〕
＊2 日本透析医学会：2015年版 日本透析医学会 慢性腎臓病患者における腎性貧血治療のガイドライン．日本透析医学会雑誌，49：89-158，2016[14] より引用
＊3 日本透析医学会：慢性腎臓病に伴う骨・ミネラル代謝異常の診療ガイドライン．日本透析医学会雑誌，45：301-336，2012[15] より引用
＊4 「エビデンスに基づくCKD診療ガイドライン 2023」（日本腎臓病学会／編），東京医学社，2023[16] より引用
＊5 日本透析医学会：維持血液透析ガイドライン：血液透析処方．日本透析医学会雑誌，46：587-632，2013[11] より引用
＊6 動脈硬化性疾患予防ガイドライン 2022年版，一般社団法人日本動脈硬化学会，東京都，2022年[17] より引用

ン，各種腫瘍マーカーなど），胸部X線検査（心胸比※13），心電図検査などを定期的に行う．

2）栄養食事療法

①栄養評価

透析患者のPEM（protein energy malnutrition：たんぱく質・エネルギー栄養障害）の原因は，食事摂取量の低下のみならず，透析による影響などさまざまである（**表15**）．**透析患者の栄養状態は患者のQOLや予後に大きな影響を与える**ため，的確な栄養評価を行い，栄養障害を早期に発見することが重要となる．

GNRI※14やMIS※15などの指標を用いて栄養スクリーニングを行い，リスクに応じて栄養評価を行う．

栄養評価では，血液生化学検査，身体計測値，食事摂取量，臨床症状，環境要因，心理状況などの指標を総合的に評価判定する．

血液生化学検査では，たんぱく質栄養状態や貧血の指標，電解質の他，透析液への栄養素の流出や**筋たんぱく質の異化が起こりやすい**ため，血清ビタミンやミネラル，筋たんぱく質量の指標である％Cr産生速度などをあわせて評価する（**表13，表14**）．

身体計測では，体重，BMIのみならず，体脂肪量や**筋肉量**，体水分量を評価する．透析患者では，体脂肪量の変化が栄養状態の変化を反映し，筋肉量は体たんぱく質の異化状況を反映する．

食事摂取量調査では，栄養素摂取量，食事内容や摂取状況など食生活全体を評価する．栄養素摂取量はエネルギー，たんぱく質，ビタミンやミネラル，水分摂取量について評価する．また，血液生化学検査からたんぱく質や食塩摂取量を推定する（**表16**）[18][19]．食事摂取量調査は定期的に行い，短期および長期的視点で

※13 **心胸比（cardiothoracic ratio：CTR）**：胸郭に対する心陰影の比を指し，胸部X線写真でX線のコントラストの差異から評価する．透析患者では50％以下（女性では53％以下）を目標とする[11]．
※14 **GNRI（geriatric nutritional risk index）**：高齢者向けに作成された，血清アルブミン値，身長，体重から算出する簡便な指標．
※15 **MIS（malnutrition-inflammation score）**：SGA（subjective global assessment）に，予後にかかわる因子や血清アルブミン値，総鉄結合能，BMIなどの客観的指標を加えた指標．

表15 透析患者の栄養障害の原因

1. 食事摂取量の低下
● 血液透析に伴う悪心や嘔吐，頭痛，脱力など ● 消化器症状（下痢，便秘など），味覚障害，感染症，薬物による副作用（リン吸着剤，鉄剤など）
2. 透析治療による影響
● 透析不足による腎不全症候 ● 感染症 ● 透析液中のエンドトキシンによる補体の活性化，サイトカインの産生亢進による筋たんぱく質異化 ● 透析液への栄養素の損失 ・アミノ酸およびたんぱく質 血液透析：アミノ酸 約3～7 g/回，結合アミノ酸 約2～6 g 腹膜透析：アミノ酸 約3～5 g/日，たんぱく質 約10 g ・カルニチン，ビタミン（ビタミンB_1，ビタミンB_6，ビタミンC，葉酸），ミネラル（亜鉛など）など
3. 腎機能障害および透析治療に伴う代謝異常
● アミノ酸代謝異常，インスリン抵抗性，成長ホルモンの感受性低下，二次性副甲状腺機能亢進症，高レプチン血症 →同化抑制，異化亢進状態
4. 代謝性アシドーシス
→筋たんぱく質の異化を亢進
5. 社会的要因
● 透析治療，経済，精神，加齢，家族形態など

表16 透析患者の栄養素摂取量を血液生化学検査などの結果から算出する方法

1. たんぱく質摂取量（＝たんぱく異化率：PCR）
①血液透析 PCR（g/日）＝（Gu＋1.2）× 9.35 Gu（mg/分）＝［BUN_2（mg/dL）× V_2（dL）－ BUN_1（mg/dL）× V_1（dL）］/［60 × t（時間）］ V_1（dL）＝［BW_1（kg）－（1－k_1）× DW（kg）］× 10 V_2（dL）＝［BW_2（kg）－（1－k_1）× DW（kg）］× 10 ②腹膜透析 PCR（g/日）＝［13 ＋ 7.31 × UNA（g/日）］＋ 排液中たんぱく質量（g/日）＋ 尿中たんぱく質量（g/日） UNA（g/日）＝ 尿中UN排泄量（g/日）＋ 腹膜透析排液中UN量（g/日）＋ 体液UN量の変化［BUN（mg/dL）× V（dL）/1,000］g/日
2. 食塩摂取量
①血液透析 食塩摂取量（g/日）＝［Na_2(mEq/L) × BW_2(kg) － Na_1 × BW_1(kg) － k_2 × DW(kg) ×（Na_2－Na_1）］/ 51 ②腹膜透析 食塩摂取量（g/日）＝［排液Na濃度 × 排液量（L/日）－ 透析液Na濃度 × 注液量（L/日）＋ 1日尿量（L/日）× 尿中Na濃度）］/ 17

Gu：尿素窒素産生速度
BUN_1：透析終了時血清尿素窒素（mg/dL）　BUN_2：次回透析開始時血清尿素窒素（mg/dL）　BUN：血清尿素窒素
t：透析間の時間（中1日の場合，透析時間4時間として同時刻に透析が開始されるとすると，44時間）
V：体水分量（dL）　V_1：透析終了時体液量（dL）　V_2：次回透析開始時体液量（dL）
BW_1：透析終了時体重（kg）　BW_2：次回透析開始時体重（kg）　DW：ドライウェイト（kg）
k_1：体液量係数（標準0.6：体水分量60％として）　k_2：男性では0.4，女性では0.45
UNA：尿素窒素産生量　UN：尿素窒素量
Na_1：透析終了時ナトリウム（Na）濃度（mEq/L）　Na_2：次回透析開始時ナトリウム（Na）濃度（mEq/L）
注）異化亢進状態など，代謝状態が安定していない場合には誤差が生じる

評価する．

②栄養基準

《ｉ．血液透析》

エネルギー量は30～35 kcal/kg・標準体重/日を基本とし，継時的に体重変化などを評価し，調整する．**たんぱく質は透析液へのアミノ酸の流出**を考慮し（表15），**やや多めの設定**とする．また，不可欠アミノ酸，特に分枝アミノ酸が低下しやすいため，たんぱく質の質（アミノ酸スコアなど）にも配慮する．栄養障害の予防と代謝異常の是正のため，**エネルギーとたんぱく**

第5章 腎・尿路系（泌尿器系）疾患

表17　透析患者の栄養基準

A．血液透析（週3回）

エネルギー（kcal/kg体重/日）	たんぱく質（g/kg体重/日）	食塩（g/日）	水分	カリウム（mg/日）	リン（mg/日）
30～35＊1＊2	0.9～1.2＊1	6未満＊3	できるだけ少なく	2,000以下	たんぱく質（g）×15以下

B．腹膜透析

エネルギー（kcal/kg体重/日）	たんぱく質（g/kg体重/日）	食塩（g/日）	水分	カリウム（mg/日）	リン（mg/日）
30～35＊1＊2＊4	0.9～1.2＊1	PD除水量（L）×7.5＋尿量（L）×5	PD除水量＋尿量	制限なし＊5	たんぱく質（g）×15以下

PD：腹膜透析
＊1　体重は基本的に標準体重（BMI＝22）を用いる
＊2　性別，年齢，合併症，身体活動度により異なる
＊3　尿量，身体活動度，体格，栄養状態，透析間体重増加を考慮して適宜調整する
＊4　腹膜吸収ブドウ糖からのエネルギー分を差し引く
＊5　高カリウム血症を認める場合には血液透析同様に制限する

C．血液透析と腹膜透析の栄養基準における相違点

栄養素	血液透析と腹膜透析の栄養基準の相違点
エネルギー	腹膜透析では栄養基準量より10～20％減らす．腹膜透析では，透析液に含まれるブドウ糖が体内に移行してエネルギーとして使用されるため（1.5％ブドウ糖濃度液2 L，4時間貯留では約70 kcal；2.5％ブドウ糖濃度液2 L，4時間貯留では約120 kcal；4.25％ブドウ糖濃度液2 L，4時間貯留では約220 kcal）
たんぱく質	腹膜透析では血液透析に比較してやや多めに設定する．腹膜透析ではたんぱく質が透析液に流出するため
カリウム	血液透析では制限するが，腹膜透析では制限を行わない（血液透析では透析時間内の除去に限られるのに対して，腹膜透析ではカリウムを含まない透析液を使用し，持続的に除去が行われるため）
水分	腹膜透析では，除水量を考慮して制限を行う
食塩	腹膜透析では，除水量を考慮して制限を行う

A，Bは「慢性腎臓病に対する食事療法基準 2014年版」（日本腎臓学会/編），東京医学社，2014[2]，Cは日本透析医学会学術委員会ガイドライン作成小委員会栄養問題検討ワーキンググループ：慢性透析患者の食事療法基準．日本透析医学会雑誌，47：287-291，2014[13] より引用

質の十分な摂取，水分および食塩の制限，電解質の管理を基本とする（表17）[10)13)]．

《ⅱ．腹膜透析》

基本的には血液透析と同様である．**エネルギー量は，透析液中のブドウ糖が体内に吸収される**ため，必要栄養基準量より**10～20％減らす．たんぱく質は透析液への喪失分を加味して設定する．**カリウムの除去効率はよいため，**カリウム制限は不要**な場合が多い（表17）．

③栄養補給

一般食品で十分な栄養補給が困難な場合には，治療用特殊食品，経腸栄養剤や経口アミノ酸製剤，経静脈

Column

透析患者の栄養障害

透析患者の3～4割はたんぱく質・エネルギー栄養障害（protein energy malnutrition：PEM）を呈する．患者の高齢化（導入時の平均年齢は70.88歳，また90歳以上の導入例もある）と，長期透析（最長透析歴は現在45年7カ月）により増加している[9]．

透析患者のPEMは炎症と関連し，さらに，炎症は動脈硬化を進展させるため，透析患者のPEMは，MIA（malnutrition inflammation atherosclerosis）症候群を形成していると考えられている．

的栄養補充療法（intradialytic parenteral nutrition：IDPN）などによる栄養補充療法も考慮する．経腸栄養法，経静脈栄養法施行時には，投与水分量や電解質，アミノ酸量などに留意する．

④栄養指導

透析患者にとって，栄養食事療法の継続は精神的にも，社会生活上でも負担が大きい．栄養食事療法の継続には，周囲の理解と協力が必須となる．栄養指導は，患者の社会的背景を理解し，本人はもとより，家族など協力者がセルフケアを実施可能とすることを目的に行う．

栄養指導は，献立例や具体的な食品の選択方法，調理の実技指導などを取り入れる．具体的には，外食やアルコールのとり方，便秘やシックデイへの対処方法，活用できる社会資源などについて指導する．

7 尿路系疾患

A. 尿路結石症

尿路結石（urinary tract stone）は**尿路にできる結石の総称**で，上部尿路結石（腎・尿管）と下部尿路結石（膀胱・尿道・前立腺）に分けられ，上部尿路結石が92％を占める．男女比は2.3：1で，男性に多い疾患である．近年，尿路結石症と生活習慣病との関連が多くの疫学研究で示されており，尿路結石症はメタボリックシンドロームの一疾患としてとらえることができる[20]．

1）臨床医学の復習

①疾患の原因

内分泌・代謝異常や食事内容などが原因で，尿中の結石成分となる無機物質の濃度が高くなり，これに，尿路感染や尿流停滞，尿の濃縮，尿pHの変化，長期臥床，薬剤などの要因が加わり，結石が形成される．**カルシウム結石**（シュウ酸塩，リン酸塩として存在）**が最も多く**，次いで，リン酸マグネシウム・アンモニウム，尿酸，シスチンを含む結石が多い．

②症状

無症状である場合から疝痛（せんつう）発作が起こる場合まで，結石の部位や大きさにより症状は異なる．共通してみられる症状は，**血尿**である．結石は尿道に下降すると排尿困難，尿閉を呈する．結石により尿路が閉塞されたままの状態が続くと**水腎症**を起こす．

③診断

X線撮影やエコー検査，CTなどにより画像診断する．排泄性尿路造影で上部尿路の通過障害や尿路奇形などを診断する．問診や尿検査，血液検査などで疾患の原因や炎症，腎機能障害など合併症の有無を診断する．

④治療

１日尿量が２Ｌ以上となるよう水分の多量摂取や輸液による水分補給を行い，自然排石を促す．自然排石ができない場合には，薬剤による結石溶解療法や手術療法（体外衝撃波結石破砕術や内視鏡的結石破砕術，開放手術など）が適用となる．

痛みに対しては，鎮痛薬，鎮痙薬（ちんけいやく）を用いる．激痛に対しては麻薬が必要な場合もある．

高尿酸血症に対しては，まず，痛みや腫れに対して，コルヒチンや非ステロイド性抗炎症薬（NSAIDs），副腎皮質ホルモンなどの痛風発作治療薬を開始し，発作が治まった時点で，尿酸降下薬を開始する．尿酸降下薬は作用機序の違いにより，プロベネシドやブコローム，ベンズブロマロンなどの尿酸排泄促進薬とアロプリノールやフェブキソスタットなどの尿酸生成抑制薬に分類される．高尿酸血症の病型に合わせて，選択し，投与する．

⑤治療の指標

診断法と同様の方法で経過観察を行う．問診にて排石の既往を確認する．

2）栄養食事療法

①栄養評価

食事摂取量調査にて，結石形成にかかわる食事成分の摂取状況を評価する．また，尿・血液の生化学検査にて，ミネラル濃度を評価する．

②栄養基準

「日本人の食事摂取基準（2020年版）」に準じた食事と水分摂取が基本となる．適量摂取を推奨する栄養素は，食物繊維，カルシウム，クエン酸，マグネシウムなど，過剰摂取を制限する栄養素は動物性たんぱく質，塩分，シュウ酸，プリン体，糖分や脂質などである．

- 尿中に排泄されるシュウ酸はカルシウム結石の結晶形成を増加させ，尿路結石症の危険因子となる．その70%は食事由来のシュウ酸であり[21]，**シュウ酸を多く含む食品の制限は重要である**．また，シュウ酸は摂取方法により，吸収量が変化する．このため，ゆでることや，カルシウムと一緒に摂取するなどの**調理方法の工夫**も大切となる．

- 血清尿酸値の上昇は高尿酸尿や酸性尿を誘発し，尿路結石の再発を促進するとされている．**プリン体を多く含む食品やアルコール，スクロースやフルクトース**の過剰摂取は控える．
- 食塩の過剰摂取は尿中カルシウム排泄を増加し，カルシウム結石再発の危険因子となる．**適度な食塩摂取制限**は有用とされている．
- カルシウム摂取量は男性600～800 g/日，女性500～650 g/日が必要量として推奨される[20]．
- **水分は1日尿量2L以上を目標として，食事以外に1日2L以上の飲水**を指導する．グルコースやリン酸が多く含まれている清涼飲料水や甘味飲料水，シュウ酸が多いコーヒーや紅茶は避ける．

③栄養補給

経腸栄養法や経静脈栄養法，栄養補助食品などが必要な場合には，結石形成を促進する栄養素の過剰投与や水分量不足による尿の濃縮に注意する．

④栄養指導

尿路結石，とりわけカルシウム結石の5年再発率は45%と非常に高く，再発予防が重要となる．尿路結石は生活習慣病との共通点が多く，また，上部尿路結石の罹患率は，**食生活の欧米化とともに増加傾向**にあり，近年，**尿路結石症は生活習慣病**と認識されるようになった．結石患者では，緑黄色野菜の摂取が少なく[22]，夕食偏重型の食生活が多いという報告もある[23]．**夕食偏重型の食生活は**，食後の尿中結石関連物質の排泄が約2～4時間後にピークとなるため，**就寝後の尿中への結石形成促進物質の過剰排泄につながる**．規則正しく，3食バランスのとれた食生活が送れるよう，栄養指導は，患者自ら食生活を振り返り，行動変容を促すことを目的に行う．

B. 前立腺肥大症

1）臨床医学の復習

①疾患の原因

前立腺肥大症（benign prostatic hyperplasia：BPH）の原因は明らかではない．現在，加齢，アンドロゲン，アンドロゲン受容体，食生活の欧米化，環境汚染，高血圧，糖尿病などがリスクとしてあげられている．

②症状

初期の膀胱(ぼうこう)刺激症状から，次第に排尿障害（排尿困難，頻尿，尿意切迫感，夜間頻尿など），残尿の発生，さらには尿閉へと進む．

③診断

問診などで排尿異常などの自覚症状の評価を行う．自覚症状がある場合は，尿流測定や残尿測定などの排尿機能検査と直腸内指診，超音波断層法などによる前立腺形態の評価を行う．

④治療

重症度に応じて，経過観察，薬物療法，手術療法（経尿道的前立腺切除術，経尿道的前立腺核出術など）が選択される．

⑤治療の指標

診断法と同様の方法で経過観察を行う．排尿障害が強くなると尿路感染や腎機能低下が出現することもあるので，尿検査や血液生化学検査で定期的に評価する．

2）栄養食事療法

①栄養評価

個々のライフステージに応じて，適切な栄養評価を行う．

②栄養基準

「日本人の食事摂取基準（2020年版）」に準じた食事が基本となる．前立腺肥大症の排尿症状を悪化させる要因として，アルコールがあげられる．アルコールによる頻尿症状，排尿障害の悪化，尿閉の防止のため，**過度のアルコールや刺激物の摂取は避ける**．

③栄養補給

個々の状態にあわせて栄養補給法を選択する．

④栄養指導

近年，肥満，高血圧，高血糖および脂質異常症などの生活習慣病と前立腺肥大症の関連が指摘されている．また，野菜，穀物，大豆などに多く含まれるイソフラボノイドは前立腺肥大症の抑制因子と推測されている．バランスのよい食事摂取を基本に栄養指導を行う．

Advanced 24時間蓄尿とたんぱく質制限食

慢性腎臓病においてたんぱく質制限食は病状進行抑制のために重要である．栄養摂取量の評価は食事記録からの栄養計算でも行えるが，24時間蓄尿を用いるとより精度の高い評価ができる．24時間蓄尿により1日の食塩摂取量，たんぱく質摂取量が算出できる．正確な食塩・たんぱく質摂取量の把握は栄養指導において患者の栄養食事療法に対する意識向上や食事内容の振り返りにつながる．

- 1日食塩摂取量（g/日）
  ＝蓄尿でのNa排泄量（mEq/日）÷17
- 1日のたんぱく質摂取量（g/日）（Maroniの式）
  ＝[1日尿中尿素窒素排泄量(g) ＋0.031 ×体重（kg)］× 6.25

※ただし，高度尿たんぱく（もしくはネフローゼ症候群）の患者では上式に1日たんぱく排泄量を加味する考えもある

（吉川　睦）

第5章 腎・尿路系（泌尿器系）疾患

第5章 チェック問題

問題

□ □ Q1 CKDの治療の目的を述べなさい.

□ □ Q2 ネフローゼ症候群の診断基準は何か述べなさい.

□ □ Q3 急性腎不全はその原因と病態によって，どのような分類がされているか説明しなさい.

□ □ Q4 慢性腎不全の栄養食事療法の原則を述べなさい.

□ □ Q5 糖尿病性腎症における栄養食事療法のポイントを述べなさい.

□ □ Q6 血液透析における栄養食事療法のポイントを述べなさい.

□ □ Q7 血液透析と腹膜透析の栄養基準の相違点を説明しなさい.

□ □ Q8 尿路結石症の栄養食事療法のポイントを述べなさい.

解答＆解説

A1 CKDの治療は，ESKDとCVDの発症阻止あるいは進展抑制を目的とし，禁煙，適正飲酒，減塩，肥満の改善など，生活習慣の修正を行う．さらに，運動療法，薬物療法，栄養食事療法を実施し，定期的な診察により腎機能の程度に応じた対策を講じる．

A2 ネフローゼ症候群は大量のたんぱく尿（尿たんぱく3.5 g/日以上）と低たんぱく血症（総たんぱく6.0 g/dL以下），あるいは低アルブミン血症（アルブミン3.0 g/dL以下）が診療の必須条件である．多くの場合，脂質異常症と浮腫を認める．

A3 急性腎不全は数時間～数日という短時間内で急速に腎機能が低下し，体液の恒常性が維持できなくなり高窒素血症・電解質異常，代謝性アシドーシスをきたし腎不全に陥る．発症原因によって，腎前性，腎性，腎後性に分類される．

A4 腎機能の保持と尿毒症の進行抑制を目的とした栄養食事療法が原則である．栄養食事療法はたんぱく質制限，必要十分な摂取エネルギーの確保，食塩制限，カリウム制限，リン制限である．

A5 糖尿病性腎症の栄養食事療法のポイントは，従来のエネルギー制限主体の食事からたんぱく質制限を中心とした食事へと適切に移行することである．高度のたんぱく質制限を行う場合は，摂取エネルギー量を確保し，不可欠アミノ酸の欠乏に注意を払う．

A6 エネルギー量は30～35 kcal/kg・標準体重/日を基本とし，たんぱく質は損失分を考慮して必要量より多めの設定とする．水分および食塩の制限，カリウム，リンの管理が基本となる．

A7 エネルギー量は，腹膜透析では透析液中のブドウ糖の体内吸収分を栄養基準量より減じる．たんぱく質は，腹膜透析では血液透析に比較して損失が多いため，やや多めとする．カリウム制限は血液透析では行うが，腹膜透析では必要ない．

A8 「日本人の食事摂取基準（2020年版）」に準じたバランスのよい食事を基本とし，シュウ酸やプリン体の多い食品，食塩や砂糖の過剰摂取を避ける．また，1日尿量2 L以上を目標とし，水分を十分に摂取する．

第6章 内分泌系疾患

Point

1. ホルモンは，フィードバック機構とよばれるしくみでその分泌が厳密に制御されることを理解する.
2. ホルモンは生体のさまざまな機能の調節や制御を行っており，その欠乏や過剰によって特異的な疾患が生じることを理解する.
3. 代表的な内分泌臓器である下垂体，甲状腺，副甲状腺，副腎における内分泌疾患を理解する.

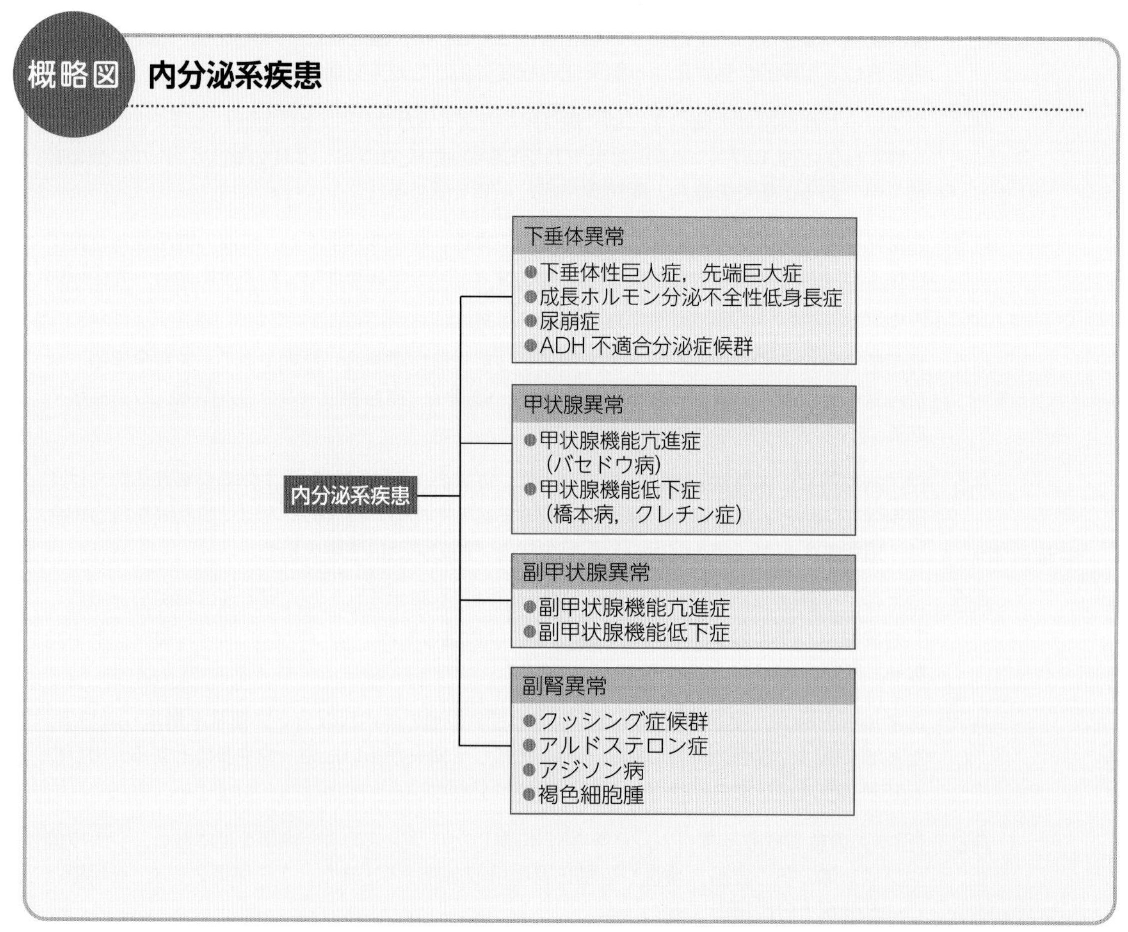

概略図 内分泌系疾患
内分泌系疾患
下垂体異常
●下垂体性巨人症，先端巨大症
●成長ホルモン分泌不全性低身長症
●尿崩症
●ADH 不適合分泌症候群
甲状腺異常
●甲状腺機能亢進症
（バセドウ病）
●甲状腺機能低下症
（橋本病，クレチン症）
副甲状腺異常
●副甲状腺機能亢進症
●副甲状腺機能低下症
副腎異常
●クッシング症候群
●アルドステロン症
●アジソン病
●褐色細胞腫

1 下垂体異常

A. 下垂体性巨人症，先端巨大症

1）臨床医学の復習

①疾患の原因

成長ホルモン（growth hormone：GH）は骨や筋肉，臓器を成長させるホルモンである．下垂体から腺腫などの原因により過剰のGH分泌が起こると，下垂体性巨人症あるいは先端巨大症※1をきたす．

②症状

下垂体性巨人症と先端巨大症は基本的には同じ疾患である．巨人症は成長期にGHの過剰分泌が生じるために**高身長**を主症状とし，先端巨大症では，過剰分泌が成長期（思春期）以降（＝骨の成長の停止後）に起こるため，指先や鼻，唇といった**軟部組織の肥大**を主症状とする．GHの血糖上昇作用や血圧上昇作用により，**糖尿病**や**高血圧**が合併することも多い．

③診断

高身長や特徴的な顔貌（鼻，唇などの肥大）から本症を疑う．確定診断には血中のGHを測定する．本症の多くが**下垂体腫瘍（腺腫）**によるものであり，画像診断により腫瘍の有無を確認する．

④治療

下垂体腫瘍（腺腫）が原因となっている場合は，手術的に摘出する．

⑤治療の指標

血中のGH濃度の正常化を指標とする．ただし高身長はGH濃度が正常化しても是正されることはない．軟部組織の肥大は改善することが多い．

2）栄養食事療法

本症において特別な栄養食事療法は不要である．

糖尿病や高血圧などの合併症が認められる場合には，各疾患に準じた栄養食事療法を行う．腫瘍摘出などによりGHの濃度が正常化すると，これらの合併症は軽減，または消失することが多い．

※1　以前は末端肥大症ともよばれていた．

B. 成長ホルモン分泌不全性低身長症

1）臨床医学の復習

①疾患の原因

成長ホルモン分泌不全性低身長症とは，**成長ホルモン（GH）**の分泌が成長期に何らかの原因で障害され，十分な身体の発達が起こらずに低身長をきたした状態を指す．GHの分泌障害の原因は特定できないことが多いが，脳腫瘍などによることもある．

②症状

成長ホルモン分泌不全性低身長症の主症状は低身長である．身長は低いが体格は均整がとれている．性的成熟が遅れ，声や顔が子どもっぽくなるが，**知能は正常**である．

③診断

低身長より本症を疑う（同学年の子どもの平均身長の－2SD※2以下）．確定診断は血中のGH測定やGH分泌刺激試験により行う．

④治療

GHの投与を行う．ただし骨端線が閉鎖する思春期以降はGHを投与しても身長は増加しないため，投与は行わない．

⑤治療の指標

GHの投与開始により身長は伸び始めるが，投与を中止すると成長は止まる．このため骨端線が閉鎖し身長の伸びが見込めなくなる思春期までは，継続して投与する．

2）栄養食事療法

本症における低身長は栄養上の問題に起因するものではないので，特別な栄養食事療法は必要がない．治療の対象者はほとんどが成長期の小児であり，年齢に応じたエネルギーや各栄養素の必要量を満たしていればよく，身長を伸ばす目的で，エネルギーや特定の栄養素の過剰摂取をすべきではない．

C. 尿崩症

1）臨床医学の復習

①疾患の原因

抗利尿ホルモン（antidiuretic hormone：ADH）の分泌が障害されると腎臓における水の再吸収が低下し

※2　SD：standard deviation（標準偏差）

て多尿となり，尿崩症を呈する．分泌障害の原因は明らかでない（特発性）ことが多い．腎臓の障害により水の再吸収ができずに多尿となる病態は，腎性尿崩症として区別される．

②症状

主症状は**多尿**である．尿崩症では1日の尿量が10 L近くにおよぶこともある（正常は1 L程度）．脱水により激しい口渇感が生じ，多量の水分を摂取する（**多飲**）．また体内の水分の喪失により血液が濃縮され，**高ナトリウム血症**を呈する．

③診断

診断には**血漿浸透圧**と**ADH**の同時測定が有用である．ADHの分泌は血漿浸透圧レベルにより調節されており，血漿浸透圧が上昇している（すなわち脱水である）にもかかわらず，ADHの分泌が低下していることで診断される（図1）．

④治療

ADHのアナログ※3である**デスモプレシン**の投与を行う．デスモプレシンはADHと同じ作用を有するが，作用時間が3～4倍長い．

⑤治療の指標

症状（多飲，多尿）が改善し，尿量が正常化することを目標とする．

2）栄養食事療法

①栄養評価

本症における栄養評価のポイントは，**脱水状態の評価**である．口渇，疲労，脱力，立ちくらみなどの症状や，皮膚や口腔粘膜の乾燥といった脱水症の所見に留意するとともに，飲水量と尿量のバランスを把握するようにする．また本症では高ナトリウム血症を呈するため，ナトリウムの摂取量についてもあわせて評価する．

②栄養基準

特に定められた基準はない．

③栄養補給および栄養指導

水分の経口摂取を十分に行うように指導する．できるだけ，尿として体外に喪失した量と等量の水分を摂取するようにする．本症に認められる高ナトリウム血症は脱水による血液の濃縮のためであり，体内のナトリウム量が過剰になっているわけではないので，極端な過剰摂取が認められる場合を除き，特にナトリウムを制限する必要はない．

なお，デスモプレシンによる治療が開始されると多尿は比較的すみやかに改善するため，そのまま多量の水分摂取を続けていると**水中毒**※4に陥る危険がある．尿量が減少してきたら，水分の摂取も控えるよう指導する．

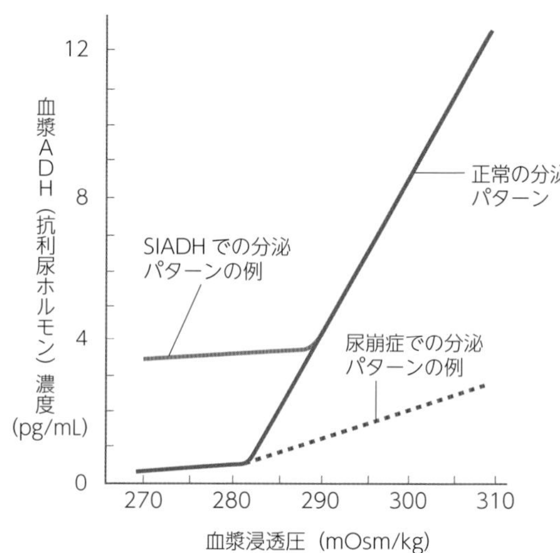

図1 血漿浸透圧と血中ADH濃度との関係

正常パターンおよび尿崩症，SIADH（抗利尿ホルモン不適合分泌症候群）の分泌パターン例．
SIADH：syndrome of inappropriate secretion of ADH
「解剖生理学 人体の構造と機能 第3版（栄養科学イラストレイテッド）」（志村二三夫，他/編），羊土社，2020[1]より引用

D. ADH不適合分泌症候群（SIADH）

1）臨床医学の復習

①疾患の原因

血漿浸透圧が低値にもかかわらず，**抗利尿ホルモン（ADH）**の分泌が抑制されずに身体的な異常をきたすのが，ADH不適合分泌症候群（syndrome of inappropriate secretion of ADH：**SIADH**）である．原因はさまざまであり，感染症など他疾患に合併することや，薬剤の副作用などでも起こる．子どもや高齢者に多く，原因は脳の機能が未発達，もしくは低下しているため

※3 **アナログ**：構造や作用が類似した物質で，人工的に合成されたもの．

※4 **水中毒**：過剰の水分摂取により体液が希釈され，低ナトリウム血症が生じ，身体に障害をきたした状態．

と考えられている．

②症状

ADHの過剰作用により水貯留が起こり，血液が希釈され**低ナトリウム血症**となる．血液量の増加により尿量は増加するため，尿量の減少は目立たない．低ナトリウム血症の症状として**中枢神経症状**（頭痛，悪心，傾眠，意識障害など）が生じ，高度になると死に至る．

③診断

低ナトリウム血症があったら本症を疑う．**血漿浸透圧**と**ADH**の同時測定を行い，血漿浸透圧の低下にもかかわらず，ADHの分泌が抑制されていないことで診断される（図1）．

④治療

ADHの不適切な過剰分泌の原因となっている疾患の治療を行う．対症的には，水制限やナトリウム投与などを行う（後述の2）栄養食事療法 ③栄養補給および栄養指導参照）．

⑤治療の指標

血清ナトリウム濃度を指標とし，低ナトリウム血症の改善を目標とする．ただし，急に低ナトリウム血症を補正すると急激な浸透圧の変化により中枢神経に障害をきたすので，補正はゆっくりと行わなければならない．

2）栄養食事療法

①栄養評価

本症の栄養評価のポイントは，水分とナトリウムの摂取量である．食事摂取調査において水分とナトリウムの摂取量を算定する．

②栄養基準

特に定められた基準はない．

③栄養補給および栄養指導

本症の主症状である低ナトリウム血症は，体内の水分過剰によるものであるため，栄養指導においては，**水分の摂取を制限**するように指導する（体重1 kgあたり15～20 mL）．軽度のSIADHは水分制限のみで低ナトリウム血症が軽快することが多いが，ナトリウム摂取量が少ない場合は，食塩として1日1～2 g程度（例として梅干し1～2個程度[※5]）の食塩摂取を増やすように指導する．

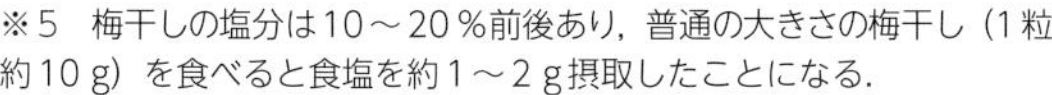

※5　梅干しの塩分は10～20％前後あり，普通の大きさの梅干し（1粒約10 g）を食べると食塩を約1～2 g摂取したことになる．

2 甲状腺異常

A. 甲状腺機能亢進症

1）臨床医学の復習

①疾患の原因

甲状腺機能亢進症の原因として最も多いのは**バセドウ病**である．バセドウ病では，甲状腺の**甲状腺刺激ホルモン**（thyroid stimulating hormone：**TSH**）**受容体**に対する免疫反応（**自己免疫**）が生じ，刺激を受けた甲状腺が自律的にホルモンを多量に産生するために，甲状腺機能亢進となる．その他，甲状腺腫瘍や下垂体TSH産生腫瘍が原因となることもある．

②症状（図2）

過剰な甲状腺ホルモンにより**代謝が亢進**し，**体温の上昇**や**発汗過多**，**体重減少**（消費エネルギーの亢進による）などが生じる．また心機能の亢進作用により，**頻脈**（脈拍数の増加）や**動悸**などを認める．甲状腺ホルモンは消化管や精神の活動を亢進させる作用もあり，**下痢**や**腹痛**，イライラ感や不眠，焦燥感などが現れる．また血中のコレステロールが低下する．その他，バセドウ病では眼球突出が認められることが多い．

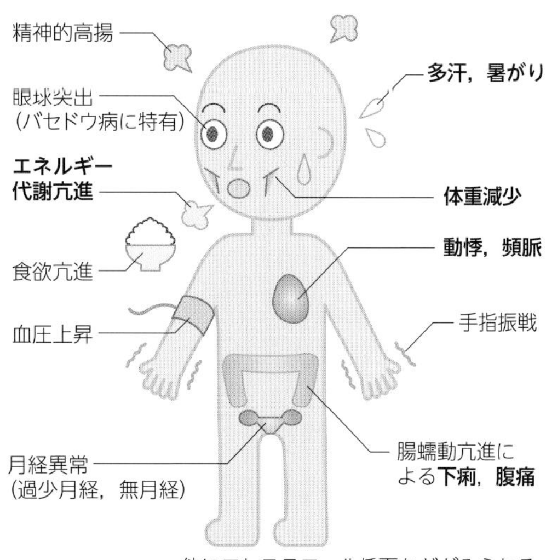

図2　甲状腺機能亢進症の症状

③**診断**

血中の甲状腺ホルモン〔**遊離サイロキシン（fT_4）**，**遊離トリヨードサイロニン（fT_3）**〕高値より診断される．またバセドウ病ではTSHが低値となり，血中の**抗TSH受容体抗体**が高値を示す．

④**治療**

甲状腺ホルモンの合成阻害薬（**抗甲状腺薬**）の内服を行う．手術による甲状腺摘除や放射線療法などが用いられることもある．

⑤**治療の指標**

血液中の甲状腺ホルモン値の正常化を第一目標とする．ただしバセドウ病では甲状腺ホルモン値が正常化しても，抗TSH受容体抗体が高値のままであると**内服の中止により再発**するので，抗体が低下するまで内服は継続する．

2）栄養食事療法

①**栄養評価**

甲状腺機能亢進症では**エネルギー代謝が亢進**しており，一般的には食欲が増加し食事摂取量が増加するにもかかわらず，体重は減少傾向を示す．このため治療の効果を得られるまでは，**十分な栄養をとることが必要である**．

栄養評価においては，やせや消耗の進行度，脱水の有無について評価する．食事摂取調査においては，総エネルギー摂取量，エネルギー産生栄養素のバランスについて評価する．また代謝の亢進に伴いビタミンやミネラルの消費量が増加するので，これらの摂取量についても算出する．体温の上昇や発汗の亢進に伴い，脱水傾向となりやすいため，水分の摂取についても評価が必要である．

②**栄養基準**

特に定められたものはない．

③**栄養補給**

甲状腺機能亢進症に特別な栄養食事療法は必要ないが，体重減少が進行している場合には，**高エネルギー高たんぱく質**（エネルギー35～40 kcal/kg・標準体重/日，たんぱく質1.2～1.5 g/kg・標準体重/日程度を目安とする）を基本とした食事を摂取する．また発汗による脱水を補正するために，十分な水分を摂取する．電解質も補充できるよう，スポーツ飲料などを併用するとよい．水溶性ビタミンの不足を起こしやすいので，これらのビタミンが豊富な食品を摂取するようにする．

④**栄養指導**

栄養評価において十分なエネルギー量の摂取が行われていない場合や，進行する体重減少を認める場合には，エネルギー摂取とたんぱく質摂取を増やすように指導する．ただし治療によりホルモンが正常化してくると，高エネルギー食は過剰な体重増加の原因となるため注意が必要である．あわせて十分な水分の摂取，およびビタミン，ミネラルの摂取が行われるように指導を行う．また代謝を促進するような刺激物やアルコール類，過度の運動は控えるように指示する（治療により甲状腺ホルモンが正常化すればこの限りではない）．

なお甲状腺機能亢進症では，過剰のヨウ素摂取により内服治療効果が落ちる，再発率が高くなるなどの報告があるが，真偽は明らかでない．主治医によっては投薬治療中のヨウ素摂取を制限する場合があるが，特殊な検査や治療を行う場合を除き，わが国ではヨウ素制限を行わないのが一般的である．

B. 甲状腺機能低下症

1）臨床医学の復習

①**疾患の原因**

甲状腺機能低下症の原因で最も多いのは**橋本病（慢性甲状腺炎）**である．橋本病では甲状腺に対する免疫反応（**自己免疫**）が生じ，結果として甲状腺の破壊が起こるために甲状腺ホルモンの産生が低下する．

甲状腺の先天的異常で生まれつき甲状腺機能の低下が生じるものは，**クレチン症**とよばれる．

②**症状**（図3）

ホルモンの低下によりエネルギー代謝が低下し，**体温や耐寒性の低下**や**むくみ**，**肥満**などを認める．また**徐脈**（脈が遅い），**便秘**，疲労感，精神活動の低下などの症状が現れる．**脱毛**や**嗄声**（させい）（声が嗄（か）れる）などを認めることも多い．また血中のコレステロールが高くなる．乳幼児期に甲状腺機能低下が生じると，知能低下や発育障害の原因となる．

③**診断**

血中の甲状腺ホルモン低値より診断される．橋本病ではTSHが高値となり，抗甲状腺抗体が陽性を示す．

④**治療**

甲状腺ホルモン薬の服用を行う．

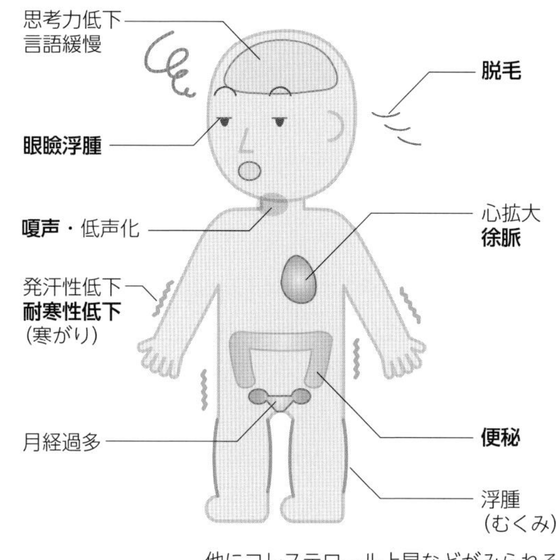

図3　甲状腺機能低下症の症状

⑤治療の指標

血液中の甲状腺ホルモン値の正常化を目標とする．甲状腺ホルモン薬は過剰投与により中毒症を引き起こすので，投与は少量から始め，様子をみながら少しずつ増量していく．

2）栄養食事療法

甲状腺機能低下症の場合は，ホルモン薬による治療を開始すると比較的早期に身体機能の改善が認められるため，特別な栄養食事療法は不要であることが多い．代謝の低下に伴う肥満や高コレステロール血症が高度である場合や，治療開始後も改善が認められない場合は，それぞれの疾患に準じた栄養食事療法を行う．

ヨウ素の極端な過剰摂取は甲状腺機能低下の原因になることが知られているため，ヨウ素を多量に含む食品（海藻類など．特にこんぶ）の過量摂取をしないように指導する．

なお食品のなかには，甲状腺へのヨウ素の取り込みを阻害する**ゴイトロゲン**とよばれる化学物質を含むものがあり，アブラナ科の植物などに含まれるゴイトリンなどがゴイトロゲンとして報告されている．しかしながら日本人は比較的ヨウ素の摂取量が多いため，極端な過剰摂取がないかぎり，あまり気にする必要はないと考えられている．

3　副甲状腺異常

A. 副甲状腺機能亢進症

1）臨床医学の復習

①疾患の原因

副甲状腺から分泌される**副甲状腺ホルモン**（parathyroid hormone：PTH）は血中のカルシウムを上昇させる役割をもつ．PTHが過剰となると副甲状腺機能亢進症をきたす．**副甲状腺腫瘍（腺腫）**などが原因で起こる**原発性副甲状腺機能亢進症**の他に，腎不全が原因で起こる**腎性副甲状腺機能亢進症**※6もある．

②症状

原発性副甲状腺機能亢進症では**高カルシウム血症**となり，高度になると**全身倦怠感**や**口渇**，**食欲不振**などの自覚症状が出現する．また骨からのカルシウム放出が増加するため**骨粗鬆症**（こつそしょうしょう）が生じる．血液のカルシウム濃度※7上昇に伴い尿中カルシウム濃度が上昇するため，**腎結石**や**尿路結石**などが生じる．さらにPTHの作用亢進により**低リン血症**をきたす．

③診断

高カルシウム血症があったら本症を疑う．血中のPTH高値より診断される．副甲状腺腺腫が原因であることが多いため，画像診断を行い腺腫の有無を確認する．

④治療

腺腫によるものは腫瘍の摘出を行う．

第6章　内分泌系疾患

※6　**腎性副甲状腺機能亢進症**：慢性腎不全では，腎臓でのリン排泄低下や，ビタミンD_3活性化障害により低カルシウム血症が生じ，副甲状腺ホルモンの分泌が増加する．長期間その状態が続くと副甲状腺自体が腫大し，自律的に過剰なホルモンを分泌するようになる．このような状態を腎性（続発性）副甲状腺機能亢進症とよぶ．腺腫が原因となる原発性副甲状腺機能亢進症とは病態が異なり，栄養指導においても異なる指導を要するので注意すること．

※7　**カルシウム濃度**：血中のカルシウムの約40％は血中のアルブミンと結合している．このため血中アルブミン濃度が低いと，たとえ活性型として作用するカルシウムイオン量が正常でも血中総カルシウム濃度は低値を示す．このため血中アルブミン濃度が4 g/dL未満の場合，血中カルシウム濃度（mg/dL）は以下の式で補正する

補正カルシウム（mg/dL）＝実測カルシウム＋〔4－アルブミン（g/dL）〕

⑤治療の指標

血液中のカルシウム値の正常化を目標とする．腺腫によるもの（原発性）は腫瘍が摘出されると，カルシウム値はすみやかに是正されることが多い．

2）栄養食事療法

血中カルシウム濃度は，骨からのカルシウムの放出と腎臓におけるカルシウムの再吸収から受ける影響が大きく，経口摂取の影響は比較的少ない（図4）．本症では，過剰なPTHによってカルシウムの
①骨からの放出
②腎臓での再吸収
③腸管での吸収
がいずれも亢進している（図5）が，上記のような理由により，食事のカルシウムを制限しても本症に認められる高カルシウム血症はほとんど改善しない．このため特別な場合を除き，カルシウム制限は行わないことが多い．食事摂取調査においてカルシウムの摂取量を算定し，極端に多く摂取しているようであれば控えるように指導する．

一方，腎不全に合併する腎性副甲状腺機能亢進症は，低カルシウム血症を引き金に発症する（p111 ※6を参照）．根本の原因となる低カルシウム血症の是正が

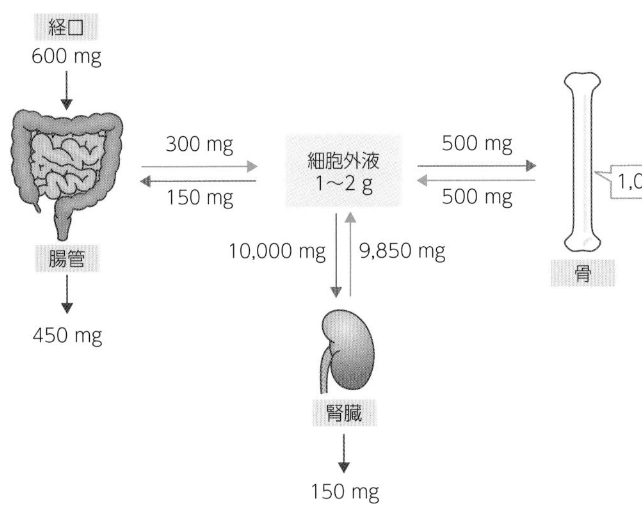

図4 カルシウムの恒常性
カルシウム濃度の調節に最も大きな役割を果たすのは骨に貯蔵されている多量のカルシウムであるが，カルシウム平衡状態では，骨から放出される量と取り込まれる量は等しく，腎臓での排泄量の調節が重要な役割を果たす
「カラー版　内科学」（門脇　孝，永井良三／総編　赤林　朗，他／編集委員），西村書店，2012[2]をもとに作成

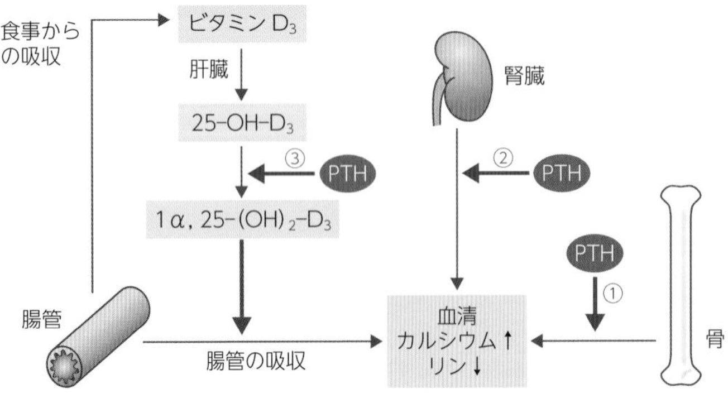

図5 原発性副甲状腺機能亢進症の病態
原発性副甲状腺機能亢進症では過剰なPTHにより高カルシウム血症をきたす．
リンに関しては骨からの放出や小腸からの吸収は増すが，腎臓からの排泄がそれを上回るため，結果として低リン血症をきたす
「臨床医学 疾病の成り立ち 第3版（栄養科学イラストレイテッド）」（田中 明，藤岡由夫／編），p104，羊土社，2021[3]をもとに作成

必要であるが，腎機能不全により，カルシウムやビタミンDそのものを摂取しても効果は少ない．治療としては，**リンの制限**や**活性型ビタミンD**製剤の投与などを行う（詳細は第5章4「腎不全」を参照）．

B. 副甲状腺機能低下症

1）臨床医学の復習

①疾患の原因

副甲状腺ホルモン（PTH）の分泌が低下すると，副甲状腺機能低下症をきたす．ホルモン分泌低下の原因は不明（特発性）のことが多い．

②症状

本症の症状の多くは**低カルシウム血症**によるものである．カルシウム低下により神経・筋の興奮性が高まり，手足や口のまわりの**しびれ**，痛みを伴う筋肉の硬直（**テタニー**），全身けいれん，精神症状（**精神不穏状態，不安，錯乱**）などが起こる．またPTHの作用不足により**高リン血症**をきたす．

③診断

低カルシウム血症があったら本症を疑う．血中のPTH低値より診断される．

④治療

PTHの内服薬は存在しないため，治療には腸管からのカルシウム吸収を促進させる**活性型ビタミンD製剤**の投与や，カルシウム製剤の投与を行う．

⑤治療の指標

血液中のカルシウム値の正常化を目標とする．

2）栄養食事療法

①栄養評価

副甲状腺機能低下症の栄養評価のポイントは，カルシウムとビタミンD，リンの摂取量である．食事摂取調査ではこれらの摂取量を中心に評価する．治療としてカルシウムやビタミン製剤を服用している場合があるので，その摂取量も含めて評価を行う．

②栄養基準

日本人は欧米と比べ食事からのカルシウムの摂取量が比較的少ない．カルシウム摂取量は「日本人の食事摂取基準（2020年版）」の推奨量（男性：15～29歳で800 mg/日，30～74歳で750 mg/日，75歳以上700 mg/日，女性：15歳以上で650 mg/日，75歳以上で600 mg/日）を目標として多めに摂取するようにする．

一方，リンは近年，加工食品などに多く含まれており，過剰摂取が問題となることが多い．このため目安量（男性：18歳以上で1,000 mg/日，女性：18歳以上で800 mg/日）を超えないように留意する．

③栄養補給

本症ではカルシウムの多い食品（牛乳，乳製品，骨ごと食べる魚，葉野菜など）を積極的に摂取するようにする．またリンは食品添加物として加工食品やインスタント食品に多く利用されているため，これらの食品を過剰に摂取しないように注意する．

④栄養指導

食事摂取調査にてカルシウムの摂取が少ない場合には，積極的に摂取するように指導する．ただし，本症では治療としてすでに十分量の活性型ビタミンD製剤やカルシウム製剤を服用していることが多く，食事からの極端なカルシウム摂取が高カルシウム血症につながる可能性もあるため留意する．

腎機能に障害がなければリンの排泄はある程度保たれるので，高リン血症が重篤になることはあまりない．リンに関しては過剰摂取に注意するのみで，リン制限の指導は行わないことが多い．

4 副腎異常

A. クッシング症候群

1）臨床医学の復習

①疾患の原因

副腎皮質から分泌されるホルモンである**コルチゾール**（cortisol）が過剰に分泌されるために起こる．コルチゾール分泌過剰の原因は副腎の病変（**副腎腺腫**）であることが多いが，下垂体の**副腎皮質刺激ホルモン**（adrenocorticotropic hormone：ACTH）が**下垂体腫瘍**などで過剰となり，結果としてコルチゾール分泌が上昇することもある．

②症状（図6）

コルチゾールは脂肪蓄積効果，血圧上昇作用，血糖上昇作用などを有するため，クッシング症候群では，**中心性肥満，赤色皮膚線条，満月様顔貌**※8，**水牛様脂肪沈着（バッファローハンプ）**※9，**高血圧**や**高血糖**な

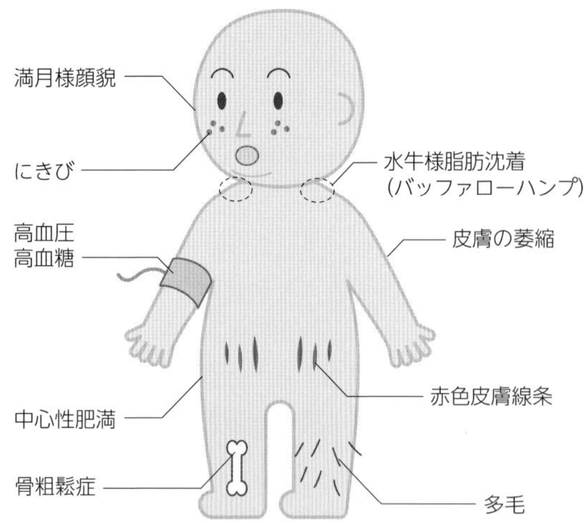

図6　クッシング症候群の症状

どを呈する．また免疫に関与するリンパ球や好酸球の数が減少し，**易感染性**となる．たんぱく質の異化作用による**皮膚の萎縮**や，骨吸収促進による**骨粗鬆症**なども認める．

③診断

クッシング症候群の特徴的な身体所見より本症を疑う．血中のコルチゾール高値より診断される（正常ではコルチゾールの値は午前中に高く，その後低下するが，クッシング症候群の場合，コルチゾールは1日中高い値を示す点が特徴である）．画像診断を行い，副腎腺腫の有無を確認する．

④治療

腺腫によるものは腫瘍の摘出を行う．

⑤治療の指標

血液中のコルチゾール値の正常化を目標とする．身体症状は治療後もすぐには消失せず，ゆっくりと改善される．

2）栄養食事療法

①栄養評価

クッシング症候群には，糖尿病や脂質代謝異常，肥満，高血圧，骨粗鬆症などさまざまな代謝性疾患が合併するため，本症の栄養食事療法はこれらの合併症の改善や予防を目的として行われる．基本的にはそれぞれの疾患の栄養食事療法に準じて治療がなされる．

栄養評価においては，肥満度や血圧，骨密度，血糖値や血中脂質などの状態を把握し，食事摂取調査では総エネルギー量，エネルギー産生栄養素のバランス，ナトリウムやカリウム，カルシウムの摂取量などに留意して評価を行う．

②栄養基準

合併症で認められるそれぞれの疾患の基準に準ずる．

③栄養補給

クッシング症候群では過剰のコルチゾールによってたんぱく質の異化が亢進していることが多く，たんぱく質の摂取が不足しないようにする．また骨粗鬆症が進行している場合には，カルシウムやビタミンDの適切な摂取が必要となる．

④栄養指導

糖尿病や肥満がある患者では，各疾患の栄養指導基準に準じて，生活活動強度に応じた摂取エネルギー制限を行うように指導する．ただしクッシング症候群の患者は易感染性があるため，低栄養とならないように注意する．たんぱく質の異化を防ぐために，十分なたんぱく質の摂取を行うように指導する．高血圧を認める場合には，あわせて食塩制限（6 g/日未満を目標）を行うようにする．食塩の制限は高血圧の治療に有用であるとともに，コルチゾールのもつミネラルコルチコイド（アルドステロン）様作用による症状の改善にも有用である（後述の本章4「B．アルドステロン症」参照）．

B. アルドステロン症

1）臨床医学の復習

①疾患の原因

副腎皮質から分泌されるホルモンである**アルドステロン**（aldosterone）が過剰に分泌されるために起こる．原因としては，**副腎腫瘍**による**原発性アルドステロン症**などがあげられる．漢方薬として用いられる甘草（かんぞう）やある種の薬剤はアルドステロン様の作用を有し，多量の摂取によりアルドステロン症と同様の症状を示すことがある（**偽性アルドステロン症**）．

②症状

アルドステロンが過剰となると，ナトリウムや水の再吸収が増加して体液量が増加し，**高血圧**が主症状と

※8　**満月様顔貌**：顔面に脂肪が沈着し，顔が満月のように丸くなる．
※9　**水牛様脂肪沈着**：肩甲部に脂肪が沈着し，水牛（バッファロー）のように肩が盛り上がる．

して現れる．またカリウムの排泄量の増加により**低カリウム血症**が出現し，高度となると**しびれ感**や**脱力発作**などが起こるようになる．

③診断

以前は比較的まれな疾患と考えられていたが，近年，高血圧患者の5～10％ほどが原発性アルドステロン症との報告もあり，治療抵抗性の高血圧があったら本症の可能性を考えておくべきである．また低カリウム血症があったら本症を疑う．

診断には血中アルドステロン値や関連するホルモンであるレニンの血中濃度を測定する．画像診断を行い，副腎腫瘍の有無を確認する．

④治療

副腎腫瘍によるものは腫瘍の摘出を行う．摘出をせずに，アルドステロンの作用を特異的に阻害する降圧薬（スピロノラクトン）で症状を抑え，経過をみることも多い．

⑤治療の指標

血圧の正常化を目標とする．腫瘍がなくなると7割近くの患者で血圧は正常に戻るが，高血圧が長期に持続していた患者では，治療後も高血圧が残存することが多い．

2）栄養食事療法

①栄養評価

アルドステロン症の主症状はナトリウム過剰による高血圧であり，このため栄養食事療法も高血圧に対する栄養食事療法に準ずる（第4章1「高血圧」参照）．

栄養評価では，血圧の状態（血圧は変動しやすく，また医療機関で測定すると上昇傾向を示す患者もいるため，できるだけ家庭で決まった時間に測定するように指導する）を把握するとともに，飲酒，喫煙，運動習慣などの生活活動についてもチェックする．

食事摂取調査では総エネルギー量やエネルギー産生栄養素のバランスとともに，食塩（ナトリウム）およびカリウムの摂取量を評価する．特に本症では体内のナトリウム過剰が病態の中心を占めるので，食塩の摂取状況には十分に注意し，味つけの好み，塩蔵品や汁物などの摂取状況を評価して，食塩摂取過多となるような問題点がないかを検討する．

②栄養基準

日本高血圧学会で推奨する**食塩制限**1日6 g未満を目標とする．腎機能障害が存在しなければ，低カリウム血症に対して多めのカリウムをとるようにする．「日本人の食事摂取基準（2020年版）」の目標量（男性：15歳以上で3,000 mg/日以上，女性：15歳以上で2,600 mg/日以上）を目標とする．

③栄養補給

本症の食事のポイントは，減塩と多めのカリウム摂取である．食塩の多い食品を避け，カリウムの豊富な野菜や果物を多く摂取するようにする．野菜などのカリウムはゆでるとカリウムが流出してしまうため，生で食べる方が望ましい．

④栄養指導

食事摂取調査にて食塩の摂取が過剰である場合には，食塩制限を行うように指導する（1日6 g未満が望ましい．困難ならばまずば7～8 g/日を目標とする）．また，カリウム摂取が不十分である場合には，カリウムの豊富な生野菜や果物などを積極的に摂取するように指導する．あわせて高血圧を悪化させるようなストレスや重労働，激しい運動，喫煙などを避けるように指導を行う．

C. アジソン病（副腎皮質機能低下症）

1）臨床医学の復習

①疾患の原因

慢性的に進行する，副腎皮質の破壊による副腎皮質機能不全をアジソン病とよぶ．原因は特発性（原因不明）のものが多いが，他に副腎結核などの感染症に伴うものなどがある．

②症状

コルチゾールの低下により，**全身倦怠感**，**食欲不振**，**体重減少**，**精神症状（無気力，不安，性格変化）**などが出現する．重篤化すると，**意識障害**や**血圧低下**によるショック状態，**低血糖**などをきたし死に至る．またアルドステロン低下による**低ナトリウム・高カリウム血症**や，副腎アンドロゲンの欠落による脱毛などを伴うこともある．皮膚に特有の色素沈着を認める．

③診断

診断には血中の副腎皮質刺激ホルモン（ACTH）とコルチゾール値を同時測定する．本症ではコルチゾール値が低値であり，ACTHが高値を示す．下垂体のACTH分泌不全を原因とする続発性副腎機能不全では，両者がともに低値となる．

④治療

ステロイド薬（副腎皮質ホルモン剤）の内服（緊急時は静脈内投与）を行う．コルチゾールとアルドステロン両者の作用をあわせもつ合成ステロイド薬（ヒドロコルチゾンやプレドニゾロン）が使用されることが多い．ストレス時には生体は通常より多量のコルチゾールを必要とするため，内服薬を増量する必要がある．

⑤治療の指標

症状の改善を治療の指標とする．

2）栄養食事療法

アジソン病においてはホルモンの補充が基本であり，補充を開始すると比較的すみやかに症状は改善するため，特別な栄養食事療法は不要であることが多い．やせや低血糖を認める場合には**高エネルギー・高糖質食**とし，また低ナトリウム血症や高カリウム血症を認めるようであれば，それぞれ**食塩の負荷**や**カリウムの摂取制限**を行うようにする．

なおアジソン病では，食欲不振が強く食事をとれないことが多いので，食べやすいように食事の形態を工夫するなどの指導をあわせて行う．

D. 褐色細胞腫

1）臨床医学の復習

①疾患の原因

副腎髄質からはカテコールアミン類（アドレナリン：adrenaline，ノルアドレナリン：noradrenaline，ドーパミン：dopamine）が分泌される．副腎髄質のカテコールアミン産生細胞から派生する腫瘍を，褐色細胞腫とよぶ．

②症状

腫瘍より産生される過剰のカテコールアミンにより，交感神経活動時と同様の症状が生じる．症状は，**高血圧，高血糖，代謝亢進，頭痛，発汗過多**の5症状が代表的である．高血圧は発作型もしくは持続型を呈するが，なかでも**発作型高血圧**は本症に特徴的であり，ふだんの血圧は正常にもかかわらず，発作時には収縮期血圧が200 mmHg以上にも上昇することがある．

③診断

血中のカテコールアミン類を測定し，高値であることで診断する．カテコールアミンは緊張状態などでも容易に高値となるため，24時間尿サンプル中のカテコールアミン代謝産物の測定をあわせて行うとよい．

④治療

治療は腫瘍の摘出が第一選択である．

⑤治療の指標

症状，特に高血圧の改善を目標とする．高血圧は腫瘍が完全に摘出されればほとんどの患者で治癒または改善する．

2）栄養食事療法

腫瘍からのカテコールアミンの放出は，腹部圧迫，運動，前屈姿勢，排尿，排便，妊娠，飽食などに誘発されて発作的に現れることが多い．したがって，日常生活においてはこのような点に気をつけ，安静に過ごすように指導する．

褐色細胞腫の主症状である高血圧に対しては，一般的な高血圧に適応される生活指導（減量，適度な運動など）や栄養食事療法（エネルギー制限，食塩制限など）の効果は少ない．その理由として，本症の高血圧の原因は水分や食塩の貯留ではなく，カテコールアミンによる血管収縮によるものであることがあげられる．体内の水分や食塩（＝循環血漿量）は血管の収縮のためにむしろ減少していることが多く，治療により血管の収縮が解除されると低血圧となることもあるので，循環血漿量を保つために**食塩制限は行わない**．

なお，**喫煙**に関しては血管収縮の誘因となるため，一般の高血圧と同様に禁煙の指導を行う．

Advanced バセドウ病患者の症例

●症例

[患者] 29歳，女性

[病名] バセドウ病

[現病歴] 数カ月前から徐々に体重が減少し，階段の上り下りや運動をすると動悸を感じるようになったため病院を受診した．検査の結果，バセドウ病と診断され，内服薬を処方された．

食生活状況は，食欲はあり，仕事が忙しいときにときどき食事を抜くことがある以外はほぼ3食をとっている．間食は，夕刻などにお腹がすいたときに菓子類を食べる程度である．1日の推定摂取エネルギー量は約1,800 kcal．外食頻度が比較的高く，昼はほとんど麺類か，コンビニエンスストアのおにぎり，パン類などですませている．仕事はデスクワーク中心であり，週末に軽いジョギングをする習慣がある．

●栄養アセスメント

[身体測定] 身長158 cm，体重50 kg（半年前は54 kg），BMI 20.0 kg/m^2，標準体重54.9 kg，血圧122/60 mmHg，脈拍96/分

[検査値] TP 8.0 g/dL，Alb 5.0 g/dL，BUN 19 mg/dL，Cre 0.8 mg/dL，AST 18 IU/L，ALT 21 IU/L，T-CHO 120 mg/dL，TG 98 mg/dL，TSH $<$ 0.021 μIU/mL，fT_4 2.35 ng/dL，fT_3 7.77 pg/mL，FBS 89 mg/dL

●栄養ケア計画

1. 必要エネルギー量：甲状腺機能亢進による体重の減少を認めており，代謝の亢進による必要エネルギー量の増加が推察される．このため，最低必要エネルギー量は身体活動相当よりもやや多めとし，標準体重換算で1 kgあたり35 kcalとして以下のように算出する．
   標準体重×35 kcal＝54.9×35 kcal
   ＝1,921 kcal≒2,000 kcal
   これは「日本人の食事摂取基準（2020年度版）」における身体活動レベルⅡ（ふつう）の18～29歳女性の推定エネルギー必要量（2,000 kcal）とほぼ同じ数値となり，妥当な値である．
2. たんぱく質量：甲状腺機能亢進による筋たんぱく質の消耗を抑えるため，たんぱく質はやや多めの標準体重あたり1.2 gが必要と考え，以下のように算出する．
   標準体重×1.2 g＝54.9×1.2 g
   ＝65.88 g≒66 g
   これは「日本人の食事摂取基準（2020年度版）」における18～29歳女性の推奨たんぱく質摂取量（50 g）より多い数値となり，妥当な値である．
   1. での必要エネルギー量から算出すると，たんぱく質のエネルギー比率はおよそ13％となる．
3. 低コレステロール血症が認められるが，これは甲状腺機能亢進によるものであり，甲状腺機能が正常化すれば正常値に戻ると考えられる．このため，特に食事からのコレステロール摂取を多くする必要性はない．
4. 発汗による損失を防ぐために，「日本人の食事摂取基準の推奨量（2020年版）」に基づいて，ビタミン（特に水溶性ビタミン），ミネラル，水分を充分に補給するようにする．

●栄養教育計画

上記の摂取推奨量を，できるだけ規則正しく，3度の食事から摂取するように指導する．たんぱく質の摂取を十分にするために，主食だけではなく副食もとるように指導する．またアルコールや刺激物は避けるようにする．若年女性の場合は，体重減少はむしろ好ましいこととしてとらえられることも多く，患者が食事を増やすことに抵抗することがあるため，その必要性を十分に説明する．治療により甲状腺機能が正常化し，急激な体重増加がみられるようになった場合は，適宜，摂取エネルギー量を減らすように指導する．

なお甲状腺機能が落ち着くまでは，必要以上の身体の消耗を防ぐために，週末に行っているジョギングや，その他の激しい運動は控えるようにあわせて指導を行う．

（飯田薫子）

第6章 チェック問題

問 題

□ □ **Q1** バセドウ病の主な症状について説明しなさい．

□ □ **Q2** 抗利尿ホルモン不適合分泌症候群（SIADH）の病態を説明し，栄養補給の考え方について説明しなさい．

□ □ **Q3** カルシウム，リンの代謝における副甲状腺ホルモンのはたらきについて説明しなさい．

□ □ **Q4** 原発性アルドステロン症の栄養食事療法について説明しなさい．

解答＆解説

A1 バセドウ病では甲状腺ホルモンの分泌量が増える．甲状腺ホルモンは代謝を亢進する作用があるため，主な症状として，エネルギー消費の亢進による多食や体重減少，多飲多尿，発汗，手指のふるえなどが出現する．また心臓の活動亢進による動悸，頻脈，不整脈や，消化管活動亢進による下痢などがあげられる．その他の症状として，めまい，抜け毛，精神症状（うつ，不安感，イライラ）などを伴うこともある．

A2 利尿を抑える作用をもつADH（抗利尿ホルモン）が，必要以上に分泌または作用することによって起こる症候群である．ADHの作用により体内に水分が貯留して血液が希釈され，その結果，相対的な血清ナトリウム濃度の低下をきたし，さまざまな症状を引き起こす．過剰な水の貯留を軽減するため，食事指導では飲水を制限することが基本となる．また，1日の食塩摂取量が少ない場合は，低ナトリウム血症に対し1日1～2 g程度の経口食塩負荷をしてもよい．

A3 副甲状腺ホルモン（PTH）は血中カルシウムを上昇させる役割をもつ．PTHは骨に蓄えられているカルシウムを放出させ（骨吸収），腎臓でのカルシウムの再吸収を増加させる．さらに腎臓におけるビタミンDの活性化を介してカルシウムの腸管吸収率を高める．一方，PTHによる骨吸収は骨からのリンの放出も増加させるが，PTHは腎臓でのリン再吸収を減少させるはたらきがあるため，結果としてPTH過剰では血中のリンは低下する．

A4 アルドステロン症の主症状はナトリウム過剰による高血圧であるため，高血圧に対する栄養食事療法に準ずる．具体的には食塩摂取量1日6 g未満を目標とした減塩を行う．また，腎機能障害が存在しなければ，低カリウム血症に対して多めのカリウムをとるようにする．「日本人の食事摂取基準（2020年版）」の目標摂取量に準じて，15歳以上の男性で3,000 mg/日以上，15歳以上の女性で2,600 mg/日以上を摂取するようにする．

第7章 神経・精神系疾患

Point

1. 認知症は，アルツハイマー病型認知症と脳血管性認知症に分けられる．アルツハイマー病型認知症では，神経原線維に変化が生じ記憶障害が起こり，悪化していく．脳血管性認知症では神経症状と運動障害が多くみられることを理解する．
2. 神経性やせ症は，体重が標準体重の－20％以上のやせの状態で診断される．治療の基本は心理療法と栄養療法であり，経口摂取に対する抵抗が強いときは，経管栄養法や中心静脈栄養法を実施することを理解する．神経性大食症では，自己誘発性嘔吐や下剤の乱用があるため，認知行動療法による行動変容が必要であることを理解する．
3. アルコール依存症では，断酒が必須であることを理解する．さらに，ビタミンB_1欠乏を起こしやすいため，ビタミンB_1を補給する．またアルコールの利尿作用により尿量が増加するため，水分を十分に補給する．

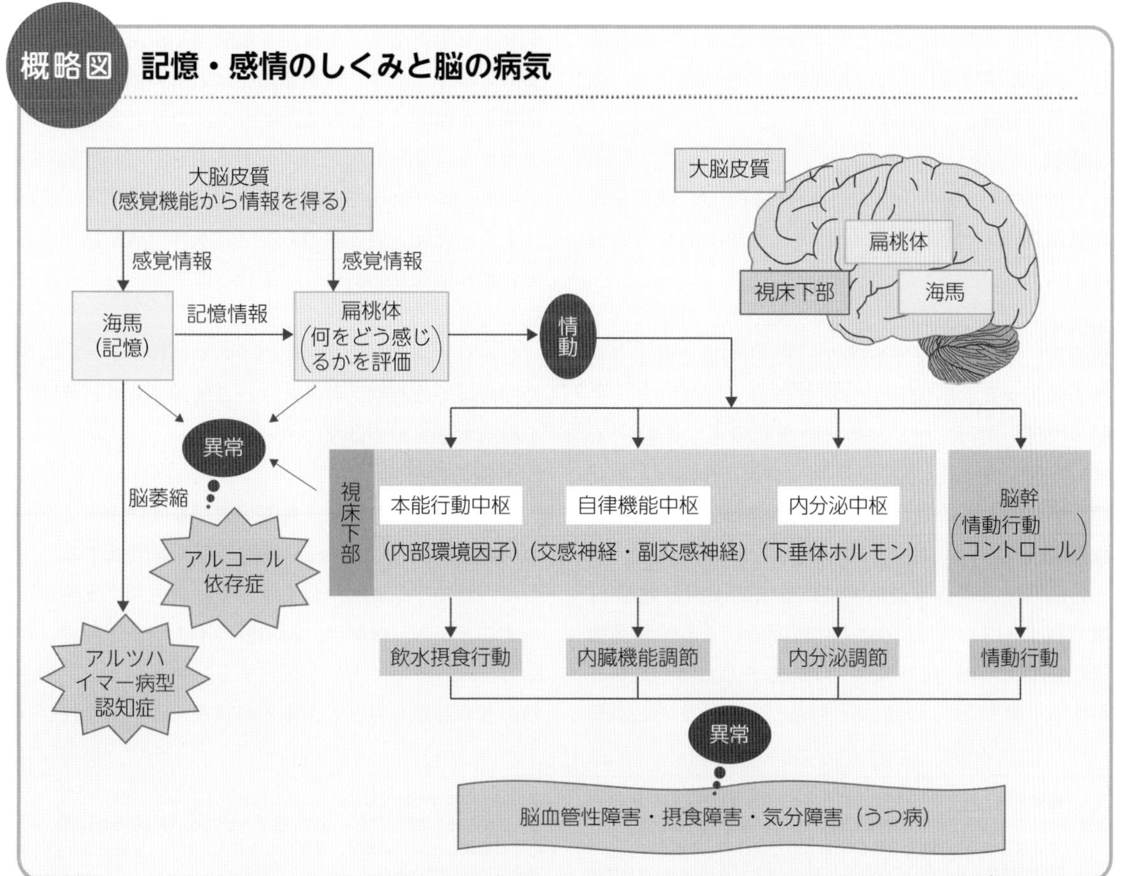

1 認知症[※1]

高齢者認知症の患者数は，517万人（2015）であり，2025年には675万人となると推定され，高齢者人口の20％を占めるとされている[1)]．

認知症は数多くの種類が存在し，一番多いのが**アルツハイマー病型**（68％），**脳血管性型**（20％），**レビー小体病型**（4～5％），**前頭側頭葉変性型**（1％）とその他の疾患（パーキンソン病・水頭症・アルコール性など）である（2015）．認知症は，これらの要因から認知障害へと進行する．

A. アルツハイマー病型認知症

1）臨床医学の復習

①疾患の原因

進行性かつ不可逆性の認知症である．加齢に伴いアセチルコリン受容体が減少し，次いで記憶や学習機能を司る脳内の神経伝達物質**アセチルコリンの分泌が低下**することにより，脳にβアミロイドたんぱくが沈着し，神経原線維変化により神経細胞の脱落が生じ，脳の海馬が萎縮して発症する．

②症状

アルツハイマー病型認知症患者の脳では，海馬を含む側頭葉部分を中心に，全般的に萎縮が認められる（図1）．

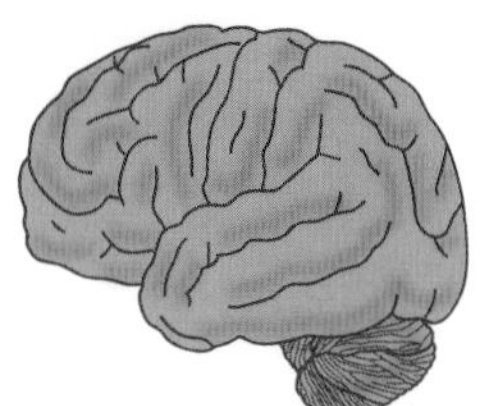

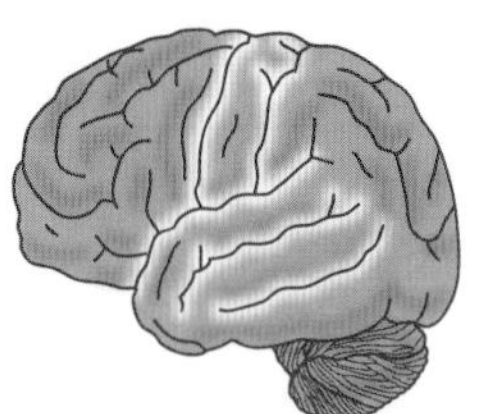

図1　アルツハイマー病型認知症患者の脳の形態
アルツハイマー病型認知症患者では海馬を含む側頭葉部分を中心に萎縮がみられる
「ぜんぶわかる脳の事典」（坂井建雄，久光 正／監修），成美堂出版，2011[2)] をもとに作成

症状は軽度・中等度・高度に分類され，軽度では記憶障害・見当識（けんとうしき）障害[※2]が認められ，中等度では思考判断力障害が生じ，高度では感覚障害・言語障害（失語・失認・失行）などの高次脳機能障害に伴い，幻覚・妄想・夜間せん妄[※3]・不眠・徘徊・作話などの問題行動が出現する．女性に多く発症する．

③診断

診断基準は世界保健機関による国際疾病分類第11版（ICD-11），米国国立老化研究所による診断基準（NIA-AA），米国精神医学会診断基準（DSM-5）などがある．現在では，DSM-5[3)] に基づいて行うことが多い．DSM-5の診断基準では，神経認知領域（複雑性注意，遂行機能，学習および記憶，言語，知覚－運動，社会的認知の6領域）で，1つ以上に有意な低下があり，その認知の欠損によって，日常生活が阻害される場合を認知症と診断すると示されている．

④治療

治療法として薬物療法があり，アセチルコリンエステラーゼ阻害薬（ドネペジル塩酸塩）が用いられている．アルツハイマー病型認知症はアセチルコリンの分泌低下が原因であるので，アセチルコリンを分解するアセチルコリンエステラーゼの作用を阻害し，脳内のアセチルコリン濃度を高める治療薬を使用する．それにより，軽度・中等度のアルツハイマー病型認知症患者の認知機能を賦活（ふかつ）化し，症状の改善を図ることが可能となる．

しかし，あくまで認知症の予防や進行防止といった初期段階での治療に有効とされる薬剤であり，認知症を根治するものではない．

⑤治療の指標

認知症状については，長谷川式簡易知能評価スケール（**表1**）を用いて，認知機能の程度を判断する．さらに，認知症患者は，日常生活や社会生活に支障をきたすことから，医師は，認知症の本人の意思能力（判断力・意思決定能力）を判定する必要がある．認知症の患者の意思を尊重し，本人の特性に応じた支援プロ

※1　**認知症**：2013年に改訂された米国精神医学会の診断基準（DSM-5）では，認知症は神経認知障害という名前に変更された．しかし，従来の認知症という名称を用いてもよいとされている．
※2　**見当識障害**：「今がいつなのか」「ここはどこなのか」「自分は誰なのか」がわからなくなること．
※3　**せん妄**：急性の発症と症状の動揺が起こり，良くなったり悪くなったりと変動し，見当識障害，注意力と思考力の低下，意識レベルの変動を伴う認識障害である．

表1 改訂 長谷川式知能評価スケール（HDS-R）の項目

	項目		得点
1	お歳はいくつですか？（2年までの誤差は正解）		0 1
2	今日は何年の何月何日ですか？ 何曜日ですか？ （年月日，曜日が正解でそれぞれ1点ずつ）	年 月 日 曜日	0 1 0 1 0 1 0 1
3	私たちが今いるところはどこですか？ （自発的にでれば2点，5秒おいて「家ですか？ 病院ですか？ 施設ですか？」のなかから正しい選択をすれば1点）		0 1 2
4	これから言う3つの言葉を言ってみてください．あとでまた聞きますのでよく覚えておいてください （以下の系列のいずれか1つで，採用した系列に○印をつけておく） 1：a）桜　b）猫　c）電車 2：a）梅　b）犬　c）自動車		0 1 0 1 0 1
5	100から7を順番に引いてください （「100－7は？」「それからまた7を引くと？」と質問する．最初の答えが不正解の場合，打ち切る）	（93） （86）	0 1 0 1
6	私がこれから言う数字を逆から言ってください （6-8-2，3-5-2-9を逆に言ってもらう．3桁逆唱に失敗したら，打ち切る）	2-8-6 9-2-5-3	0 1 0 1
7	先ほど覚えてもらった言葉をもう一度言ってみてください （自発的に回答があれば各2点，もし回答がない場合以下のヒントを与え正解であれば1点） a）植物　b）動物　c）乗り物		a：0 1 2 b：0 1 2 c：0 1 2
8	これから5つの品物を見せます．それを隠しますのでなにがあったか言ってください （時計，鍵，タバコ，ペン，硬貨など必ず相互に無関係なもの）		0 1 2 3 4 5
9	知っている野菜の名前をできるだけ多く言ってください （答えた野菜の名前を右欄に記入する．途中で詰まり，約10秒間待ってもできない場合にはそこで打ち切る） 0～5＝0点，6＝1点，7＝2点，8＝3点，9＝4点，10＝5点		0 1 2 3 4 5
		合計得点	

評価は満点が30点，21点以上であれば非認知症であり，20点以下で認知症の疑いありとなる．軽度の認知症の平均は約19点，中等度認知症では約15点，高度の認知症では約10点，非常に高度の場合は，4点程度となる

「心理測定尺度集Ⅲ」（堀 洋道／監　松井 豊／編），pp293-299，サイエンス社，2001[5] より引用

セスが不可欠となる．そこで，厚生労働省が「認知症の人の日常生活・社会生活における意思決定支援ガイドライン」[4] を策定しているので，支援方法の指針を活用するとよい．

2）栄養食事療法

①栄養評価

身体計測，臨床検査などにより基本的な栄養状態の評価を行う．栄養摂取量・食生活状況については本人からは正確な情報を得られない場合が多いので介護者などキーパーソンに対して栄養調査を行う．

②栄養基準

動脈硬化軽減作用を示すn-3系多価不飽和脂肪酸（EPAやDHA）が多く含まれている魚の摂取が，血管障害を伴わないアルツハイマー病型認知症の発症率を軽減することはよく知られている．また，一価不飽和脂肪酸を多く摂取する人は，加齢に伴う認識力の低下が現れにくく，食物からのオリーブ油の摂取やビタミンC，ビタミンEが，アルツハイマー病型認知症に予防効果を示すことが報告されている．

また，改善予防のためには運動や楽器演奏などで身体を動かすことが重要である（図2）．

③栄養補給

次項「B．脳血管性認知症」を参照．

④栄養指導

本人に対する栄養指導では理解を得るのが困難な場合が多い．その場合，キーパーソンに行うことが望ましいが，実施できない場合も多い．

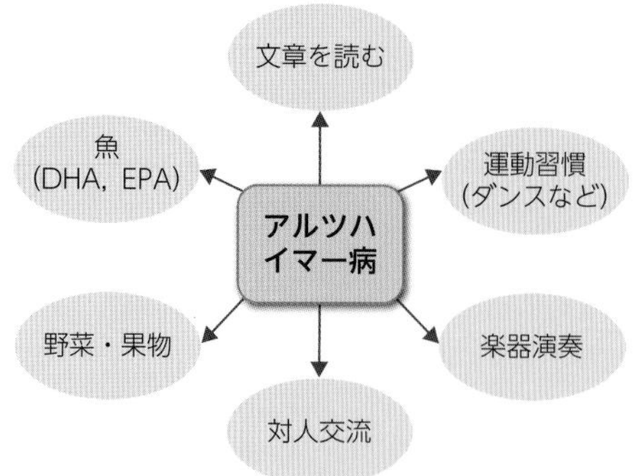

図2　アルツハイマー病型認知症対策

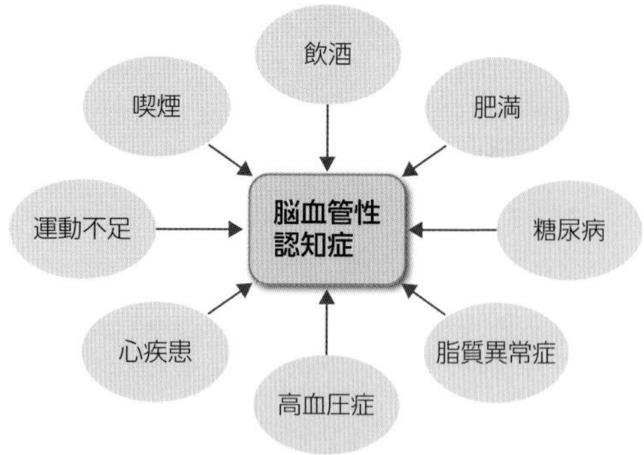

飲酒
喫煙
肥満
運動不足
脳血管性認知症
糖尿病
心疾患
脂質異常症
高血圧症

図3　脳血管性認知症の危険因子

B. 脳血管性認知症

1）臨床医学の復習

①疾患の原因

脳梗塞や脳出血などによって脳の血流障害が起こった後に認知症が段階的に発症する．飲酒や肥満などが危険因子となる（図3）．

②症状

脳血管性認知症は男性に多く発症し，脳梗塞などの発作に合わせて段階的に進行する．しびれや麻痺などの神経症状により動作が低下し，初期では物忘れを自覚している．軽度では，記憶障害（食事がすんだことを忘れて騒ぐ）や見当識障害は見え隠れするが，本人は不安が強い状態となる．中等度では計算ができない，料理ができないなどが生じ，介護が必要となる．

③診断

脳血管障害では，CTなどの画像診断で梗塞の病巣が認められる．診断基準を**表2**に示した．

④治療

図3に示したように高血圧，糖尿病，脂質異常症，心房細動などの危険因子を取り除き，再発を予防することが重要である．

薬物療法としては抗血小板薬や抗血栓薬を投与する．これまで，抗血栓薬のアスピリンやワルファリンなどが一般的であったが，2011年に新しい抗凝固薬のダビガトランが承認された．ワルファリンはビタミンK含有食品などの摂取を制限する必要があったが，承認されたダビガトランは食事制限を必要としない利点がある．

表2　脳血管性認知症の診断基準（NINDS-AIREN）

1. 認知症の存在
● 記憶障害および認知機能の障害 ● 神経心理学検査の裏づけと診察による証明 ● 脳卒中による身体的ハンディキャップが原因でない
2. 脳血管障害の証明
● 神経学的検査で局在徴候あり ● 画像検査で対応する脳血管性病変あり
3. 認知症と脳血管障害の関連
● 脳卒中発症後3カ月以内の認知症の発症 ● 認知機能の急激な低下，あるいは認知症機能障害の動揺性，階段状の進行

⑤治療の指標

脳血管性認知症とアルツハイマー病型認知症との鑑別が重要であるので，鑑別診断のポイントを**表3**に示した．

2）栄養食事療法

①栄養評価

脳血管性認知症は脳梗塞や脳出血などから発症するため，その予防が重要である．

脳梗塞は突然襲ってくる一過性の虚血発作であり，前触れがあることも多いので，脳梗塞の危険度をチェックして予防し，評価することが大切である（**表4**）．

②栄養基準

血圧管理・体重管理，糖尿病管理，脂質量管理が必要である．

- 血圧コントロール：130/85 mmHg以下を目標に降圧
- 糖尿病の改善：HbA1c 6.5％未満を目標
- 《脂質異常症の場合》脂質摂取量：総エネルギーの25％以下→コレステロールは1日200 mg未満とし，

表3 アルツハイマー病との鑑別診断

補助診断法として知られるハチンスキー（Hachinski）のスコアに加え，それぞれの特徴を比較検討して総合的に判断する

A）脳虚血スコア（Hachinski）

特徴	点数
突然の発症	2
段階的増悪	1
動揺性の経過	2
夜間のせん妄	1
人格が比較的保たれる	1
抑うつ	1
身体的訴え	1
情動失禁	1
高血圧の既往	1
脳卒中の既往	2
動脈硬化合併の徴候	1
脳局在性神経症状	2
脳局在性神経徴候	2

脳血管性認知症　：7点以上
アルツハイマー病：4点以下

B）アルツハイマー病と脳血管性認知症の鑑別点

	アルツハイマー病	脳血管性認知症
認知症と関連した脳血管障害（病歴および画像）	なし	あり
脳虚血スコア（Hachinski）	4点以下	7点以上
経過	徐々に悪化	階段状に悪化，進行停止
局在的神経徴候	なし	あり
脳循環代謝所見	側頭葉・頭頂葉・後部帯状回で低下	病巣に一致した低下/広範な低下

「ぜんぶわかる脳の事典」（坂井建雄，久光 正/監修），成美堂出版，2011[2] より引用

LDLコレステロール値120 mg/dL未満をめざす

- 減塩：6 g/日未満
- 栄養食事療法として，適正栄養量を算出

・エネルギー量＝25 kcal/kg×標準体重
・たんぱく質＝1.2～1.5 g/kg×標準体重

③栄養補給

消化器官が機能している場合は，経口栄養法を原則とする．麻痺などにより咀嚼・嚥下が困難な場合にはその状況に応じた食事形態とする（第16章 摂食機能障害参照）．経口摂取が不可能な場合は，経腸栄養法（胃瘻（いろう），空腸瘻（くうちょうろう）など）となるが，認知症の状態や長期的な見通しなど多方面より十分検討し，導入する．近年，安易な経腸栄養法を問題視する傾向もある．

表4 脳梗塞チェック

1	朝起きたときに足がもつれる
2	手にしているコップの水をこぼしたり，箸やコップをよく落とすようになる
3	何もないところでつまずいたり転んだりする
4	口の周囲がしびれたり，舌がもつれて，思うように話せないことがある
5	言葉や人の名前がなかなか出てこなくなった
6	意識が遠くなったり，意識を失うことがある
7	手がふるえるようになり，字が書きにくくなったり，急に下手になった
8	手足が弱くなり，ふるえやしびれが起こる
9	視野が狭まって見えたり，物が二重に見えたりする
10	激しい肩こりがあり，後頭部や側頭部に痛みを感じることがある
11	怒りっぽくなり，常にイライラしている
12	食事が飲み込みにくくなり，むせることがある

1つでも当てはまり，くり返して起こるようであれば，早めに検査を受けることが勧められる

④栄養指導

脳梗塞を再発させないように予防することである．禁酒・禁煙指導とともに，運動療法として1回30分の歩行を週3～4回ぐらい実施する．生活習慣の修正，服薬方法，再発予防の知識を患者と家族に指導する．

2 変性疾患[6]

A. パーキンソン病

1）臨床医学の復習

①疾患の原因

パーキンソン病とその類似の症状を示す疾患を包括してパーキンソン症候群というが，高齢社会に伴い増加傾向にあり，60～65歳ぐらいに発症することが多く，国内では約15万～20万人の患者が存在し，10万人あたり100～180人の患者が推定されている（2015）．日本神経学会より『パーキンソン病診療ガイドライン2018』[7] が出され，治療方針が示されている．

パーキンソン病の要因は明らかではないが，ミトコンドリアの異常，神経毒の作用，フリーラジカル産生

や鉄の過剰蓄積などが原因となって，中脳の黒質（こくしつ）神経細胞が変性することから生じると考えられている．

健康な身体では，黒質神経細胞内でドーパミンが産生され，そのドーパミンが神経終末である線状体に送られ，神経伝達物質としてはたらく．しかし，黒質神経細胞内で機能障害が生じると，メラニンが消失して細胞の萎縮や膨大化などの変性（レビー小体）が起こり，ドーパミンが欠乏してしまう．ドーパミン，ノルアドレナリン，アドレナリンなどのカテコールアミン類は，アミノ酸のチロシンを出発物質として一連の生合成経路により合成されるが，その神経伝達物質の欠乏により，気分や運動機能，自律神経系の調整に障害が生じるのである（p136 Columnを参照）．

②症状

パーキンソン病は，安静時振戦（4～6 Hz），筋強剛（筋固縮）※4，無動・寡動（かどう）※5，仮面様顔貌，姿勢反射障害※6などの運動症状を特徴とし，さらに，自律神経障害（起立性低血圧，便秘，排尿障害，流涎（りゅうぜん）※7），精神機能障害（うつ，睡眠障害，認知症）などの非運動症状を伴う**多系統変性疾患**である．

患者の病前性格としては内向的，神経質，几帳面で執着心が強い傾向を示す人が多く，病後も思うような動作ができないことから心理的苦痛を感じていることが特徴的である．

③診断

日本神経学会より，『パーキンソン病診療ガイドライン2018』が発刊され，診断基準が示されている（**表5**）．

④治療

早期および進行期のパーキンソン病の運動機能改善に，ドーパミンの前駆体であるL-ドーパ製剤が用いられる．ドーパミンアゴニスト（ドーパミン受容体刺激薬：ペルゴリド，プラミペキソール，ロピニロール）は振戦に効果的である．薬物治療で症状が充分改善されない場合は手術療法を実施する．

姿勢反射障害があり，起立歩行に介護が必要な場合は，特定疾患認定を受けることができる．

2）栄養食事療法

①栄養補給

原則としては適正体重に合わせた推定エネルギー必要量を摂取するようにするが，一回の食事に時間がかかり充分な食事量がとれない場合は1日5～6回食の経口栄養法とする．また，自律神経障害により便秘になりやすいので，十分な水分を摂取するようにする．

嚥下障害がある場合は，食物の認識，口への取り込み，咀嚼と食塊形成，口腔相，咽頭相，食道相，すべての段階で機能不全が起こりうるので，スクリーニングテストや嚥下造影検査を実施して，嚥下評価に沿った対処法を検討する必要がある（**第16章 摂食機能障害**参照）．

また，自律神経障害による**食事性低血圧**がある場合は失神を伴い，食事による窒息の危険性があるため注意を要する．

口腔からの栄養食事療法を実施することができる場合は，食事形態に注意が必要である．きざみ食は咽頭を通過するときに分散し，嚥下困難となる危険性が伴うため，咽頭に残留しやすい食材を控えて片栗粉や増粘剤でとろみをつける形態にする必要がある．しかし，嚥下障害が強い場合は，経管栄養法や胃瘻栄養法にする．

また，流涎はパーキンソン病患者の78％が経験する症状である．これは嚥下障害によって唾液が貯留するために発症するので，誤嚥に注意が必要である．

さらに，リハビリテーションとして行う嚥下訓練や舌の運動訓練は，無動や強剛による運動機能の低下を防ぐことができるため有効である．

②栄養指導[8)]

低たんぱく質食療法を行う場合がある．この方法は，1日のうちで薬の効果の変動が強く，薬の種類・量や服用時間などのコントロールがうまくいかない場合に適応する．しかし，低栄養状態とならないように注意が必要である．神経内科の専門医の指導のもとで実施することが大切である．

アミノ酸を多量摂取しているとパーキンソン病の薬

※4　**筋強剛**：四肢の筋肉がかたくなり，関節を動かすと歯車が引っ掛かるような抵抗を生じる．
※5　**寡動**：身体が動かない状態で，ベッドから起き上がることができない，または入浴時に浴槽をまたぐことができなくなる．
※6　**姿勢反射障害**：少しでも押されると同じ姿勢を保つことできない，急に止まれない．
※7　**流涎**：唾液分泌過多．

表5 International Parkinson and Movement Disorder Society（MDS）診断基準（2015）

臨床的に確実なパーキンソン病（clinically established Parkinson's disease）

パーキンソニズムが存在しさらに，
1）絶対的除外基準に抵触しない．
2）少なくとも2つの支持的基準に合致する．
3）相対的除外基準に抵触しない．

臨床的にほぼ確実なパーキンソン病（clinically probable Parkinson's disease）

パーキンソニズムが存在しさらに，
1）絶対的除外基準に抵触しない．
2）相対的除外基準と同数以上の支持的基準がみられる．ただし2つを超える相対的除外基準がみられてはならない．

支持的基準（supportive criteria）

1. 明白で劇的なドパミン補充療法に対する反応性がみられる．この場合，初期治療の段階では正常かそれに近いレベルまでの改善がみられる必要がある．もし初期治療に対する反応性が評価できない場合は以下のいずれかで判断する．
   - 用量の増減により顕著な症状の変動（UPDRS part Ⅲでのスコアが30％を超える）がみられる，または患者または介護者より治療により顕著な改善がみられたことが確認できる．
   - 明らかに顕著なオン/オフ現象がみられる．
2. L-ドパ誘発性のジスキネジアがみられる．
3. 四肢の静止時振戦が診察上確認できる．
4. 他のパーキンソニズムを示す疾患との鑑別診断上，80％を超える特異度を示す検査法が陽性である．現在この基準を満たす検査として以下の2つが挙げられる．
   - 嗅覚喪失または年齢・性を考慮したうえで明らかな嗅覚低下の存在
   - MIBG心筋シンチグラフィによる心筋交感神経系の脱神経所見

絶対的除外基準（absolute exclusion criteria）

1. 小脳症状がみられる．
2. 下方への核上性眼球運動障害がみられる．
3. 発症5年以内に前頭側頭型認知症や原発性進行性失語症の診断基準を満たす症状がみられる．
4. 下肢に限局したパーキンソニズムが3年を超えてみられる．
5. 薬剤性パーキンソニズムとして矛盾のないドパミン遮断薬の使用歴がある．
6. 中等度以上の重症度にもかかわらず，高用量（> 600 mg）のL-ドパによる症状の改善がみられない．
7. 明らかな皮質性感覚障害，肢節観念運動失行や進行性失語がみられる．
8. シナプス前性のドパミン系が機能画像検査により正常と評価される．
9. パーキンソニズムをきたす可能性のある他疾患の可能性が高いと考えられる．

相対的除外基準（red flags）

1. 5年以内に車椅子利用となるような急速な歩行障害の進展がみられる．
2. 5年以上の経過で運動症状の増悪がみられない．
3. 発症5年以内に重度の構音障害や嚥下障害などの球症状がみられる．
4. 日中または夜間の吸気性喘鳴や頻繁に生じる深い吸気[注1]など，吸気性の呼吸障害がみられる．
5. 発症から5年以内に以下のような重度の自律神経障害がみられる．
   - 起立性低血圧：立位3分以内に少なくとも収縮期で30 mmHgまたは拡張期で15 mmHgの血圧低下がみられる．
   - 発症から5年以内に重度の尿失禁や尿閉がみられる．
6. 年間1回を超える頻度で繰り返す発症3年以内の転倒．
7. 発症から10年以内に，顕著な首下がり（anterocollis）や手足の関節拘縮がみられる．
8. 5年の罹病期間のなかで以下のようなよくみられる非運動症状を認めない．
   - 睡眠障害：睡眠の維持障害による不眠，日中の過剰な傾眠，レム睡眠行動障害の症状
   - 自律神経障害：便秘，日中の頻尿，症状を伴う起立性低血圧
   - 嗅覚障害
   - 精神症状：うつ状態，不安，幻覚
9. 他では説明のできない錐体路症状がみられる．
10. 経過中一貫して左右対称性のパーキンソニズムがみられる．

〔Postuma RB, Berg D, Stern M, et al. MDS Clinical diagnostic criteria for Parkinson's disease. Mov Disord. 2015；30（12）：1591-1601.〕
注1：inspiratory sighs．多系統萎縮症で時にみられる呼吸障害の1つで，しばしば突然不規則に生じる深いため息様の吸気．
「パーキンソン病診療ガイドライン 2018」（日本神経学会 / 監修「パーキンソン病診療ガイドライン」作成委員会 / 編），医学書院，2018[7]より引用

であるL-ドーパが脳の神経細胞内に入るときに競合しあって，取り込みが少なくなる．そこで，活動性が高い日中（朝食と昼食）に，たんぱく質量を減らし，夕食に高たんぱく質量を摂取する蛋白配分療法を選択する．この療法は，運動合併症を解消する可能性がわかっている．

B. 脊髄小脳変性症

1）臨床医学の復習

①疾患の原因

脊髄小脳変性症（spinocerebellar degeneration：SCD）は，小脳から脊髄にかけて神経細胞が徐々に消失していく，運動失調を主症状とする疾患の総称である．男性に多く，40～60歳代に好発し，国内では3万人以上の患者が存在すると報告されている（2020年）．運動失調を起こす神経難病として，厚生労働省特定疾患に指定されている．日本神経学会『神経疾患の遺伝子診断ガイドライン2009』[9]により遺伝子診断指針が示されており，日本における脊髄小脳変性症には遺伝性と非遺伝性（孤発性）があり，罹患率については，孤発性脊髄小脳変性症が67.2％，常染色体優性遺伝性脊髄小脳変性症27％，常染色体劣性遺伝性脊髄小脳変性症1.8％である．

厚生労働省特定疾患に指定されているので，申請により特定疾患医療受給者証が交付される．重症度によっては自立支援法により，介護保険制度の早期利用（40歳以上）の受給が可能である．

②症状

構音障害（言葉の発音がうまくいかない），体幹失調（ふらつき歩行），四肢失調（手足の動作がうまくいかない）が主な症状である．その他，外眼筋麻痺，錐体路症状，パーキンソン症状や排尿障害・起立性低血圧，発汗低下，性機能低下などが認められる．経過は緩慢であるが進行性で，数～十数年に及び，経過中に認知症を示し情緒不安定の症状が認められる．

③診断

脳のCT・MRI検査，脳波，末梢神経伝導速度などの検査，末梢血液により遺伝子診断などを行い，診断する．

④治療

根本的治療はないが，近い将来遺伝子治療で治る可能性がある．小脳失調症状に対しては，甲状腺刺激ホルモン（thyrotropin-releasing hormone：TRH）製剤が有効とされている．しかし，悪心，食欲不振，発疹などの副作用が出ることがある．

2）栄養食事療法

①栄養補給

嚥下障害がある場合は，食器の工夫，補助具の使用，調理法の工夫が必要である．特に液体はむせやすいので，ゼラチン，片栗粉，コーンスターチなどを使用してとろみをつける．市販の増粘特殊食品や水分補給ゼリーなどの特殊食品を活用する．嚥下障害が進行すると経管栄養法や経鼻胃管を挿入して栄養補給を行う．

自律神経障害により起立性低血圧がある場合は，塩分と水分を少し多くとるようにし，食後はしばらく横になるようにする．また，便秘がひどい場合は，水分と食物繊維の多い食品を多く摂取する．

C. ギラン・バレー症候群

1）臨床医学の復習

①疾患の原因

ギラン・バレー症候群は，急性炎症性脱髄性多発神経根神経炎ともよばれ，手や足に力が入らなくなり，しびれ感が生じ急速に麻痺が全身に広がり進行する疾患である．原因としては，細菌・ウイルスなどの上気道感染や下痢などの感染後に発症することが多い．ごくまれに医薬品（インフルエンザやポリオのワクチン，インターフェロン製剤，抗がん薬，HIV感染症に使用される抗ウイルス化学療法薬）の投与後に引き起こされることがある．このように種々の感染により発症するが，これは感染病原体の前駆因子が糖脂質（ガングリオシド）に類似した抗原構造を有していることにより，交差反応が起こるためと考えられている．

②症状

上気道感染後1～3週間後ぐらいに神経症状が発症し，両足の筋力低下や歩行障害，両手・腕の筋力低下，両側の顔面筋の筋力低下，顔面神経麻痺，感覚障害，物が二重に見える，食べ物が飲み込みにくくなるなどの症状が生じ，ピークに達するまで急速に悪化し，呼吸筋麻痺で死亡することもあるので注意が必要である．また，頻脈，不整脈，血圧の変動，起立性低血圧などの自律神経障害も認めることがある．

しかし，ほとんどの症状は一過性であり4～6週間程度で軽快するが，歩行障害が残ることもある．

③診断

末梢神経伝導検査にて，神経伝導速度の遅延，複合筋活動電位の低下の所見が認められ，髄液検査により，たんぱく質量は高値で細胞数は正常値という，たんぱく質細胞解離を認める．また，血中抗糖脂質抗体（ガングリオシド抗体）が上昇する．

④治療

まず疑わしい原因薬剤を中止し，呼吸筋麻痺などの重症例では人工呼吸管理を行う．免疫グロブリン静注療法と血液浄化療法が行われることが多い．

2）栄養食事療法

①栄養補給

食べ物が飲み込みにくくなるなどの症状がある場合は，増粘剤でとろみをつける形態にして経口摂取を実施するが，嚥下障害が強い場合は，経管栄養法や胃瘻栄養法にする．

②栄養指導

ギラン・バレー症候群の改善のためには，基本は適正体重に合わせた推定エネルギー必要量を摂取する．運動神経の伝達不良や自己免疫疾患であることから，神経伝達を促進するビタミンB_1（豚肉・大豆・落花生・そらまめ・うなぎ・かつお・玄米など）が効果的であり，神経の損傷を回復させるのにはビタミンB_{12}（レバー・しじみ・赤貝など）が効果をもたらすので摂取するようにする．また，ギラン・バレー症候群は免疫機能不全から発生することから，免疫機能を高めるポリフェノール類（イソフラボン・アントシアニン・カテキン）も有効である．

3 摂食障害

摂食障害は神経性やせ症（神経性食欲不振症），神経性大食症（神経性過食症），過食性障害，特定不能の摂食障害，回避・制限性食物摂取障害の5分類がある．

A. 神経性やせ症

1）臨床医学の復習

①疾患の原因

現在，思春期における神経性やせ症（神経性食欲不振症，anorexia nervosa：AN）が増加傾向を示している．そのため，患者への早期治療の対処法が検討され，「神経性やせ症（AN）初期診療の手引き」が策定されている．この診療の手引きは，体格指数BMI 14 kg/m^{2}以上の患者に用いることを想定して，初期対応・心理教育・身体管理・栄養管理の4項目に構成されて治療方針を示している[10]．

神経性やせ症の患者は，重症度が高いほど病識が乏しく，治療に抵抗を示すことがしばしばである．発症の背景には，患者自身の精神的未熟さが関与し，“デブ”とからかわれたり，けなされたり，友人や家族関係の傷つき，受験，親の離婚，病気，転居，将来の不安などの患者を取り巻く社会的状況や家庭環境要因がストレスやトラウマとなって発症する．特に女性に多く発症するが，男性の患者も増えてきている．

②症状

症状としては，低体重，低体温，無食欲，徐脈，便秘，女性では無月経などさまざまな症候を示すが，栄養障害のために，たんぱく質摂取量の低下，貧血，起立性めまい等の異常反応などが認められる．心理面では，やせ願望・体型不満・人に気をつかう良い子という心理的特徴が認められ，体型や体重においてゆがんだ認識をもっており，やせていても自分がやせていることを絶対認めないという大きな特徴がある．飢餓状態に陥ると，脳内にβ-エンドルフィン（脳内麻薬）が分泌され，飢餓の苦痛を和らげてしまうため病的意識がない．身体的には胃袋の縮小，脳の萎縮による判断力の低下，不整脈，全身の内臓障害，発育障害，心機能の低下などにより死の危険が迫ることになる（**図4**）．

無月経になるが，やせている方がよいと思うために，自ら体重減少を招く食習慣となる．食習慣では，偏食がひどく，食べ物に対する恐怖感があり，根底は食べたくないために細かく刻んで何度も噛むようにして長時間かけて食べる．しかし突然，食欲をコントロールできなくなり，影で隠れ食いや盗み食いに走ってしまったりする．

③診断

摂食障害の分類には，WHOの国際疾病分類（ICD-11）と米国精神医学会の診断基準（DSM-5）がある．DSM-5では神経性やせ症は過食排出型と摂食制限型に下位分類され，過食排出型は体重減少とボディイメージのゆがみに過食と排出行動を伴う場合をいい，摂食制限型は食事制限と運動により，やせ過ぎ状態を維持する場合をいう．現在，神経性やせ症（神経性食欲不振症）は厚生労働省では以下の診断基準を用いている．

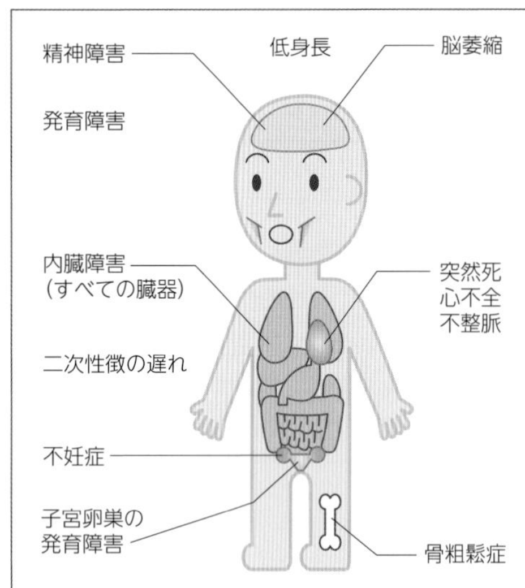

AN患者の検査結果と栄養摂取量の例

検査項目	AN患者（例）
BMI	11.6
実測体重（kg）	30
%IBW	53.3
血清総たんぱく量（g/dL）	5.9
空腹時血糖値（mg/dL）	58
骨量（%）	79
体脂肪率（%）	4.2
最高血圧（mmHg）	90
最低血圧（mmHg）	49
VO_2max（mL/kg/分）	30
消費エネルギー量（kcal）	1,447

栄養素	摂取量/日
エネルギー（kcal）	989
たんぱく質（g）	56.2
炭水化物（g）	163
脂肪量（g）	16.6
カルシウム（mg）	528
鉄（mg）	9.2

図4　神経性やせ症（AN）の症状と特性

《i．神経性やせ症の診断基準（厚生労働省）》

- 標準体重の－20％以上のやせ（3カ月以上の持続）
- 食行動の異常（不食，多食，隠れ食い）
- 体重や体型についてのゆがんだ認識（体重増加に対する極端な恐怖）
- 発症年齢：30歳以下
- 女性なら無月経
- やせの原因と考えられる器質的疾患がないこと

④治療

治療の基本は行動療法と心理教育と栄養食事療法であり，経口摂取に対する抵抗が強いときは，早期入院加療で，経管栄養法や中心静脈栄養法を実施する．徐々に体重増加を試みながら，低栄養状態の改善を図る．

神経性やせ症患者は，摂食行動異常を日常生活でのストレス解消手段として学習し，他者（家族）から注意を向けられることや体重減少による達成感を得ることにより，この学習が強化されている．そこで，**行動療法**を取り入れる．まず，行動変容段階モデルを活用して，患者自身がどのステージ〔無関心期（前熟考期）・関心期（熟考期）・準備期・実行期・維持期〕に存在するかを見極めて働きかけ方を検討する．そして，望ましい摂食行動が形成されて体重が増加するに従い行動変容が起こり，正常な摂食行動を再形成することにつながる．

⑤治療の指標

「神経性やせ症（AN）初期診療の手引き」の栄養管理の項を参照して実施する[10]．

2）栄養食事療法

①栄養評価

《i．身体状況の判定》

低栄養状態となるため，栄養障害を下記の項目について判定する．

- BMI＝体重（kg）/〔身長（m）×身長（m）〕
- %IBW＝測定体重/標準体重×100
  ［判定］－20％以上のやせ
- 体重減少率（％）
  ＝（1カ月前の体重－現在の体重）/1カ月前の体重×100
  ［判定］5％以上の減少/1カ月

《ii．血液生化学検査》

徐脈（60回/分未満），貧血（Hb：11 g/dL以下），低血圧，白血球数の減少，低カリウム血症，肝機能障害（ASTの上昇，コリンエステラーゼの低下），代謝性アルカローシス，低血糖，高コレステロール血症，血清トリヨードサイロニン（T_3）減少．

②栄養基準

「神経性やせ症（AN）初期診療の手引き」に従って，エネルギー必要量を算出する．まず，基礎代謝量を後述の式に従って算出する．女性と男性の場合の求め方

表6　神経性やせ症におけるエネルギー必要量の決定（kcal/日）

年齢区分	活動内容（活動係数）	体重ごとのエネルギー必要量（kcal/日）					
		20 kg	25 kg	30 kg	35 kg	40 kg	45 kg
18歳未満	自宅内生活（1.3）	575	718	862	1005	1148	1292
	社会活動あり生活（1.5）	663	828	995	1160	1325	1491
18歳以上	自宅内生活（1.3）	595	745	894	1043	1192	1340
	社会活動あり生活（1.5）	687	860	1032	1203	1376	1547

が区別されている．

〈女性患者の場合〉Scalfi式[2)]
18歳未満 基礎代謝量＝(92.8×体重 kg)×0.238
18歳以上 基礎代謝量＝(96.3×体重 kg)×0.238

〈男性患者の場合〉Harris-Benedictの式
基礎代謝量
＝66.47＋Wt×13.75＋Ht×5.0－A×6.76
(Wt：体重 kg，Ht：身長 cm，A：年齢)

次に，エネルギー必要量を決定する（表6）．

エネルギー必要量(kcal/日)＝基礎代謝量×活動係数
〔活動係数：自宅内生活のみ：1.3，社会活動（学校・仕事）ありの生活：1.5〕

③栄養補給

栄養投与初期には，算出したエネルギー必要量を目標とする．しかし，患者の生命に危険があると判断したときは，中心静脈栄養法または経管栄養法を行う．経管栄養の場合は，状態に合わせて300～600 kcal/日から開始し，低リン血症や下痢，refeeding症候群などに注意しながら投与する．患者の心理的な要因を探り，患者と家族，さらに精神科医・心理士・管理栄養士を含めた総合的な心理療法と栄養食事療法が重要である．

患者には食事の好みに特性（表7）があるので，話をよく聞いて，患者が今何を考え，何が問題なのか，どうしてほしいのか，食べられる食品は何かなど生理・心理社会的な視点から判断しながら食事指導を実施する．摂食障害を改善する食品を表8に示した．

神経性やせ症では体重増加を確認しながら食事を増やしていくが，身体に負担のない低減・低脂肪食で1日のエネルギー必要量の食事を5～6回に分けて提供する．これを7～10日間実施する．1,000 kcal食の食事を摂取できるようになると，100 kcalを増加し，1～2週間続ける．特別な場合を除き，患者の好みや不安に注意して献立を決める．

表7　神経性やせ症患者にとってのハイリスク食品

ハイリスク食品（拒否食品）	・炭水化物食品（ご飯，パン，いも，甘いお菓子など） ・たんぱく質食品（肉類，魚類，チーズ，牛乳） ・脂質食品（植物油，バター，マーガリン，揚げ物，マヨネーズ）
好む食品	ヨーグルト，野菜類，海藻，豆腐類，きのこ類

④栄養指導

最初は2～4週間に体重を0.5 kg増やす治療方法とし，1週間に0.3 kg以上増加している場合は，定期的に血液中の電解質量（ナトリウム・カリウム・リン・マグネシウム）をモニターしながら栄養投与を実施する．

体重減少が強ければ強いほど罹病期間が長く，治療も長期間を要する．60％ぐらいは完全に回復するが，40％はあまり効果が認められず，3～6％は死亡という経過をたどる場合が多い．最近の傾向としては，やせ症から過食症を呈する場合ほど罹病期間が長くなり，治療が難しくなる．

B. 神経性大食症

1）臨床医学の復習

①疾患の原因

神経性大食症（神経性過食症，bulimia nervosa：BN）は自制困難な「食べたい」という欲求により，多量の食物を急速に摂取し，過食，自己誘発性嘔吐，下剤乱用といった一連の過食行動を伴い，体重増加を防御しようとする．その後に自己嫌悪，無力感，抑うつ気分などを伴い，日常生活に支障をきたす．

表8 摂食障害を改善する食品

栄養素	作用	食品
たんぱく質	抵抗力やスタミナを増強し神経伝達物質を合成する	肉，魚，卵，乳製品
イソフラボン	女性ホルモンとして作用し骨を強化する	大豆，納豆
カルシウム	イライラを解消し精神的に安定させる	豆腐，牛乳，ヨーグルト，こまつな
マグネシウム	興奮や不安感をしずめる	納豆，枝豆，ほうれんそう，おかひじき
カリウム	不整脈を整える	こんぶ，アボカド，干し柿，やまいも
亜鉛	かんしゃくを抑える	かき（貝），牛もも肉，レバー
ビタミンB群	自律神経を正常に保つ	豚肉，うなぎ，まぐろ，さんま，あさり
ビタミンC	ホルモンの生成に必要であり，ストレスを解消する	芽キャベツ，ブロッコリ，ゴーヤ，いちご
ビタミンU	胃の粘膜を保護する	キャベツ
ムチン	消化を助け粘膜を保護する	オクラ，やまいも，納豆，モロヘイヤ
ジンゲロール	食欲増進作用があり，吐き気を抑える	しょうが
アリシン	体内のエネルギー代謝を活発にする	にんにく
ナイアシン	精神安定に効果がある	たらこ，まぐろ，かつお，さば，いわし
セロトニン	鎮痛・睡眠・精神安定に効果がある	牛乳，チーズ，バナナ，高野豆腐

「栄養教育論 第5版」（中山玲子，宮崎由子／編），化学同人，2016[11] より引用

神経性大食症の発症は，身体的に第二次性徴が起こり，異性に対する意識が芽生えるころに生じる．容姿を気にするようになるが，対人関係において敏感で傷つきやすい時期であるため，社会的な環境にうまく適応できないので自己肯定感や自尊心が低下し，うつ状態となり，その「うつ状態」を解消するために，過食行動へと進展することで発症する．

②症状

女子の摂食障害は，初期には神経性やせ症で発症することが多く，学齢が上がるにつれて神経性大食症へと移行する傾向がみられる．

神経性大食症患者は体型が標準状態であるため外見からは判別できず，本人も自分の状況を病気だとは気づかずに食行動異常をくり返しているので，神経性大食症の実態は把握しきれていないのが現状である．しかし，低体温，低血糖，月経不順などの症状があり，自己誘発性嘔吐をくり返すために逆流した胃酸による歯のエナメル質の消失，虫歯，耳下腺の腫瘍，指の吐きだこなどの身体的な所見が認められる．神経性大食症は女性だけでなく，男性にもみられ，早期発見が重要である．

③診断

米国精神医学会の診断基準（DSM-5）[3] に準拠して行う．神経性大食症は排出型と非排出型に下位分類されており，排出型は定期的に代償行為（自己誘発性嘔吐や下剤，利尿薬，浣腸など）を伴う場合をいい，非排出型は絶食や過剰な運動を行う場合をいう．DSM-5では，過食はするが代償行為をとらない場合は過食性障害としている．

④治療

行動療法や家族療法などの精神療法と，抗うつ薬〔選択的セロトニン再取り込み阻害薬（SSRI），セロトニン・ノルアドレナリン再取り込み阻害薬（SNRI）〕などの薬物療法を実施する．

⑤治療の指標

摂食障害患者や家族に対して集団精神療法（行動療法や認知行動療法）が試みられ，その有効性が認められている．

2）栄養食事療法

①栄養評価

摂食障害調査表（EAT-26）を用いて摂食障害の判定を行う（表9）．

②栄養基準

神経性やせ症と同様に基礎代謝量から算出したエネルギー必要量による栄養食事療法を始める（前述の本章3「A．神経性やせ症」参照）．

③栄養補給

摂食障害患者の行動面で目に見えた改善が現れるの

表9 摂食障害調査表（EAT-26）

1. 体重が増えすぎるのではないかと心配します
2. 空腹のときでも食事を避けます
3. 食べ物のことで頭がいっぱいです
4. 制止できそうにないと思いながら，大食いしたことがあります
5. 食べ物を小さく切り刻みます
6. 私が食べている食べ物のエネルギー量に気を配ります
7. 炭水化物の多い食べ物（例えば，パン，じゃがいも，ご飯など）は特に避けます
8. 他の人は，私がもっと食べるように望んでいるようです
9. 食後に吐きます
10. 食後にひどくやましいことをしたように思います
11. もっとやせたいという思いで頭がいっぱいです
12. 運動をすればエネルギーを使い果たすと思います
13. 私はやせすぎていると皆から思われています
14. 自分の体に脂肪がついているという考えのとりこになっています
15. 他の人よりも食事に時間がかかります
16. 砂糖の入った食べ物を避けます
17. ダイエット食（美容食）を食べています
18. 私の人生は食べ物に振り回されていると思います
19. 食べ物に関するセルフコントロール（自己制御）をしています
20. 他の人たちが，私に食べるよう圧力をかけていると思います
21. 食べ物に関して時間をかけすぎたり，考えすぎたりします
22. 甘い物を食べた後，不愉快なきもちになります
23. ダイエット（食事制限）に励んでいます
24. 胃の中が空っぽになるのが好きです
25. 栄養価の高いものが新しく出ても，試食したくありません
26. 食後に吐きたいという衝動にかられます

（採点方法は6点法）	<評価>
いつもそう —— 3点 非常にしばしば 2点 しばしば —— 1点 ときどき —— 0点 まれに —— 0点 全くない —— 0点	合計点20点以上 「神経性やせ症」「神経性大食症」が疑われるので，専門医に相談する

は，かなりの時間を要する．そのため，栄養指導は患者との信頼関係を築きながら，じっくりと時間をかけて取り組まなければならない．また，目の前の症状だけでなく，他に大事な症状が見逃されていないか注意しながら，患者の健康状態を正確に把握することから始め，改善意欲など患者の認識度に合わせて可能なところから指導を進めていく．

《治療の流れ》

まず，治療計画として少しゆとりのある目標体重を定め，治療意欲を湧かせるための患者教育を行う．過食の際は，脂肪分の少ない食品を選び，肝臓への負担も少なくする．体重減少のない神経性大食症患者では，1,500 kcal食での体重安定化をめざす．

次に「ハイリスク食品（拒否食品）」に対処できるよう，1日1つはその食品を食べるようにする．最終的には，家庭での「食事プラン」を立てる練習をして試してみる．食べ物関係の買い物や，外食，料理，家族との食事をすることができるようにする．

④栄養指導

栄養指導は，症状に振りまわされないよう個別的かつ段階指導的な方法で行っていくとよい．神経性大食症には，**認知行動療法**を用いる．神経性大食症患者は，低い自己評価により体型や体重に関して過剰な関心やゆがんだ信念・価値観（認知のゆがみ）を有し，やせ願望や肥満恐怖をもち，極端なダイエット，自己誘発性嘔吐，下剤や利尿薬の乱用に至る．したがって，体型や体重に関する過剰な関心やゆがんだ信念・価値観の修正を行うことが，摂食行動異常を改善することになる．

《ｉ．セルフコントロール（自分を知る）》

認知行動療法の初期の段階では，症状の状況を正確に把握することが重点となるため，患者自身がセルフケアの考えに基づき自分で症状を観察記録していく自己症状のセルフモニタリング（過食内容・時間・過食のための食費金額・過食状況・そのときの気分など）を行う．セルフモニタリングすることによって，自分の症状を認識でき，治療へのモチベーションを上げることができるようになる．

患者との対話形式で栄養カウンセリングを行い，進めていく．過去を問わず，現在およびこれからの患者の認知の変化，そして行動の変化に焦点を当てる．

《ⅱ．グループ療法》

グループ療法は，同じ悩みをもつ患者同士が集まり，患者一人ひとりが自らの体験や話したいことを皆の前で語り，その後自由に討論するといった形式で行う．話したくなければパスしてよく，公認臨床心理士・管理栄養士が参加するがあまり介入しない．グループ内では何を話すのも自由であるが，他の患者の話を傾聴すること，他の患者の話を批判したりしないこと，他の患者自身の秘密を守るなどが厳守される．

グループ療法は，孤独感，絶望感，無力感，自己嫌悪感にさいなまれている患者自身や家族の苦しみを軽減することができる．他患者の言動をもとに自己洞察を深め，自分の行動に変化をもたらす契機となる．また，共感できる仲間を獲得し，対人関係が改善されるなどの効果がある．

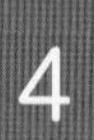

4 アルコール依存症

1）臨床医学の復習

①疾患の原因

長期の大量飲酒により，脳内のGABA（γ-aminobutyric acid：γアミノ酪酸）受容体が刺激され，“快い”感覚体験が報酬系の神経回路に伝達され，身体的依存状態になる．一定のアルコールが体内に存在することが適応状態となるため，摂取しないと身体的にバランスが崩れ障害が出現する．

②症状

アルコール関連障害は，身体面・精神面・社会面において，各種の症状を呈する（表10）．アルコール依存症では中枢神経が抑制され，身体的依存の状態となり，病的な摂取行動が現れる．合併症として肝疾患，がん，脳卒中，高血圧，膵炎などの疾病を伴うようになる．また病的な探索行動（借金，隠れ飲みなど）が現れ，暴力など多くの問題行動を生じるようになる．

③診断

脳のMRI検査を行うと脳内の変形が認められる．大量飲酒が進むとビタミンB_1不足になり，意識障害・記憶障害が現れ，さらに脳の萎縮が起こり，脳室内が拡大する（図5）．

④治療

アルコール依存症の治療は唯一，断酒であるが，断酒を目標とする治療薬には，抗酒薬2種（ジスルフィラム・シアナミド）と断酒維持のための薬（アカンプロサート）と飲酒量低減のための薬（ナルメフェン）があり，飲酒欲求抑制に効果が認められている．アルコール依存症患者が，急に飲酒を中断したときに，発汗，不安，振戦（手や舌のふるえ）などのアルコール

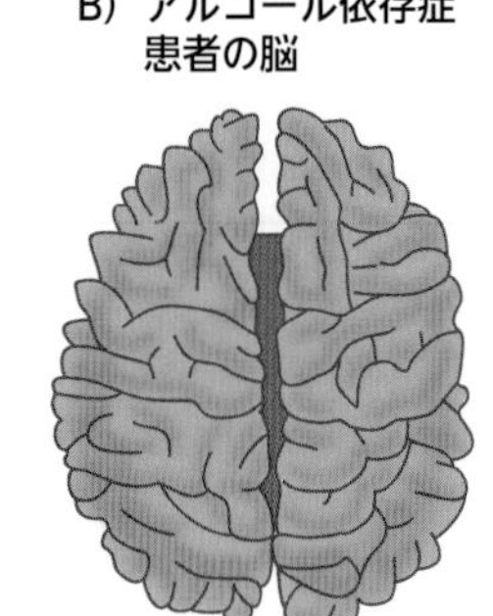

図5 アルコール依存による脳の変性
アルコール依存症患者では脳が萎縮し，脳室内が拡大する
「ぜんぶわかる脳の事典」（坂井建雄，久光 正/監修），成美堂出版，2011[2)] をもとに作成

表10 アルコール依存症の症状

症状	第1期	第2期	第3期
身体面	**<消化器系障害>** 肝臓障害 アルコール性胃潰瘍 膵臓炎 糖尿病	**<神経障害>** 神経麻痺 手指振戦 インポテンツ	**<循環器系障害>** 心臓病 動脈硬化症 脳出血・脳梗塞
精神面	欲求不満 イライラする 夜間不眠	人格レベルの低下 性格の変化	精神病症状 幻覚・妄想 コルサコフ症候群*（見当識障害） アルコール性認知症
社会面	家庭不和 別居 離婚	仕事上のミス 失職・同僚との不和 経済的破綻	救急車で運ばれる 無銭飲食 暴力・窃盗

＊コルサコフ症候群：脳の機能障害によって発生する健忘症状である．アルコール依存症に由来する低栄養状態が原因であり，特にビタミンB_1欠乏により発症し，大脳の萎縮を伴う．長期にわたると，ウェルニッケ・コルサコフ症候群が生じ，見当識障害，眼振，健忘，作話，低体温を発症する

離脱症状が出現する．その場合は入院して抗酒薬を用いて離脱症状に対応する．また，アルコール依存症では自助グループへの参加などの対処が必要となる．

⑤治療の指標

アルコールは，胃から吸収され，肝臓で分解されるが，その際，アルコール脱水素酵素（alcohol dehydrogenase：ADH）によりアセトアルデヒドに酸化され，さらにアセトアルデヒド脱水素酵素（acetoaldehyde dehydrogenase：ALDH）によって酢酸に分解される（図6）．この代謝過程で，ビタミンB群が必要となる．

アルコール代謝には個人差や民族差が現れる．「お酒に強い・弱い」を決定するのは，ALDH2であり，アルコールパッチテストで自己診断できる．ALDH2には活性型と不活性型があり，日本人は不活性型が多い．この不活性型はALDH2の遺伝子に変異があり，500のアミノ酸により構成されるサブユニットの487番目のグルタミン酸がリシン（リジン）に変わっている．この遺伝子変異がアセトアルデヒドの代謝を低下させ，アルコールを代謝させにくくしている．

2）栄養食事療法

①栄養評価

問題の飲酒に関してスクリーニングを行い，行動療法によるカウンセリングを実施する．飲酒状態の自己診断法の新久里浜式アルコール依存症スクリーニングテストで評価する（表11）．

②栄養基準

厚生労働省が推進している健康日本21（第2次）では，多量飲酒の定義を「日本酒3合以上（純アルコール60 g）」としているが，節度ある適正な飲酒量は純ア

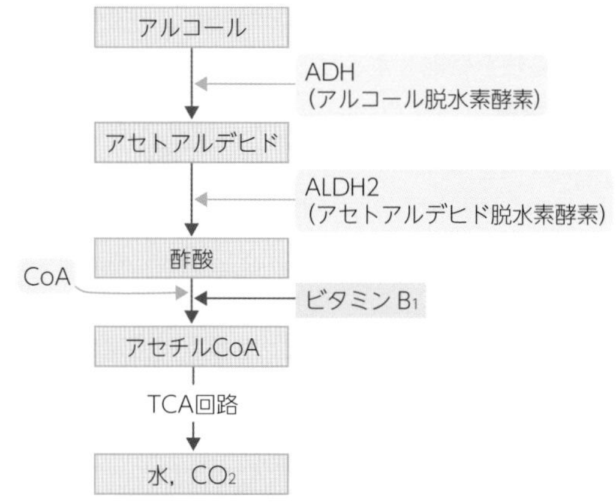

図6 アルコールの代謝経路

アセトアルデヒドが酢酸に代謝されると補酵素A（CoA）と酢酸が結合してアセチルCoAとなり，TCA回路に入り，エネルギー源となり水とCO_2に分解される．その過程でビタミンB_1が必要となる

表11 新久里浜式アルコール依存症スクリーニングテスト

男性版（KAST KAST-M）	はい	いいえ	女性版（KAST KAST-F）	はい	いいえ
最近6カ月の間に次のようなことがありましたか？			最近6カ月の間に次のようなことがありましたか？		
1）食事は1日3回，ほぼ規則的にとっている	0点	1点	1）酒を飲まないと寝付けないことが多い	1点	0点
2）糖尿病，肝臓病，または心臓病と診断され，その治療を受けたことがある	1点	0点	2）医師からアルコールを控えるようにと言われたことがある	1点	0点
3）酒を飲まないと寝付けないことが多い	1点	0点	3）せめて今日だけは酒を飲むまいと思っていても，つい飲んでしまうことが多い	1点	0点
4）二日酔いで仕事を休んだり，大事な約束を守らなかったりしたことがときどきある	1点	0点	4）酒の量を減らそうとしたり，酒を止めようと試みたことがある	1点	0点
5）酒をやめる必要性を感じたことがある	1点	0点	5）飲酒しながら，仕事，家事，育児をすることがある	1点	0点
6）酒を飲まなければいい人だとよく言われる	1点	0点	6）私のしていた仕事をまわりの人がするようになった	1点	0点
7）家族に隠すようにして酒を飲むことがある	1点	0点	7）酒を飲まなければいい人だとよく言われる	1点	0点
8）酒がきれたときに，汗が出たり，手がふるえたり，いらいらや不眠など苦しいことがある	1点	0点	8）自分の飲酒についてうしろめたさを感じたことがある	1点	0点
9）朝酒や昼酒の経験が何度かある	1点	0点			
10）飲まない方がよい生活を送れそうだと思う	1点	0点			
合計点が4点以上：アルコール依存症の疑い群 合計点が1～3点：要注意群 （質問項目1番による1点のみの場合は正常群） 合計点が0点：正常群			合計点が3点以上：アルコール依存症の疑い群 合計点が1～2点：要注意群 （質問項目6番による1点のみの場合は正常群） 合計点が0点：正常群		

樋口 進：成人の飲酒実態と関連問題の予防に関する研究．平成16年度総括研究報告書，pp1-6，2005[12] より引用

ルコールで約20 g程度である※8．適正飲酒への動機づけとしてこの数値を使用する．しかし，アルコール依存症の治療は最初は禁酒であるが，アルコール依存にならないための予防では節酒（純アルコール20 g以下）することが大切である．

さらにビタミンB_1欠乏を起こしやすいため，**ビタミンB_1を補給し**※9，またアルコールの利尿作用により尿量が増加するため**水分を十分に補給する**．

③栄養補給

「日本人の食事摂取基準（2020年版）」を参考にして経口栄養法を原則とする．

④栄養指導

飲酒行動を改善するために，食行動変容が必要である．そのために栄養カウンセリングの技法を用いて栄養教育を実施する（表12）．

表12 飲酒改善におけるカウンセリング技法の例

目標設定	● 飲まない日を決める ● 1回に飲む量の上限を決める
反応妨害法	● 冷たい水やお茶を飲む ● 飲みたくなったら入浴する ● ウォーキングをする
認知再構成法	● 少しのつまづきは破綻でないと割り切る ● 3日坊主ではなく3日も続いたと考える
刺激制御法	● アルコールを見えないところにしまう ● 飲まないといけないときだけ飲む ● 飲みたくなる状況を避ける
セルフモニタリング	● 飲酒の状況と飲酒量を記録する ● 飲んだときの気分を記録する
オペラント強化法	● 飲まないことでご褒美を出す ● 飲まなかった日の酒代を貯金 ● 進歩状況を点数化して評価する
ストレス対処法	● リラックス法を検討する ● うつや不安に対処する
社会技術訓練	● 医者から止められていると断る ● ウーロン茶を水割りとして手にもつ ● 1時間でパーティを切り上げる

「ライフスタイル療法Ⅰ 第3版」（足達淑子/編），医歯薬出版，2006[13]より引用

5 精神疾患

A. うつ病

1）臨床医学の復習

①疾患の原因

うつ病の生涯発症率は3％以上といわれているが，現在においては10％にも及んでおり，早期発見・早期治療が重要となっている．うつ病は，気分障害に分類され，**抑うつ病性障害群**と**双極性障害**および**関連障害群**に区別される．うつ病の原因は不明だが，神経伝達物質の**ノルアドレナリンとセロトニンの低下**が関与している．

②症状

基本的症状は，抑うつ気分と興味・意欲の低下であり，図7のようなさまざまな症状が発症する．朝方が抑うつ状態が強く，躁（そう）状態とうつ状態が周期的に起こったり，一方のみであったり両方が現れたりする．

また，うつ病は自殺を伴うので対処に注意が必要である．

③診断

うつ病は身体的・精神的疾患であり，うつ病の診断基準は，WHOの国際疾病分類（ICD-11）や米国精神

※8 **アルコール飲料におけるアルコール量とエネルギー量の換算法**：純アルコール量とエネルギー量を明確にするには次のように換算する．
・ビール1缶（350 mL）アルコール含量5％の場合
$350 \times 0.05 = 17.5$ g
7 kcal × 17.5 = 122.5 kcal
・日本酒（180 mL）アルコール含量15％の場合
$180 \times 0.15 = 27$ g
7 kcal × 27 = 189 kcal

※9 **ビタミンB_1の多い食品（100 gあたり）**：
豚肉 0.96 mg，生ハム 0.92 mg，焼き豚 0.86 mg，うなぎ 0.75 mg，大豆 0.74 mg，きな粉 0.48 mg

Column

アルコールパッチテスト

エタノールを絆創膏のガーゼ部分に数滴垂らし，上腕内側に貼り付け，7分間経過後，絆創膏をはがし判定する．ガーゼが当たっていた部分が赤くなっていたら全く飲めない体質（不活性型），すぐに赤くならなくても，はがした状態からさらに10分経過して赤みが出たら，あまり飲めない体質（低活性型），10分経過しても変化がない人はお酒に強い体質（活性型）である．

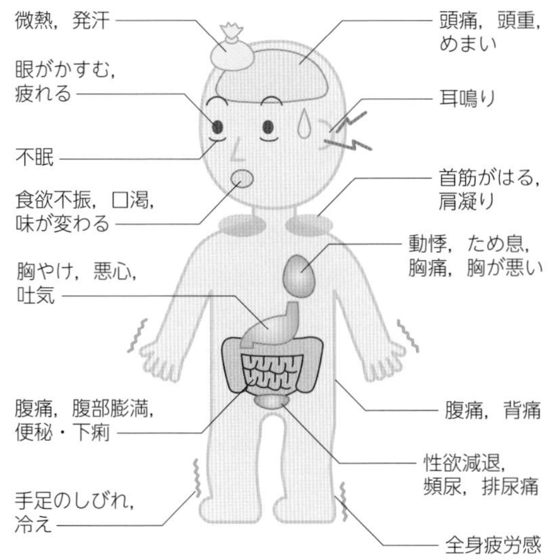

図7　うつ病の症状
「精神科医による元気になる本」（田中迪生／著），誠之書房，1987[14]をもとに作成

医学会診断基準（DSM-5）[3]では「気分障害」のなかに分類されている.「気持ちのもちよう」で変わるような疾患ではなく，うつ病には，薬物治療と休養が重要な治療法となっている.

④治療

精神療法と抗うつ薬〔選択的セロトニン再取り込み阻害薬（SSRI），セロトニン・ノルアドレナリン再取り込み阻害薬（SNRI）〕などの薬物療法を実施する.特に50歳代の男性に発症率が高いうえに再発も多く，現在では慢性的疾患と考えられ，カウンセリングも重要な治療法となっている.

⑤治療の指標

抑うつ尺度には，ツング（Zung）の抑うつ尺度，ベック式抑うつ評価尺度，ハミルトンうつ病病状評価表などがある.ハミルトンうつ病病状評価表は，客観的に患者の病状の変化を評価するために利用されることが多い.

「必ずよくなる病気であり，焦らずにやっていこう」とくり返し伝えることが，自殺予防にも重要である.また，睡眠障害がひどくなると，不安感や強迫感を増強させてしまうことがしばしばあるので，睡眠障害への対応も重要である.

2）栄養食事療法

①栄養評価

うつ病者には執着性格者が多く，周囲の状況の変化に対処する柔軟性に欠け，職業，家事などの負担過重に陥りやすく，これが発病の誘因になることが少なくない.うつ状態の患者は，抑うつ気分のために物事を悲観的に考えるといった感情の障害と密接に関係した認知のゆがみをもっているので，患者に自分の認知のゆがみを自覚させ，現実を正しく認知してこれに対処していけるように指導する**認知行動療法**を実施する.

栄養アセスメントをするために，カウンセリング技法のセルフモニタリングを用いて記録する.不快な感情が起こったとき，その状況や自分の感情，そのときその状況に反応して自分の頭に自然に浮かんだ考え（自動思考）などをノートに記録し，自分の考えを現実と見比べながらもっとも合理的な考え方に修正するよう，**認知再構成法**により指導する.

基本的な事項について栄養評価を行う（姉妹書：基礎編第4章 栄養アセスメント参照）.食欲低下により栄養摂取量が不足していないか，食品へのこだわりにより栄養素のバランスがかたよっていないかなどについても評価する.

②栄養基準

特に栄養食事療法を必要とする疾患がない場合は「日本人の食事摂取基準（2020年版）」を参考にする.

③栄養指導

うつ病の生化学的な要因は明確ではないが，神経伝達物質であるセロトニンの代謝経路に障害が起こると，セロトニンが不足して神経伝達機能が低下し，感情をコントロールすることが困難になる.そのため，気分の落ち込みを生じ，うつ病のような症状に陥ると考えられている.セロトニンはアミノ酸のトリプトファンから合成されるので，セロトニンを増やす食材としての**トリプトファン**の有効性が認められてきている.

トリプトファンに炭水化物やビタミンB_6を追加摂取することにより，トリプトファンが脳内に取り込まれやすくなることがすでに報告されているので，トリプトファンを多く含む肉類などの動物性たんぱく質や大豆食品を取り入れながら進めていく栄養ケアが重要である.

B. 統合失調症

1）臨床医学の復習

①疾患の原因

統合失調症の病型は妄想型，解体型，緊張型，鑑別不能型，残遺型に分類され，解体型，緊張型では発症年齢が思春期～20歳代に多く，妄想型では30歳代に多い傾向がある．原因は現在のところ不明であるが，病的な素因や中枢神経機能の脆弱化があって，心理社会的ストレス（心因・環境因）の誘因に伴い症状が形成されると考えられている．

②症状

気分障害であるため，感情不調和や感情的疎通性の障害，感情鈍麻（どんま）（嬉しいことがあっても喜ばない），意識障害，思考障害，妄想などが起こる．統合失調症の病前人格は，非社交的で自閉傾向，神経質で精神的感受性が高い反面，鈍感という相矛盾する傾向が特徴的である．

③診断

統合失調症は主に思春期に発症し，特徴的な精神症状と内因精神病であることが診断基準にあげられるが，DSM-5[3] による診断基準が示されている．

④治療

統合失調症の治療は，**薬物療法**と**心理社会的治療**に大別され，前駆期，急性期，回復期，安定期ごとに対応した治療が必要である．前駆期，急性期，回復期において，陰性症状を改善し認知機能障害をも改善することができる**非定型抗精神病薬**を服用する．安定期に入ると**社会復帰活動**（生活指導・レクリエーション・作業療法）を行う．

2）栄養食事療法

①栄養補給

適正体重を維持し，「日本人の食事摂取基準（2020年版）」に従って経口栄養を原則とする．

Column

神経伝達物質とは

脳内には，数多くの神経伝達物質があり，気分や運動機能，自律神経系の調整にかかわっている．神経伝達物質のドーパミン，ノルアドレナリン，アドレナリンはカテコールアミンの一種でL-チロシン→L-ドーパ→ドーパミン→ノルアドレナリン→アドレナリンと生合成される（p116 第6章4「D. 褐色細胞」参照）．その主なものの特徴をまとめた．

1）ドーパミン（dopamine：DA）

ドーパミン作動ニューロンは運動の調節や刺激への反応，気分系などにかかわっている．パーキンソン病ではドーパミンが減少して運動障害に関与する．

2）ノルアドレナリン（noradrenaline：NA）

ノルエピネフリンともいう．覚醒，不安，注意，学習などに関与する．ノルアドレナリン作動ニューロンの異常活動により，パニック障害や心的外傷性ストレス障害が生じる．

3）アドレナリン（adrenaline）

エピネフリンともいう．脳以外でも，副腎から血液へも放出されている．自律神経系の調節に関与し，〝やる気〞に必要である．

4）セロトニン（serotonin；5-hydroxytryptamine：5-HT）

不可欠アミノ酸であるトリプトファンから合成される．セロトニン作動ニューロンは，情動，気分，睡眠などに関与し，気分障害のうつ病ではセロトニンが減少している．

5）ヒスタミン（histamine）

ヒスタミン作動ニューロンは，痛覚の伝達や炎症反応に関与するとともに，副腎皮質にも存在し，自律神経系にかかわっている．

6）アセチルコリン（acetylcholine：ACh）

脊髄や脳幹などの運動ニューロンで産生される神経伝達物質である．コリン作動ニューロンの脱落により，脳が萎縮してアルツハイマー病型認知症への進展につながる．

7）グルタミン酸（glutamic acid：Glu）

アミノ酸の一種でGABAの前駆物質であり，中枢神経系全域に存在する．過剰に放出されるとけいれんなどが起こる．

8）GABA（γ-aminobutyric acid）

グルタミン酸から合成され，抑制性シナプス伝達の媒介という重要な役割ももつ．情動，気分，睡眠-覚醒などに関与する．

②栄養指導

統合失調症の症状の1つである意欲低下や活動性の低下といった陰性症状が原因で，肥満，糖代謝異常，脂質異常症が起こり，メタボリックシンドロームの症状を呈する場合が多い．さらに強いストレスによって血糖調節異常が起こり低血糖が出現したり，たんぱく質不足，ビタミンB群不足，低コレステロールなど多くの栄養障害を伴う．

そのため，メタボリックシンドローム対策と低血糖対策が重要となる．また，統合失調症治療に**ナイアシン**が効果的とされている．ナイアシンは，糖質，脂質，たんぱく質の代謝が促進され，神経や脳機能を正常化する．かつお，さば，ぶり，いわし，レバー，鶏ささみ，まぐろ，しらす干し，たらこ，豆類などに多く含まれているので，摂取を心がける．

Advanced 意識障害の判定

意識障害とは，物事を正しく理解することや，周囲の刺激に対する適切な反応が損なわれている状態である．意識の構成には「清明度」，「広がり」，「質的」の3つの要素が存在するが，一般的に意識障害というと「清明度」の低下を示す．「広がり」の低下（意識の狭窄（きょうさく））は傾眠，昏睡，昏迷，失神であり，「質的」の変化（意識変容）はせん妄などを指す．

日本で用いられる意識障害の評価基準はJCS（Japan Coma Scale：3-3-9度方式）がある．1桁，2桁，3桁で表し，3桁ではたいへん危険な状態であることを示す（**表13**）．Ⅰ-1以降の状態では食事を与えてはいけない．

（宮崎由子）

表13　3-3-9度方式による意識障害の分類 (Japan Coma Scale)

刺激を加えたときに，どの程度反応したり覚醒したりするかを調べる方法

Ⅰ	刺激しないでも覚醒している状態（1桁で表現）
	1. だいたい意識清明だが，今ひとつはっきりしない 2. 見当識障害がある 3. 自分の名前，生年月日が言えない
Ⅱ	刺激すると覚醒する状態：刺激をやめると眠り込む（2桁で表現）
	10. 普通の呼びかけで容易に開眼する 20. 大きな声または体を揺さぶることにより開眼する 30. 痛み刺激を加えつつ呼びかけをくり返すとかろうじて開眼する
Ⅲ	刺激をしても覚醒しない状態（3桁で表現）
	100. 痛み刺激に対し，払いのけるような動作をする 200. 痛み刺激で少し手足を動かしたり，顔をしかめる 300. 痛み刺激に反応しない

第7章 チェック問題

問 題

- □□**Q1** 脳血管性認知症とアルツハイマー病型認知症の違いを説明しなさい.
- □□**Q2** 神経性やせ症および神経性大食症の診断基準についてそれぞれ説明しなさい.
- □□**Q3** アルコール依存症の臨床栄養管理の特徴を述べなさい.
- □□**Q4** うつ病の症状を述べなさい.

解答&解説

A1 脳血管性認知症では，脳血管障害があり神経症状と運動障害が多くみられる．アルツハイマー病型認知症では，神経原線維に変化が生じ記憶障害が起こり，失語・失行・失認・実行機能の障害が加わり悪化していく．

A2
- ・神経性やせ症：標準体重の－20％以上のやせがあり，不食，多食，隠れ食いなどの食行動の異常を伴い，体重や体型についてのゆがんだ認識をもっている．「神経性やせ症（AN）初期診療の手引き」に従ってエネルギー必要量を算出する．
- ・神経性大食症：むちゃ食いのエピソードをくり返し（過食），不適切な代償行動（自己誘発性嘔吐・下剤・利尿薬など）をくり返す．自己評価は体型・体重の影響を受けており，障害は神経性やせ症のエピソード期間中にのみ起こるものでないこと．

A3 節度ある適正な飲酒量は純アルコールで約20 g程度であるが，アルコール依存症では強迫的飲酒，連続飲酒発作のような飲酒行動が疾患の要因のため，断酒が必須である．さらに食行動変容が必要であり，ビタミンB_1欠乏を起こしやすいため，ビタミンB_1を補給する．またアルコールの利尿作用により尿量が増加するため，水分を十分に補給する．

A4 うつ病は，気分障害に分類され，抑うつ病性障害群と双極性障害および関連障害群に分類される．基本的症状として，抑うつ気分・意欲の低下が生じる．朝方に抑うつ状態が強く，躁状態とうつ状態が周期的に起こったり，一方または両方が現れることもある．また自殺企図を伴うこともある．

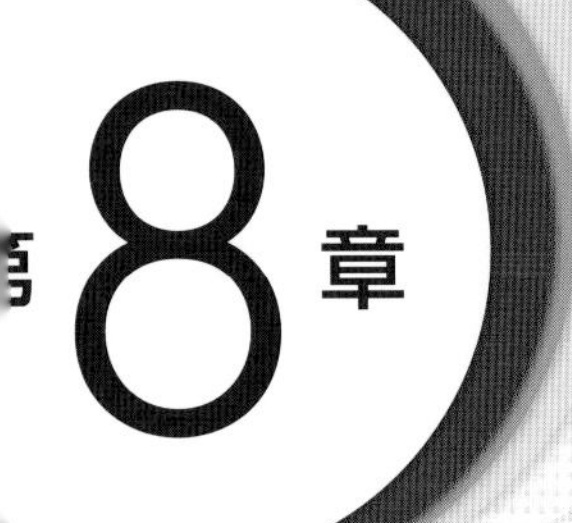

第8章 呼吸器系疾患

Point

1. 呼吸とは，呼吸器を用いて生体内に酸素を取り入れ，二酸化炭素を放出する「ガス交換」のことをいう．肺と外界を介する気道は，鼻腔および口腔(こうくう)に始まり咽頭(いんとう)，気管を経て左右の気管支に分岐し，細気管支，肺胞管へと分岐をくり返し肺胞に至ることを理解する．肺は，右が上葉，中葉，下葉，左が上葉，下葉に区分される[1]（概略図）．
2. 呼吸器は外界からの刺激に常にさらされており，肺は全身の血液が環流する場であるため，病原性微生物やアレルゲンが体内に侵入しやすい器官であることを理解する．
3. 呼吸器疾患の重症例では呼吸不全を伴い，呼吸性アシドーシスあるいは呼吸性アルカローシスの病態を示す場合がある．また，必要とするエネルギー量が増大するのに対し，摂取エネルギー量が伴わず低栄養となる例が多く，病態に応じた適切な栄養管理が重要となることを理解する．

概略図 呼吸器の主な器官

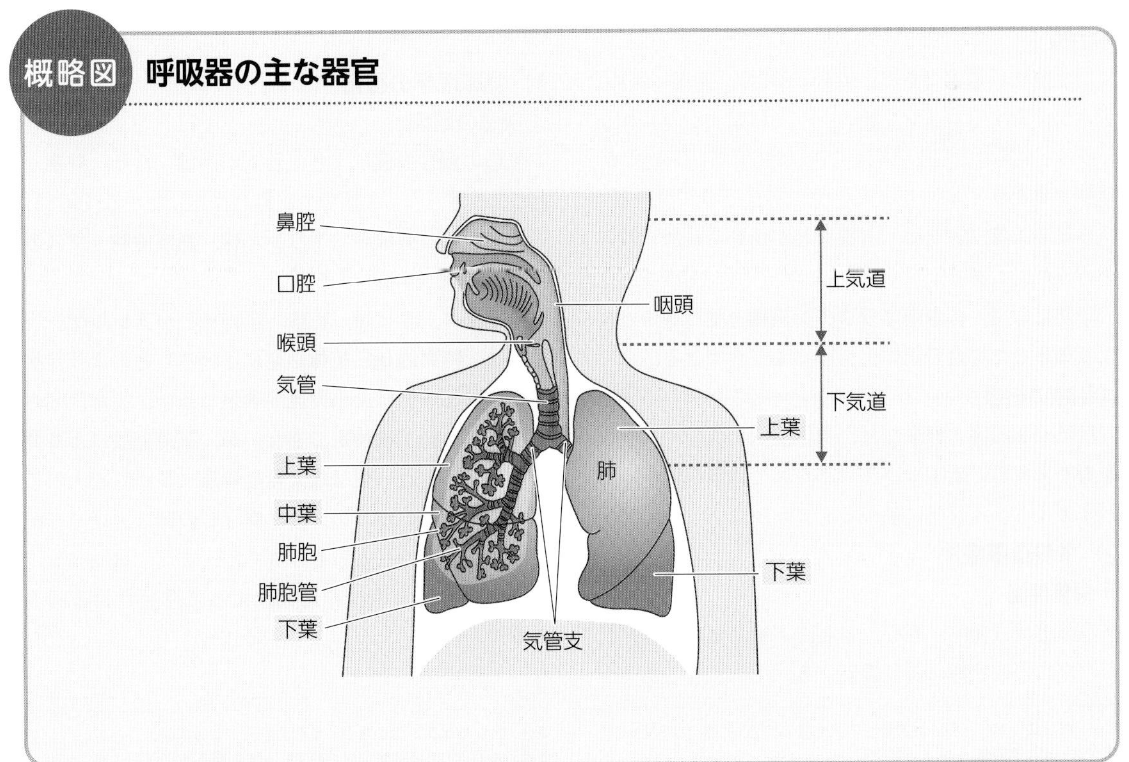

1 上気道疾患

A. かぜ・インフルエンザ

1）臨床医学の復習

①疾患の原因

ウイルスや細菌，マイコプラズマなど病原性微生物の感染により発症する．

②症状

主に鼻汁，鼻閉，咽頭痛，頭痛，発熱，全身倦怠感などであり，インフルエンザでは，38～40℃の急な発熱と，筋肉痛，関節痛などの強い全身症状を呈する．新型コロナウイルスでは，嗅覚異常や味覚異常の症状を伴うことがある．一連の症状の悪化から肺炎を発症した場合は重症化すると人工呼吸管理が必要な場合がある．

③診断

臨床所見や身体症状により診断される．インフルエンザの確定診断には**迅速診断キット**が，新型コロナウイルスの確定診断には**PCR法**[※1]や抗原検査が用いられる．

④治療

対症療法が基本である．安静，保温，保湿に努め，脱水に注意する．インフルエンザでは抗インフルエンザウイルス薬の服用を発症から48時間以内に開始する．新型コロナウイルスでは重症度に応じて中和抗体薬，抗ウイルス薬，ステロイド薬などが用いられ酸素投与を行う場合もある．

予防として，罹患前に**ワクチン接種**を受けることにより罹患した場合の重症化を防ぐことができる．

⑤治療の指標

解熱や咽頭痛の軽減など，身体症状の改善や重症度をもとにする．新型コロナウイルスでは厚生労働省が示すガイドライン[2)]に基づく．

2）栄養食事療法

①栄養評価

身体症状（発熱，悪心，嘔吐，下痢などの有無）および経口摂取状態により評価する．

②栄養基準

エネルギー量は，Harris-Benedictの式や日本人のための簡易式などの推定式により算出した基礎代謝量に，身体活動レベル，身体症状を考慮して算出する．炭水化物量は総エネルギー量の50～65％，脂質エネルギー比は20～30％程度とする．

③栄養補給

経口摂取が基本となる．

重症例など通常の食事が困難な場合には，軟食や流動食を考慮する．

④栄養指導

消化吸収がよいものを中心とし，かたい食品や香辛料などの刺激物は避ける．発熱時は一般に**代謝亢進**となっており，たんぱく質，ビタミンA，ビタミンB_1，ビタミンCを含めた十分なエネルギーを補給する．また，発熱や下痢を伴う場合には，短期間で水分や電解質の喪失が起こるのでこれらを十分に補給する．

2 気管・気管支疾患

A. 気管支喘息

1）臨床医学の復習

①疾患の原因

気道の**慢性炎症**により気管支が過敏になり，**狭窄**が起こりやすくなって喘鳴や喘息発作を発症する（図1）．気道炎症には**好酸球**，**Tリンパ球**，**肥満細胞**（マスト**細胞**）が関与する．

家塵ダニ，カビ類，花粉，食物などが**アレルゲン**[※2]となり，**特異的IgE抗体**が産生されることにより発症する**アトピー型**は，**小児発症喘息**に多い．また，明らかなアレルゲンは特定できないが，気道炎症により発症する**非アトピー型**は**成人発症喘息**に多い．成人のごくわずかであるが，**アスピリン**などの非ステロイド抗炎症薬により発症するものもある．また，食物アレルギーの場合は摂取後の運動によって誘発される例もある．

※1　**PCR法**：ポリメラーゼ連鎖反応．微量のDNAあるいはRNAを増幅させ同定する方法[1)]．

※2　**アレルゲン**：アレルギー反応の原因となる抗原のことをいう．生体内で特異的IgE抗体が産生されアレルギー反応を引き起こす．

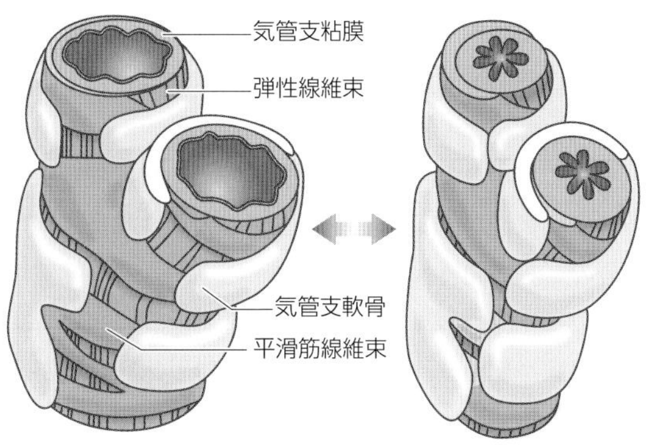

図1 正常時と喘息発作時の気管支
喘息発作時は平滑筋線維束の収縮により気道の狭窄が生じる
日本呼吸器学会ホームページ：気管支ぜんそく[3] より引用

②症状

喘鳴，咳，喀痰(かくたん)を伴う呼吸困難が発作的にみられ，**夜間から早朝**に発症しやすい．重症例では，呼吸不全※3による**呼吸性アシドーシス**※4を認める．

③診断

家族歴や既往歴などの詳細な問診のうえ，**アレルゲン皮膚テスト**の陽性反応や，血清中の**特異的IgE抗体価の高値**などにより診断される[4]．また，**気道の過敏性試験**※5により，アレルゲンを吸入したときの気道の反応性の強弱によっても診断される．

④治療

アレルゲンの除去が基本となる．薬物療法として，発作時には**気管支拡張薬**の他に**ステロイド薬**を経口，吸入，経静脈的に投与する．長期管理においては，重症度に応じて**吸入ステロイド薬**，気管支拡張薬，抗アレルギー薬を用いる．少量のアレルゲンを持続投与する**アレルギー免疫療法**が用いられる場合もある．

⑤治療の指標

喘息発作の頻度と重症度，**ピークフロー値**※6をもとにする．

2）栄養食事療法

①栄養評価

経口摂取状態により栄養素の摂取状況を評価する．

②栄養基準

前述の本章1「A．かぜ・インフルエンザ」参照．食物アレルギーの場合はアレルゲンとなる食品を除去する．

③栄養補給

経口摂取が基本となる．

④栄養指導

食物アレルギーの場合は，アレルゲンとなる食品（除去食物）を使用せず，主食，主菜，副菜を組み合わせた献立とし，栄養素をバランスよく摂取する．除去食物によっては，不足しやすい栄養素を補う工夫をする．家庭で日常的に使用する調味料や加工食品に除去食物が含まれる場合には，食生活の制限が大きくなるので，使用できる代替食材や献立を具体的に提案する[4]．

3 肺疾患

A. 肺炎

1）臨床医学の復習

①疾患の原因

ウイルス，細菌，真菌，クラミジア，マイコプラズマなどの病原性微生物の侵入により**肺実質**が急性の炎症を起こすことにより発症する他，**免疫力**が低下したときに**日和見(ひよりみ)感染症**※7として発症する．

また，水分や食物，逆流した胃液などを下気道に嚥下することにより発症する**誤嚥(ごえん)性（嚥下(えんげ)性）肺炎**がある．誤嚥性肺炎は，高齢者や脳血管障害などにより**嚥下障害**のある患者に発症しやすい（**表1**）．

他に，特殊な肺炎として**間質性肺炎**がある．

※3 **呼吸不全**：PaO_2（動脈血酸素分圧）が60 mmHg以下の状態をいう．PaO_2は，動脈血を用いて血液ガスシステムにより測定する．血液ガスシステムではPaO_2の他，$PaCO_2$（動脈血二酸化炭素分圧）や動脈血pHなどを測定する．

※4 **呼吸性アシドーシス**：肺におけるCO_2の排出低下などにより$PaCO_2$が上昇し，血液が酸性（pH 7.35以下）に傾いた状態をいう．

※5 **気道の過敏性試験**：低濃度の気道平滑筋収縮薬を使用し，気道平滑筋収縮反応亢進の有無と程度を判定する．

※6 **ピークフロー値**：最大呼気流量．ピークフローメーターで測定する．毎日記録することで気道の状態を把握できる．

※7 **日和見感染症**：健康な場合は通常感染しない感染力の弱い病原体に感染し発症すること．広範囲の火傷のような消耗性疾患，免疫抑制薬を投与中の患者，AIDSやその他の疾患への罹患や加齢により免疫力が低下した場合に生じる．

②症状

発熱，悪寒，咳，喀痰，**胸痛**がみられ，進行すると**呼吸困難**，**多呼吸**，**チアノーゼ**※8などを呈する．重症例では，呼吸不全による**呼吸性アシドーシス**あるいは呼吸性アルカローシス※9を認める．誤嚥性肺炎では，食事中にむせるなどの症状がみられる．

※8　**チアノーゼ**：動脈血の酸素濃度が低下し，還元ヘモグロビン（デオキシヘモグロビン）が5 g/dL以上で生じる．皮膚や粘膜の暗紫青色への色調変化が特徴である．
※9　**呼吸性アルカローシス**：過呼吸などにより$PaCO_2$が低下し，血液がアルカリ性（pH 7.45以上）に傾いた状態をいう．

表1　誤嚥のリスク因子

病態	自覚的，他覚的症状	疾患
嚥下 機能低下	むせ 頻回の口腔内分泌の吸引 ＊嚥下機能評価にて，ある一定の予測は可能	● 意識障害 ● 全身衰弱，長期臥床 ● 急性の脳血管障害 ● 慢性神経疾患 認知症 脳梗塞後遺症 パーキンソン病等 ● 医原性 気管切開チューブ留置 経管栄養（経鼻栄養） 咽頭に関わる頭頸部手術 鎮静薬，睡眠薬 抗コリン薬などの口内乾燥を来す薬剤
胃食道 機能不全	胸やけ，逆流感	● 胃食道逆流症 ● 食道機能不全または狭窄 ● 医原性 経管栄養（経鼻栄養および経腸管栄養） 胃切除（全摘，亜全摘）

「成人肺炎診療ガイドライン2017」（日本呼吸器学会成人肺炎診療ガイドライン2017作成委員会/編），日本呼吸器学会，2017[5]より引用

③診断

病歴や臨床所見，身体症状により推定し，**胸部X線検査**による肺の陰影の有無や，**細菌学的検査**による原因菌の有無により診断される．

病変の広がりにより，気管支区域の領域に限定した**気管支肺炎**，各肺葉に病変が広がる**大葉性肺炎**，特殊なものとして**間質性肺炎**に分類される（**図2**）．間質性肺炎では，肺胞隔壁の浮腫，炎症細胞浸潤に続いて**線維化病変**が起こり，両下肺野に**すりガラス状病変**が認められる[1]．

④治療

原因微生物に感受性を有する抗菌薬を用いる．対症的に抗炎症薬，鎮咳，去痰薬を用いる．安静，保温，保湿に努め，脱水に注意する．

誤嚥性肺炎の場合は，これらに加えて一時的に経口摂取を止めて静脈栄養法に切り換える場合もある．また，予防的に，**口腔清掃**や**摂食嚥下機能回復**のための**リハビリテーション訓練**が行われる．

⑤治療の指標

胸部X線像による肺の陰影の有無，発熱，**白血球数**や**CRP**（C-reactive protein：C反応性たんぱく）の増加の程度により抗菌薬の有効性を評価する[5]．

2）栄養食事療法

①栄養評価

%IBW（%標準体重），%AC（%上腕囲），%AMC（%上腕筋囲），%TSF（%上腕三頭筋部皮下脂肪厚）よりエネルギーやたんぱく質の貯蔵量の変化を，**血清アルブミン，トランスフェリン，プレアルブミン，レチノール結合たんぱく**で内臓たんぱく質を評価する．

A）気管支肺炎

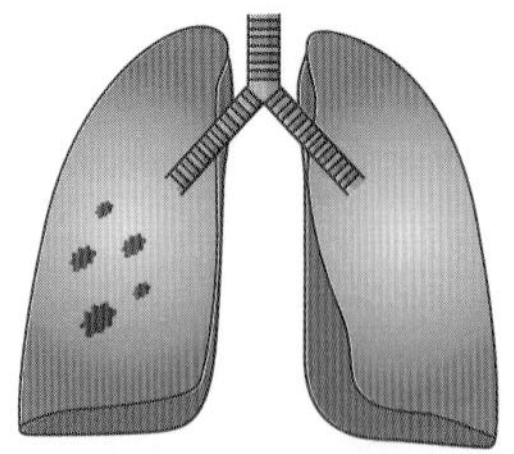

右肺に散在性に区域性の病変

B）大葉性肺炎

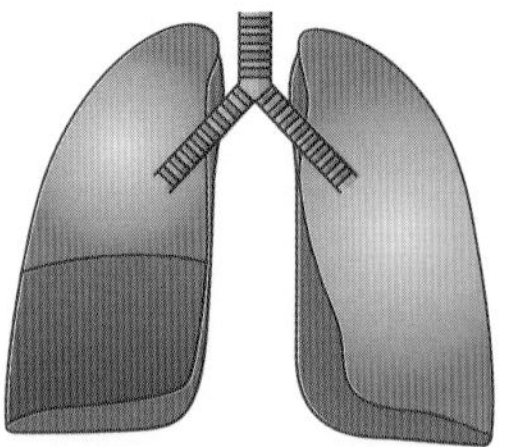

右下葉全体が肺炎

C）間質性肺炎

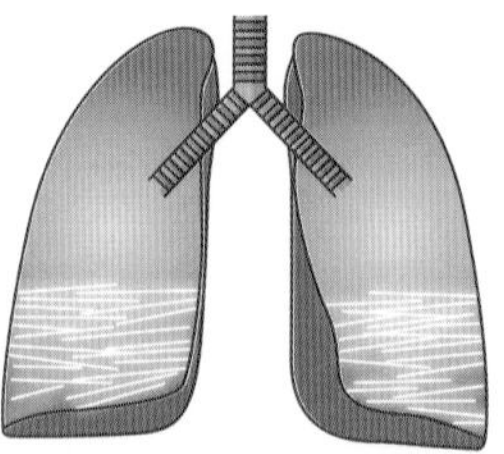

両下肺野にすりガラス状病変

図2　肺炎の分類例

「エッセンシャル臨床栄養学 第9版」（佐藤和人，他/編），医歯薬出版，2022[1]より引用

これらの指標に加え，経口摂取状態により栄養素の摂取状況を評価する．

②栄養基準

前述の本章1「A. かぜ・インフルエンザ」参照．エネルギーは一般に**基礎代謝量の1.3～1.7倍**とされ，2倍を超えない範囲とする[6]．脂質エネルギー比は25～30％程度とし，たんぱく質は，筋たんぱく質量の保持のために，重症例では総エネルギーの20％以上を目標に十分摂取する．

③栄養補給

経口摂取が基本となるが，長期間経口摂取できない場合や誤嚥のリスクが高い場合は，経管栄養法や静脈栄養法を行う．

④栄養指導

消化吸収がよいものを中心とし，刺激物は避ける．食欲不振などにより経口摂取が困難な場合は，重湯やスープなどの流動食から開始する．発熱時については前述の本章1「A. かぜ・インフルエンザ」参照．

誤嚥がある場合には，口腔・咽頭残留の少ないゼラチンを使用したゼリーから開始し，嚥下機能を確認しながら，段階的に粘度やかたさの増す**半固形**の食品，ミキサーにかけて**ペースト状**にした食品，形はあるが咀嚼（そしゃく）・嚥下しやすい食品へと進め，普通食（常食）へ移行していく．水分には**増粘剤**を使用してとろみをつける．また，食事姿勢はあごを引いた方が嚥下しやすく，食後2時間以上は上体を起こしておくことも必要である．

B. 肺結核

1）臨床医学の復習

①疾患の原因

結核菌への感染により発症する．**肺結核**が最も多いが，リンパ節，胸膜，骨などに炎症を起こすこともある．

②症状

感染後，早期に発症する場合と，数年あるいは数十年経ってから発症する場合がある．主な症状は，咳，喀痰，発熱，食欲不振，倦怠感などであり，進行すると血痰（けったん）や胸痛，呼吸困難などがみられる．

③診断

確定診断には，喀痰の**塗抹（とまつ）検査**（大量排菌例に有用），**培養検査**が行われるが，培養には数週間を要するので，早期診断には喀痰の結核菌DNAを用いた**PCR法**が有用である．ただし，PCR法は死菌でも陽性になることがあり注意を要する．

補助診断として胸部X線検査やCT検査により患部の位置や状態を把握したり，**ツベルクリン反応**により結核菌への感染の有無を調べたりして判断する．

④治療

イソニアジド，リファンピシン，ピラジナミド，エタンブトール（またはストレプトマイシン）の**4剤併用化学療法**が基本となり，原則6カ月間投与する．

不規則な服薬や治療の中断により，結核菌に**耐性**ができ治療の障害となる他，集団感染する恐れもあるため，確実に薬の服用を確認する**DOTS**（ドッツ：直接服薬確認法）※10も用いられている．

⑤治療の指標

胸部X線像，CT像，喀痰培養検査結果をもとにする．

2）栄養食事療法

①栄養評価

前述の本章3「A. 肺炎」参照．

②栄養基準

前述の本章1「A. かぜ・インフルエンザ」参照．脂質エネルギー比は20～30％程度とし，たんぱく質エネルギー比は15％程度とする．糖尿病や肝機能障害などの**合併症**がある場合にはそれぞれの治療食に準じる．

③栄養補給

経口摂取が基本となる．重症例など経口摂取が困難な場合には静脈栄養法とし，症状の軽快に伴い経口摂取へ移行する．

④栄養指導

自覚症状がない場合は主食，主菜，副菜を組み合わせた献立とし，栄養素をバランスよく摂取する．

症状がある場合には消化吸収がよいものを中心とし，刺激物は避ける．食欲不振などにより経口摂取が困難な場合は，重湯やスープなどの流動食から開始する．発熱時については前述の本章1「A. かぜ・インフルエンザ」参照．

※10　**DOTS（ドッツ：直接服薬確認法）**：DOTSはDirectly Observed Treatment Short-courseの略で，WHOが提唱している結核抑圧のための戦略．患者の毎日の服薬を第三者が飲み込むまで確認することにより治療の中断や結核菌の耐性化を防ぎ，結核の治療を確実に終了するように導くための方法．

4 慢性閉塞性肺疾患（COPD）

1）臨床医学の復習

①疾患の原因

慢性閉塞性肺疾患（chronic obstructive pulmonary disease：COPD）は**タバコ煙**を主とする有害物質を長期に吸入することで生じる疾患であり，**肺気腫**※11と**慢性気管支炎**※12，または両者の併発により引き起こされる**閉塞性換気障害**を特徴とする．

②症状

50歳以上の男性に多く，**換気障害**が緩徐に進行し，慢性に咳，喀痰，体動時呼吸困難がみられる．低栄養状態で体重減少の頻度が高い．重症化すれば，**チアノーゼ**や**呼吸性アシドーシス**を，また，感染を契機とした**右心不全**，**呼吸不全**を呈する．

③診断

問診のうえ，気管支拡張薬投与後の**呼吸機能検査（スパイロメトリー）**で**1秒率**（FEV_1/FVC）※13を調べる．これが70％未満で，他の気流閉塞をきたしうる疾患が除外されればCOPDと診断される．

④治療

禁煙指導を行い，気管支拡張薬，気道炎症抑制薬，去痰薬などを適宜用いる．**低酸素血症**を示す慢性呼吸不全では，**酸素吸入**，**在宅酸素療法**を行う．

⑤治療の指標

呼吸機能検査，運動負荷検査，動脈血ガス分析をもとにする．

2）栄養食事療法

①栄養評価

%IBW，%AC，%AMC，%TSFよりエネルギーやたんぱく質の貯蔵量の変化を，**血清アルブミン，トランスフェリン，プレアルブミン，レチノール結合たんぱく**で内臓たんぱく質を，**フィッシャー比（BCAA/AAA）**でアミノ酸インバランスを評価する（表2）．%IBW＜90％の場合は，栄養障害の存在が示唆される．%IBW＜80％の場合は積極的な栄養補給法の適応となる[8)]．

②栄養基準

エネルギーは，**安静時の1.5～1.7倍**を目標とする．脂質は**呼吸商**※14が約0.7と糖質の1.0よりも低く，エネルギー源として代謝されたときの**炭酸ガス産生**が少ない．このため，著しい換気障害がある場合には脂質主体の経腸栄養剤を考慮する．

著しい換気障害がなければ炭水化物は総エネルギーの50～60％を目標とする．たんぱく質は，15％～20％とし，**筋たんぱく質量**保持のために十分摂取することが望ましい．また，**分枝アミノ酸**（branched chain amino acid：**BCAA**）には，異化抑制・たんぱく質合成促進作用があり，積極的な摂取が推奨される．脂質

※11　**肺気腫**：肺胞壁の破壊によって，終末気管支より末梢の含気区域が異常に拡大し肺が過膨張となる病態をいう．努力性呼出，口すぼめ呼吸，樽状の胸郭，バチ状指などの特徴がみられる．

※12　**慢性気管支炎**：痰・咳が2年以上連続し，毎年3カ月以上継続するものを指す．

※13　**1秒率**：最大限に息を吸った後にできるかぎりの速さで一気に呼出した空気の最大量（FVC）における，最初の1秒間の呼出量〔1秒量（FEV_1）〕の割合．

※14　**呼吸商（respiratory quotient：RQ）**：呼吸の際の酸素消費量に対する二酸化炭素生成量の割合．糖質で1.00，たんぱく質で0.85，脂質で0.71である．

Column

呼吸商（respiratory quotient：RQ）

食事で摂取した栄養分をエネルギーとして利用するときには，酸素が消費され，二酸化炭素と水が発生する．このとき，酸素1に対して発生した二酸化炭素の量を「呼吸商」で表す．

$$呼吸商＝\frac{単位時間あたりのCO_2産生量}{単位時間あたりのO_2消費量}$$

炭水化物は一般に$C_6H_{12}O_6$からなり，たんぱく質や脂質に比べ分子中の酸素原子の割合が多い．このため酸化に必要な酸素消費量が他の栄養素の場合より低く，結果的に呼吸商の値は高くなる．COPDの患者さんでは呼吸で二酸化炭素を排出する機能が低下しているので，著しい換気障害がある場合には呼吸商の低い栄養分をとり，肺への負担を軽減する必要がある．

表2 推奨される栄養評価項目

必須の評価項目
● 体重（% IBW，BMI） ● 食習慣 ● 食事摂取時の臨床症状の有無
行うことが望ましい評価項目
● 食事調査（栄養摂取量の解析） ● 簡易栄養状態評価表（MNA®-SF） ● % 上腕囲（% AC） ● % 上腕三頭筋部皮下脂肪厚（% TSF） ● % 上腕筋囲（% AMC：AMC = AC − π × TSF） ● 体成分分析（LBM，FM，BMC，SMI） ● 血清アルブミン ● 握力
可能であれば行う評価項目
● 安静時エネルギー消費量（REE） ● rapid turnover protein（RTP） ● 血漿アミノ酸分析（BCAA/AAA） ● 呼吸筋力 ● 免疫能

IBW：80 ≦ % IBW ＜ 90：軽度低下
70 ≦ % IBW ＜ 80：中等度低下
% IBW ＜ 70：高度低下
BMI：低体重＜ 18.5，標準体重 18.5 〜 24.9，体重過多 25.0 〜 29.9
「COPD（慢性閉塞性肺疾患）診断と治療のためのガイドライン 第6版」（日本呼吸器学会 COPDガイドライン第6版作成委員会／編），メディカルレビュー社，2022[7] より引用

は，急性期は30 〜 40 %，慢性期は25 〜 30 %を目標とする．

③栄養補給

経口摂取を基本とするが，経口摂取が困難な場合には**経腸栄養法**，**静脈栄養法**を考慮する．

④栄養指導

患者は，**肺過膨張**のため少量の食事で**腹部膨満感**を自覚したり，**食事中の呼吸困難**を訴えることが多いため，1日4〜6回の**分食**とし，消化管でガスを発生しやすい芋や豆などの食物や炭酸飲料は避ける．

リン，**カリウム**，**カルシウム**，**マグネシウム**，**鉄**などの**電解質**や**ミネラル**は，**呼吸筋の収縮**に重要であるため十分に摂取する[8]．

食事のみでは十分なエネルギーが摂取できない場合や，体重減少が持続する場合は，経腸栄養剤を用いる．

Advanced

換気障害

呼吸機能の換気障害は，呼吸機能検査（スパイロメトリー）による1秒率と%肺活量（はたらかせることのできる肺の容量）の結果から次の3つに分類される．

①閉塞性換気障害

1秒率 70 %以下，%肺活量 80 %以上．

肺胞壁の破壊や発作などによる気道閉塞があるため，1秒率は低下する．疾患には，慢性閉塞性肺疾患（COPD）や気管支喘息などがある．

②拘束性換気障害

1秒率 70 %以上，%肺活量 80 %以下．

肺自体の伸展性が低下しており，肺活量が低下する．原因には，間質性肺炎などによる肺の線維化のように肺実質に障害がある場合や，重症筋無力症など呼吸筋に異常がある場合，気胸や胸水などにより肺が圧迫されている場合などがある．

③混合性換気障害

1秒率 70 %以下，%肺活量 80 %以下．

息を吸う場合にも吐く場合にも障害がある状態．前述の2つの疾患の合併や，塵肺（じんぱい），結核後遺症などがある．

●栄養管理のプラスα

呼吸器疾患のなかでも特に重症例では，病態の改善や治療の継続に適切な栄養管理が必須となる．経口摂取の場合には，喫食により呼吸苦が増長される場合もあり，食事の回数や1回の量，形態にも注意が必要である．

（三浦由美子）

第8章 チェック問題

問題

□□ **Q1** 呼吸器疾患の重症例で呈することのある病態とは何か.

□□ **Q2** 気管支喘息のアトピー型，非アトピー型のそれぞれの特徴を述べなさい.

□□ **Q3** 肺炎のうち，誤嚥性（嚥下性）肺炎があるときの栄養食事療法の注意点をあげなさい.

□□ **Q4** 慢性閉塞性肺疾患（COPD）発症の原因となる2つの病態とは何か.

□□ **Q5** COPDの栄養管理の特徴を述べなさい.

解答&解説

A1 呼吸不全を伴い，呼吸性アシドーシスあるいは呼吸性アルカローシスを示す場合がある.

A2 アトピー型は小児発症喘息に多く，家塵ダニ，カビ類，花粉，食物などがアレルゲンとなる. 非アトピー型は成人発症喘息に多く，明らかなアレルゲンは特定できない.

A3 誤嚥のリスクが高い場合は経管栄養法や静脈栄養法を考慮する. 嚥下機能を確認しながら段階的に咀嚼・嚥下しやすい食品へ移行する. 水分にはとろみをつける. 食事姿勢に留意する.

A4 肺気腫と慢性気管支炎.

A5 エネルギーは安静時の1.5～1.7倍，脂質は総エネルギーの50％，たんぱく質は総エネルギーの20％以上と高値に設定する. BCAA（分枝アミノ酸）を積極的に摂取する. 食事回数は4～6回の分食とする. 食事で十分なエネルギー摂取ができない場合は経腸栄養剤を用いる.

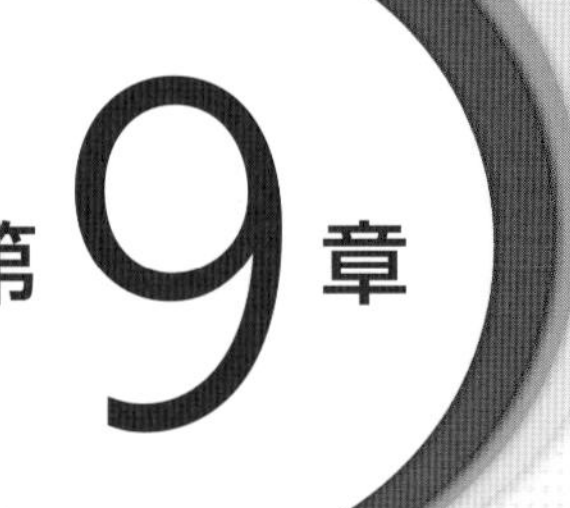

血液・造血器系疾患

Point

1. 貧血とは症候名であり，その成因により治療法や栄養食事療法は大きく異なる．鉄，ビタミンB_{12}，葉酸などの特定の栄養素の補給が無効な場合もあることを理解する．
2. 造血器系腫瘍では，疾患の治癒を目的とする治療と，治療の副作用に対する支持療法が同時に行われていることが多い．栄養食事療法はそれらの治療や支持療法のサポートとして重要となることを理解する．

概略図　血球の分化・成熟過程と血液・造血器疾患との関連

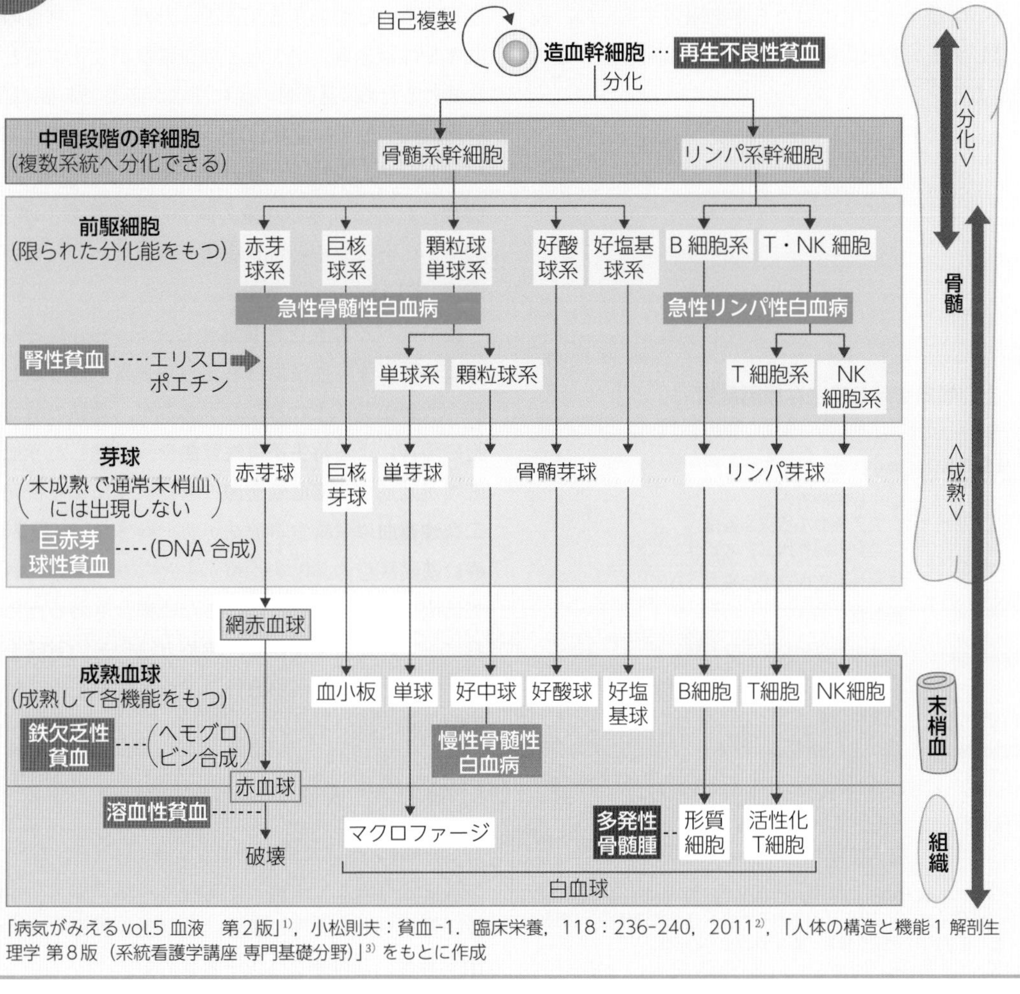

自己複製
造血幹細胞 … 再生不良性貧血
分化

中間段階の幹細胞
(複数系統へ分化できる)
骨髄系幹細胞
リンパ系幹細胞

前駆細胞
(限られた分化能をもつ)
赤芽球系
巨核球系
顆粒球単球系
好酸球系
好塩基球系
B細胞系
T・NK細胞
急性骨髄性白血病
急性リンパ性白血病
腎性貧血 ----- エリスロポエチン
単球系
顆粒球系
T細胞系
NK細胞系

芽球
(未成熟で通常末梢血には出現しない)
赤芽球
巨核芽球
単芽球
骨髄芽球
リンパ芽球
巨赤芽球性貧血 ----(DNA合成)

網赤血球

成熟血球
(成熟して各機能をもつ)
血小板
単球
好中球
好酸球
好塩基球
B細胞
T細胞
NK細胞
鉄欠乏性貧血 ----(ヘモグロビン合成)
慢性骨髄性白血病
赤血球
溶血性貧血 --------
破壊
マクロファージ
多発性骨髄腫
形質細胞
活性化T細胞
白血球

<分化>
骨髄
<成熟>
末梢血
組織

「病気がみえるvol.5 血液　第2版」[1]，小松則夫：貧血-1．臨床栄養，118：236-240，2011[2]，「人体の構造と機能1 解剖生理学 第8版（系統看護学講座 専門基礎分野）」[3] をもとに作成

1 出血性疾患とは

血液は血管内を流れているときには凝固しないが，血管外に漏れだすとすみやかに凝固して出血を止める．この際に働くのが**血小板**と**凝固因子**であるが，これらの異常により全身的に出血しやすく止血しにくい状態になっている疾患を総称して出血性疾患という．代表的な原因疾患には血友病やビタミンK欠乏症，播種性血管内凝固症候群（DIC），血管性紫斑病などがある（表1）．

そのなかでもビタミンK欠乏症は母乳栄養の新生児などでよくみられ，ビタミンKが不足することで凝固因子がつくられず，出血傾向を呈する．予防・治療にはビタミンKの投与が必要であり，新生児に対しては**ビタミンKシロップ投与が必須**となる．また，ワルファリンはビタミンKのはたらきを阻害するため，投与時はビタミンK欠乏症と同様に出血傾向を生じる可能性がある．

表1　出血傾向を起こす主な原因疾患

原因	疾患
血小板数の異常	血小板減少性紫斑病
	血小板機能異常症 先天性血小板機能異常 薬剤の副作用（アスピリンなど）
凝固因子の異常	播種性血管内凝固症候群（DIC）
	血友病
	フォン・ヴィレブランド病
	ビタミンK欠乏症
血管の異常	血管性紫斑病
血管壁の異常	IgA血管炎
	壊血病（ビタミンC欠乏症）
血流の異常	心房細動
	肺血栓塞栓症（エコノミークラス症候群）

「病気がみえるvol.5血液　第2版」（医療情報科学研究所／編），メディックメディア，2017[1]，「みるみるナットク　血液疾患」（須永真司／著　東京日立病院看護局／編集協力），文光堂，2011[4] をもとに作成

2 貧血

貧血とは末梢（まっしょう）血中の血色素であるヘモグロビン（hemoglobin：Hb）濃度が基準値以下に低下した状態である．世界保健機関（WHO）ではヘモグロビン濃度による貧血の基準値を**成人男性が13.0 g/dL未満，成人女性および小児（6～14歳）が12.0 g/dL未満，妊婦および幼児（6カ月～6歳）が11.0 g/dL未満**と定義している．

主な成因は，**赤血球の産生減少**や**破壊亢進（こうしん）**，出血による**赤血球の消失量の増大**である（図1）．赤血球1個の大きさを表す**平均赤血球容積**（mean corpuscular volume：**MCV**）と単位容積赤血球当たりのヘモグロビン濃度を表す**平均赤血球ヘモグロビン濃度**（mean corpuscular hemoglobin concentration：**MCHC**）で鑑別することができる（図2）．ただし，これらの値は脱水や体液過剰，出血などで血漿量が変化すると影響を受けるため，見かけの値に注意が必要である（図3）．

貧血に共通する症状には，「組織の酸素欠乏に基づく症状」とそれを補うための「生体の代償作用に基づく症状」および「赤血球量の減少による症状」がある．緩やかに進行すると自覚症状を伴わないことも少なくない（図4）．

後に述べる鉄欠乏性貧血やビタミンB_{12}などの欠乏による巨赤芽球性貧血は不足の栄養素を補うことで症状の改善が見込まれることもあるが，骨髄の造血幹細胞の障害による**再生不良性貧血**や，成熟した赤血球の破壊が亢進する**溶血性貧血**，基礎疾患により続発する**二次性貧血**は栄養食事療法が功を奏さない（表2）．治療は基礎疾患の診断や治療が主となり，生涯にわたって治療を継続しなければならない場合もあるため，患者に正しい情報を提供し，治療方法やその意味を十分に説明したうえで治療方針について同意を得ることが重要である．

A. 鉄欠乏性貧血

1）臨床医学の復習

貧血の原因として最も多くみられる疾患である．一般に若年～中年女性に多く，わが国の罹患（りかん）率は女性が10％程度，男性が2％以下とされる．

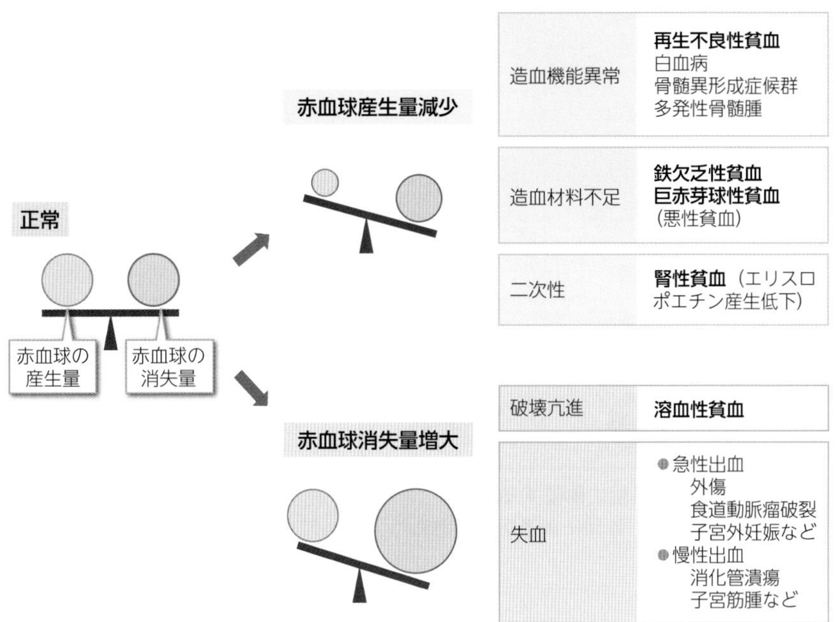

図1　貧血の成因

「病気がみえるvol.5血液　第2版」(医療情報科学研究所/編),メディックメディア,2017[1]をもとに作成

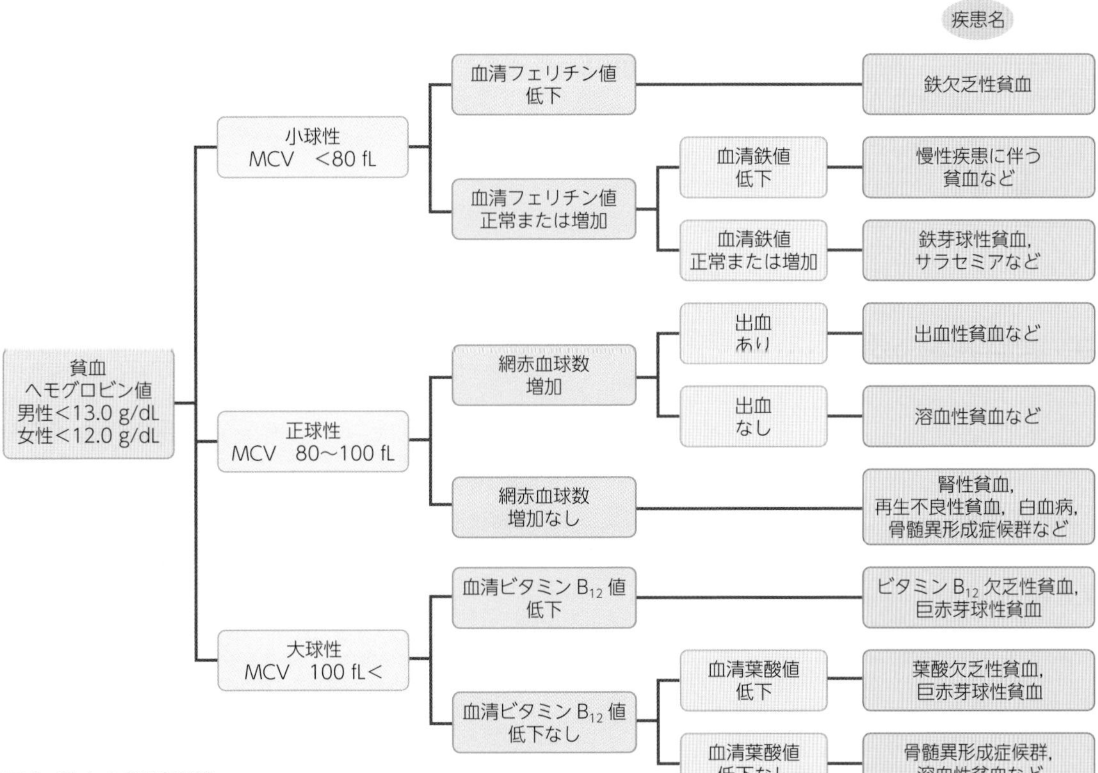

疾患名

- 貧血 ヘモグロビン値 男性＜13.0 g/dL 女性＜12.0 g/dL
  - 小球性 MCV　＜80 fL
    - 血清フェリチン値低下 → 鉄欠乏性貧血
    - 血清フェリチン値正常または増加
      - 血清鉄値低下 → 慢性疾患に伴う貧血など
      - 血清鉄値正常または増加 → 鉄芽球性貧血,サラセミアなど
  - 正球性 MCV　80～100 fL
    - 網赤血球数増加
      - 出血あり → 出血性貧血など
      - 出血なし → 溶血性貧血など
    - 網赤血球数増加なし → 腎性貧血,再生不良性貧血,白血病,骨髄異形成症候群など
  - 大球性 MCV　100 fL＜
    - 血清ビタミンB_{12}値低下 → ビタミンB_{12}欠乏性貧血,巨赤芽球性貧血
    - 血清ビタミンB_{12}値低下なし
      - 血清葉酸値低下 → 葉酸欠乏性貧血,巨赤芽球性貧血
      - 血清葉酸値低下なし → 骨髄異形成症候群,溶血性貧血など

図2　貧血の鑑別診断

「認定NSTガイドブック2017　改訂第5版」(日本病態栄養学会/編),メディカルレビュー社,2017[5]をもとに作成

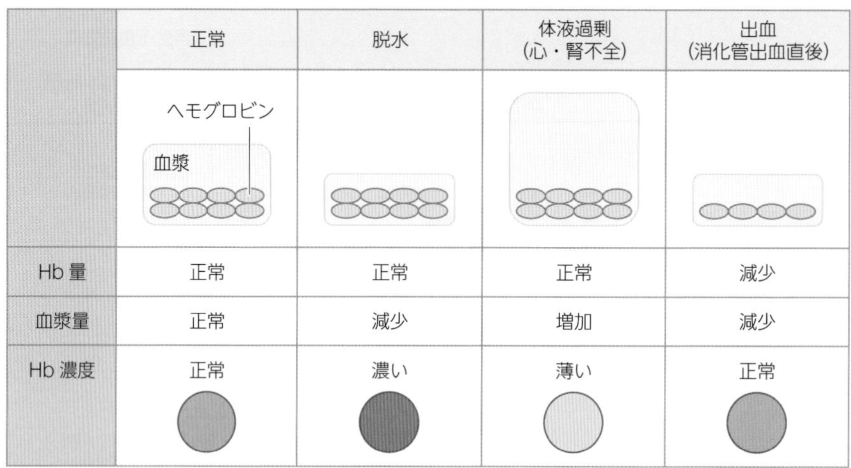

正常
脱水
体液過剰
(心・腎不全)
出血
(消化管出血直後)
ヘモグロビン
血漿
Hb 量
正常
正常
正常
減少
血漿量
正常
減少
増加
減少
Hb 濃度
正常
濃い
薄い
正常

図3　ヘモグロビン濃度に影響する要素

「病気がみえるvol.5 血液　第2版」(医療情報科学研究所 / 編), メディックメディア, 2017[1) をもとに作成

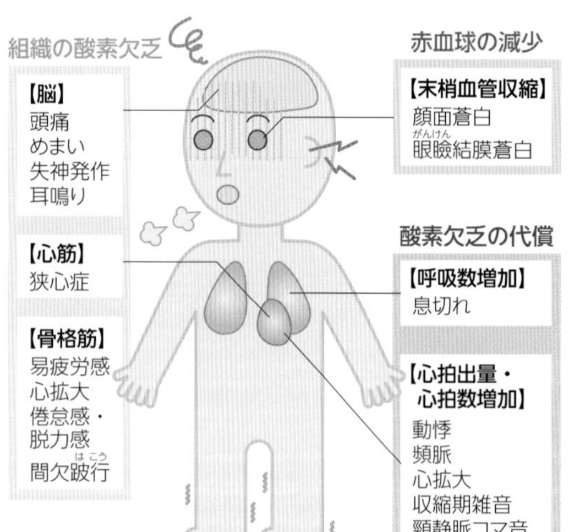

図4　貧血に共通する症状

「病気がみえるvol.5 血液　第2版」(医療情報科学研究所 / 編), メディックメディア, 2017[1) をもとに作成

①疾患の原因

鉄の**供給不足**(**摂取不足, 吸収不良**), **需要増大, 喪失亢進**に大別される(**表3**).

②症状

貧血に共通の症状に加え, 重度になると組織の鉄欠乏による匙(さじ)状爪(スプーン状爪)や異食症※1, プラン

表2　二次性貧血の主な基礎疾患

大分類	主な基礎疾患	貧血の原因
腎性貧血	慢性腎不全(透析患者を含む)	エリスロポエチン産生低下
慢性疾患に伴う貧血(anemia of chronic disease:ACD)	慢性感染症(結核, 亜急性細菌性心内膜炎など)	鉄利用障害 赤血球造血抑制 赤血球寿命短縮 など
	膠原病(関節リウマチ, 全身性エリテマトーデスなど)	
	悪性腫瘍(消化管のがん, 婦人科系のがんなど)	

「病気がみえるvol.5 血液　第2版」(医療情報科学研究所 / 編), メディックメディア, 2017[1) をもとに作成

表3　鉄欠乏の原因と主な例

原因	主な例
摂取不足	偏食, 食事摂取量の不足(過剰な減量, 極端な痩身願望, 食欲不振)
吸収不良	胃・十二指腸・小腸などの消化管切除術後, 無胃酸症, 鉄吸収不良症候群
需要増大	成長期, 妊娠, 出産, 授乳, 未熟児
喪失亢進	月経, 婦人科系疾患(子宮筋腫, 子宮内膜症など), 慢性消化管出血(慢性消化管潰瘍, 消化器がん, 痔核など), 医療行為に伴う出血(血液透析, 採血, 献血など), 血管内溶血(スポーツ貧血など)

「病気がみえるvol.5 血液　第2版」(医療情報科学研究所 / 編), メディックメディア, 2017[1), 「みるみるナットク　血液疾患」(須永真司 / 著　東京日立病院看護局 / 編集協力), 文光堂, 2011[4), 「認定NSTガイドブック2017　改訂第5版」(日本病態栄養学会 / 編), メディカルレビュー社, 2017[5) をもとに作成

※1　**異食症**:食物の嗜好の異常で, 氷や土, お茶の葉などふつうは食べないようなものを好んで食べる症状.

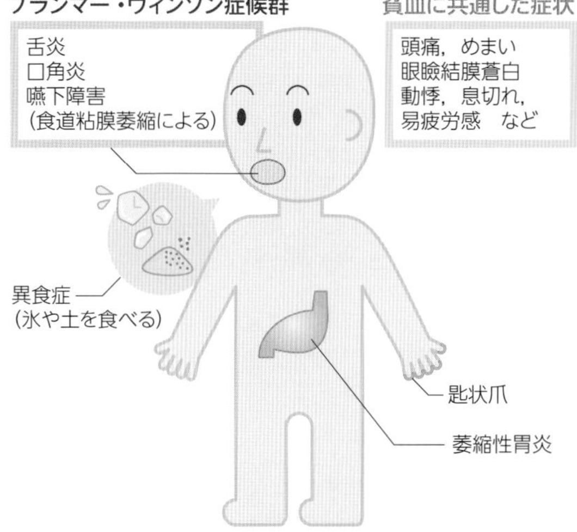

図5　鉄欠乏性貧血に特徴的な症状

「病気がみえるvol.5血液　第2版」（医療情報科学研究所/編），メディックメディア，2017[1] をもとに作成

マー・ヴィンソン（Plummer-Vinson）症候群※2などを呈する（図5）.

③診断

小球性低色素性貧血に加えて**血清鉄の減少，不飽和鉄結合能・総鉄結合能の増加，血清フェリチン値の低下**があれば確定診断に至る.

④治療

鉄が不足している原因の除去，基礎疾患の治療を行うのが基本となる．鉄剤の経口投与により2～3カ月で症状の改善がみられるが，**貯蔵鉄の十分な補給**のためさらに数カ月投与を継続する．副作用が強く内服が困難な場合や鉄喪失が多量な場合などには鉄剤を静注する．ただし，慢性肝炎などの合併例では鉄剤の投与により病態が悪化することもあるので，投与を控えるか，慎重に投与する.

⑤治療の指標

血清鉄，網赤血球※3の上昇により鉄剤投与の効果を評価し，**血清フェリチンの正常化**で貯蔵鉄量の回復を確認する.

※2　**プランマー・ヴィンソン症候群**：小球性低色素性貧血に，舌炎，口角炎，嚥下障害の三徴が合併するもの.

※3　**網赤血球**：産生されたばかりの幼若な赤血球．骨髄の赤血球造血能を反映する.

表4　栄養評価項目

身体計測値	身長，体重，体重減少率，標準体重比，体脂肪率，骨格筋量など
臨床検査値	血清総たんぱく，血清アルブミン，リピッドターンオーバープロテイン（RTP），白血球数，C反応性たんぱく（CRP）など
身体症状	食欲，舌炎・口角炎・嚥下障害・胃炎の有無など
既往歴・現病歴	消化管疾患（消化管潰瘍，がん，痔核），消化管切除歴など
食事摂取量	エネルギー量，エネルギー産生栄養素バランス，動物性たんぱく質比，鉄，ビタミンC，葉酸など
食生活状況とその背景	食事回数，食事時刻，偏食，飲酒頻度・量，外食頻度，市販品利用頻度，家族構成，家族の食嗜好，職業，自己流ダイエット経験，信念による食品制限（マクロビオティック，宗教など）など

「認定NSTガイドブック2017　改訂第5版」（日本病態栄養学会/編），メディカルレビュー社，2017[5] をもとに作成

2）栄養食事療法

①栄養評価

貧血の鑑別や成因を評価する項目に加え，身体計測値，臨床検査値により栄養状態を評価し，食事摂取に影響のある身体症状の有無，食生活習慣とその背景要因についても確認する（**表4**）.

②栄養基準

「日本人の食事摂取基準（2020年版）」[6] に基づき，性別，年齢，身体活動レベルを考慮した目安量を個別に設定する．月経のある20代女性の鉄摂取について10.5 mg/日を推奨量としている．鉄の吸収に必要なビタミンCの摂取にも留意する.

③栄養補給

日常の食事で十分量の摂取に努める．鉄分が強化された栄養補助食品の利用も有用である．高度の倦怠(けんたい)感や精神疾患を含めた食欲低下のため摂取量が不足する場合や吸収障害が認められる場合は，鉄剤の補給も含めた経腸栄養剤の利用や静脈栄養法の併用も検討する.

④栄養指導

適正なエネルギーおよび栄養素を摂取できる食習慣を身につけ，維持できるよう食生活の背景に配慮した指導を行う．鉄を多く含む食品（**表5**）を積極的に摂取するよう指導するが，食品中の鉄の吸収率は**ヘム鉄**で10～30%，**非ヘム鉄**では1～5%とそれほど高くない．吸収を促進するもの（**表6**）と組み合わせて吸収率を上げる工夫も有用である.

患者が市販のサプリメントの利用を希望する場合に

表5　鉄を多く含む食品

A）ヘム鉄

食品名	100 g中の鉄含有量（mg）	1回に食べる目安量	鉄含有量（mg）
あさり水煮缶	30.0	大さじ3（30 g）	9.0
豚レバー	13.0	小3切（60 g）	7.8
鶏レバー	9.0	小3切（60 g）	5.4
牛レバー	4.0	小3切（60 g）	2.4
牛ヒレ肉	2.5	1枚（80 g）	2.0
かつお	1.9	刺身4切（80 g）	1.5
ごまさば	1.6	切り身1切（80 g）	1.3
まいわし	2.1	中1尾（60 g）	1.3
さんま	1.4	中1尾（80 g）	1.1

B）非ヘム鉄

食品名	100 g中の鉄含有量（mg）	1回に食べる目安量	鉄含有量（mg）
がんもどき	3.6	大1個（50 g）	1.8
納豆	3.3	1パック（50 g）	1.7
高野豆腐	7.5	1個（20 g）	1.5
豆乳	1.2	1パック（200 mL）	2.4
きざみこんぶ	8.6	煮物1人分（40 g）	3.4
小松菜	2.8	小鉢1杯（80 g）	2.2
菜花	2.9	小鉢1杯（60 g）	1.7
ほうれん草	2.0	小鉢1杯（80 g）	1.6
干しひじき（鉄釜）	58.0	5 g（煮物小鉢1杯）	2.9
干しひじき（ステンレス釜）	6.2	5 g（煮物小鉢1杯）	0.3

「みるみるナットク　血液疾患」（須永真司／著　東京日立病院看護局／編集協力），文光堂，2011[4]，「病態栄養専門管理栄養士のための病態栄養ガイドブック（改訂第6版）」（日本病態栄養学会／編），南江堂，2019[7]，「日本食品標準成分表2020年版（八訂）」（文部科学省科学技術・学術審議会資源調査分科会報告／著），蔦友印刷，2021[8] をもとに作成

は，吸収率も不明確であることが多いため，製品の特性を十分に確認する必要がある．

また，**極端な痩身願望**や**神経性やせ症**を認める場合や，食欲不振に精神的な理由が関与していると判断される場合は，心理学の専門家による介入を依頼する必要がある．

※4　**葉酸欠乏**：葉酸は通常の食生活では欠乏することはないが，妊娠や炎症，悪性腫瘍などで需要量が急増することがある．

表6　鉄の吸収を促進するもの

要素	主な例
ビタミンC	野菜類，いも類，果物類など
動物性たんぱく質	肉類，魚類，卵類，乳製品など
胃酸	香辛料（カレー粉，しょうが，わさび），酢，梅干しなどで胃酸の分泌を高める

「病態栄養専門管理栄養士のための病態栄養ガイドブック（改訂第6版）」（日本病態栄養学会／編），南江堂，2019[7] をもとに作成

B. 巨赤芽球性貧血

1）臨床医学の復習

骨髄に巨赤芽球が出現する大球性貧血の総称であり，ビタミンB_{12}欠乏や葉酸欠乏※4によるものが多く，代表的なものに**悪性貧血**がある．

①疾患の原因（図6）

ビタミンB_{12}欠乏（**表7**）か葉酸欠乏による，DNA合成障害に基づく核の成熟障害が主たる原因である．

②症状

一般的な貧血の症状に加えて，**消化器症状**と**神経症状**が現れる（図7）．

③診断

ビタミンB_{12}や葉酸の欠乏をきたしうる病歴，巨赤芽球性貧血を疑わせる臨床症状，骨髄および末梢血の検査結果により診断する．悪性貧血では，MCVが120以上のことが多く，抗壁細胞抗体，抗内因子抗体が陽性である．

④治療

鑑別した原因に応じて，欠乏しているビタミンB_{12}あるいは葉酸を投与する．

ビタミンB_{12}は吸収障害があるため，**筋肉注射**（初期には週1～3回，その後は2～3カ月に1回）し，枯渇している体内貯蔵を補った後も長期にわたって**定期的な補充**が必要である．葉酸は体内の貯蔵量に対して必要量が多くなっている場合があるため，葉酸を経口投与する．鉄欠乏であれば鉄剤の投与も併せて行う．

⑤治療の指標

治療開始後4～5日目より**網赤血球増加**がみられはじめ，その後，数週間かけて貧血症状が改善する．末梢血の検査所見や網赤血球増加，臨床症状の改善を観察する．

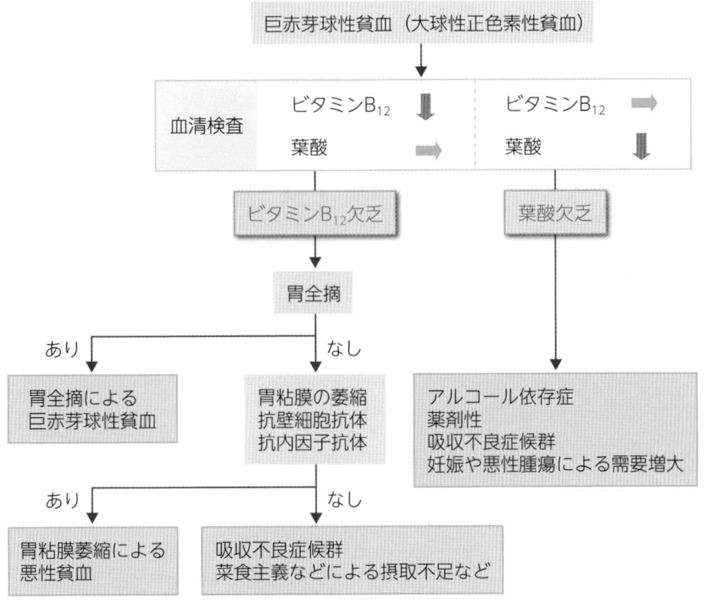

図6　巨赤芽球性貧血の原因の鑑別

「病気がみえるvol.5 血液　第2版」（医療情報科学研究所／編），メディックメディア，2017[1)] をもとに作成

表7　ビタミンB_{12}欠乏の原因

原因	原因疾患・病態
摂取不足	偏食（肉類・魚介類不足） 菜食主義
内因子不足	内因子分泌障害 胃全摘後 萎縮性胃炎 自己抗体（悪性貧血）
小腸疾患	回盲部切除手術後 クローン病などによる吸収不良症候群

「病気がみえるvol.5 血液　第2版」（医療情報科学研究所／編），メディックメディア，2017[1)]，「みるみるナットク　血液疾患」（須永真司／著　東京日立病院看護局／編集協力），文光堂，2011[4)] をもとに作成

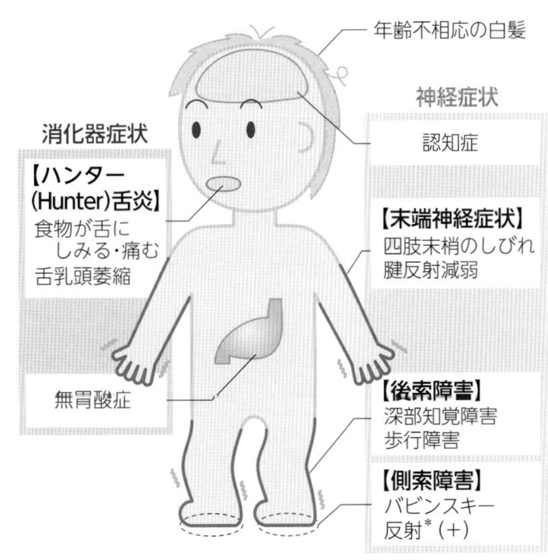

図7　巨赤芽球性貧血に特徴的な症状

＊バビンスキー（Babinski）反射：足底の外側部をとがったもので踵からこすったとき，母趾が背屈する病的反射

「病気がみえるvol.5 血液　第2版」（医療情報科学研究所／編），メディックメディア，2017[1)] をもとに作成

2）栄養食事療法

栄養評価，栄養基準は前述の本章2「A. 鉄欠乏性貧血」に準じる．ただし，胃全摘出や内因子分泌障害によるビタミンB_{12}欠乏，薬剤性や吸収不良症候群による葉酸欠乏は，**経口からの食事摂取により改善することはない**．妊婦，菜食主義者，アルコール依存症患者などに対しては，適正に栄養素摂取ができるよう，正しい知識の習得と食生活の改善を指導する．

3 造血器系腫瘍

造血器系腫瘍とは，血液細胞が遺伝子異常などにより腫瘍化し増殖する疾患である．増殖する細胞の違いにより，**骨髄系腫瘍**と**リンパ系腫瘍**に大別される（概略図）．

A. 急性白血病

造血幹細胞・前駆細胞に遺伝子異常が生じ，分化能を失った異常な芽球（白血病細胞）が増殖する疾患である．**急性骨髄性白血病**と**急性リンパ性白血病**がある．

1）臨床医学の復習

①疾患の原因

白血病の原因となる遺伝子の異常には，ウイルス，細菌，放射線，化学物質などの関与が考えられている．

②症状

造血障害〔顆粒球（好中球，好酸球，好塩基球），赤血球，血小板の減少〕による症状と，白血病細胞の全身諸臓器への浸潤（しんじゅん）による症状が現れる（図8）．

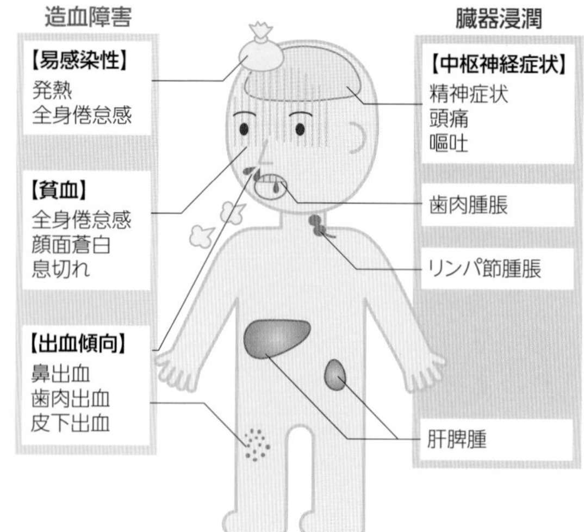

図8 急性白血病の症状
「病気がみえるvol.5 血液　第2版」（医療情報科学研究所/編），メディックメディア，2017[1] をもとに作成

③診断

白血病を疑わせる身体症状，末梢血への異常な芽球（白血病細胞）の出現があり，骨髄穿刺（せんし）※5にて骨髄中の芽球の著しい増加が確認された場合に，**急性白血病**の診断が確定する．

④治療

急性白血病の治療は，すべての白血病細胞を根絶させること（total cell kill）を目的に，**寛解（かんかい）導入療法**※6，**寛解後療法**※7（**地固め療法**，**維持療法**）の順に段階的に行う．

⑤治療の指標

白血病細胞数を治療の指標とする．診断時の白血病細胞数は10^{12}個レベルであり，形態学的完全寛解時には10^9個以下に，分子生物学的寛解時には10^6個以下に減少している．

2）栄養食事療法

①栄養評価

造血器系腫瘍の治療は外来通院により行われる時期もあるが，多剤併用療法や造血幹細胞移植を行う場合は入院加療となり，その期間も通常の在院日数が10～14日程度に比して短くても3カ月以上と長期にわたることが多い．身体症状や治療の副作用により経口からの食事摂取量が著しく減少するケースも少なくないため，低栄養に陥る可能性が大きいと予測し，定期的に評価する（表8）．

②栄養基準

「日本人の食事摂取基準（2020年版）」[6] に準じるが，入院加療中は臥床（がしょう）がちで活動係数は低く，病態や投薬，感染症，発熱などによりストレス係数は高くなる傾向にある．

③栄養補給

患者の口腔内環境の保持（唾液分泌の維持，口腔内乾燥の防止），胆汁うっ滞や胆のう炎の予防，腸粘膜脱落によるバクテリアルトランスロケーション※8（bacte-

---

※5　**骨髄穿刺**：骨髄の検査は血液疾患の診断には必要不可欠である．骨髄穿刺針の先端を，骨皮質を貫いて骨髄内まで挿入し，陰圧下で注射器内に骨髄液を吸引する．胸骨や腸骨が穿刺部位とされることが多い．

※6　**寛解導入療法**：完全寛解に導くための治療法．複数の抗がん剤（多剤併用化学療法）を約7～10日間点滴で投与し，骨髄中の白血病細胞が5％以下となり，血液検査データが正常となるようにする．

※7　**寛解後療法**：再発を防ぐため，寛解になっても体の中に残っている微量の白血病細胞をより減少・消失させることを目的に，薬剤量や種類を変えてくり返し投与する．

※8　**バクテリアルトランスロケーション**：腸管粘膜に備わっている細菌や有害物質の生体内への侵入防止機能が低下し，毒性因子が腸管外へ広がる現象をいう．

表8 栄養評価項目とモニタリング対象例

評価項目		モニタリング対象例
臨床診査	問診	**体重変化，食欲，味覚変化**
	身体観察	**体温・悪心・嘔吐，口腔粘膜，浮腫，下痢，便秘**
エネルギー・栄養素摂取量	**経口・経腸摂取量**	病院食・持ち込み食・サプリメントなどの摂取状況，経腸栄養剤の注入量
	経静脈投与量	中心静脈栄養，脂肪乳剤，ブドウ糖・アミノ酸・電解質等補液
身体構成成分	体格，体脂肪，除脂肪，骨格筋	身長，体重，BMI，皮下脂肪厚，上腕筋周囲長
尿中成分	栄養障害	クレアチニン・身長係数（24時間尿中クレアチニン排泄量）
	筋肉の異化程度	尿中3-メチルヒスチジン
	全身たんぱく状態	尿中ヒドロキシプロリン
血液成分	内臓たんぱく量	アルブミン，CRP，クレアチニン，尿素窒素，RTP（プレアルブミン，トランスフェリン，レチノール結合たんぱく）
	血清脂質量	総コレステロール，LDL・HDLコレステロール
	免疫能	末梢血リンパ球数，遅延型皮膚過敏反応

CRP：C-reactive protein（C反応性たんぱく）　RTP：rapid turnover protein

固形飼料（経口摂取）　中心静脈栄養 14 日間（静脈栄養）

絨毛

筋層

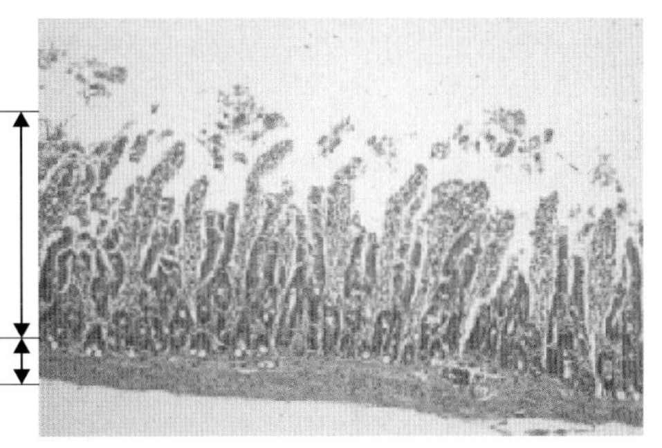

図9 ラットの腸管粘膜の変化

固形飼料（経口摂取）のラットは小腸絨毛の丈の長さ，密生度，筋層の厚さともにしっかりしているが，中心静脈栄養で経口摂取をしていないラットの絨毛は上皮の剥離もみられており，全体に萎縮が著明となっている．
大熊利忠：経腸栄養の適応・利点と選択基準．「NST完全ガイド改訂版」（東口髙志／編），pp33-35，照林社，2009[9] より転載

rial translocation）の回避などに有用（図9）であるため，経口摂取を原則とする．ただし，化学療法の副作用などで経口摂取が困難になった場合は，経静脈栄養法も併用して必要量を投与する．経鼻胃管で経腸栄養を併用する場合もある．

治療中に末梢血中の好中球が減少した際は，食品選択や調理・盛り付け時の**衛生管理に厳重に注意した食事**[※9]を提供しなければならない（表9）．

④栄養指導

造血器系腫瘍の治療を受ける患者にとって，栄養食事療法は治療の中心ではなく関心も薄いことが多い．さまざまな副作用によって食事摂取が困難な時期もみられることが多いため，治療開始早期より経口（経腸）栄養療法が重要であることを教育しておくとよい．

※9 **衛生管理に注意した食事**：医療施設により「加熱食」「生禁食」「化学療法食」「無菌食」などと呼称は異なるが，食事中の菌数を可能な限り少なくするため，原則として加熱調理した料理や無菌充填されたパッケージ食品を組み合わせた食事を提供することが多い．例えば白血球数1,000/μL以下，または好中球500/μL以下を骨髄機能低下期として「加熱食」適応とするなど，その基準は施設によって異なる．

表9 易感染状態時の食品のリスクと対処方法

食品	リスク	対処方法
食肉類・魚介類の生食	サルモネラ・カンピロバクター・病原性大腸菌・腸炎ビブリオ・ノロウイルスなど	・食材の中心部まで75℃1分以上の加熱（ノロウイルスは85℃1分以上の加熱）
生卵・半生卵およびそれを含む食品	サルモネラ	・75℃1分以上の加熱 ・低温殺菌表示のある食品
野菜・果物の生食	動物の糞尿による汚染・土壌中の真菌付着・腸管出血性大腸菌などで汚染された水・ノロウイルス・サルモネラなど	・次亜塩素酸ナトリウム（100 ppm）に10分浸漬し，飲料に適した水での流水洗浄後，皮をむいて食べる ・加熱処理
手作り野菜・果物ジュース		・低温殺菌したジュース
野菜の新芽（もやし・アルファルファなど）		・75℃1分以上の加熱
殺菌されていない乳製品（クリーム，バター，ヨーグルト，チーズ，濃縮ホエイ，濃縮乳，乳酸菌飲料など）	サルモネラ・カンピロバクター・リステリアなど	・殺菌表示のある食品
カビのはえているチーズ	カビ*Penicillium*属（*Penicillium*属は元来病原性のないものであるが，食品に付着したカビの病原性の有無は肉眼では判断困難なため）	・避ける
味噌	真菌のアスペルギルス オリゼ（*Aspergillus oryzae*）	・75℃1分以上の加熱
納豆	納豆菌*Bacillus subtilis var. natto*（*Bacillus subtilis*は，病原性は低いといわれているが，納豆菌は芽胞を形成し100℃以上の熱にも耐えるため）	・避ける
豆腐	大腸菌やノロウイルスなど	・殺菌表示のある豆腐 ・充填製法の豆腐 ・85℃1分以上の加熱 ＊生食時は，調理過程の菌の付着に厳重注意
生の木の実・ドライフルーツ	アスペルギルス フラバス*Aspergillus flavus*が産生するカビ毒（アフラトキシン）・真菌・土壌や動物の糞便など	・避ける
漬物・梅干	腸炎ビブリオ	・調理工程の衛生管理が確認できない場合は避ける
缶・ペットボトル・ブリックパックなどに入った清涼飲料	開封後の微生物増殖 （製造工程では清涼飲料水規格基準に従い殺菌処理などの義務付けあり）	・開封後はコップなど容器にとり飲用 ・開封後は冷蔵保存し，24時間を過ぎたら破棄
飲料水	汚水や野生動物の糞便・クリプトポリジウム・腸管出血性大腸菌・赤痢菌	・井戸水・湧水は避ける ・衛生管理されている水道水は，必ずしも煮沸する必要はないが，共同住宅などで貯水層を経由して供給されている場合には，1分煮沸を推奨 ・賞味期限表示のある水はコップなどの容器にとり飲用
氷		・飲用可能な水を使用し，他の食品が付着しないように製氷したもの ・製氷工程の衛生管理が確認できない場合は避ける
缶詰・レトルト食品	ボツリヌス菌	・容器の破損・変形・膨張していない製品の摂取 ・開封後は24時間過ぎたら破棄
アイスクリーム・シャーベット・ゼリー・プリン	リステリアなど・調理工程での汚染	・個別密封されている製品 ・一度溶解したものは避ける
蜂蜜	ボツリヌス菌	・殺菌表示のある製品

「造血細胞移植ガイドライン　造血細胞移植後の感染管理（第4版）」（平成28学会年度日本造血細胞移植学会ガイドライン委員会/編），日本造血細胞移植学会（現：日本造血・免疫細胞療法学会），2017[10] をもとに作成

B. 慢性骨髄性白血病

1）臨床医学の復習

近年では，健診などにより自覚症状のない慢性期に診断されることが多くなった．50～60歳代に多く，無治療の場合は3～5年で急性転化し，急性白血病と同様の症状を示す．

①疾患の原因

遺伝子・染色体に異常をもつ造血幹細胞が，異常なたんぱく質を産生しつつ分化・増殖する病態と考えられている．

②症状

初期は無症状であることが多く，慢性期，移行期，急性転化期と進行に伴い段階的に悪化する．

③診断

染色体遺伝子分析において**フィラデルフィア**（Philadelphia：**Ph**）**染色体**を検出するか，遺伝子解析において**BCR-ABL融合遺伝子**が検出されれば確定診断となる．

④治療

白血病細胞の根絶と急性転化阻止を目的とした薬物療法を行い，効果が現れない場合には，複数の抗がん剤を投与する多剤併用療法や，造血幹細胞移植を行うこともある．

⑤治療の指標

白血球数を2,000～4,000/μLに維持し，染色体遺伝子検査によりPh染色体の減少，消失が得られているかを確認する．

2）栄養食事療法

前述の本章3「A．急性白血病」に準じる．

Column

立ちくらみ

全校生徒の集まる朝礼などで倒れて，保健室に連れて行かれる友達がいただろうか？よく「貧血」と一概にいっているが，実はこれ，「起立性低血圧」といわれるものであることが多い．実際には血液疾患というよりも，血液が重力で下がることより，脳の血流量を保つための調整機能が間にあわず，血圧が低下し，脳が瞬間的に酸欠状態になっている状態を表していることが多い．ストレスや不規則な生活，運動不足も原因の1つであり，それに伴う食欲不振や睡眠不足なども症状として現れてくることもある．一般的には生活習慣の適正化で改善が図れることが多いが，なかには鉄欠乏性貧血に伴う症状でのめまいや立ちくらみもあるかもしれない．メニエール病などの他の神経疾患を併発している可能性もあるので，症状や全身状態を考慮しながら適切な治療や対応を行えるよう，必要に応じて医師の診察も検討していく必要がある．

Advanced 食事がとれない患者への対応の実際

造血器系腫瘍の治療中には，食欲不振や味覚障害，嘔気・嘔吐など治療に伴うさまざまな副作用によるものや，長期入院による食事の飽きからの食事摂取意欲の低下など，多岐にわたる理由から長期絶食を余儀なくされることもある．しかし，経口摂取が患者の栄養状態や入院生活の質の維持・改善に重要であると考え，少しでも患者の状態や食嗜好に配慮した食事提供を心掛けている．大量調理の病院食では限界もあるが，患者の食への思いを傾聴し，身体状況を把握しながら，既存の病院の食事のなかで対応できうる食事や提供方法を考え，患者に受け入れられる食事提供をめざしている（**表10**）．

表10　経口摂取阻害要因別の食事提供方法の工夫

阻害要因	症状	対応例
身体的症状	粘膜障害 （口内炎など）	きざみ・すりつぶし・ゼリー形態の食事を試す 酸味など調味料の刺激を避ける
	味覚障害	料理に調味料を入れず別に添えて，患者が好みで使用できるようにする お好み焼きなど味の濃いものの提供
	唾液分泌低下	食事に汁物をつける すりつぶし・ミキサー食を試す ゼリー形態の料理（嚥下食）を試す
	悪心・嘔吐	患者が好むものを少量から提供する
	下痢	炎症性腸疾患の栄養食事療法に準じ，低脂質，低残渣食を少量から開始する（第2章 消化管疾患参照）
	腹部不快感（疼痛）	
	嗅覚変化	においの強い料理を避ける 複数の料理を同じ皿に盛り合わせない 冷ましてから提供する
	皮疹（手のひら）	箸を握る力を要さないよう，一口サイズに料理をカットして提供する スプーンやフォークの利用 おむすびにする
精神的要素	食欲不振	患者が好むものを少量から提供する お茶漬け，シャーベット，ゼリー，プリン，ジュース，果物などの提供
	食事への恐怖心	
絶食指示	消化管出血	静脈栄養の実施 注）絶食からの食事開始時は，炎症性腸疾患の栄養食事療法に準じ，低脂質の流動食から開始する（第2章 消化管疾患参照）
	イレウス	

（大山博子）

チェック問題

問 題

□ □ **Q1** 鉄欠乏性貧血にはどのような原因が考えられるか述べなさい.

□ □ **Q2** 栄養食事療法が有効でない貧血にはどのようなものがあるかあげなさい.

□ □ **Q3** 造血器系腫瘍の治療の副作用のうち，どのような症状が食事摂取に影響するか述べなさい.

解答＆解説

A1 偏食やダイエットによる鉄の摂取不足，消化管疾患による鉄の吸収低下，成長や妊娠などによる鉄の需要増大，婦人科疾患や消化管出血などによる鉄の喪失亢進などが考えられる.

A2 骨髄の造血幹細胞の障害による再生不良性貧血や，成熟した赤血球の破壊が亢進する溶血性貧血，基礎疾患に続発する二次性貧血などがある．代表的な二次性貧血には，エリスロポエチンの分泌が不足する腎性貧血がある.

A3 消化管粘膜の障害として口内炎，悪心・嘔吐，下痢が多くみられる．また，クリーンルーム入室時にはそのストレスから食事が摂れなくなる場合もある.

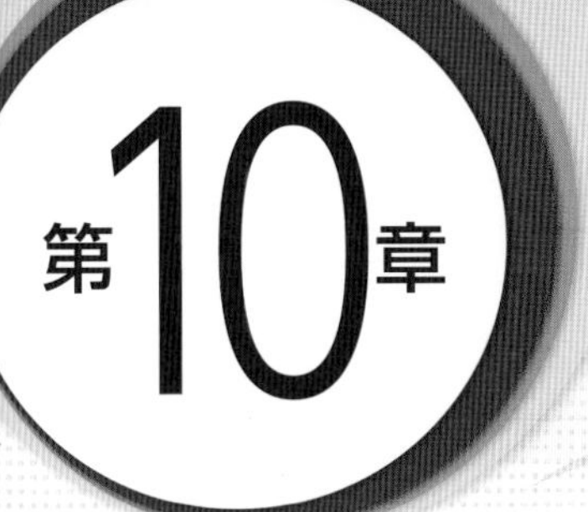

運動器（骨格系）疾患

Point

1. カルシウム，ビタミンD，ビタミンK，マグネシウムなどによる骨粗鬆症（こつそしょうしょう）の予防や治療について理解する．
2. 骨軟化症，くる病は，ビタミンDの欠乏，ビタミンD作用の阻害などにより骨石灰化障害が起こり，骨の脆弱（ぜいじゃく）性をきたす疾患であることを理解する．
3. 変形性関節症は肥満による荷重が要因の1つとなっており，摂取エネルギー量の適切なコントロールが必要であることを理解する．
4. 骨格筋量が減少しているサルコペニアでは，たんぱく質，分枝アミノ酸の十分な摂取が必要であることを理解する．

概略図　運動器疾患と栄養管理

分類	疾患名	栄養治療目標	おもな栄養食事療法
代謝性骨疾患	骨粗鬆症	骨量・骨密度の維持・改善	カルシウム，ビタミンD，ビタミンK，マグネシウムを多く含む食材の摂取
代謝性骨疾患	くる病・骨軟化症	骨質の改善	カルシウム，ビタミンD，リンを多く含む食材の摂取
退行性関節疾患	変形性関節症	体重管理	適切なエネルギー摂取量
老年症候群	サルコペニア	骨格筋量の増加	たんぱく質，分枝アミノ酸の摂取
老年症候群	ロコモティブシンドローム	運動機能の改善	上記のすべて

1 骨粗鬆症

1）臨床医学の復習

①疾患の原因

骨組織は**破骨細胞**※1で吸収され，**骨芽細胞**※2が新たに形成した骨で補充されながら絶えず入れ替わり，新陳代謝をくり返している（図1A）．これを**リモデリング**という．リモデリングのバランスが崩れて，骨の吸収が形成よりも多くなれば，骨量が低下し，骨折をきたしやすくなる．世界保健機関（WHO）は骨粗鬆症を，「低骨量と骨組織の微細構造の異常を特徴とし，骨の脆弱性が増大し骨折の危険性が増大する疾患である」と定義している．

骨粗鬆症には，加齢や閉経による**原発性骨粗鬆症**と，内分泌疾患，薬剤，遺伝などによる**続発性（二次性）骨粗鬆症**がある．加齢による筋力低下や寝たきりの状態が続くと，骨への負荷が減って骨量が減少する．骨芽細胞の活性は加齢とともに低下し，カルシウムやビタミンD，Kが欠乏すると副甲状腺ホルモンによる骨吸収作用が亢進する．骨の吸収，形成がともに低下しているが，骨吸収が形成を上回っているため起きる骨粗鬆症を**低回転性骨粗鬆症**という（図1B）．閉経後の原発性骨粗鬆症は**エストロゲン**※3の分泌低下によるものである．骨吸収をする破骨細胞の活動が活性化され，骨芽細胞の活動は必ずしも低下はしていないが，破骨細胞の活動が骨形成を上回り骨粗鬆症となるため，**高回転性骨粗鬆症**という（図1C）．

②症状

骨が脆くなると，骨折がなくても痛みが生じることがある．特に腰背部痛が多い．骨粗鬆症で多くみられる骨折は骨が脆くなって起きる**脆弱性骨折**であり，好発部位は**椎体骨**（特に第2，第3腰椎），橈骨遠位部，上腕骨近位部，大腿骨頸部，肋骨である（図2）．**大腿骨頸部骨折**では歩行困難となり，寝たきりとなることもある．椎体骨圧迫骨折は「いつの間にか骨折」といわれたりするように無症状で経過することもあるが，慢性的な腰背痛を伴うことも多い．椎体骨圧迫骨折による**円背**※4では，**胃食道逆流**や腹部膨満感，便秘，食欲不振，心肺機能障害が生じることもある．

③診断

日本骨粗鬆症学会などによる「骨粗鬆症の予防と治療ガイドライン2015年版」[1)]での診断基準では，脆弱性骨折がない場合には，骨密度が**若年成人平均値（YAM）**※5の70％未満または－2.5標準偏差（SD）未満，脆弱性骨折がある場合には，大腿骨近位部骨折または椎体骨折があるか，骨密度がYAMの80％未満の場合に骨粗鬆症と診断される（図3）．骨密度は**二重エ**

A）正常

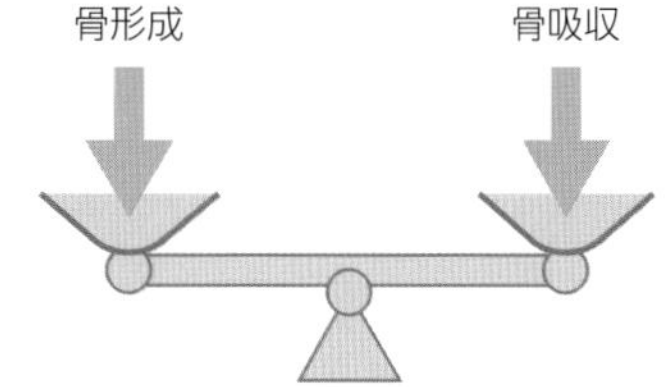

B）低回転性骨粗鬆症

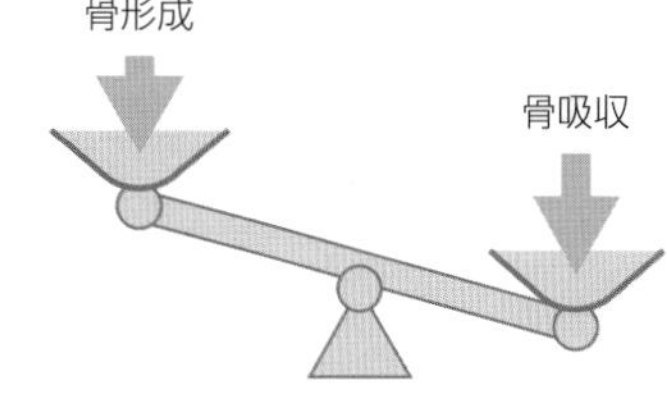

C）高回転性骨粗鬆症

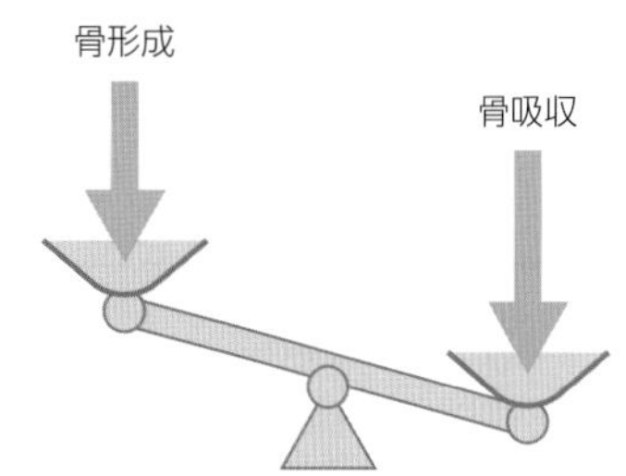

図1 骨粗鬆症の発症メカニズム

A）骨形成率と骨吸収率が同じで，骨量は一定に保たれている
B）骨吸収率は低下しているが，骨形成率が大きく低下しているため骨量が減少してしまう
C）骨形成率は増加しているが，骨吸収率が大きく増加しているため，骨量は減少してしまう

※1 **破骨細胞**：骨を吸収し，骨の新陳代謝を担う細胞．
※2 **骨芽細胞**：新しい骨をつくる機能を有する細胞．
※3 **エストロゲン**：女性らしさをつくるホルモンで，骨形成促進，骨吸収抑制作用がある．
※4 **円背**：脊椎の変形のため背中の丸まりが増加した状態．
※5 **YAM**：20～44歳の健康成人での平均値．

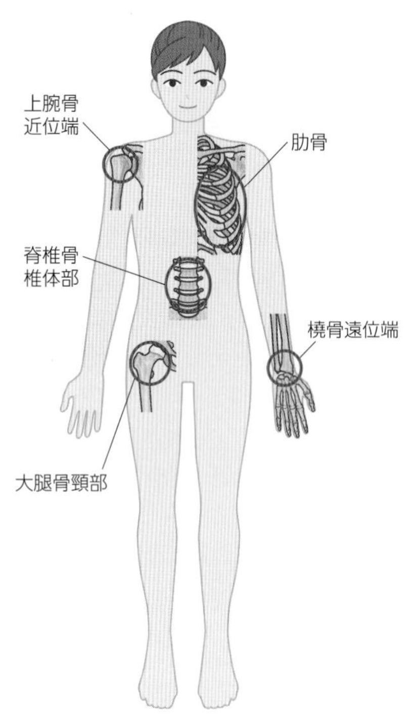

図2　骨粗鬆症の骨折好発部位

ネルギーX線吸収測定法（DXA法）※6や**超音波法**※7などで測定する．血中または尿中の**骨代謝**（こつたいしゃ）**マーカー**※8も診断に使われることがある．

④治療

運動療法と栄養食事治療が主体となるが，進行例では薬物治療も行われる．治療薬にはカルシウム，**活性型ビタミンD**※9，女性ホルモン，選択的エストロゲン受容体モジュレーター（SERM：サーム），**ビスホスホネート**※10，**ビタミンK_2**※11，**カルシトニン**※12，副甲状腺ホルモンなどがある．

⑤治療の指標

骨密度や骨代謝マーカーが治療の指標として使用される．

※6　**DXA法**：微量なX線をあてて正確な骨密度を測定する方法．
※7　**超音波法**：かかとの骨などに超音波をあてて骨密度を測定する方法．
※8　**骨代謝マーカー**：骨形成，骨吸収，骨質の代謝に関するマーカー．
※9　**活性型ビタミンD**：肝臓および腎臓で活性化され，骨密度増加作用を有するビタミンD．
※10　**ビスホスホネート**：破骨細胞を阻害し，骨の吸収を防ぐ医薬品．
※11　**ビタミンK_2**：骨代謝を適切に保つ作用のあるオステオカルシンの分泌を促す．
※12　**カルシトニン**：骨吸収を抑制し骨カルシウム含有量を保持する働きを有する．

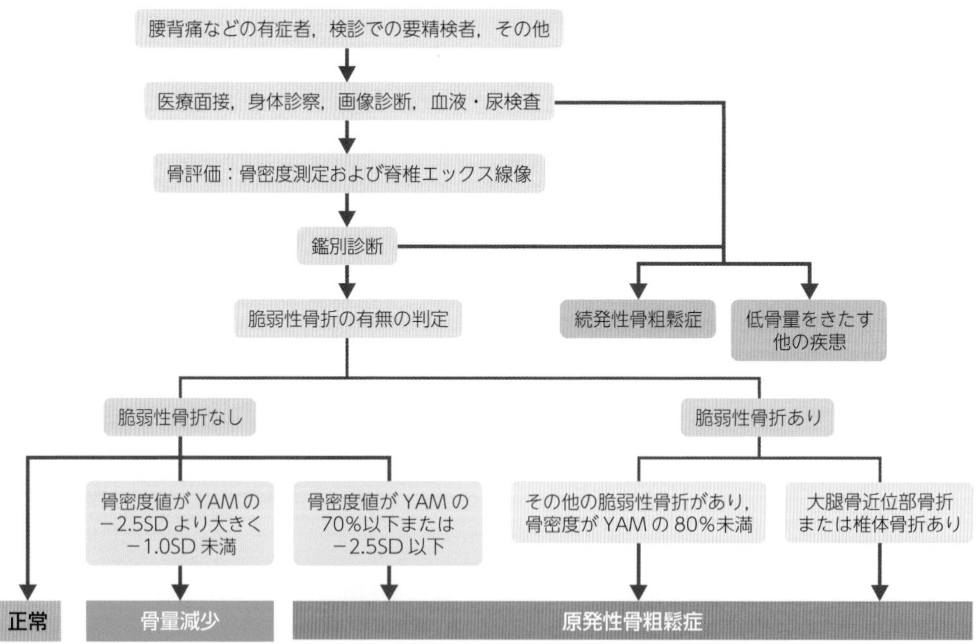

図3　「骨粗鬆症の予防と治療ガイドライン2015年版」による原発性骨粗鬆症の診断手順
「骨粗鬆症の予防と治療ガイドライン2015年版」（骨粗鬆症の予防と治療ガイドライン作成委員会/編），ライフサイエンス出版，2015[1]より引用

2）栄養食事療法

①栄養評価

食事調査を行いカルシウム，ビタミンD，ビタミンK，マグネシウムなどが多く含まれている食品を摂取できているかどうかを評価する．

②栄養基準

「骨粗鬆症の予防と治療ガイドライン2015年版」[1)]では，年間の骨からのカルシウム減少を1％程度と仮定すると，骨量を維持するためには約100 mg/日のカルシウム摂取を上乗せする必要があるとし，骨粗鬆症の治療のためには1日700〜800 mgのカルシウム摂取が勧められる（**表1**）．同様に，ビタミンDは1日400〜800 IU（10〜20 μg），ビタミンKは1日250〜300 μgとする．これらは「日本人の食事摂取基準（2020年版）」よりも高い値となっている．

日本女性に多いやせ過ぎは骨塩量低下の重要なリスク因子である．

③栄養補給

カルシウムを多く含む食品として牛乳・乳製品，小魚，緑黄色野菜，大豆・大豆製品，ビタミンDを多く含む食品として魚類，きのこ類，ビタミンKを多く含む食品として納豆，緑色野菜の摂取を勧める．また，たんぱく質の摂取も重要であり，肉，魚，卵，豆，牛乳・乳製品などの摂取も多くする．控えた方がよい食品は，加工食品や清涼飲料水などリンを多く含む食品，食塩，コーヒー，紅茶などカフェインを多く含む食品，アルコールである．

④栄養・生活指導

運動は骨量を増やすために重要であり，筋量を増やすような筋トレや骨に適度な負荷がかかるようなジョギングやウォーキングを勧める．過度の飲酒やカフェインのとりすぎは控えるようにする．喫煙も骨密度の低下をきたすとの報告があり，特に閉経後の女性では避けるべきである．

表1 「骨粗鬆症の予防と治療ガイドライン2015年版」による栄養素摂取推奨量

栄養素	摂取推奨量
カルシウム	食品から700〜800 mg （サプリメント，カルシウム剤を使用する場合には注意が必要である）
ビタミンD	400〜800 IU（10〜20 μg）
ビタミンK	250〜300 μg

「骨粗鬆症の予防と治療ガイドライン2015年版」（骨粗鬆症の予防と治療ガイドライン作成委員会/編），ライフサイエンス出版，2015[1)]をもとに作成

2 骨軟化症，くる病

1）臨床医学の復習

①疾患の原因

くる病，骨軟化症は，骨石灰化障害により骨の脆弱性をきたす疾患であり，**成長軟骨帯（骨端線）**[※13]閉鎖以前に発症するものをくる病，閉鎖以降に発症するものを骨軟化症という．ビタミンDやリンが欠乏したり，何らかの原因でビタミンD作用が阻害されたりすることによって，骨石灰化が障害されることが原因となる．以前は低栄養による**ビタミンD欠乏性くる病・骨軟化症**が多かったが，最近では少なくなっている．遺伝子の変異などが原因の**ビタミンD抵抗性くる病・骨軟化症**は治療が困難で，国の難病に指定されている．血清リンが低下していることが特徴で，**低リン血症性くる病・骨軟化症**ともいわれている．日光曝露が制限されていると，発症リスクが高い．

②症状

腰痛，膝痛や股関節痛など，慢性痛があり，下肢や臀部（でんぶ）の筋力低下が進行すると，あひるが歩くような独特の**歩行障害（あひる歩行）**が生じる．歩行ができず寝たきりになる場合もある．骨の変形や骨折により，**O脚**や**X脚**，脊柱彎曲（わんきょく）などがみられる．成長が遅くなり，**頭蓋骨扁平化**，**大泉門**（だいせんもん）[※14]の開離，**肋骨念珠**（ろっこつねんじゅ）[※15]，関節腫脹などの症状がみられる（**図4**）．

③診断

くる病では単純X線像での特有の変化，**高アルカリホスファターゼ血症**[※16]がみられ，さらに低リン血症，または低カルシウム血症やO脚，X脚などの骨変形，脊柱の彎曲などの骨や関節の変化により診断が行われ

※13 **成長軟骨帯**：骨端部にあり，軟骨から骨ができて骨が伸びていく部分．
※14 **大泉門**：乳児の前頭部の中央にある，頭蓋骨のひし形のすき間．
※15 **肋骨念珠**：前胸部に縦方向に並ぶ肋骨の数珠（じゅず）状の腫れ．
※16 **高アルカリホスファターゼ血症**：肝臓や骨に異常があるときにみられる検査値の異常．

第10章 運動器（骨格系）疾患

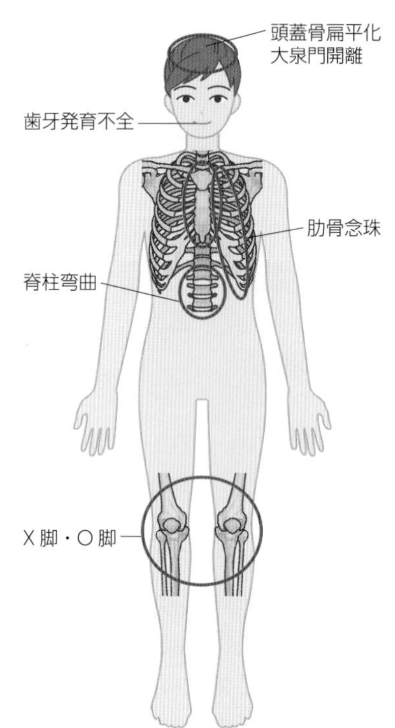

図4　くる病・骨軟化症の変形部位

る．骨軟化症は，低リン血症，低カルシウム血症，高アルカリホスファターゼ血症があり，筋力低下，骨痛，YAMの80％未満の骨密度低下，骨シンチグラフィーや単純X線像での特有の所見で診断される（表2）．ビタミンD抵抗性くる病・骨軟化症の原因疾患の診断には，血中リンの調節因子であるFGF23の血中濃度測定が有用である．

④治療

ビタミンD欠乏性くる病・骨軟化症は，**天然型のビタミンD**の投与により治癒，改善が期待される．ビタミンD抵抗性くる病・骨軟化症ではリン製剤と**活性型ビタミンD_3製剤**が治療薬として使われ，筋力低下や骨痛が改善する場合もあるが，根本治療ではなく，完治は望めない．下痢や高カルシウム血症，腎機能障害などの副作用もある．

⑤治療の指標

骨痛や筋力低下などの自覚症状，単純X線画像，血清リン・カルシウム値，**血中25-ヒドロキシビタミンD**※17濃度，血清アルカリホスファターゼ値，血清副甲状腺ホルモン（PTH）値，尿中リン排泄量などが治療の指標となる．

表2　くる病，骨軟化症の診断指針

A）くる病診断指針

大項目
1）単純X線像でのくる病変化（骨幹端の杯状陥凹，または骨端線の拡大や毛ばだち）
2）高アルカリホスファターゼ血症
小項目
1）低リン血症，または低カルシウム血症
2）臨床症状：O脚・X脚などの骨変形，脊柱の弯曲，頭蓋癆（とうがいろう），大泉門の開離，肋骨念珠，関節腫脹のいずれか
診断
くる病：大項目2つと小項目の2つをみたすもの
くる病の疑い：大項目2つと小項目の2つのうち1つをみたすもの

B）骨軟化症診断指針（くる病として発症した症例は，くる病の診断指針に準じる）

大項目
1）低リン血症，または低カルシウム血症
2）高骨型アルカリホスファターゼ血症
小項目
1）臨床症状：筋力低下，または骨痛
2）骨密度：若年成人平均値（YAM）の80％未満
3）画像所見：骨シンチグラフィーでの肋軟骨などへの多発取り込み，または単純X線像での偽骨折像
診断
骨軟化症：大項目2つと小項目の3つをみたすもの
骨軟化症の疑い：大項目2つと小項目の2つをみたすもの

・除外すべき疾患：がんの多発骨転移，腎性骨異栄養症，原発性副甲状腺機能亢進症
・骨石灰化障害を惹起する薬剤使用例では，くる病，骨軟化症いずれにおいても，低リン血症，または低カルシウム血症の存在を除いて判断する．
日本内分泌学会，日本骨代謝学会：くる病・骨軟化症の診断マニュアル．日本内分泌学会雑誌，91：1-11，2015[2] をもとに作成

2）栄養食事療法

①栄養評価

ビタミンD，リン，カルシウムの摂取量を食事調査などで評価する．

②栄養基準

ビタミンDやカルシウムは多めに摂取が必要である．必要量は本章1「骨粗鬆症」を参照のこと．

③栄養補給

ビタミンD，カルシウムが不足しないように栄養補

※17　**25-ヒドロキシビタミンD**：ビタミンDの貯蔵形態で，ビタミンDの充足状況の指標．

給を行う．サプリメントも利用する．低リン血症性骨軟化症ではリン製剤も併用するが，治療に抵抗性がある場合も多く，対応が難しい．乳児，特に未熟児では母乳の単独栄養でビタミンD，リンが不足することがある．必要に応じてビタミンD，**リンを強化した調製粉乳の併用**をする．

④栄養・生活指導

カルシウムやビタミンを多く含む食材を利用する．ビタミンDは紫外線により皮膚で合成される．このため散歩などを毎日の生活習慣に取り入れて，日光を浴びるようにする．冬季，特に高緯度の地域では紫外線量が少ないので，日光浴や晴れた日の外出を心がけるようにする．

3 変形性関節症

1）臨床医学の復習

①疾患の原因

変形性関節症は**関節軟骨**が破壊され，関節機能に障害が起きる疾患である．変形性関節症の最大の要因は加齢である．肥満，筋力の低下，職業による長期間の負荷などが増悪要因である．若年者では外傷やスポーツによる障害がほとんどである．社会の高齢化とともに患者数は増加してきている．原疾患が明らかでない原発性（一次性）と，何らかの疾患や外傷から続発して発症する続発性（二次性）に分けられる．膝の変形性関節症は一次性が多く，股関節の変形性関節症は**発育性股関節形成不全**※18などに続発する場合が多い．

関節内の骨の表面にある**硝子軟骨**（しょうし）※19，関節を支えて安定性を保つ**線維軟骨**※20が長年の負荷で摩耗（まもう）し断裂して，その結果，骨組織への負荷が高まり，軟骨の下の骨が硬化し変形して**骨棘**（こつきょく）※21を形成，炎症を引き起こす．

②症状

関節の痛み，特に荷重を伴う動作時の関節痛が初期症状であり，進行すると関節の変形，可動域の減少などがみられるようになる．膝関節，股関節の変形性関節症は頻度が高く，歩行障害など日常生活への影響が大きい．関節の病変は腰椎，頸椎，足，肩，肘，指，手首などの関節にもみられる（**図5**）．関節の変形でO脚やX脚となって歩行困難となったり，関節内に滑液（かつえき）が貯留して腫れ上がる**関節水腫**などもみられたりする．進行すると関節が拘縮（こうしゅく）し，固まって動かなくなってしまうこともある．

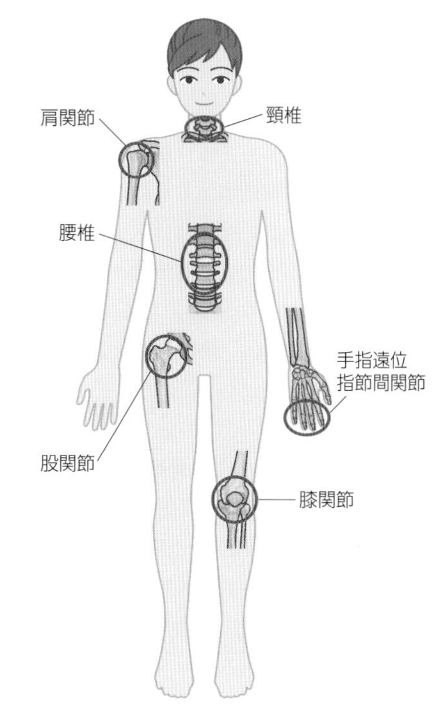

図5　変形性関節症が好発する関節

③診断

単純X線撮影の所見で診断される．関節軟骨の変性・摩耗による**関節裂隙**（れつげき）※22の狭小化，軟骨下骨，関節辺縁の骨硬化像，骨棘形成などが特徴的な所見である．血液検査では通常はCRPや血沈などの炎症性変化は少ない．男性よりも女性に多い．

④治療

《ｉ．保存的治療》

経口および座薬の鎮痛剤，消炎剤の使用，湿布剤，

※18　**発育性股関節形成不全**：乳幼児の股関節脱臼など股関節が不安定になっている状態．
※19　**硝子軟骨**：均質無構造で，半透明の軟骨．
※20　**線維軟骨**：膠原線維を特に多く含む軟骨．
※21　**骨棘**：関節面の軟骨が摩擦や変形により，骨化して形成された骨のトゲ．
※22　**関節裂隙**：関節のすき間．変形性関節症では変形により狭くなることがある．

軟膏が使用される．慢性的な痛みが続くため，薬剤の使用が長期になりがちであり，また量も多くなっていくこともある．特に経口鎮痛剤では，消化性潰瘍や腎障害などの副作用に留意する．**温熱療法**と**経皮的電気神経刺激療法**などの**物理療法**も有効な場合がある．鎮痛剤や消炎剤が効かない場合には**ステロイド関節内注射**が行われることもある．運動療法は有用であるが，荷重を避けるために**水中運動**，自転車，**エルゴメータ**※23などが勧められる．減量，筋力維持・強化なども有用である．

《ii．外科的治療》

症状が比較的軽い場合には**骨切り術**※24などの矯正手術や関節鏡手術が行われることがある．末期関節症になると，膝関節，股関節では**人工関節置換術**が行われる．人工関節は使用期間が長期になると緩みや感染が起きることがあるので，50歳未満では適用を慎重に検討することが必要である．

⑤治療の指標

疼痛や，歩行，階段の昇降，生活の質（QOL），日常生活能力（ADL）などの維持改善が指標となる．

2）栄養食事療法

①栄養評価

肥満による関節への負荷が大きな増悪要因である．最も多い変形性膝関節症では体重のコントロールが有効であり，肥満者では体重をできる限り減らすことで，関節への負荷を減らし，進行を抑え，症状を改善させる効果がある．関節を守るためには筋肉量を増やし，脂肪量を減らすことも重要である．毎日の体重測定や体脂肪率の測定が栄養評価の方法として重要である．

②栄養基準

肥満にならないような摂取エネルギー量の適切なコントロールが必要である．また関節を守るためには筋肉を増やすことも重要であり，たんぱく質は十分にとるように心がける．

③栄養補給

筋肉量を増やして関節を守るためには，たんぱく質の摂取が必要である．**グルコサミン**※25，**コンドロイチン硫酸**※26などのサプリメントが市販されているが，疼痛緩和や関節変形進行抑制に対する明らかな証拠は認められていない．

④栄養・生活指導

肥満の予防，適正体重の維持が重要であり，食事量のコントロールと関節の負担にならないような運動が勧められる．関節に負担になるような動作や姿勢を避けるような生活を心がける．

4 サルコペニア

1）臨床医学の復習

①疾患の原因

サルコペニアは高齢期にみられる骨格筋量の減少と筋力もしくは身体機能（歩行速度など）の低下により定義される．加齢によるものを**原発性（一次性）サルコペニア**，寝たきりなどの不活発な生活，重症の内臓疾患，炎症，**悪性腫瘍（カヘキシア）**※27など疾患によるもの，消化管疾患や飢餓などの栄養不良を**続発性（二次性）サルコペニア**という．

②症状

身体機能の低下や筋力の低下が主な症状であり，具体的には歩行が遅くなり，青信号の間に横断歩道を渡りきれない，階段を昇るのがつらく，手すりにつかまらないと昇れない，手に力が入らずペットボトルのキャップを開けられないなどの障害が出る．

③診断

サルコペニアの簡易診断には**指輪っかテスト**が使用される．ふくらはぎの一番太いところを，両手の親指と人さし指で囲み，指先どうしがつかず，ふくらはぎを囲めない場合はサルコペニアである可能性はほとんどないと考えられる．指の輪っかとふくらはぎの間に隙間ができてしまう場合には筋肉量が減ってサルコペニアになっている可能性が高い．サルコペニアの発見には**スクリーニング質問票SARC-F**（表3）や**下腿周囲長**を使用する．診断は骨格筋量，筋力，身体機能の

※23　**エルゴメータ**：固定式自転車でペダルの重さを変化させ運動量を調整できる．

※24　**骨切り術**：骨を切り角度を変えて，関節負荷を減らす手術．

※25　**グルコサミン**：軟骨の構成要素で関節の動きを滑らかにする作用を有する．

※26　**コンドロイチン硫酸**：軟骨組織に多く含まれるムコ多糖体．

※27　**カヘキシア**：がんや慢性疾患を背景とした低栄養状態．

表3 サルコペニアのスクリーニング質問票SARC-F

内容	0点	1点	2点
4.5 kgの荷物の持ち運び	全く困難でない	いくらか困難	非常に困難/できない
部屋の端から端までの歩行移動	全く困難でない	いくらか困難	非常に困難/できない
椅子やベッドからの立ち上がり	全く困難でない	いくらか困難	非常に困難/できない
階段を10段上がること	全く困難でない	いくらか困難	非常に困難/できない
この1年での転倒	なし	1～3回	4回以上

SARF-F（カットオフ値4以上）
SARC-Calf：SARC-Fに下腿周囲長が男性34 cm，女性33 cm未満なら10を加える（カットオフ値11以上）
大川庭熙：老年症候群に対する診察 サルコペニア．Geriatric Medicine，60：67-73，2022[3] をもとに作成

表4 サルコペニアの診断

	症例発見	診断		
		筋力	身体機能	骨格筋量
検査	① 下腿周囲長 男性＜34 cm 女性＜33 cm ② SARC-F ≧ 4 ③ SARC-Calf ≧ 11	握力 男性＜28 kg 女性＜18 kg	① 通常歩行速度（6 m）＜1.0 m/秒 ② 5回椅子立ち上がりテスト ≧ 12秒 ③ SPPB ≦ 9点	SMI（骨格筋指数） ① DXA法 男性＜7.0 kg/m² 女性＜5.4 kg/m² ② BIA法 男性＜7.0 kg/m² 女性＜5.7 kg/m²
判定	①②③いずれか	閾値以下	①②③いずれか	①②③いずれか
		サルコペニア：低骨格筋量＋低筋力もしくは低身体機能 重症サルコペニア：低骨格筋量＋低筋力＋低身体機能		

SMI＝四肢骨格筋量(kg)/身長(m)^2，DXA法：二重エネルギーX線吸収測定法，BIA法：生体電気インピーダンス法，SPPB：簡易身体機能検査
大川庭熙：老年症候群に対する診察サルコペニア．Geriatric Medicine，60：67-73，2022[3] をもとに作成

3つで行う．骨格筋量の低下を必須とし，筋力と身体機能のどちらか一方が低下している場合にサルコペニアと診断し，両方とも低下している場合には**重症サルコペニア**と診断する．骨格筋量の測定には二重エネルギーX線吸収法（DXA法）や**生体電気インピーダンス法**（**BIA法**）※28による測定が必要であり，専門的な医療機関で実施する（表4）．

④治療

栄養食事療法，運動療法が中心となる．最近は筋肉量を増やすような薬剤も開発されている．

⑤治療の指標

筋肉量，筋力の検査所見が治療の指標となる．

2）栄養食事療法

①栄養評価

サルコペニアの栄養学的要因は低栄養，特にエネルギー摂取量とたんぱく質摂取量の不足であり，食事調査により，食事の摂取や栄養素の充足状況を評価することが重要である．骨格筋量の評価も重要であり，できれば**DXA法**や**BIA法**での評価を行う．

②栄養基準

1日に体重1 kgあたり1.0 g以上のたんぱく質摂取はサルコペニアの発症予防に有効である．また，ビタミンDや多価不飽和脂肪酸も十分な量を摂取する．高齢者では低栄養を防ぐためにエネルギー摂取量も不足しないように留意する．

③栄養補給

たんぱく質の摂取不足は骨格筋の合成低下を招き，骨格筋の減少，サルコペニアの要因となる．健康な高齢者ではたんぱく質の消化吸収機能の低下はないとされており，加齢に伴う骨格筋量の減少には，高齢者の筋たんぱく質の合成能の低下（**たんぱく質同化抵抗性**）が要因になっていると思われる．骨格筋の合成にはた

※28 **BIA法**：体脂肪の電気抵抗性が高い性質を利用して，微弱な電流を身体に流し，電気の流れやすさから体組成を測定する方法．

んぱく質からのアミノ酸成分のうち，特にロイシン，イソロイシン，バリンの分枝アミノ酸が重要である．ロイシンを強化した分枝アミノ酸製剤や乳たんぱくに各種微量栄養素を加えた栄養補助食品も使用される．**ビタミンD受容体**は骨の他，骨格筋にも存在し，受容体を介した刺激で筋肉中のたんぱく質合成が促進されるため，ビタミンDはサルコペニア予防にも重要である．n-3系多価不飽和脂肪酸のEPA，DHAはたんぱく質同化抵抗性を改善させ，サルコペニアを予防する可能性がある．

④栄養・生活指導

筋トレなどで骨格筋量を維持，改善するようにする．散歩などの有酸素運動も筋力維持，紫外線による皮膚のビタミンD合成などで効果的である．食事は3食をきちんととり，特にたんぱく質が不足しがちな**朝食**から，たんぱく質をしっかりとるようにする．卵，納豆，豆腐，牛乳やヨーグルトなどたんぱく質が豊富な食品を朝食のメニューに加えるようにする．

5 ロコモティブシンドローム

1）臨床医学の復習

①疾患の原因

ロコモティブシンドロームとは，日本整形外科学会が提唱している概念で，移動するための能力が不足したり，衰えたりした状態を指す．略して「ロコモ」といわれることもある．また，**運動器症候群**ともいう．診療報酬点数表に収載されている**運動器不安定症**は，「高齢化に伴って運動機能低下をきたす運動器疾患により，バランス能力，および移動歩行能力の低下が生じ，閉じこもり，転倒リスクが高まった状態」であり，運動器の障害に限定され，ロコモティブシンドロームと共通する部分が多い病態である．脊椎圧迫骨折・変形，下肢の骨折，骨粗鬆症，変形性関節症，脊柱管狭窄（きょうさく）症，サルコペニアなどが原因疾患であり，主に加齢に伴う変化である．外傷や肥満，脳卒中による**関節拘縮**※29などども原因となる．

②症状

骨，関節の障害，筋肉の障害，神経系の障害がある．疼痛，関節可動域の制限，歩行障害，転倒などの症状がみられる．

③診断

ロコチェックは7項目の骨や関節，筋肉などの運動器が衰えているサインからなるチェック表である．1つでも当てはまればロコモの可能性がある（**表5**）．**ロコモ度テスト**は，下肢筋力やバランス力をみる立ち上がりテスト，最大歩幅をみる2ステップテスト，身体の状態，生活状況に関する25項目の質問票の**ロコモ25**の3つのテストからなり，どれか1つでも基準値に当てはまれば，ロコモティブシンドロームと診断される．ロコモ度テストから，該当したロコモ度のうち，最も

※29　**関節拘縮**：関節を動かさないことで関節が硬くなり，関節の動きが制限された状態．

Column

サルコペニア肥満とかくれ肥満

サルコペニアを伴う肥満をサルコペニア肥満という．サルコペニア肥満での骨格筋量の減少は歩行障害，寝たきりなどの生活活動機能低下の要因となる．また，メタボリックシンドロームのような代謝性の心血管性リスクを伴うことが多い．しかし欧米に比べて肥満が圧倒的に少ない日本においては，サルコペニア肥満はまれである．

BMIが25未満でありながら，体脂肪率が男性では25％，女性で35％を超えている場合をNormal Weight Obesity（NWO：正常体重肥満）あるいは「かくれ肥満」といったりする．見かけ上は正常だが，体脂肪率が多く，骨格筋量が少ない．高齢者に多いが，日本では若い女性にも多くみられる．メタボリックシンドロームのような耐糖能異常や脂質異常，高血圧などがみられることがある．しかし，肥満ではないため，周囲から体型についていわれることもなく，健診などで異常を指摘されても自覚症状がなく放置してしまうことが多い．メタボは体重を減らせば，血圧も脂質も血糖値も改善していくが，かくれ肥満ではすでにやせているために，ほとんどの場合，体重をそれ以上減らしても効果は少なく，対応が難しい．

移動機能低下が進行している段階を判定結果とする（表6）．ロコモティブシンドロームは加齢が最大の要因であり高齢者に多いが，近年は，子どもも外遊びの減少，ゲーム機，スマートフォンの長時間の使用などによる運動機能の発達障害が原因でロコモティブシンドロームとなることもある．**子どもロコモ・チェックリスト**が「ロコモティブシンドローム診療ガイドライン2021」[4] で紹介されている（表5）．

表5　ロコチェック，子どもロコチェック

ロコチェック
① 片脚立ちで靴下がはけない
② 家のなかでつまずいたりすべったりする
③ 階段を上るのに手すりが必要である
④ 横断歩道を青信号で渡りきれない
⑤ 15分くらい続けて歩くことができない
⑥ 2 kg程度の買い物をして持ち帰るのが困難である
⑦ 家のやや重い仕事が困難である

子どもロコチェック
① 朝礼で立っていられない，足がすぐつる
② 和式のトイレが使えない
③ 雑巾がけができない，手で支えられず歯を折ってしまう
④ 組み体操で下になって支えられない
⑤ 倒立ができない，倒立する子を支えられない
⑥ 転んだとき，手をつけずに顔面を打ってしまう
⑦ ボールをグラブでキャッチできず，顔面に当ててしまう

ロコチェック，子どもロコチェックともに1つでも当てはまればロコモの可能性あり
日本整形外科学会，日本運動器科学会：ロコモティブシンドローム診療ガイド2021．文光堂，2021[4] をもとに作成

④治療

軽症では，**ロコモーショントレーニング（ロコトレ）**が勧められている．自宅で安全に行える**片脚立ち**と**スクワット**の2種類のトレーニング方法があり，**バランス力**や**下肢筋力**をつけることができる．運動器リハビリテーションや変形性膝関節症，脊柱管狭窄症に対しては手術による治療が行われることもある．

⑤治療の指標

痛みや移動能力，X線撮影による所見の変化などを指標に治療の効果をチェックする．

2）栄養食事療法

ロコモティブシンドロームは骨，関節，筋肉のすべての異常を含む病態であり，①栄養評価，②栄養基準，③栄養補給，④栄養・生活指導は，骨については**本章1「骨粗鬆症」**を，関節，軟骨などについては**3「変形性関節症」**を，筋肉については**4「サルコペニア」**をそれぞれ参照．

表6　ロコモ度テストと判定方法

	ロコモ度1 移動機能の低下が始まっている状態	ロコモ度2 移動機能の低下が進行している状態	ロコモ度3 移動機能の低下が進行し，社会参加に支障をきたしている状態
立ち上がりテスト	どちらか一方の片脚で40 cmの台から立ち上がれないが両脚で20 cmの台から立ち上がれる	両脚で20 cmの台から立ち上がれないが，30 cmの台からは立ち上がれる	両脚で30 cmの台から立ち上がれない
2ステップテスト 2歩分の最大歩幅（cm）/身長（cm）	1.1以上1.3未満	0.9以上1.1未満	0.9未満
ロコモ25調査票 過去1カ月間の体の痛み（4項目），日常生活（21項目）	7点以上16点未満	16点以上24点未満	24点以上

日本整形外科学会，日本運動器科学会：ロコモティブシンドローム診療ガイド2021．文光堂，2021[4] をもとに作成

Advanced たんぱく質同化抵抗性

高齢者の筋たんぱく質の合成能低下がサルコペニアの大きな要因になっている．たんぱく質同化抵抗性とは，加齢などにより血清アミノ酸に対する代謝感受性が低下し，たんぱく質が合成されにくくなっている状態をいう．たんぱく質同化抵抗性が亢進していると骨格筋合成のための血中アミノ酸量（同化閾値）が高くなり，アミノ酸量が多くないと骨格筋が合成されない．同化抵抗性には加齢の影響が大きいが，運動不足，慢性炎症，インスリン抵抗性なども要因となっている．また，運動，消炎剤，性ホルモン，アルギニン，ロイシンなどで同化抵抗性は改善する（図6）．生体内では骨格筋の分解と合成がくり返されており，合成のためには朝，昼，夕と1日3食たんぱく質を摂取する必要がある．たとえ夕食に十分な量のたんぱく質を摂取して同化閾値に達しても，朝食と昼食で閾値に達しなければ，その間にたんぱく質の合成が進まず，分解が促進して筋肉量は低下してしまう．また，同化閾値が高くなっている高齢者では，骨格筋合成のために若年者よりも多くのたんぱく質が必要となる．

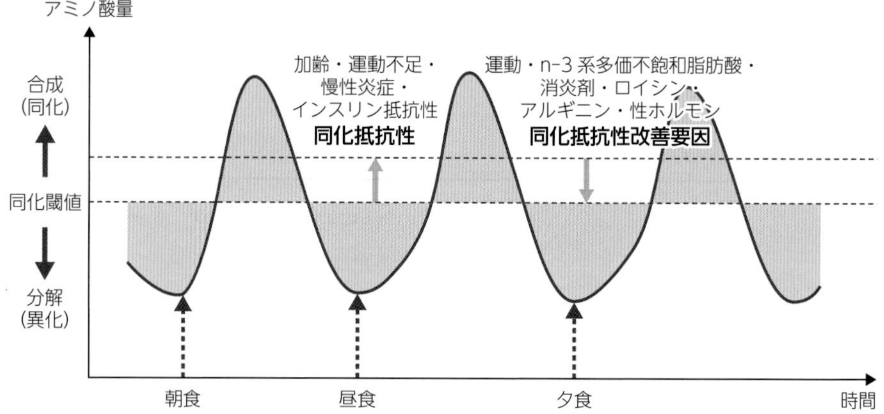

図6　血中アミノ酸量の時間経過とたんぱく質合成・異化との関連
加齢などで同化抵抗性が高くなると，たんぱく質合成により多くのアミノ酸量が必要になる
下方浩史，安藤富士子：食事ガイドライン第5回（サルコペニア診療ガイドライン）．食と医療，5：104-110，2018[5] より引用

（下方浩史）

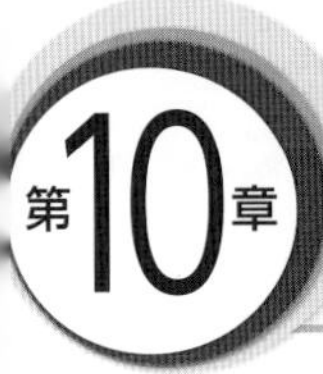

第10章 チェック問題

問 題

□ □ **Q1** 骨粗鬆症の予防に有用なビタミンとミネラルは何か.

□ □ **Q2** ビタミンD抵抗性くる病・骨軟化症の治療に使用される栄養素は何か.

□ □ **Q3** 変形性関節症の栄養学的要因は何か.

□ □ **Q4** サルコペニアの栄養食事療法について述べなさい.

□ □ **Q5** ロコモティブシンドロームとは何か.

解答&解説

A1 骨粗鬆症の予防にはカルシウム，ビタミンD，ビタミンK，マグネシウムなどが有用である．厚生労働省による「日本人の食事摂取基準（2020年版）」よりも多い量が必要となる．

A2 ビタミンD抵抗性くる病・骨軟化症では低リン血症を伴うことが多い．このため，ビタミンDに加えてリンの補給が行われる．

A3 変形性関節症では肥満による関節への負荷が大きな増悪要因である．最も多い膝関節症では体重のコントロールが有効であり，肥満者では体重をできる限り減らすことが必要である．

A4 サルコペニアでは，骨格筋量を増やすためにたんぱく質や分枝アミノ酸の積極的な摂取が重要である．

A5 ロコモティブシンドロームとは，日本整形外科学会が提唱している概念で，移動するための能力が不足したり，衰えたりした状態を指す．

免疫・アレルギー系疾患

Point

1. 食物アレルギーは，原因食物を摂取した後に免疫学的機序を介して生体にとって不利益な症状（皮膚・粘膜・消化器・呼吸器症状，アナフィラキシーなど）が惹起される現象であることを理解する．
2. Ⅰ型（即時型）食物アレルギーの原因食物は，鶏卵，牛乳，小麦が代表的であることを理解する．
3. アトピー性皮膚炎は，小児では10％程度の有病率である．患児は健常児と比較して食物に感作されやすいことを理解する．
4. 自己免疫疾患における栄養食事療法では，それぞれの疾患の特徴を理解し，個々の病態（貧血，逆流性食道炎，骨粗鬆症など）および治療薬の副作用に即した対応が重要となることを理解する．

概略図　アレルギーの反応の型

Ⅰ型アレルギー
IgE 抗体
抗原
化学伝達物質*，
遊走因子
肥満細胞
（マスト細胞）

Ⅱ型アレルギー
K 細胞
補体
抗体
細胞の融解

Ⅲ型アレルギー
免疫複合体（IC）
補体（C）
細胞傷害

Ⅳ型アレルギー
抗原提示細胞
サイトカイン
Tリンパ球

Ⅴ型アレルギー
抗体
レセプター

＊ヒスタミン，ロイコトリエン，トロンボキサン
佐藤和人：食物アレルギー．「エッセンシャル臨床栄養学　第9版」（佐藤和人，他/編著），p191，医歯薬出版，2022[1] をもとに作成

1 アレルギー疾患

A. 食物アレルギー[2)]

1）臨床医学の復習

①疾患の原因

原因食物を摂取した後に，免疫学的機序を介して生体にとって不利益な症状（皮膚・粘膜・消化器・呼吸器症状，アナフィラキシーなど）が惹起される現象である．

Ⅰ型アレルギー［即時型アレルギー；IgE抗体〔レアギン（reagin）〕が関与］の機序によると考えられているが，Ⅲ型，Ⅳ型アレルギーも関与する可能性がある（p172 概略図）．**免疫寛容**※1（p186 Advancedも参照）により食物アレルギーは軽快する．

②症状

《ⅰ．皮膚粘膜症状》

- 皮膚症状：瘙痒感（そうようかん），蕁麻疹（じんましん），血管運動性浮腫，発赤，湿疹
- 眼症状：結膜充血・浮腫，瘙痒感，流涙，眼瞼浮腫
- 口腔咽喉頭（こうくういんこうとう）症状：口腔・口唇・舌の違和感・腫脹，喉頭絞扼感（こうやくかん），喉頭浮腫，嗄声（させい），喉のかゆみ・イガイガ感

《ⅱ．消化器症状》

- 腹痛，悪心，嘔吐，下痢，血便

《ⅲ．呼吸器症状》

- 上気道症状：くしゃみ，鼻汁（びじゅう），鼻閉（びへい）
- 下気道症状：呼吸困難，咳嗽（がいそう），喘鳴（ぜんめい）

《ⅳ．全身症状》

- アナフィラキシー：多臓器の症状
- アナフィラキシーショック：頻脈，虚脱状態，意識障害・血圧低下，呼吸困難

③診断

詳細な問診が重要であり，同時に食事記録と症状の記載を指導する．アレルゲン特定のため**血中抗原特異的IgE抗体検査**（capsulated hydrophilic carrier polymer-radioallergosorbent test：**CAP-RAST**），皮膚テスト，ヒスタミン遊離試験などを行う．**なお皮内テストはショックの危険性や偽陽性率が高く，診断のためには通常行わない**．診断に最も有用なのは**除去試験，誘発試験である食物負荷試験**である．なお，食物アレルギー診断のフローチャートを図1に示す．

④治療

原則は，正しい診断に基づいた**必要最小限の原因食物の除去**である．治療法にはアレルゲン特異的なものと非特異的なものがある．特異的治療法としては，まずアレルゲンの回避，除去，また**減感作療法**※2を行う．非特異的治療法としては薬物療法が行われる．ヒスタミンH_1受容体拮抗薬，抗アレルギー薬，ステロイド薬などを投与する．アナフィラキシーショックではまずアドレナリン（エピネフリン）を投与し，迅速な全身管理が重要となる．

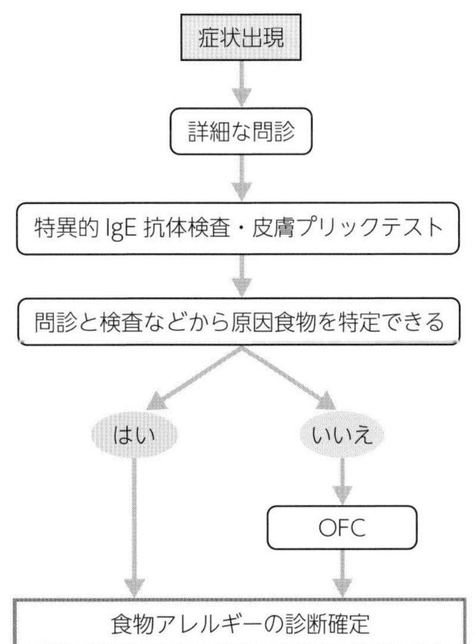

症状出現
詳細な問診
特異的 IgE 抗体検査・皮膚プリックテスト
問診と検査などから原因食物を特定できる
はい
いいえ
OFC
食物アレルギーの診断確定
即時型食物アレルギーの専門医紹介のタイミング
1）原因食物の診断が難しい場合や原因不明のアナフィラキシーを繰り返す場合
2）栄養食事指導が必要な場合
3）自施設でOFCの実施が困難な場合

図1 食物アレルギー診断のフローチャート(即時型症状)
「食物アレルギー診療の手引き2020」（「食物アレルギーの診療の手引き2020」検討委員会）[3)]より引用

※1 **免疫寛容**：生体の防御システムにおいて通常の免疫反応を引き起こさない状態のこと．生体が自己の成分を異物として認識せず，免疫反応を引き起こさないのは，この免疫寛容による．この自己に対する寛容性が崩れると，自己免疫疾患を発症することが知られている一方で，さまざまな方法によって免疫寛容を成立させて，自己免疫疾患を抑制する治療法の開発が進んでいる．

※2 **減感作療法**：アレルゲンの少量投与により，免疫寛容（※1およびp186 Advanced参照）を導き，アレルギー反応を軽減させる治療法．

⑤治療の指標

定期的検査のスケジュールの目安が小児の年齢別に推奨されている（図2A）.

除去解除後は経過観察が重要である．食物負荷試験で陰性を確認したら徐々に摂取量および摂取頻度を増加し，症状が出ないことを確認する．除去解除後も体調の悪いときには症状が出現することがあり，注意が必要である．除去解除後，特異的IgE抗体の再上昇がみられたら症状の出現に注意し経過観察する．

2）栄養食事療法

①栄養評価

原因食物を特定後に除去療法を行い，経過観察する．

②栄養基準

除去療法中でも必要な栄養素を代替食物から摂取し，栄養素の摂取不足のないようにする．牛乳摂取除去では**カルシウム不足**に陥りやすい．除去療法中の栄養指導のポイントには**表1**のようなものがある．

③栄養補給

経口栄養法が原則となる．原因食物を特定後に除去療法を行い経過観察するが，除去の程度は患者ごとの個別対応が必要である．

除去の解除についてはフローチャートでプロセスが示されている（図2B）.

《定期的検査のスケジュールの目安》

	3歳未満	3歳以上6歳未満	6歳以上
＊1抗原特異的IgE抗体	6カ月ごと	6カ月～1年ごと	1年ごとまたはそれ以上
＊2食物負荷試験考慮※	6カ月～1年ごと	1～2年ごと	2～3年ごとまたはそれ以上
＊3食物負荷試験方法	オープンチャレンジ	オープン・シングルブラインド・ダブルブラインドチャレンジ	オープン・シングルブラインド・ダブルブラインドチャレンジ

図2A　原因食物決定後の経過観察

※アナフィラキシー例では原則的には食物負荷試験は行わない．ただし，乳幼児期発症例のなかには耐性の獲得がみられることがあり，時期をみて実施することがある

・オープンチャレンジ：検査する側（食べさせる人）にも，検査される側（食べる人）にも，食べ物の内容がわかる検査法である．食べる人は，目で見たり，味やにおいで問題となる食物を食べたことがわかる．この検査法の弱点は，心の影響を受けやすく，気持ちだけで反応してしまいがちな点である

・シングルブラインドチャレンジ：食べる人には，アレルギーを起こす食物が入っていることを知らせないで検査する方法である．特別に仕立てた食物を用意する必要がある

・ダブルブラインドチャレンジ：食べる人も検査する人もわからない状態で，原因食物を食べて，反応をみる検査である．食べる人の不安を避けることができる．この検査の精度は高く，心理的・精神的影響を受けにくく，客観的で優れた判定ができる

佐藤和人：食物アレルギー．「医科栄養学」（板倉弘重／監修　近藤和雄，他／編著），p465，建帛社，2010[2]より引用

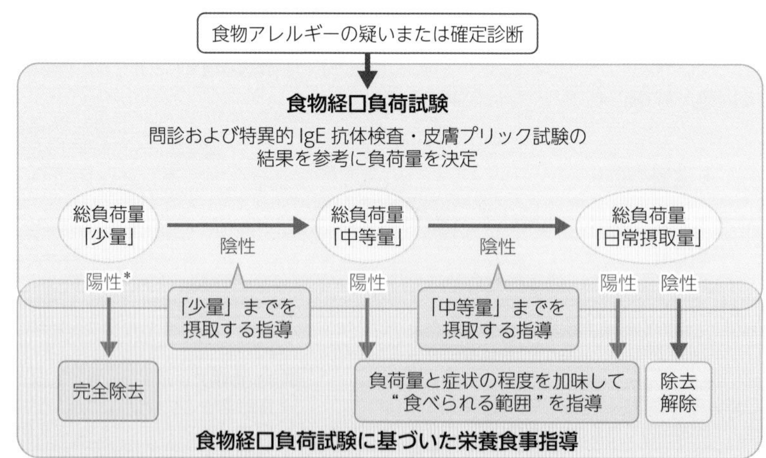

図2B　小児の耐性獲得を目指す食物アレルギーの診断・管理のフローチャート

これは個人の食べられる範囲（摂取可能量）に合わせて除去解除を目指す場合の考え方である．保育所および学校の集団給食でのアレルギー対応は，「保育所におけるアレルギー対応ガイドライン」（厚生労働省）および「学校給食における食物アレルギー対応指針」（文部科学省）に従う．＊少量の食物経口負荷試験でアナフィラキシーを誘発した症例や繰り返し陽性となる場合には専門の医療機関への紹介を考慮する

「厚生労働科学研究班による 食物アレルギーの栄養食事指導の手引き2022」（厚生労働科学研究班）[4]より引用

④栄養指導

誤食によりアレルギーを発症しないように指導を行う．

発症頻度が高いか重篤な症状を誘発しやすい食物（**特定原材料**等）については，加工食品に含まれる場合，**アレルギー表示**が義務づけられている（**表2**）．日本における3大食物アレルゲンは近年では，鶏卵，乳製品，小麦である．**表示が義務づけられているの**は**卵，牛乳，小麦，えび，かに，落花生，そば**である．**表示義務はないが推奨されているもの**もいくつかあり，オレンジ，大豆などが含まれている．ハイリスク児（両親，同胞に食物アレルギー）に対して母親の妊娠中，

表1　除去療法中の栄養食事指導

栄養食事指導のポイント
・除去すべき食品，食べられる食品など食物アレルギーに関する正しい情報を提供する． ・除去食物に関して摂取可能な範囲とそれに応じた食べられる食品を示す． ・過剰な除去に陥らないように指導し，食物アレルギーに関する悩みを軽減，解消する．
栄養食事指導のタイミング
1. 診断後（完全除去，部分解除，完全解除時） 2. 患者（保護者）から食事に関する相談を受けたとき 3. 定期的な食事指導（除去解除できるまで）
栄養食事指導の実際
1. 不必要な除去の確認：必要最小限の除去の考え方 2. 調理・喫食時の留意：アレルゲン性（加熱，発酵による変化），専用の調理機器・食器による混入の回避 3. 安全性の確保：アレルゲンが含まれる食品に関する正しい情報の提供，アレルギー物質を含む食品表示について 4. 食べられる範囲の具体的な指導：栄養面での代替のための具体的な食品（特に牛乳アレルギーの場合のカルシウム補給）
除去療法中の留意点
1. 食物アレルギー発症や悪化を心配して離乳食の開始を遅らせる必要はない． 2. 小麦アレルギーの醤油，大豆アレルギーの醤油・味噌など，下表に示すものは多くの患児が摂取できる．食生活の質の向上に，除去を指示する場合は慎重に行う． 3. 牛乳を除去している場合はカルシウムが摂取量に達しないことが多いので，牛乳アレルゲン除去調製粉乳などで代用することが重要である．

原則として除去不要の食品

アレルギー種	除去不要の食品
鶏卵アレルギー	卵殻カルシウム
牛乳アレルギー	乳糖，牛肉
小麦アレルギー	醤油，酢，麦茶
大豆アレルギー	大豆油，醤油，味噌
ゴマアレルギー	ゴマ油
魚アレルギー	かつおだし，いりこだし
肉類アレルギー	エキス

「食物アレルギーの診療の手引き2020」（「食物アレルギーの診療の手引き2020」検討委員会）[3]，「厚生労働科学研究班による 食物アレルギーの栄養食事指導の手引き2022」[4] より著者作成，引用；詳細は文献3を参照のこと

表2　アレルギー表示の対象等

	特定原材料など
特定原材料（表示義務）	えび，かに，くるみ*，小麦，そば，卵，乳，落花生（ピーナッツ）
特定原材料に準ずるもの（表示推奨）	アーモンド，あわび，いか，いくら，オレンジ，カシューナッツ，キウイフルーツ，牛肉，ごま，さけ，さば，大豆，鶏肉，バナナ，豚肉，まつたけ，もも，やまいも，りんご，ゼラチン

＊2025年4月より表示義務化（2025年3月31日まで猶予期間）
「厚生労働科学研究班による 食物アレルギーの栄養食事指導の手引き2022」（厚生労働科学研究班）[4] をもとに作成

授乳中の食物制限については十分な根拠はなく，現時点では推奨されていない．食物除去の指示書（診断書）が厚生労働省研究班から示されている（図3）．

小麦のアレルゲンはグリアジン，グルテニン，アルブミン，グロブリンというたんぱく質である．アレルゲンのなかには**加熱**により**アレルゲン性**が低下するものもある．なお，**母乳**もアレルゲンとなりうる場合があり要注意である．

B. アトピー性皮膚炎[7)8)]

1）臨床医学の復習

①疾患の原因[7)]

アトピー性皮膚炎は日常診療でよく出合う皮膚疾患の1つで，小児では10％程度の有病率である．遺伝的素因（**アトピー素因**※3）を背景に，いろいろな環境因子が加わって発症する．発症や悪化にはアレルギー機序と非アレルギー機序が関与する．非アレルギー機序では**掻破**（そうは）が重要である．

アトピー性皮膚炎患者の皮膚には，皮膚の生理学的特徴があり，これを基盤として皮膚に炎症を生じる．アトピー性皮膚炎における皮膚異常には，**水分保持能・バリア機能の低下**，**かゆみの閾値**（いきち）**の低下**，**易**（い）**感染性**などがある．

②症状

自覚症状としてのかゆみは本症の特徴である．かゆみのために掻破し，皮疹がさらに悪化し，さらにかゆみを招くという**悪循環**（itch-scratch cycle）をきたす．増悪と寛解（かんかい）※4をくり返す，瘙痒のある湿疹を主病変とする．合併症としては皮膚感染症と眼合併症（白内障，網膜剥離（はくり））である．

③診断

診断はその臨床的な特徴および経過からなされる．日本皮膚科学会の診断ガイドラインでは，

ⓘ瘙痒
ⓘⓘ特徴的皮疹とその分布
ⓘⓘⓘ慢性・反復性経過

の基本3項目を満たすものを，症状の軽重を問わず，アトピー性皮膚炎と診断する．

④治療

エビデンスに基づいて有用性があるとされているのはシクロスポリン内服薬，ステロイド外用薬，心理的なアプローチ，紫外線療法，カルシニューリン阻害外用薬，かゆみに対する抗ヒスタミン薬の6つである．

治療の基本は薬物療法で，①炎症に対する外用療法（ステロイド薬，タクロリムス軟膏），②スキンケア，③全身療法（抗ヒスタミン薬）からなる．

⑤治療の指標

患者が以下の状態に到達しているかどうかで評価する．

- 症状はない，あるいはあっても軽微であり，日常生活に支障がなく，薬物療法もあまり必要としない．
- 軽微ないし軽度の症状は持続するも，急性に悪化することはまれで悪化しても遷延（せんえん）することはない．

2）栄養食事療法

①栄養評価

アトピー性皮膚炎と食事との関係は，

ⓘアレルギー機序によらない増悪因子として関与
ⓘⓘ食物アレルギーが原因あるいは増悪因子として関与
ⓘⓘⓘ特定の食品による症状の改善

の3つの場合がある．

食物アレルギーが増悪因子として関与するのは乳児期が多く，原因食物としては**鶏卵**，**牛乳**，**小麦**が代表的である．

ステロイド外用療法を行っても症状の改善がみられない場合，**食物抗原**についての検索を行う．

②栄養基準

加水分解ミルクや大豆ミルクの使用，離乳を遅らせることがアトピー性皮膚炎の予防効果を支持するというエビデンスはない．

プロバイオティクス（*Lactobacillus rhamnosus* GG※5）

※3　**アトピー素因**：以下の2つの素因がある．
①気管支喘息，アレルギー性鼻炎・結膜炎，アトピー性皮膚炎の家族歴・既往歴がある．
②IgE抗体をつくりやすい体質をもつ．

※4　**寛解**：治療により臨床症状および検査所見が軽快すること．

※5　***Lactobacillus rhamnosus* GG（LGG）株**：最も研究されている乳酸菌であり，2001年KalliomakiらはLGGをアトピー素因のある159名の妊婦およびその生後6カ月までの乳児に二重盲験法で投与し，乳酸菌がアレルギー疾患の発症を抑制する効果を有するかどうかを検討した．その結果，2歳児のアトピー性皮膚炎の発症率は，乳酸菌投与群ではプラセボ（偽薬）群に比較して有意に低かったことが明らかとなり，乳酸菌の投与がアトピー性皮膚炎の発症を抑制する可能性が示唆された．その後，被験者は追跡調査され，生後4歳の時点でも乳酸菌投与群ではアトピー性皮膚炎の発症頻度が低いことが報告されている[9)]．

食物除去の指示書（診断書）

名前 ＿＿＿＿＿＿＿＿＿＿＿＿＿＿＿＿（男・女）

生年月日　平成　年　月　日 生

診断名　＃1 食物アレルギー
＃2
＃3

1. 以下の食物の完全除去（接触も含む）をお願いします。（該当する食物に○）

①鶏卵　④そば
②牛乳　⑤ピーナッツ
③小麦　⑥その他（＿＿＿＿＿＿＿＿）

備考：除去食品で摂取不可能なもの（該当する項目に○）

鶏卵アレルギー：卵殻カルシウム　牛乳アレルギー：乳糖
小麦アレルギー：醤油・酢・麦茶　大豆アレルギー：大豆油・醤油・味噌
ゴマアレルギー：ゴマ油　魚アレルギー：かつおだし・いりこだし
肉類アレルギー：エキス　※○が付いていない場合は摂取可能です。

2. アナフィラキシー症状の既往（該当する項目に○）

あり　なし
「あり」の場合：原因食物 ＿＿＿＿＿＿＿＿
発生年月　平成　年　月

3. 原因食物摂取時に症状が出現した場合の対応方法（該当する項目に○）

①内服薬（　　　　　　　　）
②自己注射（エピペン® 0.3 mg・0.15 mg）
③医療機関受診
医療機関名 ＿＿＿＿＿＿＿＿
電話番号　－　－

4. 本指示書の内容に関して　6か月後・12か月後　に再評価が必要です。

平成　年　月　日　医療機関名
電話番号　－　－
医師名　印

図3 食物除去の指示書（診断書）

「厚生労働科学研究班による 食物アレルギー診療の手引き2014」（厚生労働科学研究班）[6] より引用

はアトピー性皮膚炎の発症予防に関与する可能性が示唆されている．

不飽和脂肪酸については有益性を期待させる報告もあるが，否定的な意見が多い．

③栄養補給

経口栄養法が原則となる．除去食療法中は食生活の支援に配慮し，代替食品での補充を行い，食物除去の解除を常に念頭に置く．

④栄養指導

妊娠中の除去食はアトピー性皮膚炎の予防に有益でないうえ，厳格な食事制限は児の低体重を招く．

栄養食事療法に関して患者や家族の関心は高く，適切な指導が必要である．

C. 蕁麻疹[10)]

1）臨床医学の復習

①疾患の原因

蕁麻疹は，紅斑を伴う一過性，限局性の皮膚の浮腫が病的に出没する疾患であり，多くはかゆみを伴う．皮膚ないし粘膜の深部に限局性浮腫を生じる場合は，**血管性浮腫**とよぶ．通常，個々の皮疹は24時間以内に消退し，色素沈着，落屑などを伴わない．

その病態は，何らかの理由で**皮膚肥満細胞（マスト細胞）**が脱顆粒し，ヒスタミンをはじめとする化学伝達物質が組織内に放出されることによる．肥満細胞の活性化機序としては**IgEを介したI型アレルギー**が広く知られているが，それ以外にも種々の因子が蕁麻疹の病態に関与しうる（**表3**）．

②症状

蕁麻疹は3グループ，13の病型に分けることができる（表4）．**医療機関を訪ねる蕁麻疹患者のなかでは特発性のものが最も多く，I型アレルギーによるものは数%以下にとどまる．**

③診断

検査の目的は**病型の確定**と**原因の検索**である．病型は個々の皮疹の状態と経過により診断できることが多く，原因検索のための検査は病型により異なる．

④治療

基本は原因・悪化因子の除去・回避と，抗ヒスタミン薬を中心とした**薬物療法**である．

⑤治療の指標

急性蕁麻疹の場合，内服薬により症状の出現を数日

表3 蕁麻疹の病態に関与する因子

1. 直接的誘因（主として外因性，一過性）
1）外来抗原 2）物理的刺激 3）発汗刺激 4）食物＊1 食物抗原，食品中のヒスタミン，仮性アレルゲン（タケノコ，もち，香辛料など），食品添加物（防腐剤，人工色素），サリチル酸＊1 5）薬剤 抗原，造影剤，NSAIDs＊1，防腐剤，コハク酸エステル バンコマイシン（レッドマン症候群），など 6）運動
2. 背景因子（主として内因性，持続性）
1）感作（特異的IgE） 2）感染 3）疲労・ストレス 4）食物 抗原以外の上記成分 5）薬剤 アスピリン＊1，その他のNSAIDs＊1（食物依存性運動誘発アナフィラキシー），アンジオテンシン変換酵素（ACE＊2）阻害薬＊1（血管性浮腫），など 6）IgEまたは高親和性IgE受容体に対する自己抗体 7）基礎疾患 膠原病および類縁疾患（SLE＊3，シェーグレン症候群など）造血系疾患，遺伝的欠損など（血清C1-INH活性が低下）血清病，その他の内臓病変など 日内変動（特発性の蕁麻疹は夕方～夜にかけて悪化しやすい）

＊1：膨疹出現の直接的誘因のほか，背景因子として作用することもある．
＊2 ACE：angiotensin converting enzyme
＊3 SLE：systemic lupus erythematosus
「蕁麻疹診療ガイドライン2018」（日本皮膚科学会蕁麻疹診療ガイドライン改定委員会），pp2-3，2018[10)]より引用；＊2，＊3は著者追記

表4 蕁麻疹の主たる病型

I．特発性の蕁麻疹 spontaneous urticaria
1. 急性蕁麻疹 acute spontaneous urticaria（発症後6週間以内） 2. 慢性蕁麻疹 chronic spontaneous urticaria（発症後6週間以上）
II．刺激誘発型の蕁麻疹（特定刺激ないし負荷により皮疹を誘発することができる蕁麻疹）inducible urticaria※
1. アレルギー性の蕁麻疹 allergic urticaria 2. 食物依存性運動誘発アナフィラキシー FDEIA 3. 非アレルギー性の蕁麻疹 non-allergic urticaria 4. アスピリン蕁麻疹（不耐症による蕁麻疹）aspirin-induced urticaria（urticaria due to intolerance） 5. 物理性蕁麻疹 physical urticaria（機械性蕁麻疹 mechanical urticaria，寒冷蕁麻疹 cold urticaria，日光蕁麻疹 solar urticaria，温熱蕁麻疹 heat urticaria，遅延性圧蕁麻疹 delayed pressure urticaria，水蕁麻疹 aquagenic urticaria） 6. コリン性蕁麻疹 cholinergic urticaria 7. 接触蕁麻疹 contact urticaria
III．血管性浮腫 angioedema
1. 特発性の血管性浮腫 idiopathic angioedema 2. 刺激誘発型の血管性浮腫 inducible angioedema（振動血管性浮腫 vibratory angioedema を含む） 3. ブラジキニン起因性の血管性浮腫 bradykinin mediated angioedema 4. 遺伝性血管性浮腫 hereditary angioedema（HAE）
IV．蕁麻疹関連疾患 urticaria associated diseases
1. 蕁麻疹様血管炎 urticarial vasculitis 2. 色素性蕁麻疹 urticaria pigmentosa 3. Schnitzler症候群およびクリオピリン関連周期熱症候群

※国際ガイドライン[11)]では，6週間以上続く蕁麻疹は刺激誘発型の蕁麻疹を含めて chronic urticaria に分類される．
「蕁麻疹診療ガイドライン2018」（日本皮膚科学会蕁麻疹診療ガイドライン改定委員会），pp2-3，2018[10)]より引用

間抑制できたら内服を漸減（ぜんげん）する．**慢性蕁麻疹**の場合，2週間程度の初期治療で十分な効果が得られないときは専門医へ紹介する．

2）栄養食事療法

①栄養評価

蕁麻疹の増悪因子として食物に関連したものでは，前出の表3中の1-（4）である．なお，仮性アレルゲンについてはp180のColumnを参照．

表4中の「Ⅱ．刺激誘発型の蕁麻疹（特定刺激ないし負荷により皮疹を誘発することができる蕁麻疹）」では症状誘発因子の同定ないし確認と，それらの因子を回避することが重要である．

食物依存性運動誘発アナフィラキシーにおける蕁麻疹では，原因アレルゲンの検索を行う．プリックテスト※6あるいはCAP-RASTなどにより特異的IgEの存在を証明する．ただし，これらの検査で過敏性が示された抗原が蕁麻疹の原因であるとは限らない．丁寧な問診，負荷・除去試験などに基づいて判断する．

②栄養基準

除去療法中でも必要な栄養素を代替食物から摂取し，栄養素の摂取不足のないようにする．

③栄養補給

経口栄養法が原則となる．増悪・症状誘発因子やアレルゲンとなる食物を回避する．

④栄養指導

誤食による蕁麻疹の発症がないように指導する．

2 自己免疫疾患

A. 全身性エリテマトーデス（SLE）[13)14)]

1）臨床医学の復習

①疾患の原因

全身性エリテマトーデス（systemic lupus erythematosus：SLE）は免疫異常（自己免疫）を原因とした全身性の炎症性疾患である．妊娠可能な若年女性（20～40歳代）に多く発症し，寛解と再発をくり返しながら多彩な症状を呈する．dsDNA（2本鎖DNA）をはじめとする自己抗原と，それに対する自己抗体からなる免疫複合体が組織に沈着して臓器障害を起こす．病因は不明である．

②症状（図4）

皮疹（蝶形紅斑，円盤状皮疹など），光線過敏症，口腔内潰瘍，関節炎，レイノー現象※7，漿膜（しょうまく）炎，腎障害（ループス腎炎），神経障害など多彩な症状を示す．

③診断

アメリカリウマチ学会（ACR）の11項目の分類基準（表5）のうち4項目をみたせば診断できる※8．

④治療

障害された臓器の状態と程度によって，ステロイド薬あるいは免疫抑制薬の投与により治療する．

⑤治療の指標

寛解状態が持続するような薬剤の維持量の投与を継続する．

※6　**プリックテスト**：皮膚の上に直接アレルゲン液を置いて専用の針で軽く刺す．アレルギー反応があれば赤み，ふくらみが出る．
※7　**レイノー現象**：寒冷刺激により，手指・足趾の末梢の血管が収縮し血流が減少することにより，典型的には皮膚の色が白→紫→赤と三相性の変化を示したのち正常化する．
※8　この分類基準は大規模疫学調査のときに使用し，実際の診療での診断ではこの分類基準を満たさなくとも診断する場合もある．

Column

食物依存性運動誘発アナフィラキシー

原因食物を摂取後に運動することによってアナフィラキシーが誘発される病態．感冒，睡眠不足や疲労などのストレス，月経前状態，非ステロイド性抗炎症薬，アルコール摂取，入浴なども発症の誘引因子となる．

原因食物は小麦，甲殻類，果物が多い．食後2時間以内の運動による発症が大部分であるが，食後4時間を経過しての発症も報告されている．発症機序はIgE依存性であり，運動は誘発閾値を低下させ病態を引き起こす．

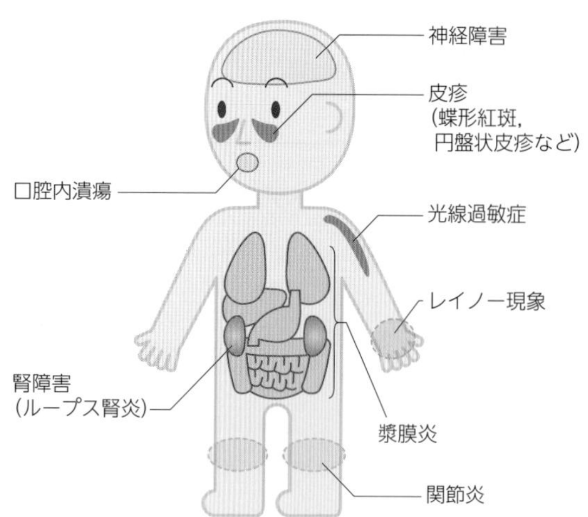

図4 全身性エリテマトーデス

2）栄養食事療法

①栄養評価

ループス腎炎を合併している場合，通常の腎機能低下の場合と同様にたんぱく質，食塩，カリウムなどの調整が重要である．

②栄養基準

特定の栄養基準はない．ビタミン，ミネラルの不足がないようにすることが重要である．なお，SLEの動物モデルにおいて**エイコサペンタエン酸（EPA）**が抗dsDNA抗体価の上昇を遅らせ，腎糸球体病変の進行を抑制するという報告がある．SLE患者での検討では無効とする報告もあり，今後の前向き二重盲検（臨床）試験※9が必要である．

③栄養補給

経口栄養法が原則となる．ステロイド薬（グルココルチコイド）による治療においては，パルス療法による大量点滴静脈注射による投与の後，投与は内服となり量も漸減するが，基本的には維持量としてプレドニゾロン換算で5～15 mg/日の内服が必要となる．

副作用としては，**易感染性**，**骨粗鬆症**，**食欲亢進**（こうしん），**血糖値上昇**，**高血圧**，白内障，緑内障，精神症状などがあげられる．この場合，**クッシング症候群**と同一の病態を呈することになる（第6章4「副腎異常」参照）．骨粗鬆症対策としては，**カルシウム**，**ビタミンD**，**ビタミンK**の摂取が重要となる．なお，カルシウムおよびビタミンDの過剰摂取は**高カルシウム血症**をきたす

※9 **前向き二重盲検（臨床）試験**：患者と医師の両者とも実薬か偽薬（プラセボ）か区別がつかないようにして一定期間治療し，臨床試験終了時にオープンとする．

Column

仮性アレルゲンについて

①アレルギー類似症状

仮性アレルゲンとは，食物中に自然に含まれている化学物質，あるいは保存されている間に産生される化学物質のなかで，アレルギー類似症状を起こす物質をいう．仮性アレルゲンとして，ヒスタミンなどの血管作動性アミンを含む食品が知られている．

症状の出現は，アレルギー反応に基づくものではなく，含まれている物質の薬理作用による．仮性アレルゲンが強い反応を起こすことはまれであり，厳密な除去食を必要とすることは少ない．

②血管作動性アミンを含む食品

血管作動性アミンとして，ヒスタミン，チラミン，セロトニンなどが食品中に含まれている．ヒスタミン含有量が多い食品には，魚類（さば，いわしなどで，特に鮮度が落ちたもので症状が出やすい），発酵食品（チーズ，ワインなど），野菜類（なす，トマトなど）などが知られている．チラミンは，チーズ，ワイン，アボカド，バナナ，なす，プラム，トマトなどに含まれる．セロトニンは，バナナ，パイナップル，アボカド，プラム，トマトなどに含まれる．

③サリチル酸を含む食品

安息香酸とその誘導体は食品添加物として使用されているが，慢性蕁麻疹や血管性浮腫の原因となる．また，サリチル酸は安息香酸の誘導体であり，食品中に広く含まれている．アスピリンはサリチル酸をアセチル化したものであるが，喘息発作（アスピリン喘息）の原因となる．サリチル酸は，ほとんどの果物や野菜類に含まれるが，イチゴ，トマト，オレンジ，パイナップル，ぶどうなどに比較的多量が含まれている．アスピリン喘息の過敏な例では，これらの果物や野菜類にも注意が必要である[12]．

表5 SLE分類のためのACR改訂基準（1997年）

1. 顔面紅斑	
2. 円板状皮疹	
3. 光線過敏症	
4. 口腔内潰瘍（無痛性で口腔あるいは鼻咽腔に出現）	
5. 関節炎（2関節以上で非破壊性）	
6. 漿膜炎（胸膜炎あるいは心膜炎）	
7. 腎障害	a）0.5 g/日以上もしくは＋＋＋以上の持続性たんぱく尿 b）細胞性円柱（赤血球円柱・顆粒円柱）
8. 神経障害	a）けいれん発作 b）精神病性障害
9. 血液学的異常	a）溶血性貧血 b）4,000/mm^{3}未満の白血球減少（2回以上） c）1,500/mm^{3}未満のリンパ球減少（2回以上） d）10万/mm^{3}未満の血小板減少症
10. 免疫学的異常	a）抗dsDNA抗体 b）抗Sm抗体 c）抗リン脂質抗体（IgGまたはIgM抗カルジオリピン抗体，ループスアンチコアグラント，梅毒反応偽陽性）
11. 抗核抗体	

勝又康弘：全身性エリテマトーデス.「第3版 Evidence based medicineを活かす 膠原病・リウマチ診療」（東京女子医科大学附属膠原病リウマチ痛風センター／編），p274，メジカルビュー社，2013[15]より引用

ため要注意である．**食欲亢進**に対しては総エネルギーのコントロール，**血糖上昇**に対しては，糖尿病に準じた管理が必要となる．

④栄養指導

栄養基準の項で述べたように，ビタミン，ミネラルの不足がないように指導することが重要である．

B. 関節リウマチ（RA）[16]

1）臨床医学の復習

①疾患の原因

関節リウマチ（rheumatoid arthritis：RA）とは，**朝の手のこわばり**に始まる，**多発性関節炎**を主徴とする原因不明の全身性の慢性炎症性疾患である．

②症状（図5）

免疫異常により**関節滑膜**（かつまく）**の炎症**が起こり，滑膜組織の増殖，**パンヌス（肉芽組織）形成**，軟骨・骨の破壊，関節の変形・強直をきたす．血管炎，間質性肺炎，肺線維症，皮下結節などの関節外症状を呈する場合がある．関節炎が明らかであれば，通常，**C反応性たんぱく（CRP）**は陽性となる．

③診断

2010年にはACRおよび欧州リウマチ学会議（EULAR）による新RA分類基準が提唱されている（表6）．

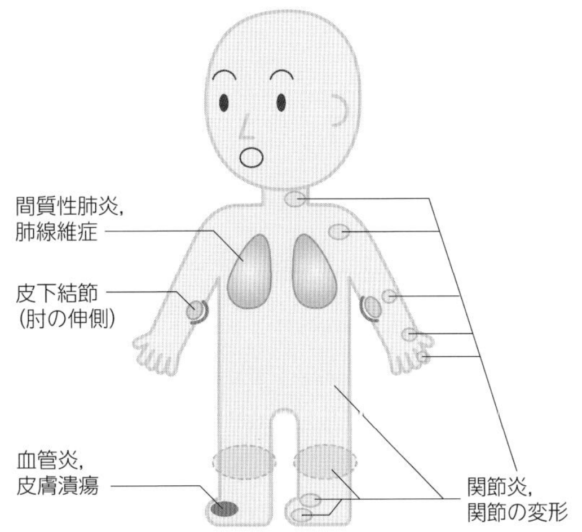

図5 関節リウマチ

④治療

診断がついた時点で，抗リウマチ薬の内服を開始する．効果が十分に得られなければ，早期から強力な注射製剤（生物学的製剤）の使用を考慮する．

表6　新RA分類基準

腫脹または圧痛関節数（0～5点）	
1個の中～大関節*2	0
2～10個の中～大関節*2	1
1～3個の小関節*1 *3	2
4～10個の小関節*1 *3	3
11関節以上（少なくとも1つは小関節*1 *3）	5
血清学的検査（0～3点）	
RFも抗CCP抗体も陰性	0
RFか抗CCP抗体のいずれかが低値の陽性*4	2
RFか抗CCP抗体のいずれかが高値の陽性*5	3
滑膜炎の期間（0～1点）	
6週間未満	0
6週間以上	1
急性期反応（0～1点）	
CRPもESRも正常値	0
CRPかESRが異常値	1
スコアー6点以上ならばRAと分類される	

＊1 MCP，PIP，MTP2～5，1st IP，手首を含む
＊2 肩，肘，膝，股関節，足首を含む
＊3 DIP，1st CMC，1st MTPは除外
＊4 低値の陽性：基準値上限より大きく上限の3倍以内の値
＊5 高値の陽性：基準値の3倍より大きい値
MCP：中手指節間関節
PIP　：近位指節間関節
MIP　：中足趾節間関節
IP　　：指節間関節
DIP　：遠位指節間関節
CMC：手根中手関節

⑤治療の指標

RAにおいては3つの寛解，つまり

ⅰ炎症と自他覚症状の消失を意味する**臨床的寛解**
ⅱ関節破壊の進行がほとんど止まることを意味する**構造的寛解**
ⅲ身体機能の維持を意味する**機能的寛解**

の導入を治療目標としている．

2）栄養食事療法

①栄養評価

全身の炎症性疾患であるRAでは，体内でTNF-αなどの炎症性サイトカインが大量に産生され体が**消耗**する傾向にあり，体重も減少する．さらに上下肢の関節炎，関節変形により日常生活が制限されるため，食品選択の幅が狭くなり，栄養素の摂取にかたよりが生じやすくなる．このことが疾患活動性の消耗と重なり悪循環をきたす．

一方，治療により関節炎が寛解となった場合，RA患者は運動量が少ないため，容易にエネルギーの過量摂取となる．肥満になった場合，膝などの荷重関節への負担増となる．特に，**ステロイド薬（グルココルチコイド）**内服中は**食欲亢進**が伴いやすいため，総エネルギーのコントロールによる注意が必要である．

以上より，RAの栄養状態はその病期，病態によって大きく異なるため，患者個々人の栄養状態を総合的に把握したうえでの栄養評価が重要である．

②栄養基準

疾患活動性のあるRAに伴う貧血は，通常，**慢性炎症性疾患に伴う貧血**で，**血清鉄低下と総鉄結合能正常**が特徴的である．この場合，体内に鉄は足りているが造血に鉄が利用できない状態であり，鉄の補充はあまり有効ではない．一般的な**鉄欠乏性貧血**では**血清鉄低下と総鉄結合能上昇**が重要な検査所見であり，鑑別が重要となる．ただし，RAに鉄欠乏が合併している場合もあるため，鉄の補充が多少有効な場合もある．

③栄養補給

- 経口栄養法が原則となる．
- 脂肪酸と炎症：飽和脂肪酸を少なくし，**n-3系の多価不飽和脂肪酸**（EPA，DHA，α-リノレイン酸）を摂取することが，関節炎の抑制に効果的である．**EPA，DHA**は青背の魚に含まれる．**α-リノレイン酸**は食用油に含まれる．肉類に多い飽和脂肪酸から生じるアラキドン酸は，痛みや炎症を増強する**プロスタグランジン**へと変化するため，とりすぎは避ける．
- その他，抗酸化作用のあるビタミンE，ビタミンC，造血に必要な葉酸，ビタミンB_{12}，鉄，ミネラルの亜鉛，セレン，正常な骨代謝に必要なカルシウム，ビタミンD，ビタミンKなども不足しないように摂取する．
- 食器・料理：激痛や関節の変形などにより，食器が重く感じたり，箸が持てない場合には，食器を陶器から**合成樹脂**にする，料理を串刺しや食べやすい形に成型するなど，**食器の材質**や**料理の盛り付け**を配慮する．

④栄養指導

SLEと同様に，ビタミン，ミネラルの不足がないように指導することが重要である．

C. 全身性強皮症（SSc）[17]

1）臨床医学の復習

①疾患の原因

全身性強皮症（systemic sclerosis：SSc）とは**皮膚硬化**を主徴とし，小血管病変や内臓の結合織（特に消化管，心臓・肺）を侵す全身性の自己免疫疾患である．原因は不明．男女比は1：12と女性に多く，好発年齢は30～50歳代である．

②症状（図6）

びまん性皮膚硬化型と**限局型皮膚硬化型**がある．皮膚の浮腫・硬化，レイノー現象，関節炎，**消化管の機能異常**，腎障害，間質性肺炎，肺線維症などの症状を示す．顔面の皮膚硬化による**開口制限**や**食道下部拡張**により，固形物の**嚥下困難**や**逆流性食道炎**※10を起こしやすい．小腸の蠕動低下・拡張により**腹部膨満，便秘・下痢，吸収不良**が出現する．

③診断

臨床症状，血液検査による自己抗体の検出（抗核抗体，抗Scl-70抗体，抗セントロメア抗体など），皮膚生検などより診断する．

④治療

皮膚硬化に対して有効な治療法はない．ステロイド薬，免疫抑制薬を試験的に使用している．

⑤治療の指標

臓器合併症の進展防止，軽減を図る．

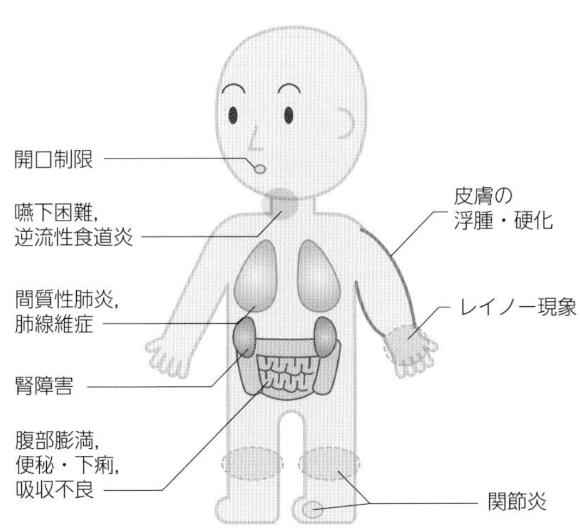

図6　全身性強皮症

2）栄養食事療法

①栄養評価

前述のように，小腸の蠕動低下・拡張により腹部膨満，便秘・下痢，吸収不良が出現するため，栄養食事療法は重要である．その他，多彩な症状のどの症状を患者が呈しているかによって配慮し，全体の方針を決めていくことが望ましい．

②栄養基準

特に栄養食事療法を必要とする疾患がない場合には，「日本人の食事摂取基準（2020年版）」を参考にする．ビタミン，ミネラルの不足がないようにすることが重要である．

③栄養補給

- 開口困難な場合は，**ストロー**や**スプーン**で摂取できる形態とする．レイノー現象の誘因となる**冷たいもの**は避ける．
- 上部消化管病変に対しては，刺激物は避け，**少量頻回食**※11とし，食事中および食後しばらくは座位あるいは**ファーラー位**（**半座位**，図7）を保ち，睡眠時にも少し上半身を高くする．就眠直前の飲食は避ける．
- **逆流性食道炎**を認める場合，高脂肪食，菓子類は胸やけを増悪させるので避ける．
- 下部消化管病変の蠕動機能低下に対しては，食物繊維の多いものは避け，低残渣食を**少量頻回食**とする．
- 吸収不良に対しては脂質を制限し，肉類を避け，牛

※10　**逆流性食道炎**：胃酸，十二指腸液および胃で消化される途中の食物が食道に逆流することにより，食道の粘膜を刺激し粘膜に炎症，びらんを引き起こす疾患である．胸やけや胸の痛みなどさまざまな症状を伴う．胃食道逆流症（gastroesophageal reflux disease：GERD）の1つ．日常診療では「逆食」と省略される場合がある．
※11　**少量頻回食**：少量の食事を1日に多くの回数に分けて摂取し，1日に必要なエネルギーを摂取すること．「頻回」は医療では頻繁に使用するが日常では通常使用しないので，わかりにくい用語かもしれない．

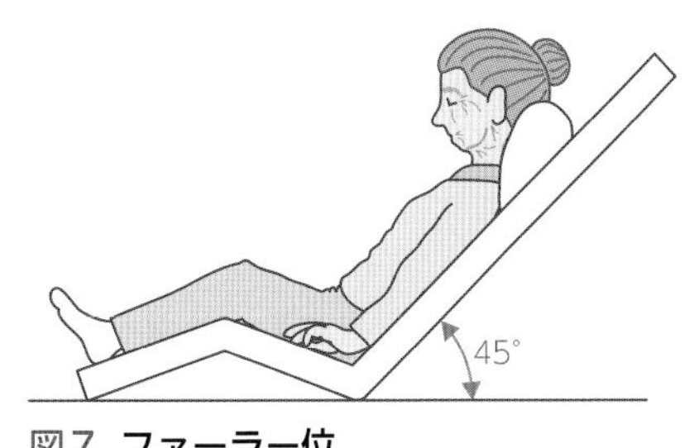

図7　ファーラー位

乳は低脂肪乳を温めて摂取する．

- 腹部膨満の予防として，さつまいもなど腸で発酵しやすいものは避ける．
- 経口摂取が困難な場合，**在宅中心静脈高カロリー輸液（HPN）**※12を行う場合もあり，自宅近くのかかりつけ医の役割が重要となる．

④栄養指導

本章2「B．関節リウマチ」で述べたDHA，EPAなどの不飽和脂肪酸を含む青背の魚（さば，あじなど），植物油由来のα-リノレン酸などがレイノー現象の軽減に有効であるとされている．

D. シェーグレン症候群[18)]

1）臨床医学の復習

①疾患の原因

唾液腺，涙腺などの外分泌線において，免疫学的な機序による慢性炎症が起こる．原因不明．好発年齢は中年以降（40～50歳代）であり，女性に圧倒的に多い．

②症状（図8）

口腔内乾燥，眼乾燥，鼻腔などの乾燥症状をきたす．**唾液分泌量が低下**し，**う歯**の増加や**咀嚼**（そしゃく）**や嚥下に困難をきたす**場合がある．さらに舌，粘膜，口唇（特に口角）に亀裂や潰瘍が生じ，疼痛（とうつう）を自覚する．涙液減少により**乾燥性角結膜炎**を認める．女性の場合，膣乾燥症状を伴う．

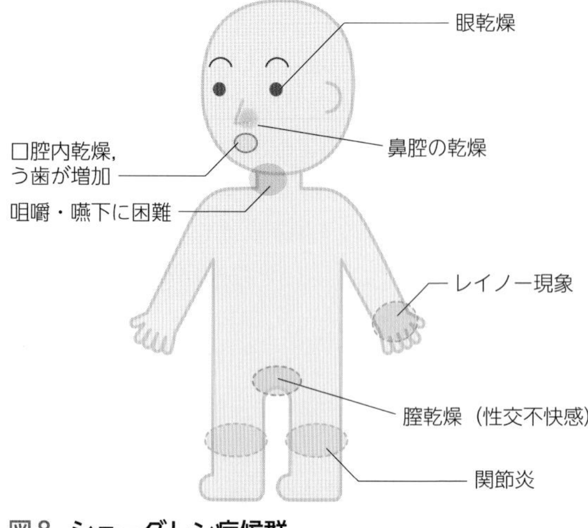

図8　シェーグレン症候群

③診断

唾液腺の炎症性変化を画像的に認め，角膜・結膜の炎症性変化を眼科的に認める．血液検査では，末梢血の白血球数減少，抗核抗体，リウマトイド因子などを認める．小唾液腺の生検により，病理学的に唾液腺炎

※12　**在宅中心静脈高カロリー輸液（home parenteral nutrition：HPN）**：経口摂取が不可能な患者においては必要なエネルギーを補う場合，末梢の静脈からでは高濃度の輸液は血管炎を引き起こすので，大腿静脈，内頸静脈，鎖骨下静脈などからカテーテルを入れ，先端は上大静脈（いわゆる中心静脈）に達するように留置し，輸液を行うことを中心静脈高カロリー輸液（total parenteral nutrition：TPN）という．通常は入院管理下で施行するが，強皮症患者などで長期化する場合，中心静脈にカテーテルを入れ，ポート（完全皮下埋め込み式カテーテル）を胸部皮下に設置し，そのポートに針を刺して輸液する．

Column

本分野における管理栄養士国家試験：その傾向と対策

管理栄養士国家試験について，第19～36回の19回分（第25回の追試も含む）の『臨床栄養学』の問題を検討した．第11章の免疫・アレルギー疾患と関連する内容では，食物アレルギー，貧血，逆流性食道炎，骨粗鬆症，高カロリー輸液，少量頻回食が高頻度に出題されていた．

アトピー性皮膚炎，蕁麻疹，自己免疫疾患（全身性エリテマトーデスなど），AIDSに関しては，直接これらの疾患に関しての出題はない．この章では，第一に食物アレルギーの原因食品，症状などを十分理解する．日本小児アレルギー学会の「食物アレルギー診療ガイドライン2021」[5)]も参照されたい．自己免疫疾患では，疾患自体よりも，貧血，逆流性食道炎などの個々の病態に関する理解が重要である．

問題も，個々の選択肢は細かい内容も散見されるが，きちんと理解していれば正解の選択肢を選ぶことはさほど困難ではない．細かい内容の暗記に拘泥（こうでい）せず，正しく基本を理解し覚えることが重要である．

の証明を行う．

④治療

対症療法が基本である．耳下腺炎をくり返す場合，ステロイド薬の投与も行う．唾液分泌促進薬は唾液腺のムスカリン受容体を刺激する薬である．

⑤治療の指標

乾燥症状の軽減を図る．

2）栄養食事療法

①栄養評価

シェーグレン症候群では

ⅰ乾燥と疼痛による咀嚼と嚥下が困難になること
ⅱ歯の健康
ⅲ味覚の変化

の3点が栄養食事療法において問題となる．これらの問題点に対して，

ⅰやわらかく水分の多いものを選び，乾燥食品および酸味や刺激のある食材は避ける．熱すぎるものは冷ますなど適度な温度で供する
ⅱ甘いものを食間に摂取しない
ⅲ調味料を工夫し，温度も変えてみる．水分を多くとるなどの配慮をする．

②栄養基準

ビタミンA欠乏症では涙の分泌が減少して眼球結膜乾燥や眼球乾燥を生じる．進行すると角膜軟化症を発症し，角膜が破壊されて水晶体が飛び出し失明することもある．

③栄養補給・栄養指導

唾液分泌の低下に伴う咀嚼，嚥下が困難な場合は，前述の栄養評価の項のような対策が必要である．

3 後天性免疫不全症候群（AIDS）

1）臨床医学の復習

①疾患の原因

後天性免疫不全症候群（acquired immune deficiency syndrome：AIDS）とは，**レトロウイルス**の一種である**ヒト免疫不全ウイルス**（human immunodeficiency virus：**HIV**）感染により発症する疾患である．性行為（精液，膣分泌物），血液（汚染注射針や輸血），出産を介して感染する．HIVは**CD4陽性Tリンパ球（ヘルパーT細胞）**に感染し破壊する．そのためAIDSでは**細胞性免疫能**が低下する．

②症状

HIV感染からAIDS発症まで約10年間である．感染から発症までの間は**急性期**，**無症候期（キャリア）**，**AIDS関連症候期**，**AIDS発症期**の4期に分類される．

AIDSでは全身倦怠(けんたい)感，体重減少，発熱，下痢などがみられる．**日和見(ひよりみ)感染症**としてカリニ肺炎，サイトメガロウイルス感染，真菌感染，結核などを発症する．さらに免疫監視機構の機能低下によりカポジ肉腫や悪性リンパ腫などの悪性腫瘍が発症しやすくなる．

③診断

スクリーニング診断は免疫血清検査でHIV抗体により行うが，感染8週間以内の抗体検査では偽陰性となることがある．したがって，HIVウイルス遺伝子をPCR法により同定する．

④治療

根本的治療法はまだない．しかし，抗ウイルス薬として逆転写酵素阻害薬やプロテアーゼ阻害薬などが用いられ，キャリアからAIDS発症までの期間を延長させ，また発症後のヘルパーT細胞の減少を防ぐことができるようになってきている．

⑤治療の指標

抗ウイルス療法の治療効果の指標となるのは，血中HIV RNA量である．

2）栄養食事療法

免疫機能維持のためにエネルギーやたんぱく質などの栄養素を十分確保し，ビタミン，ミネラルの豊富なバランスのよい食事とする．同時に免疫不全による感染症予防のための栄養食事療法が必要となる．特に日和見感染が起きやすい状態では生水を控え，生魚，生肉などの摂取はやめる．また症状が進行し，発熱や下痢などの症状が強いときには脱水に注意する．

なお，感染予防のための調理作業や，食品衛生管理などの配慮も重要である．

Advanced 食物アレルギーのリスク因子の発見や画期的治療法への期待

理化学研究所のホームページに2010年9月30日付けの報道発表資料として下記の研究成果が発表された[19].

「食物アレルギーの画期的な治療法につながる経口免疫寛容のしくみを発見 －マウスの経口免疫寛容の分子作用機構を世界ではじめて証明－」

食物アレルギーは免疫寛容が崩れることで起こるが，通常では，腸管で食物中の異種たんぱく質に対する免疫反応を抑制する経口免疫寛容が成立しているため，食物アレルギーは起こらない．この経口免疫寛容の成立には，腸間膜リンパ節で，T細胞の食物に対する過剰な反応を抑えることが重要と考えられていたが，そのしくみは不明のままであった．

理化学研究所のグループは，免疫システムが飲食物を異物として認識し，食物アレルギーを防ぐ「経口免疫寛容」のしくみを，マウスの実験ではじめて明らかにした．この経口免疫寛容が成立するためには，腸管に存在する樹状細胞が共刺激分子B7-H1とB7-DCを介して，免疫抑制能をもつ制御性T細胞を誘導することが必須であることを見出した．この経口免疫寛容のしくみを応用することで，食物アレルギーの画期的な治療法につながる可能性が期待できる．

さらに，2021年7月10日，理化学研究所は遺伝子検査で小麦依存性運動誘発アナフィラキシーの発症予防を可能とする食物アレルギーのリスク因子を発見した[20].

（小竹　茂，本田佳子）

第11章 チェック問題

問 題

□□Q1 免疫寛容とは何か述べなさい.

□□Q2 加工食品に含まれる場合，アレルギー表示が義務づけられているものは何か述べなさい.

□□Q3 ステロイド薬（グルココルチコイド）の副作用とその栄養学的対策を述べなさい.

第11章 免疫・アレルギー系疾患

解答&解説

A1 免疫寛容とは，生体の防御システムにおいて通常の免疫反応を引き起こさない状態のことである．生体が自己の成分を異物として認識せず，免疫反応を引き起こさないのは，この免疫寛容による．この自己に対する寛容性が崩れると，自己免疫疾患を発症することが知られている一方で，さまざまな方法によって免疫寛容を成立させて，自己免疫疾患を抑制する治療法の開発が進んでいる．

A2 卵，乳，小麦，えび，かに，落花生，そば．これらの発症頻度が高いか重篤な症状を誘発しやすい食物（特定原材料等）について，加工食品に含まれる場合，アレルギー表示が義務づけられている．

A3 副作用として骨粗鬆症，食欲亢進，血糖値上昇，易感染性，高血圧，白内障，緑内障，精神症状などがあげられる．これらのうち骨粗鬆症に対しては，カルシウム，ビタミンD，ビタミンKの十分な摂取，食欲亢進に対しては総エネルギーのコントロール，血糖値上昇に対しては糖尿病に準じた管理が必要となる．

第12章 感染症

Point

1. 食中毒の代表的な起炎菌について，その疫学的特徴と潜伏期間，症状および予防法を理解する.
2. 法律で届出が義務づけられている代表的疾患について，その名称と分類の意味を理解する.
3. 医療施設内での感染の広がり（院内感染）を予防するために，それぞれの病原体の感染経路について理解する．そして感染経路の遮断のために行うべき予防策（標準予防策ならびに感染経路別予防策）について理解する.

概略図 主な食中毒原因病原体およびその特徴

	潜伏期間	発症類型	発熱	血便	Key word
【細菌】					
サルモネラ属菌	8～12 時間	感染型	＋＋	＋	食肉（特に鶏肉）
カンピロバクター属菌	平均 3.2 日	感染型	＋＋	＋＋	食肉（特に鶏肉）
腸炎ビブリオ	6～24 時間	感染型	＋	＋	魚介の生食
黄色ブドウ球菌	約 3 時間	毒素型	－	－	加熱無効，手指の汚染（傷）
ウェルシュ菌	6～18 時間	感染型（生体内毒素）	－	－	食肉，魚介の加工後（給食菌）
ボツリヌス菌	12～24 時間	毒素型	－	－	缶詰，真空保存食
腸管出血性大腸菌	3～5 日	感染型（生体内毒素）	＋	＋＋	溶血性尿毒症症候群
【ウイルス】					
ノロウイルス	1～2 日	感染型	＋	－	魚介（特に貝）

1 はじめに

本章においては，感染症のなかでも食事を介して感染し発症する腸管感染症，いわゆる食中毒を中心に，その病態と予防法について概説する．発症後の栄養管理については，基本的に急性疾患が多く一過性の経過であることから，脱水の補正が中心となる．

2 食中毒とは

食中毒とは，食品に混入した細菌やウイルス，あるいはこれらがつくる毒素の他，化学物質（ヒ素など），自然毒（フグ，きのこなど）によって起こる**健康障害**のことである．

厚生労働省の食中毒統計資料によると平成以降，患者数は年間2～3万人台を推移しながら徐々に減少傾向となり，令和になってからは1万5千人を切るような状態となり令和3（2021）年は1万1千人と過去最少である．月別にみると6月頃からの夏期を中心に細菌が原因となる食中毒（**細菌性食中毒**）が多く発生し12月頃からの冬期を中心に**ノロウイルス**による食中毒が多く発生している．原因食品としては魚介類に起因するものが最も多く報告されている．

平成25（2013）年以降の食中毒の発生事件数の特徴として，**アニサキス**の伸びが大きくなってきており平成29（2017）年からアニサキスがノロウイルスにかわって最多となった．この増加は平成25（2013）年から統計の独立項目としてアニサキスがあげられるようになったこととアニサキスの感染を食中毒として届出をするという認識が医療関係者の間で普及したからで，実際に発生件数が急増したわけではないと考えられている．そしてそれまで1位であったノロウイルスの事件数は減少傾向にある．ただ，患者数ではノロウイルスは全体の25.7％と多くを占め，**感染力の強さからひとたび食中毒事例が発生すると大規模な患者発生**となっていることがわかる．原因施設別の事件数は，多い順に飲食店，家庭，販売店となっている[1]．

3 食中毒の病態

A. 細菌性食中毒

細菌性食中毒の件数は食中毒全体の約70～90％を占めている．原因となる細菌としては，サルモネラ属菌，腸管出血性大腸菌O157やその他の病原大腸菌，赤痢菌，チフス菌，パラチフスA菌，腸炎ビブリオ，セレウス菌，コレラ菌，エロモナス属菌，カンピロバクター属菌，黄色ブドウ球菌，ウェルシュ菌，ボツリヌス菌，リステリア・モノサイトゲネスなど，多くの種類がある．なかでも**サルモネラ属菌**と**腸炎ビブリオ**，**カンピロバクター・ジェジュニ**や**カンピロバクター・コリ**による食中毒の患者数が上位を占めている．

1）発生のしかたによる分類

これらの細菌は，分布している環境や食中毒の発生のしかたが異なっている．食中毒の発生のしかたに注目すると，大きく3つに分けることができ，特徴を覚えることで食中毒を防ぐことが可能となる．

《ⅰ．感染型：細菌が体内で増えて食中毒を起こす》

サルモネラ属菌，腸炎ビブリオ，カンピロバクター属菌など

《ⅱ．毒素型：細菌が**食品中で増殖して毒素がつくられ**，食中毒を起こす》

黄色ブドウ球菌，ボツリヌス菌

《ⅲ．生体内毒素型：**細菌が体内で増えると毒素をつくり**，食中毒を起こす》

腸管出血性大腸菌，ウェルシュ菌など

2）感染型食中毒と毒素型食中毒の違い

感染型の細菌による**感染型食中毒**は，食品中で増殖した食中毒菌を食品とともに摂取し，菌が腸管内粘膜を冒すことで下痢，腹痛，発熱などの**急性胃腸炎症状**を呈する．菌が腸管に到達し，さらに増殖することで症状を呈するため，多くの場合8～24時間程度の潜伏期間を要する．

毒素型・生体内毒素型の細菌による**毒素型食中毒**は，食品中で菌が増殖する際につくられる毒素を食品とともに摂取し，腸管で吸収されることで嘔吐などの症状を呈する（図1）．毒素の吸収により症状が出るため，発熱はほとんどみられず，一般的に感染型食中毒

第12章 感染症

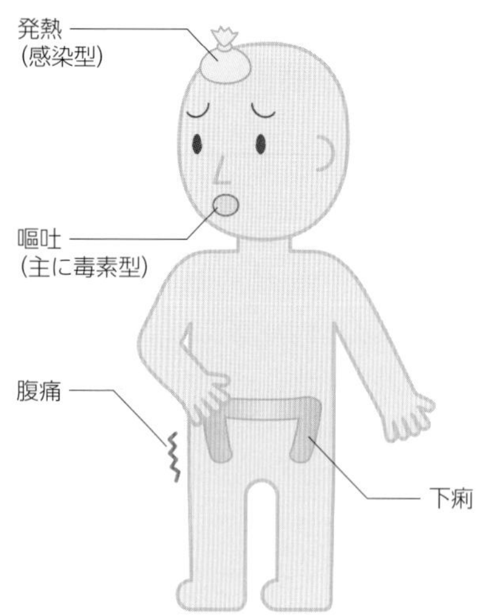

図1 食中毒の症状

よりも潜伏期間が短く，30分～8時間（通常3時間程度）である．また，感染型食中毒と異なり，**生きた細菌の有無は食中毒発症に関係しない．**

3）食中毒を起こす主な細菌

①サルモネラ属菌

鳥に多く感染しており，刺身や生肉の調理後のまな板などを介して感染する．鶏卵の卵殻に付着していることもある．

感染すると腸の粘膜障害をきたし，発熱，血便を起こしやすい．潜伏期間は8～12時間とされている．河川，下水，土壌などの自然環境に広く分布しており，牛，豚，鶏などの家畜で10～30％，犬や猫で3～10％，亀では50～90％が感染しているという報告があり，過去に小学校などで飼育されている亀からの感染が問題となった．

②カンピロバクター属菌

本菌は牛，羊，野鳥および鶏など家禽（かきん）類の腸管内に広く常在菌として保菌されている．冷蔵庫内のような低温でも増殖する．生あるいは加熱があまりなされていない汚染食品ないし調理過程の不備で二次汚染された食品から感染する．

感染すると水様下痢や血便をきたす．通常，これらの症状は自然治癒するため抗菌薬は不要であるが，潰瘍をきたしやすく，体内に侵入し**敗血症**を発症することもある．また**関節炎症状**を呈したり，**ギラン・バレー症候群**という神経疾患の発生に先行することも知られている（第7章 神経・精神系疾患参照）．潜伏期は18時間～8日間とされ，平均3.2日程度である．

③腸炎ビブリオ

世界各地の沿岸海水中に生息する海水性の細菌で，夏期に海水中で大量に増殖し，魚介類に付着する．3～5％の塩分濃度（海水）で発育しやすい．魚介類の生食の習慣がある地域では食中毒の上位を占めていたが，平成10（1998）年以降，わが国では減少している．

潜伏期は6～24時間で，2～3日で回復する．

④黄色ブドウ球菌

不潔な手指（特に皮膚に化膿性病変があるとリスクが高い）からの感染が多く，ブドウ球菌が産生する毒素（**エンテロトキシン**）による悪心，嘔吐が主症状であり，少し遅れて腹痛や下痢が起こる．潜伏期は短く（約3時間程度），基本的に発熱がないのが特徴．エンテロトキシンは熱に強いため，**加熱調理して菌が死滅しても毒素が残存し，発症しうる．**

⑤ウェルシュ菌

ヒトや動物の大腸内常在菌であり，下水，河川，海，耕地などの土壌に広く分布する．ヒトの感染症としては食中毒の他に，ガス壊疽（えそ）※1，化膿性感染症，敗血症などが知られている．

ウェルシュ菌食中毒は，**エンテロトキシン産生性ウェルシュ菌**（下痢原性ウェルシュ菌）が大量に増殖した食品を喫食することにより，本菌が腸管内で増殖して，芽胞を形成する際に産生・放出するエンテロトキシンにより発症する感染型（生体内毒素型）食中毒である．

食肉，あるいは魚介類などを使った加熱調理された食品中では，共存細菌の多くが死滅するが，**熱抵抗性**が強い下痢原性ウェルシュ菌芽胞は生存する．ウェルシュ菌の至適発育温度は43～47℃と他の細菌よりも高く，増殖速度も速いため（分裂時間は45℃で約10分間と短い），加熱調理食品が徐々に冷却していく間に急速に増殖する（**給食菌**という別名でよばれることもある）．

ウェルシュ菌食中毒の潜伏時間は通常6～18時間，平均10時間とされ，翌日以降に発症することはほとんどない．主要症状は腹痛と下痢で，下痢の回数は1日

※1 **ガス壊疽**：細菌が創（傷口）から侵入することにより，筋肉が壊死を起こす疾患で，原因菌が嫌気性菌のため病巣部に菌が産生するガスが貯留する．急速に病変が広がり，処置が遅れると致死的である．

1～3回程度のものが多く，主に水様便と軟便である．腹部膨満感が生じることもあるが，嘔吐や発熱などの症状はきわめて少なく，症状は一般的に軽くて1～2日で回復する．

⑥ボツリヌス菌

食品中でボツリヌス菌が増殖し，産生されたボツリヌス毒素を摂取することで起こる（食餌(しょくじ)性ボツリヌス症）．ボツリヌス菌は嫌気性菌で，びん詰，缶詰，真空包装食品など，酸素が含まれない食品中で増殖し，毒素をつくる．芽胞が特殊な構造をしているため，**熱や消毒薬にも耐性を示す**．

胃腸症状の他に，毒素が末梢神経と結合して**嚥下(えんげ)不能**，**呼吸筋麻痺**などを起こす．潜伏期は，毒素を摂取した場合には5時間～3日間（多くは12～24時間）とされる．食中毒以外には，傷口から侵入して起こる**創傷ボツリヌス症**や乳児がはちみつや土に混入したボツリヌス菌を摂取して起こる**乳児ボツリヌス症**などがある．

⑦腸管出血性大腸菌

大腸菌には病原性をもつものがあり，O抗原とH抗原の組み合わせから分類されている．

このなかでO157-H7型の大腸菌による集団下痢が1980年代にアメリカではじめて報告された．この菌は**ベロ毒素**を産生し，この毒素による腎臓の障害で**溶血(ようけつ)性(せい)尿毒症症候群**をきたし死亡する例もある．O157型以外にもベロ毒素産生性の大腸菌としてはO26，O111など種々の報告がある．「感染症法」の三類感染症として指定され（本章5「感染症対策」参照），確認した医師は直ちに所轄する保健所などに届け出る必要がある．

潜伏期間は3～5日とされ，血便が多くみられる．毒素がその主たる病因であるため，発熱は軽度で多くは37℃程度である．多くは激しい腹痛を伴う頻回の水様便のあとに血便となる．発症に必要な菌量が非常に少なく感染力が強いことで，ヒト-ヒト感染が生じうる．このため患者は便中に菌が消失したことを確認してから集団に戻ることが推奨される（特に飲食物を直接扱う職業の場合）．

B. ウイルス性食中毒

冬季に発生する食中毒のほとんどはウイルスが原因とされているが，そのなかでも90％以上が**ノロウイルス**によって起こっているとされている．ヒトに下痢症を起こすウイルスには，ロタウイルス，アデノウイルス，カリシウイルス，コロナウイルスなどがある．

ここではノロウイルスについて解説する．

1）ノロウイルスによる感染

①症状

食中毒の原因食品は生がきや魚介類が多く，摂取後1～2日後に突然悪心に襲われ，嘔吐や下痢が1～2日くらい続く．また，頭痛，発熱，咽頭(いんとう)痛などかぜとよく似た症状がみられる場合もある．多くは1週間程度で自然軽快するが，高齢者の死亡の報告もある．

②感染様式（経路）

感染様式としては**接触感染**ならびに**エアロゾル感染**※2とされている．

ノロウイルスは小腸に感染し，腸管上皮細胞でウイルスが増殖する．嘔吐物や糞便中にウイルスが排泄され，症状が軽快後もウイルスの排出が3週間以上にわたって続くため，家族などへの二次感染に注意が必要である．免疫の低下した小児や高齢者では，さらに長期にわたって排出されることもある．

ノロウイルスの感染症は，食中毒だけではなく冬期に流行する**感染性胃腸炎**としての側面もある．また発症者からの二次感染が病院内あるいは介護施設などの医療系施設で発生することもあり，院内感染対策にも注意が必要である．吐物が飛び散るとその飛沫を浴びて感染する．また吐物が乾燥してもしばらくは感染性が維持されるため，飛散して広範囲が汚染されることがあるので注意が必要である．

③消毒

ノロウイルスは**アルコール消毒には比較的抵抗性**であるため，自身の感染予防のためには流水による手洗いが必要である．周囲の環境やまな板，包丁，へら，食器，ふきん，タオルなどの調理器具については塩素系の消毒薬を使用するか，加熱消毒として熱湯（85℃以上）で1分以上の加熱が有効とされている．

④感染情報の集計

ノロウイルスによる食中毒ならびに細菌による感染性胃腸炎は例年多くの患者が報告されており，その疫

※2　**エアロゾル感染**：空気中に固体や液体の粒子が浮遊している状態でそれを吸入することで感染が成立すること．ここでは飛沫および空気（飛沫核）感染の両方の意味合いで用いている．

表1 「感染症の予防及び感染症の患者に対する医療に関する法律（感染症法）」で規定される疾患の類型分類

一～三類感染症		伝染力および罹患した場合の重篤度から判断して類型化
四類感染症		ヒトからヒトへの感染はほとんどないが，動物，飲食物を介して感染するため消毒，ねずみなどの駆除，物件にかかわる措置，媒介動物の輸入規制等が必要になる感染症
五類感染症	発生動向のみ	発生動向調査を行い，発生拡大を防ぐべき感染症

学データの集積は重要であり行政によっていくつかの集計がみられる．

《ｉ．食中毒統計》

食中毒統計[2]は，医師の届出によって保健所が検査し，厚生労働省に報告され集計されたものである．わが国における集団食中毒がほぼとらえられている．

《ii．感染症発生動向調査週報》

国立感染症研究所感染情報センターの感染症発生動向調査週報[3]のなかで，冬季の感染性胃腸炎関連ウイルスとして集計されている．感染性胃腸炎は感染症法の五類感染症（表1）定点把握疾患で，全国約3,000カ所の小児科定点医療機関から報告される．感染性胃腸炎の報告にあたって原因病原体の特定は求められていないので，すべてが同一の病原体によるものとは断定できないが，同一症状を呈する疾患の動向は把握できる．

《iii．病原微生物検出情報》

国立感染症研究所の病原微生物検出情報（月報）には，地方衛生研究所で検査され，ノロウイルスであることが確認されたものが集計されている[4]．散発例およびウイルスに起因する集団発生からのノロウイルス検出がとらえられている．

4 感染性胃腸炎（食中毒）での栄養食事療法

A. 症状が激しいとき

発症後早期で腹痛や下痢，嘔吐といった症状が強い1～2日間は，経口摂取よりは経静脈的な補液が中心であるが，経口摂取も状態によって完全に中止とせず，水分補給中心に流動食，軟食などが考慮される．

B. 症状が回復してきたとき

およそ3～4日程度で回復することが多く，経過をみながら刺激の少ない消化のよい食事とし，主食を3分粥から5分粥と増やし，さらに副食も下痢に傾かないのを確認しながら，少しずつ増やしていく．

5 感染症対策

A. 感染症法について

感染症法は，正式には「感染症の予防及び感染症の患者に対する医療に関する法律」といい，感染症の発生や流行を探知し，まん延を防ぐための対策や，医療従事者・一般の人びとへの情報提供に役立てるために制定された．同法では伝染力および罹患した場合の重篤度などから一～五類までそれぞれ各種感染症が規定されている（表1）．

届出の対象となる感染症の種類としては，すべての医師が届出を行う感染症（**全数把握疾患**）と，指定した医療機関のみが届出を行う感染症（**定点把握疾患**）がある．一類および二類感染症はそれぞれの感染症指定医療機関での入院が必要である．表2に一～三類までの指定感染症について記載した．

B. 大規模食中毒対策

食中毒の大規模化や平成8（1996）年に起きた腸管出血性大腸菌O157による食中毒などの続発に対し，平成9（1997）年に「大量調理施設衛生管理マニュアル」が作成された．集団給食施設などにおける食中毒を予防するために**HACCP**（Hazard Analysis and Critical Control Point）※3の概念に基づいた衛生管理手法を導

表2 「感染症法」の指定感染症（一〜三類）

一類感染症	エボラ出血熱，クリミア・コンゴ出血熱，痘瘡，ペスト，マールブルグ熱，ラッサ熱，南米出血熱
二類感染症	急性灰白髄炎，ジフテリア，結核，重症急性呼吸器症候群（病原体がSARSコロナウイルスであるものに限る），中東呼吸器症候群（病原体がβ-コロナウイルス属MERSコロナウイルスであるものに限る），鳥インフルエンザ（H5N1，H7N9）
三類感染症	腸管出血性大腸菌感染症（O157など），コレラ，細菌性赤痢，腸チフス，パラチフス

入し，同一メニューを1回300食以上または1日750食以上を提供する調理施設に適用される．適宜改定され最新の改訂は平成28（2016）年で新しい食品添加物として**過酢酸製剤**が野菜，果実，牛肉・豚肉，鶏肉の表面殺菌用としての使用が認められたことで，その取り扱いについての記載が盛り込まれた．

C. 院内感染対策

感染症領域，特に医療施設では，近年，院内における耐性菌の広がりならびにその耐性菌による感染症に対して，管理を徹底する方策がとられてきている．感染対策は医師，看護師に特化したものではなく，医療施設に従事し，受診患者と接する可能性のあるすべての者が共通して取り組まなければならない課題となっている．また，医療施設内で発生する感染症は，患者のみならず医療従事者自身の感染症罹患についても防ぐべきものであり，「他者を守り自分も守る」のが感染対策の基本的概念である．

多くの医療施設では医師，看護師，（細菌）検査技師，薬剤師の主要4職種で構成される**インフェクションコントロールチーム**（Infection Control Team：**ICT**）が組織され，院内の各種感染症についてサーベイランス※4，病院環境の清浄度ならびに日常の感染対策の遵守（じゅんしゅ）状況のチェック，アウトブレイクへの対応などを行っている．施設によってはさらに事務系職員や栄養士もICTに加わることもある．

病原体はその種類によって進入経路が異なっており，疾患別にその進入経路をブロックすれば感染を防ぐことが可能である．またワクチンで対応できる疾患も多く，医療施設内の感染の広がりを未然に防ぐあるいは最小限に防ぐ意味で，医療従事者にはワクチンで予防が可能な疾患についてはワクチンの接種が推奨される．麻疹，風疹，流行性耳下腺炎，水痘およびB型肝炎ならびにインフルエンザが対応すべき疾患である．特にインフルエンザについては毎年流行するウイルスのタイプが変化するため，毎年の接種が必要である．

ノロウイルスについては近年，食中毒としての報告以外に施設内での集団感染の報告が多くなっている．感染症のなかには適切な手指衛生が行われることで予防が可能なものも多く，医療現場に限らず日常生活でも適切なタイミングと方法で手指衛生を行うことが大切である．

D. 院内感染対策の実際

1）標準予防策

標準予防策（スタンダード・プリコーション）とはすべての患者の血液，汗を除く体液，分泌物，排泄物，健常でない皮膚，粘膜は，感染性があるものとして対応することである．これらに接触する，あるいは接触する可能性がある場合には，手袋やマスク，ガウン，エプロンなど適切な**個人防護具**（Personal Protective Equipments：PPE）を装着して対応することが必要である．またPPEを装着する以前に**適切な手指衛生**を常に実践することも，標準予防策のなかで最も重要なこととしてあげられる（図2）．

2）感染経路別予防策

①空気感染予防策

結核や麻疹などの病原体は，咳やくしゃみで発生した飛沫（水分を含んだやや大きめの粒子）が乾燥して飛沫核となった状態で空気中に長時間浮遊し，気流によって拡散する．この飛沫核を吸入すると，気道を通

※3 **HACCP**：食品の製造・加工工程のあらゆる段階で発生するおそれのある微生物汚染などの危害をあらかじめ分析（Hazard Analysis）し，その結果に基づいて，製造工程のどの段階でどのような対策を講じればより安全な製品を得ることができるかという重要管理点（Critical Control Point）を定め，これを連続的に監視することにより製品の安全を確保する衛生管理の手法．国連の国連食糧農業機関（FAO）と世界保健機関（WHO）の合同機関である食品規格（コーデックス）委員会から発表され，各国にその採用を推奨している[5]．

※4 **サーベイランス**：感染症ないし各種細菌の検出について，その発生頻度を調査・監視すること．特定の感染症や細菌の発生が通常の頻度以上に増加していることで流行などの早期発見や予防法の立案などに役立てたりする．

A）手洗い方法

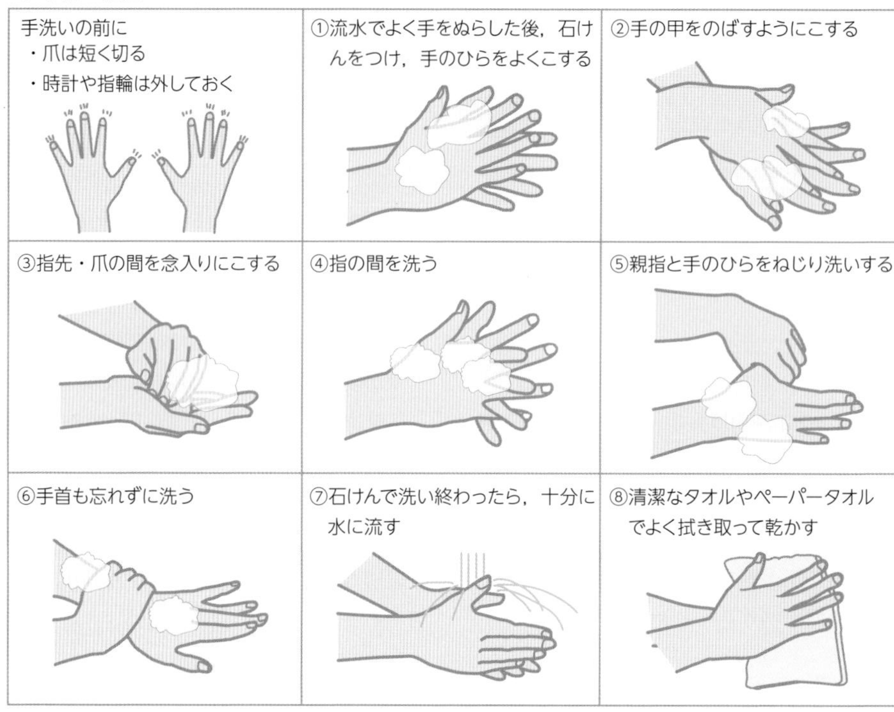

手洗いの前に
・爪は短く切る
・時計や指輪は外しておく
①流水でよく手をぬらした後，石けんをつけ，手のひらをよくこする
②手の甲をのばすようにこする
③指先・爪の間を念入りにこする
④指の間を洗う
⑤親指と手のひらをねじり洗いする
⑥手首も忘れずに洗う
⑦石けんで洗い終わったら，十分に水に流す
⑧清潔なタオルやペーパータオルでよく拭き取って乾かす

B）擦式アルコール製剤による手指消毒方法

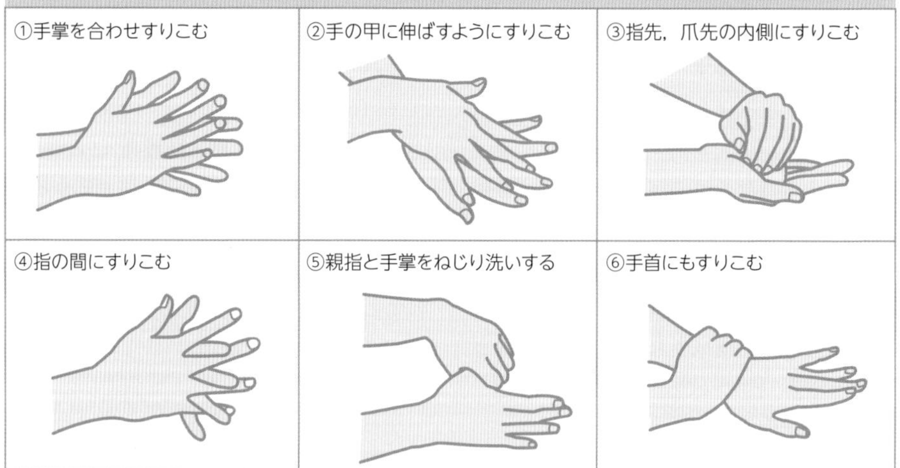

乾燥するまで摩擦（もみ洗い）する
エタノールが蒸発するまで十分摩擦する．この操作により消毒剤が角質層まで浸透し，しかも消毒剤の作用温度が上昇するため消毒効果が高まる．また，エタノールは蒸発するためタオルも不要
①手掌を合わせすりこむ
②手の甲に伸ばすようにすりこむ
③指先，爪先の内側にすりこむ
④指の間にすりこむ

⑥手首にもすりこむ

図2　手指衛生法：手洗い方法（流水と石けん；A）と擦式アルコール製剤による手指消毒方法（B）

手指に目に見える汚れがある場合ならびにアルコールが効果を示しにくい病原体による感染を予防したいと考える場合には，流水と石けんによる手洗い（A）が推奨される

A：厚生労働省ホームページ：インフルエンザ対策 啓発ツール 手洗いポスター　http://www.mhlw.go.jp/bunya/kenkou/kekkaku-kansenshou01/dl/poster25b.pdf[6]，B：「高齢者介護施設における感染対策マニュアル」（厚生労働省東北厚生局），p4　https://kouseikyoku.mhlw.go.jp/tohoku/about/pamph/documents/kaigo_shisetsu.pdf[7] をもとに作成

じて病原体が体内に侵入し感染が成立するため，飛沫核の飛散を予防するために陰圧室[※5]での対応が行われる．医療従事者は飛沫核を吸入しないために，**N95マスク**[※6]といわれる特殊なマスクの装着が必要となる．

②飛沫感染予防策

インフルエンザや風疹などは，咳やくしゃみで発生するウイルスが入った飛沫を吸入あるいは粘膜に付着することで感染する．飛沫が付着した手指から間接的な気道系への感染の経路もあるため，対応は手指衛生と**サージカルマスク**[※7]の装着の両方が必要である．また飛沫の拡散距離は2 m程度とされており，入院患者においてはカーテンによる隔離やベッド間隔の確保なども行われる．

③接触感染予防策

院内で問題となる耐性菌の代表であるMRSA（メチシリン耐性黄色ブドウ球菌）や緑膿菌といった多くの細菌，そしてB型肝炎ウイルスなどが含まれる体液ないし環境表面から，直接または間接的に皮膚や粘膜に接触することで感染が成立する．患者の処置時に手袋，ガウンといったPPEの装着が必要である．

※5　**陰圧室**：空気感染する病原体の飛散防止のために，病室内の気圧を外部と比較して低くすることで病室内の空気が外部にもれないようにする．

※6　**N95マスク**：空気感染予防用に空中に浮遊する微粒子に対して用いられるマスクのフィルター性能の指標として，0.1 μmのポリスチレンラテックス微粒子がマスクによって除去された割合が95％以上のもの．しっかりと顔にフィットするように装着する必要がある．

※7　**サージカルマスク**：飛沫感染予防に用いられるマスクのフィルター性能の指標として，空中に浮遊する微粒子（4～5 μm程度）がマスクによって除去された割合が95％以上であることが基準とされている．最近はインフルエンザや花粉症予防として広く市販されている．

Advanced 食中毒への対応

食中毒への対応は管理栄養士にとって重要である他，国家試験でも出題される．ここでは第27回（平成25年）管理栄養士国家試験の問題195，196を例に，食中毒への対応をみていこう．

●事例

9月に学校給食を食べた児童に発熱，下痢，嘔吐の症状が確認された．調査の結果，初発探知が報告された3日前の給食が原因の食中毒と断定された．有症児童数のピークは原因の給食を食べた日から4日目であった．原因となった給食の献立は，食パン，蒸し鶏のサラダ（鶏肉，卵，じゃがいも，マヨネーズ），ワンタンスープ，牛乳であった．調理前の食品の保存食および有症児童の便からは，病因物質が同定された．しかし，調理済み食品の保存食からは，確認できなかった．調理工程の記録から，すべての加熱調理は75℃以上，1分間以上の加熱を確認できた．

●病因物質の探索

事例から食中毒の病因物質の推定に役立つ項目をあげると，

・発熱がある
・3日前の給食が原因で，発生のピークは4日
・献立は，食パン，蒸し鶏のサラダ（鶏肉，卵，じゃがいも，マヨネーズ），ワンタンスープ，牛乳
・調理前の食品の保存食から病因物質が同定されたが，調理済み食品の保存食からは確認できなかった．75℃以上1分間以上の加熱で死滅している

となる．

このことから，潜伏期間平均3.2日・感染型・食肉（特に鶏肉）で発症するカンピロバクター属菌が原因微生物としてあげられ，献立の蒸し鶏が原因食品として考えられる．**加熱で死滅しているが，原因食材が汚染されていたことで，汚染された手指からの二次感染が疑われる．**

●再発防止策

原因微生物がわかった時点で，感染経路やそのリスクを考える．

前述のように，汚染された手指からの感染が疑われる（盛りつけ時か？）ため，**汚染食材を直接扱った後で別の作業（盛りつけなど）をする場合はしっかりと手指衛生をする**必要がある．

なお，保存食からは検出がないため，加熱調理の温度をこれ以上あげる必要はない（ノロウイルス対策としては，85℃・1分以上の加熱調理が有効とされる）．

調理従事者家族・給食当番児童の検便検査については，カンピロバクター属菌はヒトでの保菌率が低く，保菌者の便からの二次感染はありうるものの，便に直接触れたような様子がなければ積極的に行う必要はない．なお，牛，豚，鶏の保菌率は高く，ときに犬などペットも問題となるので注意する．また，給食当番児も当然手をしっかり洗う必要があるので適宜指導を行う．

食器については一般的に，木製器具より，表面がなめらかで乾燥しやすく，清掃作業や消毒が簡便なステンレス器具の方が，食中毒の防止に優れている．

（田邊嘉也）

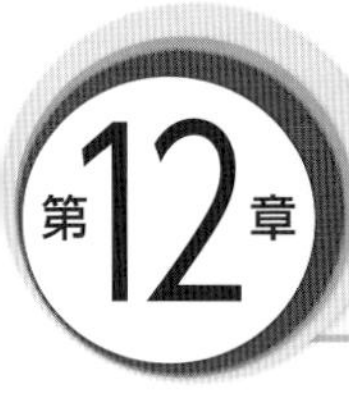

第12章 チェック問題

問題

- □ □ **Q1** 最近の食中毒発生状況調査の傾向について述べなさい.
- □ □ **Q2** 細菌性食中毒の分類と特徴について述べなさい.
- □ □ **Q3** 腸管出血性大腸菌感染症の特徴について述べなさい.
- □ □ **Q4** 院内感染対策において重要とされることは何か.
- □ □ **Q5** 感染性胃腸炎患者の栄養補給について述べなさい.

解答&解説

A1 平成20 (2008) 年以前は2～3万人前後で推移していたがそれ以降は減少し1～2万人台で推移している. 月別には6月頃からの夏期を中心に細菌が原因となる食中毒 (細菌性食中毒) が多く発生し12月頃からの冬期を中心にノロウイルスによる食中毒が多く発生している.
ノロウイルス食中毒の特徴として食中毒発生件数はあまり多くはないが患者数ではノロウイルスは全体の25％以上を占めており, 感染力の強さからひとたび食中毒事例が発生すると大規模な患者発生となっていることがわかる.
食中毒の病因物質の判明した事件数ではここ最近アニサキスの伸びが大きくなってきており平成29 (2017) 年以降の報告数では最多となっている. 増加の主因としてはアニサキス感染を食中毒として届出をするという認識が医療関係者の間で普及したためで近年に急増したわけではないと考えられている.

A2 細菌性食中毒の件数は食中毒全体の約70～90％を占めている. 原因となる細菌にはそれぞれ特徴があり, 分布している環境や食中毒の発生のしかたが異なってくる. 大きく分けて感染型食中毒と毒素型食中毒に分類される.

A3 生肉または加熱不十分な食肉の摂取で感染することが多いが, ヒト-ヒト感染もみられる. 多くの場合, 3～5日の潜伏期をおいて, 腹痛を伴う頻回の水様便の後に, 血便となる. ベロ毒素を産生し, この毒素による腎臓の障害で溶血性尿毒症症候群をきたし死亡する例もある. 感染症法により三類感染症に規定され, 全数報告義務がある.

A4 標準予防策ならびに感染経路別予防策を理解して徹底すること. ワクチンで予防が可能な疾患については, 医療施設内の感染の広がりを未然に防ぐあるいは最小限に防ぐ意味でワクチンの接種が推奨される. そして個々の医療従事者ごとに対策を行うのではなく, 医療機関全体として対策に取り組むことが, その効果を発揮するために重要である.

A5 発症後早期で腹痛や下痢, 嘔吐といった症状が強い1～2日間は, 経口摂取よりは経静脈的な補液を中心に行うが, 経口摂取も状態によって完全に中止とせず, 水分補給を中心に流動食, 軟食などを考慮する. 症状が回復してきたときには, 経過をみながら刺激の少ない消化のよい食事から徐々に増やしていく.

第13章 がんとターミナルケア

Point

1 がんの診断・治療について知り，それぞれの栄養管理法を理解する．

2 原発巣や術式の違いにより生じるさまざまな合併症，後遺症の対策を理解する．特に消化器（食道・胃・結腸・直腸）術後の理解は栄養指導において重要である．

3 緩和ケアのうち，がんの終末期に行うものを特にターミナルケアとよぶ．がんの終末期についてはターミナルケアが治療の主体となる．終末期の病態とターミナルケア・緩和ケアについて理解する．

概略図 がんと栄養管理

がんと栄養管理

病期（ステージ）	0（未病）	Ⅰ	Ⅱ	Ⅲ	Ⅳ
医療	検診	治療 根治的治療 → 準根治的治療 緩和ケア			
栄養管理の目的	予防	栄養状態の維持・改善 QOL の維持・改善			
栄養士のかかわり	正しい知識の提供	治療前・治療中・治療後・緩和期における栄養評価・副作用対策・合併症予防など 精神的ケア・支援			

場面による栄養管理の役割の変化

予防	●がんにならないために
治療	●治療を助ける ●副作用軽減（支持療法的役割） ●低栄養改善（補給経路・量・質） ●治療による後遺症対策
緩和	●QOL：食べる楽しみ ●低栄養改善，排泄コントロール ●腸閉塞・誤嚥・褥瘡の予防・改善

1 はじめに

がんの栄養管理は，がんの種類，病期，治療法，既往，治療歴，患者状態などによってその目的（ゴール）が大きく異なる（**概略図**）．したがって，それぞれの患者の状況に応じた柔軟な対応が求められる．また，個別性が高いため，患者・家族も含めた多職種によるチーム医療が前提となる．チーム全員で治療の目的（ゴール）を共有し，自分の役割を理解したうえで治療にかかわっていくことが求められる．

本章ではまず，がんの診断・治療について簡単に紹介してから，がんの栄養管理について解説する．臓器別がんの原因・症状・診断・治療については表1を参照のこと．特に栄養士とのかかわりが多い消化器がんのなかから，食道がん，胃がん，結腸がん，直腸がんについて解説する．

2 がんの診断

がんは，**画像検査による発生部位**，**進行度**と，**細胞診・生検によるがん細胞の組織型**（治療感受性）や**分化度**（浸潤（しんじゅん）・増殖能力）により診断される．**TNM分類**（T：原発腫瘍の進展度，N：リンパ節転移の有無やその程度，M：遠隔転移の有無）により腫瘍の進展度や多臓器への広がり方を分類し，がんの進行度（ステージ）を判定する．治療前に得られた情報に基づく分類を**臨床分類**（治療前臨床分類）といい，cTNM（c：clinical）と表記される．治療前臨床分類をもとに手術や侵襲的な病理組織検査の結果から補足・修正された分類を**病理学的分類**（術後病理組織学的分類）といい，pTNM（p：pathological）と表記される．

この診断結果により治療方針，予後予測が決定される．ほとんどの場合，各学会から出されている「診断治療ガイドライン」上の標準治療が選択される．

3 がんの治療

A. 外科治療（手術療法）

外科治療（手術療法：surgery，operation）は局所療法であり，**根治的手術**（定型手術，縮小手術，拡大手術）と**非根治的手術**（減量手術，姑息（こそく）手術）がある．血液を除くほとんどのがんに対して行われ，原則とし

表1　臨床医学の復習（臓器別がん）

	胃	食道	大腸	肝臓
疾患の原因	発生機序不明・発がん要因（感染：ピロリ菌，生活習慣：高塩分など）	喫煙・飲酒（アルデヒド脱水素酵素ヘテロ欠損），男女比5：1，前がん病変（腐食性食道炎・食道アカラシア・Barrett食道など）	発がん要因（遺伝：家族性大腸腺腫症・遺伝性非ポリポーシス症），（前がん病変：全大腸炎型潰瘍性大腸炎）	肝細胞がん（HCC：hepatocellular carcinoma）感染：肝炎ウイルス90％，慢性肝炎・肝硬変
症状	無症状→食欲低下，腹部膨満，悪心・嘔吐，貧血，胸焼け，吐下血	無症状（早期がん20％）→食道がしみる通過障害・体重減少・胸痛・背部痛・咳嗽・嗄声	無症状→下血，便通異常，貧血，腸閉塞症状	無症状→腹水，黄疸，食欲不振など
診断法	上部消化管内視鏡検査，生検．超音波検査・CT検査（転移の有無）	X線造影検査，上部消化管内視鏡検査	便潜血検査，注腸造影検査，大腸内視鏡検査，腹部超音波検査，CT検査，腫瘍マーカー検査（CEA，CA19-9）	画像検査(造影CT，造影MRI，造影超音波検査)，腫瘍マーカー検査（AFP，PIVKA-II）
治療法	根治術：内視鏡的切除(EMR)，外科手術． 非根治術：化学療法，放射線療法	内視鏡的治療，外科的根治術，放射線療法，化学療法，ステント挿入術	内視鏡的治療，外科的根治術，術後補助化学療法，化学療法	外科的治療，内科的局所療法(経皮的エタノール注入療法，経皮的マイクロ波凝固療法，ラジオ波焼灼療法)，血流遮断(肝動脈塞栓術)，化学療法
治療の指標	「胃癌治療ガイドライン医師用2021年7月改訂第6版」（日本胃癌学会/編）	「食道癌診療ガイドライン2017年版第4版」（日本食道学会/編）	「大腸癌治療ガイドライン医師用2022年版」（大腸癌研究会/編）	「肝癌診療ガイドライン2021年版」（日本肝臓学会/編）

（次ページへ続く）

て主病巣と所属のリンパ節を除去する．転移などが確認されない場合（早期がんなど）に，最も有効な選択肢である．

減量手術・姑息手術では，がんの部分的切除により症状が改善され，化学療法や放射線療法の効果が上がる．がんの種類，位置，進行度，手術目的，患者全身状態などによって適応や術式が決まる．術式によって，術後合併症や後遺症のリスクも異なる．

外科治療で共通する合併症は，**創感染**，**縫合不全**などがある．

B. 化学療法

1）方法

化学療法（chemotherapy）は全身療法であり，根治的治療，延命治療，緩和的治療がある．**細胞障害性抗がん薬**，**分子標的薬**，**ホルモン薬**などが使用される．抗がん薬の効果は，がんの種類によって異なる．

使用される抗がん薬は，単剤ではなく**多剤併用療法**（multidrug therapy：MDT）が主流となる．作用機序の異なる薬剤を組み合わせることで，互いの薬剤の抗腫瘍効果を高めるとともに，薬剤ごとの副作用が重複するのを避ける．

投与方法は，静脈投与，内服が一般的である．他に，腫瘍につながる動脈に注入する方法（動注）や胸腔内，腹腔内，脳脊髄液へ注入する方法などがある．

通常は，安全に行うために薬剤の種類・量，投薬期間，手順などを時系列で示した**治療計画書**（レジメン）にのっとって行われる．

治療効果の判定は，CT検査などの画像診断で行われ，治療効果は，

- 完全寛解・著効（complete response：CR）
- 部分寛解・有効（partial response：PR）
- 不変（stable disease：SD）
- 増悪（progressive disease：PD）

の4段階で判定される．

抗がん薬は，治療のはじめから効かない**自然耐性**と，

（表1続き）

	肺	子宮	乳房	前立腺
疾患の原因	高齢，喫煙，受動喫煙，アスベスト，大気汚染	子宮頸がん：扁平上皮がん 感染：HPV（human papillomavirus） 好発年齢：30～40歳代 子宮体がん：腺がん90％ 好発年齢：50歳代 エストロゲン依存性（肥満・不妊，未経産婦，エストロゲン製剤），糖尿病，高血圧症，脂質異常症	好発年齢：40歳代 遺伝：エストロゲン依存性（肥満，不妊，未経産）	発生機序不明，発がん原因（高齢，家族歴）
症状	咳，痰，血痰，呼吸困難，嗄声，誤嚥，肺炎，胸水，無気肺	無症状→不正出血，下腹部痛，腹部膨満，貧血	無症状→乳房・乳房周辺皮膚の陥凹・腫瘤（しこり），乳頭からの血性分泌	無症状→前立腺肥大症に伴う症状（排尿困難，頻尿，残尿感，夜間多尿，尿意切迫，下部不快感）
診断法	胸部X線検査，胸部CT，MRI，細胞診，気管支鏡検査，気管支鏡下生検，胸腔鏡検査，胸腔鏡下肺切除	子宮頸部擦過細胞診，コルポスコピー，生検，子宮内膜細胞診，子宮鏡検査，CT検査，MRI検査	触診，マンモグラフィ検査，超音波検査，針生検，	血液検査（PSA：前立腺特異抗原），直腸診，経直腸的超音波検査，生検，CT，MRI，骨シンチグラフィ
治療法	手術療法，化学療法，放射線療法単独または集学的治療	子宮頸がん予防：HPVワクチン接種 外科治療，化学放射線療法	外科治療，放射線療法，化学療法，ホルモン療法，	待機療法，手術療法，放射線治療，内分泌療法
治療の指標	「肺癌診療ガイドライン－悪性胸膜中皮腫・胸腺腫瘍含む2021年版」（日本肺癌学会/編）	「子宮頸癌治療ガイドライン2017年版」「子宮体がん治療ガイドライン2018年版」（日本婦人科腫瘍学会/編）	「乳癌診療ガイドライン 1. 治療編2018年版第4版」（日本乳癌学会/編）	「前立腺癌診療ガイドライン2016年版」（日本泌尿器科学会/編）

今野 良：HPVワクチンによる子宮頸癌の予防．癌と化学療法，37：236-239，2010[1]，「臨床医学 疾病の成り立ち 第3版（栄養科学イラストレイテッド）」（田中 明，藤岡由夫/編），羊土社，2021[2]，津金昌一郎：がんの疫学と予防．治療，91：2354-2361，2009[3] をもとに作成

治療を続けるうちに最初は有効であった抗がん薬が効かなくなってしまう**獲得耐性**※1がある．このため，治療の中止，再発などは避けられない．治療を続けていくなかで，精神的にも身体的にも厳しい状態が続く．

2）副作用

一般的に化学療法は副作用（side effect：SE）を伴う（**表2**）．臨床現場では，治療との因果関係を問わない副作用は**有害事象**（adverse event：AE）として扱われる（**図1**）．有害事象の評価には「有害事象共通用語規準 v5.0 日本語訳JCOG版（CTCAE v5.0-JCOG）」[5] が用いられる．症状，疾患，検査値異常などの各有害事象を，重症度により5段階のGradeで示すものである（Grade 1：軽症，2：中等症，3：重症，4：生命を脅かす，5：AEによる死亡）．

※1　**獲得耐性（獲得抵抗性）**：薬剤が無効であることを耐性（抵抗性）とよぶ．もともとその薬剤が無効である場合を「自然耐性（自然抵抗性）」，もともとは有効であったが，ある時点から無効になった場合を「獲得耐性（獲得抵抗性）」とよぶ．

なお，がん患者の全身状態の目安としては，PS（performance status，**表3**）が用いられるが，通常，PS3～4の場合，化学療法は行われない．

3）栄養管理

栄養状態は全身状態に影響するため，治療を継続するうえで副作用をコントロールし，栄養状態の維持・改善を図ることが非常に重要となる．

投薬の変更に伴う入院加療などを除き，外来通院治療が主流となる．外来化学療法施行患者には**高頻度に栄養障害**がある[7] という報告もあり，外来を通じた在宅での支援が今後の課題である．

C. 放射線治療

1）方法

放射線治療（radiation therapy）は局所療法であり，根治・緩和・対症療法目的で行われる．特に骨転移による**疼痛**（とうつう）**緩和**に有効である．放射線にどこまで耐えられるかは臓器などによって異なるため，がんとその周

表2　一般的な化学療法による副作用と起こる時期

	治療日	1週間以内	1～2週間後	3～4週間後
自分でわかる副作用	アレルギー反応，吐き気，嘔吐，血管痛，発熱，便秘	疲れやすさ，だるさ，食欲不振，吐き気，嘔吐，下痢	口内炎，下痢，食欲不振，胃もたれ	脱毛，皮膚の角化やしみ，手足のしびれ，膀胱炎
検査でわかる副作用			骨髄抑制（白血球減少，貧血，血小板減少），肝障害，腎障害	

「患者必携 がんになったら手にとるガイド 普及新版」（国立がん研究センターがん対策情報センター／編著），p142，学研メディカル秀潤社，2013[4] より引用

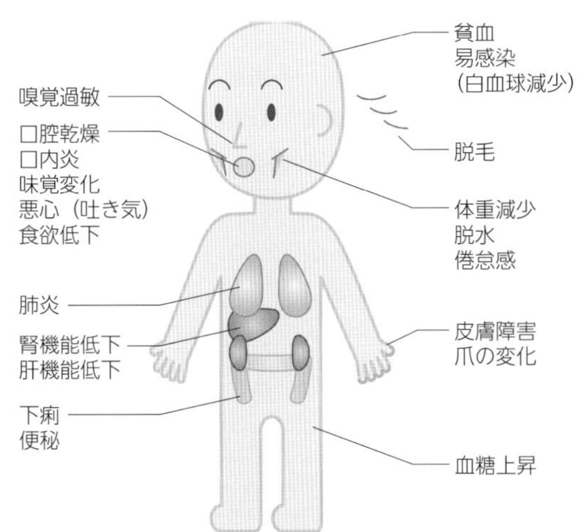

図1　化学療法による副作用（有害事象）

表3　performance status（PS）

Score	定義
0	無症状で社会生活ができ，制限を受けることなく発病前と同等にふるまえる
1	軽度の症状があり，肉体労働は制限を受けるが，歩行，軽労働や座業はできる．例えば軽い家事，事務など
2	歩行や身の回りのことはできるが，時に少し介助がいることもある．軽労働はできないが，日中の50％は起居している
3	身の回りのことはできるが，時に少し介助がいり，日中の50％以上は就床している
4	身の回りのこともできずに，常に介助がいり，終日就床を必要としている

「がん薬物療法における支持療法（インフォームドコンセントのための図解シリーズ）」（西條長宏／編），医薬ジャーナル社，2005[6] より引用

りの構造の位置関係を考慮し放射線の当て方や量を使い分ける．治療に用いられる放射線の種類は，X線，γ(ガンマ)線，電子線の他，一部の施設では陽子線や重粒子線も使用される．また，体外から照射する外部照射と，体内から照射する内部照射がある．

根治照射の場合，週5回，60～70 Gy（グレイ）/30～35 fx（fraction：分割回数）/3～5週という分割照射法が用いられる．治療目的，部位，組織型などにより線量・分割法は異なる．

2）治療による障害

放射線を照射すると，細胞内のDNA（deoxyribonucleic acid）が損傷し，修復しきれずに細胞分裂が停止し死滅する．一般的にがん細胞は正常細胞に比べDNAの損傷を修復するしくみが不十分なため，よりがん細胞に影響が強く現れる．ただし，正常細胞にも損傷は残るため，障害（副作用）を生じる．照射線量が40 Gy以上になると高頻度に障害が出現する．

放射線治療による障害には，**早期障害**と**晩期障害**がある．早期障害は，治療中または終了後，数週間～数カ月後に発現し，照射線量の増加とともに増強するが，照射終了後に回復する．晩期障害は，治療後数カ月～数年後に発現し，回復が困難で，障害が残る場合がある．

基本的には，照射した部位に炎症が生じるため，照射範囲で**皮膚炎**や**粘膜炎**が生じる．腹部や骨盤部への照射では，**下痢**や**頻尿**が生じることもある．照射部位は血行不良がみられ，受傷により**潰瘍(かいよう)化**しやすく，治りにくい．このため，強い刺激を避け，保温・保湿に注意する．また，全身症状として疲労感・倦怠(けんたい)感・気力の減退，食欲不振なども起こる場合がある．

3）栄養管理

放射線治療は通院治療が主体となる．治療期間は月単位に及ぶため，計画通り治療継続できるよう体重減少・体力低下など緩徐な変化にも留意する．照射後3カ月程度は，**全身の抵抗力が減弱**しているため，過労を避け，十分な睡眠と栄養補給が望まれる．特に頭頸部領域，腹腔内への照射では経口摂取困難となる副作用が多発するため，支持療法※2としての栄養管理が重要となる[8]．

D. 集学的治療

外科治療・放射線治療などの局所療法と，全身療法である化学療法などを2つ以上組み合わせて行う治療を，集学的治療（multidisciplinary treatment，multidisciplinary therapy）という．**術前補助化学療法**，**術後補助化学療法**，**化学放射線療法**などが代表的である．

治療法を組み合わせることで治療効果の改善が期待されるが，副作用が増強される場合がある．また，治療の組み合わせによって予想される副作用（有害事象）や治療期間が異なる．

4 がんの終末期（緩和ケア，ターミナルケア）

1）緩和ケア，ターミナルケアとは

生命を脅かす疾患による問題に直面している患者とその家族に対して，痛みやその他の身体的問題，心理社会的問題，スピリチュアル（霊的）な問題を早期に発見し，的確に評価，治療，ケアすることで苦痛をやわらげ，生活の質（quality of life：QOL）を改善するアプローチを緩和ケアという．

がんなどの**亜急性型終末期**※3とは，病状が進行して，生命予後がおおむね半年あるいは半年以内と考えられる期間を指す．この間，確実に死に向かって病状が進み，患者自身が自己の病状を直視する状況におかれることになり，多くの苦痛・苦悩を伴う．患者本人の身体的，精神的，社会的苦痛（全人的苦痛：total pain）のみならず，ともに暮らす家族もまた，患者と同様の苦悩に苛(さいな)まれることになる．

終末期医療（ターミナルケア：terminal care）とは，終末期と診断された患者に対する医療・看護・介護などのことをいい，緩和ケアの一部に相当する．積極的な延命治療を中心とするのではなく，患者やその家族

※2 **支持療法**：合併症・後遺症の予防・軽減，副作用のケアのために行う．

※3 **亜急性型終末期**：がんの亜急性型終末期は，「がんを治すことを放棄した時点から，死亡するまでの期間」または，「病状が進行して，生命予後が半年あるいは半年以内と考えられる期間」をいう．生命予後が判断基準となり，半年あるいは半年以内の生命予後が予想される場合は，亜急性期型終末期に分類される．終末期の分類として，急性型（救急医療など），亜急性型（がんなど），慢性型（高齢者，植物状態，認知症など）があり，おのおのの終末期医療の内容的差異は大きい[9]．

の人格や意思を尊重し，身体的な痛みをやわらげ，死に対する恐怖を緩和し，残された人生のQOLを高めることをめざす．また，患者だけでなく家族へのサポートも重視する[9]．

2）ケアの内容

終末期には，治療の主体が緩和ケア（ターミナルケア）となる．疼痛治療の他，担がん（体内にがんがある状態）に起因するさまざまな症状の治療が行われる．緩和的薬物療法，放射線療法（骨転移・脳転移巣への照射），外科治療（姑息手術など）がある．

特に終末期には，疼痛，食欲低下，悪心・嘔吐，腹部膨満感，便秘，下痢，腸閉塞，全身の筋力低下による摂食嚥下障害，悪液質※4，呼吸困難，倦怠感，抑うつ，不眠，意識障害，褥瘡，浮腫，電解質異常などの症状が多重に発現する．このため，**終末期には，経口摂取量の低下が高頻度に出現する**．「経口摂取量の低下に対する緩和治療」として，ステロイド薬，痛みや抑うつの治療など「食べられるための治療」をまず行う．高カルシウム血症，低ナトリウム血症など食べられない原因を同定し，可能ならばその原因を取り除く[11]．

また，終末期だけでなく，がんと診断された時点から患者・家族の精神的苦痛は大きい．緩和ケアは，患者の状態に応じて，身体症状の緩和や精神心理的な問題への援助など，**治療の初期段階から**積極的な治療と並行して行われる必要がある．

5 がんの栄養管理

ここではすべてのがんの治療・介入時期に共通する栄養管理について述べる．がんではがん細胞により代謝が変化する（**表4**）他，治療に伴う炎症も生じる（**図2**）ので，これらに対応した栄養管理を行うことが大切である．

エネルギー基質の代謝変化（**表4**）は，細胞生育に不利な低酸素や飢餓状況下で，がん細胞のエネルギー源となるブドウ糖（グルコース）を取り出すためのしくみである．糖代謝は，通常，解糖後にTCAサイクルに移るが，がん細胞では解糖が優先される．これを**Warburg効果**（好気的解糖）という．体内のたんぱく質はブドウ糖をつくるために分解され，体内の脂質も分解されてがん細胞の増殖・浸潤・転移などの悪性化に利用される．また解糖と同時に糖新生も行われる．解糖と糖新生をくり返すサイクルを**Cori回路**という．解糖による産生エネルギーより糖新生による消費エネルギーが大きいため，腫瘍増大によりCori回路が亢進すると筋肉も体脂肪も落ちていき体重減少につながる．

A. 栄養評価

主観的評価（subjective global assessment：

表4 がん細胞における代謝変化

糖質	たんぱく質	脂質
•がん細胞 →ブドウ糖（グルコース）が主なエネルギー源 •グルコース代謝回転亢進 •嫌気性解糖亢進（Warburg効果） •肝糖新生増加 •Cori回路活性亢進 •インスリン抵抗性増加 •耐糖能異常	•炎症性サイトカインの上昇 •PIFの作用などによるたんぱく異化亢進 •同化の抑制 •LBM（除脂肪体重）減少 •肝糖新生亢進（グルコースアラニン回路） 体内にあるたんぱく質を分解してグルコースをつくる	•TNF-α・IL-6・LMFの分泌による脂肪分解亢進・合成抑制 •脂肪組織・肝リポプロテインリパーゼ活性の抑制 •脂肪酸合成酵素活性の抑制 •遊離脂肪酸の減少 •脂質異常症 体内にある脂質からがん細胞を維持・増殖しやすい物質をつくる

「がん病態栄養専門管理栄養士のためのがん栄養療法ガイドブック2019 改訂第2版」（日本病態栄養学会/編），pp83-84，南江堂，2019[12] をもとに作成

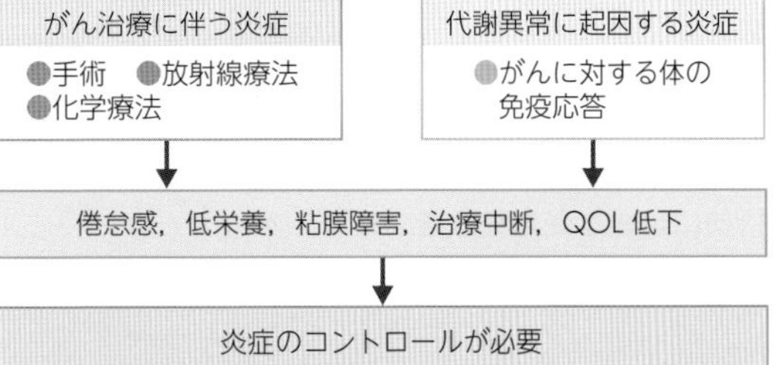

図2 がん患者における炎症と症状，治療への影響

「キーワードでわかる臨床栄養 令和版」（岡田晋吾/編），p345，羊土社，2020[13] より引用

※4 **悪液質（cachexia）**：通常の栄養サポートでは完全に回復することができず，進行性の機能障害に至る骨格筋の持続的な減少を特徴とする多因子の症候群と定義される．筋肉の合成と分解のバランスが負に傾き，安静時のエネルギー消費も亢進する．がん悪液質は，がん患者の約80％にみられる．腫瘍から放出されるサイトカインなどの影響により，炎症反応が惹起され代謝が変化するために起こると考えられている[10]．筋肉の異化亢進，糖新生の亢進，耐糖能低下，インスリン抵抗性，脂質分解の亢進などの代謝変化がみられる．

第13章 がんとターミナルケア

SGA）・客観的評価（objective data assessment：ODA）の両面から行う．**PG-SGA**は，主観的評価方法の代表的な方法である．脱水・浮腫も含めた体重の評価が重要である．投与栄養量のモニタリングにより，栄養素などの欠乏をスクリーニングし，早期対応を行う場合もある．Alb，CRPを用いた**GPS**（Glasgow prognostic score，p213 Advanced参照）により全身の炎症状態を定期的に確認し，手術前は小野寺の**PNI**（prognostic nutrition index：予後栄養指数）などを用いた評価も行う．

B. 栄養基準

身長，体重，年齢，性別よりHarris-Benedictの式から求めた基礎代謝量（basal energy expenditure：BEE）に活動係数・ストレス係数を乗じて，暫定的にエネルギー必要量を決定する．

ストレス係数については，現在の全身状態，栄養状態，既往歴，治療歴，栄養管理の目的などを考慮して設定する．ここで求めた栄養管理基準はあくまでも暫定的なものであることを認識し，体重，骨格筋量，血液検査などの継続的なモニタリングにより調整を行うことが必要である．

たんぱく質必要量は現体重（kg）あたり1.0 gを基本とし，腎機能などを考慮する．脂肪エネルギー比率は20～25％を基本とし，糖尿病，呼吸器疾患などの有無により変更する．

貧血，低アルブミン血症など，血液検査，症状などにより栄養素などの欠乏が疑われた場合は，特にビタミン，ミネラルは欠乏しやすいため注意する．悪液質がみられる場合は，抗炎症に留意する．

1）外科治療

術前の栄養状態を確認し，低栄養の場合は，積極的な栄養介入により栄養状態を改善する．また，周術期の高血糖状態は術後感染を起こしやすくするため，糖尿病などの生活習慣病のコントロールが悪い場合は，**術前に可能なかぎり改善**することが望ましい．特に術直後は血糖管理に留意する（特に糖質の過剰投与を避ける）．消化器術後であっても早期経腸栄養法を開始することで腸管粘膜の維持が可能となり，免疫能の維持，バクテリアルトランスロケーション※5・胆汁うっ滞などが回避できる．

2）化学療法

副作用に対する支持療法の他，二次予防・早期回復のため，亜鉛などの微量元素や，グルタミンなどのアミノ酸補給，腸管機能を維持するためのシンバイオティクス※6などの積極的介入を行う[14]．また，一時的な食事摂取量の低下であれば，必要量の充足のみにとらわれず，腸管機能維持にシフトする．

3）放射線療法

照射後は，熱傷と同様，必要エネルギーが増大するため（第15章3「B.熱傷」参照），ストレス係数を高めに設定する．皮膚・粘膜障害の改善を目的とし，治療前から亜鉛などの微量元素補給により皮膚障害の軽減を試みる．

4）終末期

終末期においては栄養管理もギアチェンジを要する．特に強制栄養法である経腸栄養法・静脈栄養法の場合は，臨床症状により，その減量のタイミングを見極める．褥瘡など二次予防・改善のためのミネラルなどの補給，排泄コントロールのためのシンバイオティクスなどを必要に応じて検討する[14]．

5）補完代替医療（CAM）

通常医療（現代西洋医療）を補う「補完医療」と，通常医療に取って代わる「代替医療」の両者をまとめて**補完代替医療**（CAM：complementary and alternative medicine）[15][16]とよび，近年，注目が集まっている．

現代西洋医療を前提として，これにCAMを組み合わせてさらにQOLを向上させる医療を**統合医療**と定義[17]している．

がん治療においては，通常の手術・放射線・抗がん薬による化学療法などにCAMを組み合わせた**統合腫瘍学**という概念も生まれ，米国では統合腫瘍学会も設立されている[18]（図3）．

※5　**Bacterial translocation（BT）**：腸管内細菌が粘膜バリアーを通過して，体内に移行する状態．全身的な栄養不全や種々のストレス，消化管疾患などによる全身性・局所性免疫能低下，肝の網内系機能低下，腸粘膜萎縮などが発生要因として考えられている．

※6　**シンバイオティクス（synbiotics）**：バクテリアルトランスロケーションなどの予防・改善のため，腸内細菌叢を整える治療としてプロバイオティクス（乳酸菌）とプレバイオティクス（グルタミン，オリゴ糖，食物繊維など）を併用する方法．

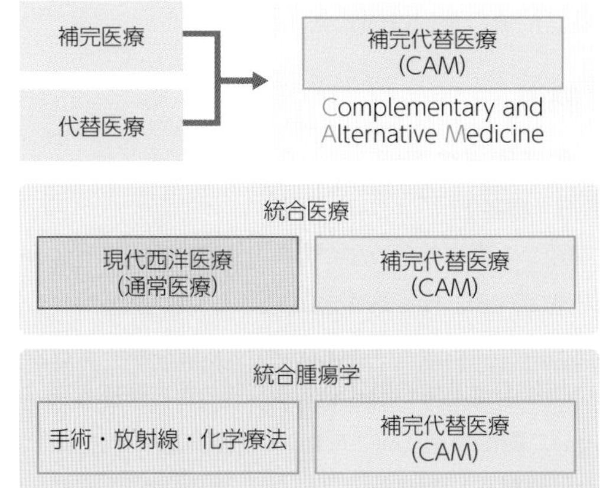

図3　補完代替医療（CAM）・統合医療・統合腫瘍学の定義

CAMの利用実態について調査した兵頭らの報告[18]によると，がん患者の45％が1種類以上のCAMを利用し，月平均5万7千円出費している．分類は，健康食品・サプリメントの利用が96％と最も多い．主な目的は，がんの進行抑制（67％），治療（45％）である．そしてCAM利用患者の5％が副作用を経験したと述べている．CAM利用患者の57％は十分な情報を得ておらず，61％は主治医に相談していない．

このように多くのがん患者がCAMに関心をもち利用しているが，**医師に相談できていない状況**であることがわかる．しかし，治療を効果的にマネジメントするためには，通常の治療と患者が利用しているCAMの全体像を把握する必要がある．

今後，CAMの活用は増加していくことが予想され，安全性・有効性を考慮した医師主導による**多職種協働のサポート**が期待されている．患者の訴え，思いを傾聴できるスキル，最新の治療や病態に関する情報・ガイドラインなどを国内外のデータベースや文献情報から調査し，活用できる能力が求められる．

C. 栄養補給

消化管機能と栄養補給期間により，経口・経腸・経静脈の補給ルートを選択する．必要に応じて経口・経腸・経静脈を適宜組み合わせるため，すべての補給量を合算し，投薬も含めて判断する．特に経腸・経静脈栄養ルートを選択した場合は，エネルギー過剰投与・水分過不足・塩分不足・ビタミンやミネラルなどの不足に注意する．

頭頸部・食道がんの化学放射線療法などの場合，腸管機能に問題はないが，治療中からしばらく経口摂取困難な状況が続くため，一時的な栄養補給経路として治療前に**胃瘻**（いろう）〔経皮内視鏡的胃瘻造設術（percutaneous endoscopic gastrostomy：PEG）〕を造設することもある．外科治療により，乳び胸・乳び瘻がある場合は，経口・経腸での脂肪投与は避け，経静脈的に投与する．

D. 栄養指導

診療報酬上は「栄養指導」という名目であるが，指導という立場だけではなく，**相談・支援的役割**も担う必要がある．スキルとしては，カウンセリング・行動修正療法的アプローチが主となる．

- 問診や検査計測結果などによりSOAP形式※7で患者情報を整理し，下記事項についての情報提供や指導，提案を行う．
  ①医師からの指示内容，②疾患と食事との関連（インフォームドコンセント），③治療内容と食事との関連，④指示内容を実行するための具体的手段，⑤実際の食生活と認識のずれの明確化，⑥具体的効果，⑦社会資源に関する情報提供，⑧メンタルサポート，⑨健康に関する情報整理
- 主な栄養指導内容：消化器術後の合併症予防，低栄養改善（栄養補給方法），化学療法・放射線療法による副作用対策，ホルモン療法による肥満改善，口腔・頭頸部領域の摂食嚥下機能障害に適した食事形

※7　**SOAP形式**：問題志向型システム（※8）としてカルテ記載する際の情報整理形式．
- 主観的情報（S：subjective data）：患者が自覚している症状，訴え．
- 客観的情報（O：objective data）：検査，身体計測結果などの客観的データ，医療スタッフの観察所見など．
- 評価（A：assessment）：主観的・客観的情報から医療スタッフが判断した評価．
- 計画（P：plan）：問題解決のための具体的計画．

※8　**問題志向型システム（problem oriented system：POS）**：患者の健康上の問題を中心に据えて医療を行う考え方．またその考え方に基づいて行われる一連の作業やしくみのこと．問題志向型システムでは患者の情報を集め，客観的に評価する．このため，データを明確に客観的に蓄積するために，SOAPなどの書式で問題志向型の診療録（POMR）が記される．

態・食事介助方法など，浮腫などの改善，排泄マネジメント，電解質異常の是正，倦怠・易疲労感対策，肝機能・腎機能低下例，生活習慣病合併例に対する栄養食事療法．

- 特に自覚症状による体調管理が重要である．消化器症状の対症療法には，食事量調整，ペーシング※9，体調管理が有効である．
- 外科治療では，原発巣および術式により合併症・後遺症が生じる．栄養指導では，合併症・後遺症の病態に対応してその対策を具体的に指導する．特に消化器術後に起こりやすい合併症・後遺症とその対策について**表5**に示す[19]．
- 特に胃切除後に起こる合併症を**胃切除後症候群**とよび，逆流性食道炎，ダンピング症候群（早期・晩期），小胃による食事貯留能の低下，消化管蠕動（ぜんどう）不全，吸収障害（鉄，ビタミンB_{12}・脂肪など），腸閉塞などがある．
- また，化学療法により起こる副作用は，薬剤の種類・回数・治療日からの経過時期により異なる（**表2**参照）．それぞれに対応して栄養指導を進める必要がある．

  1週間以降になると骨髄抑制（白血球減少，貧血，血小板減少），肝障害，腎障害などの臓器障害が生じるので，この点にも留意する．

6 消化管のがん：食道，胃，大腸（結腸・直腸）

消化管は，主に口腔，咽頭，食道，胃，小腸，大腸，肛門からなる一本の管状の器官である（p40第2章消化器疾患概略図参照）．特に胃がん，大腸がんは患者数が多く，部位別がん罹患（りかん）数の上位を占める．がん発生早期はいずれも自覚症状はなく，進行すると消化管に狭窄（きょうさく）や閉塞が起こるため，食事摂取や排泄が困難になり病気に気づく．消化管狭窄・閉塞を伴う進行がんは治療前から栄養状態が悪くなりやすいため，治療前からの栄養支援が望ましい．

基本的に治療方法は各部位別の診断治療ガイドラインに基づいて，がんの発生部位，進行度により選択される．治療の選択は図式化されている．

※9 **ペーシング**：摂食嚥下機能・消化機能に応じて食事摂取量や速度（ペース）を加減すること．

A. 食道

1）臨床医学の復習

【構造・機能】

咽頭から胃までをつなぐ管状の器官．直径2～3 cm，長さ約25 cm，厚さ約4 mm．消化・吸収機能はなく，粘液を分泌し，筋層の蠕動運動によって食べものを胃まで送り逆流を防ぐ働きがある．構造から**頸部食道**（約3 cm），**胸部食道**（約20 cm），**腹部食道**（約2 cm）の3つに分類される．

①疾患の原因

発がんには喫煙と飲酒が強く関係している．特にアルデヒド脱水素酵素（ALDH2）ヘテロ欠損者の飲酒習慣が危険因子となる．食道がんは食道のどこにでもできる．特に食道の中央付近・下部1/3に多く，複数発生する場合もある．胃，咽頭，大腸，肺などのがんが同時にみつかることも多い．

②症状

早期は自覚症状がなく，進行すると通過障害による飲食時の胸の違和感，つかえ感，嚥下困難，体重減少，胸痛・背部痛，咳，嗄声（させい）などの症状がでる．

③診断

前述の本章2「がんの診断」を参照．肺や肝臓，リンパ節，骨への転移が多い．

④治療

内視鏡治療，手術療法，放射線療法，化学療法，それぞれの特徴を生かして単独または組み合わせた治療（集学的治療）が選択される．

0期は，食道がんの広がり具合を確認（周在性評価）し，治療後の食道狭窄を予測して制御可能であれば**内視鏡治療**が選択される（**図4**）．Ⅰ～Ⅲ期は，手術に耐えられる全身状態かを確認（耐術能評価）したうえで根治的手術療法が選択される．Ⅱ期・Ⅲ期では，手術前に化学療法を行うことが推奨されているが，患者状態により手術が先行された場合は，**術後補助化学療法**が推奨される（**図5**）．Ⅳa期は**根治的化学放射線療法**が，Ⅳb期は**化学療法**が推奨される．腫瘍による狭窄・通過障害がある場合は，**緩和的放射線療法**が選択される場合がある（**図6**）．胸部食道がんの手術療法の場合，切除した食道の代わりに胃を部分的に切除して筒状に

表5　消化器術後の合併症・後遺症とその対策

合併症・後遺症		起こりやすい術式	症状	病態	対策
通過障害		食道全摘（亜全摘）	つかえ感，悪心・嘔吐，食事摂取量低下	吻合部狭窄，蠕動障害	•腸瘻など経腸栄養併用 •経口栄養補助食品
嚥下障害		食道全摘（亜全摘）	むせ，発熱，肺炎	反回神経麻痺による喉頭蓋閉鎖遅延，不全からくる誤嚥	•腸瘻など経腸栄養併用 •1口量，ペーシング，あご引き嚥下，スライス法 •食事形態：ゼリー食，とろみあん
逆流性食道炎		食道全摘（亜全摘） 胃全摘 噴門側胃切除 幽門側胃切除	口内が酸っぱい・苦い，喉が焼ける，悪心（こみあげ），胸焼け，胸痛	噴門切除による逆流防止機能消失，小胃による食事貯留能低下	•1回食事量調整，夕食～就寝までの時間調整 •夕食内容：易消化 •体位：食後仰臥位禁止，就寝時頭部挙上 •胃液：プロトンポンプ阻害薬，胆汁：たんぱく質分解酵素薬投与
消化管蠕動不全		開腹術 〔食道全摘(亜全摘) 胃全摘 噴門側胃切除 幽門側胃切除 右半結腸切除 左半結腸切除 高位前方切除 低位前方切除など〕	腹痛，悪心・嘔吐，腹部膨満，便秘，排ガス停止	迷走神経切除による消化管運動の低下，消化管ホルモン分泌変化（術後生理的腸管麻痺は24～48時間で改善） 48時間以上経過しても，腹鳴や排ガスがない場合は重篤なイレウスに移行．原因は，麻酔による交感神経の興奮，手術操作（腸管露出，乾燥，機械的圧迫）の影響，腹腔内感染症，低カリウム血症による平滑筋の運動低下など	•歩行などの運動 •マクロライド系抗菌薬，漢方薬（六君子湯，大建中湯）
ダンピング症候群	前期（早期）	食道全摘（亜全摘） 胃全摘 幽門側胃切除	食後20～30分後に発症，腹部消化器症状（腹鳴ゴロゴロ，腹痛，悪心・嘔吐，腹部膨満，腹部不快，下痢など）	小胃による食事貯留量の低下，食物の急激な小腸移動による腸管拡張，腸間膜の牽引，血管作動性物質（セロトニン，ヒスタミン，カテコールアミンなど）の放出	•少量・頻回食 •咀嚼，ペーシング •術後経過により，軽快 •難治例：ソマトスタチン投与
	後期（晩期）	食道全摘（亜全摘） 胃全摘 幽門側胃切除	食後2～3時間後に発症，低血糖症状（脱力感，倦怠感，冷汗，めまいなど）	一過性の高血糖からくる反応性インスリン過剰分泌により起こる低血糖	•単純糖質を避ける •血糖・HbA1cのモニタリング，αグルコシダーゼ阻害薬投与
吸収障害	脂肪	食道全摘（亜全摘） 胃全摘 噴門側胃切除 幽門側胃切除 右半結腸切除 左半結腸切除 高位前方切除 低位前方切除	脂肪性下痢，脂溶性ビタミン欠乏（ビタミンDなど），必須脂肪酸欠乏（皮膚弾力性低下，発赤，湿疹，脱毛，魚鱗癬様変化，易感染性，毛細血管脆弱化・爪脆弱化，不感蒸泄増加）	相対的消化不良	•分食 •消化酵素投与 •腸の馴化※（水溶性食物繊維・オリゴ糖・グルタミンなど）
	鉄欠乏（鉄欠乏性貧血）	胃全摘 噴門側胃切除 幽門側胃切除	貧血症状（倦怠感，息切れなど） 自覚症状がない場合も多い 胃全摘2～3年後に発症	胃酸分泌低下（欠如）による低酸，無酸のため鉄イオン化減少により起こる吸収障害 〈R-Y法・B-Ⅱ法の場合〉鉄吸収部位である上部小腸を食物が通過しない術式のために起こる吸収障害	•鉄剤経口投与 •鉄分補給飲料など
	ビタミンB_{12}欠乏（巨赤芽球性貧血）	胃全摘 噴門側胃切除 幽門側胃切除	貧血症状（倦怠感，息切れなど） 自覚症状がない場合も多い 胃全摘4～5年後に発症	キャッスル内因子の不足・欠如による吸収障害 胃酸・ペプシン分泌低下（欠如）によるビタミンB_{12}分離不全	•ビタミン補給飲料 •ビタミン剤経口投与，経静脈注射

※ 馴化：ある刺激をくり返し与えることにより，その刺激に対して慣れ，鈍感になり，反応が徐々にみられなくなっていく現象．弱く単純な刺激の方が早く馴化するとされている．腸の馴化には，シンバイオティクス（グルタミン・食物繊維・オリゴ糖・乳酸菌・酪酸菌などの腸管投与）が有効

（次ページへ続く）

（表5続き）

合併症・後遺症	起こりやすい術式	症状	病態	対策
腸閉塞（機械的イレウス）	食道全摘（亜全摘） 胃全摘 噴門側胃切除 幽門側胃切除 その他腹腔内手術（卵巣・子宮・膀胱・前立腺など）	腹痛，悪心・嘔吐，腹部膨満，便秘，排ガス停止	腸管機械的圧迫・自律神経麻痺による腸蠕動運動低下，腸内ガス停滞	•解除前：絶飲食 •解除後・予防：1回食事量調整，咀嚼，ペーシング，歩行などの運動，生活リズム調整
排便困難	低位前方切除 高位前方切除	便失禁，頻回便，下痢，便秘	腸管広範囲切除，腸管機能低下による水分再吸収低下 〈低位前方切除の場合〉温存される直腸が短いため，便貯留能が低下	•肛門括約筋リハビリ，腸の馴化（水溶性食物繊維・オリゴ糖・グルタミンなど），排泄マネジメント（整腸剤・緩下剤の投与，水分摂取量調整など）

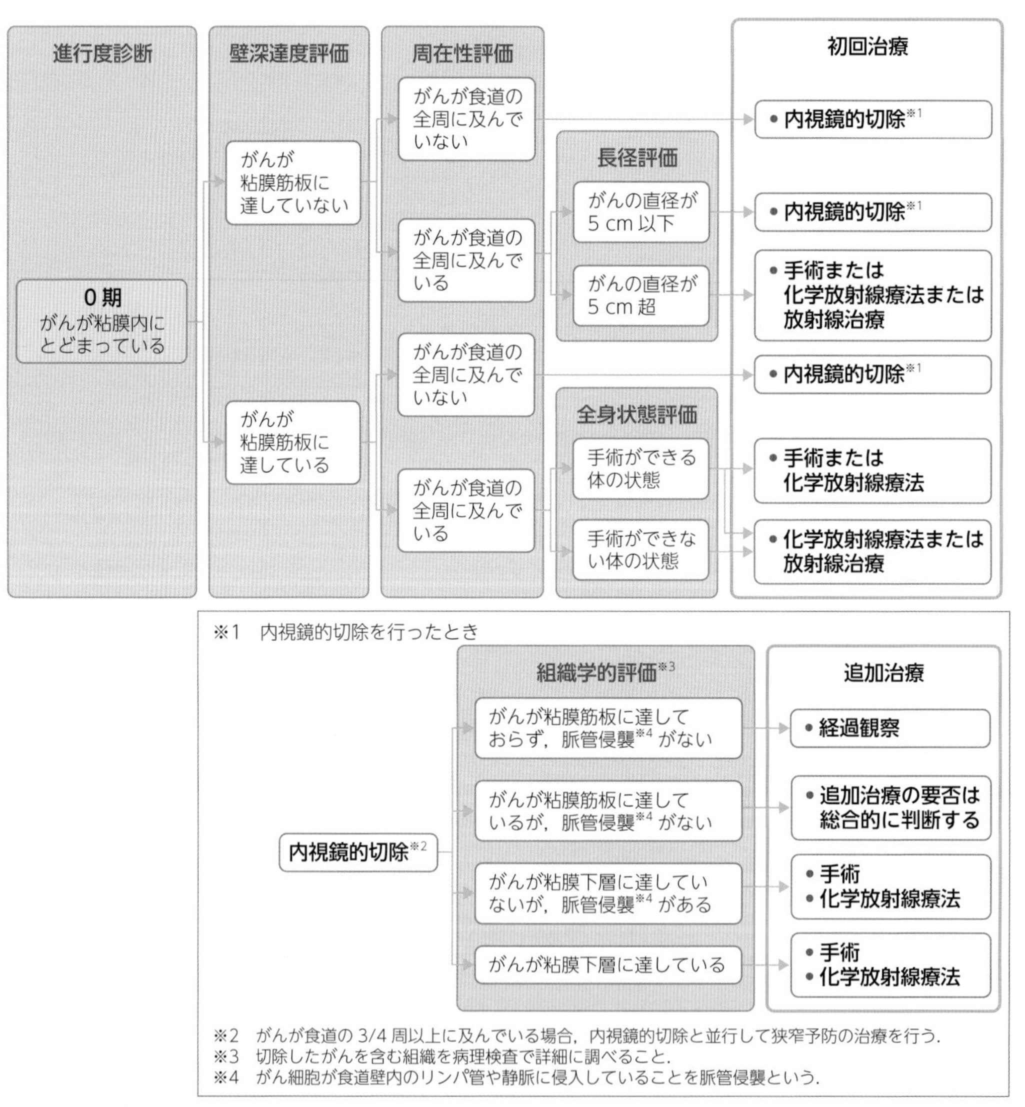

図4 食道がんの治療の選択（0期・Ⅰ期）

「食道癌診療ガイドライン 2022年版 第5版」（日本食道学会/編），金原出版，2022[20]をもとに作成

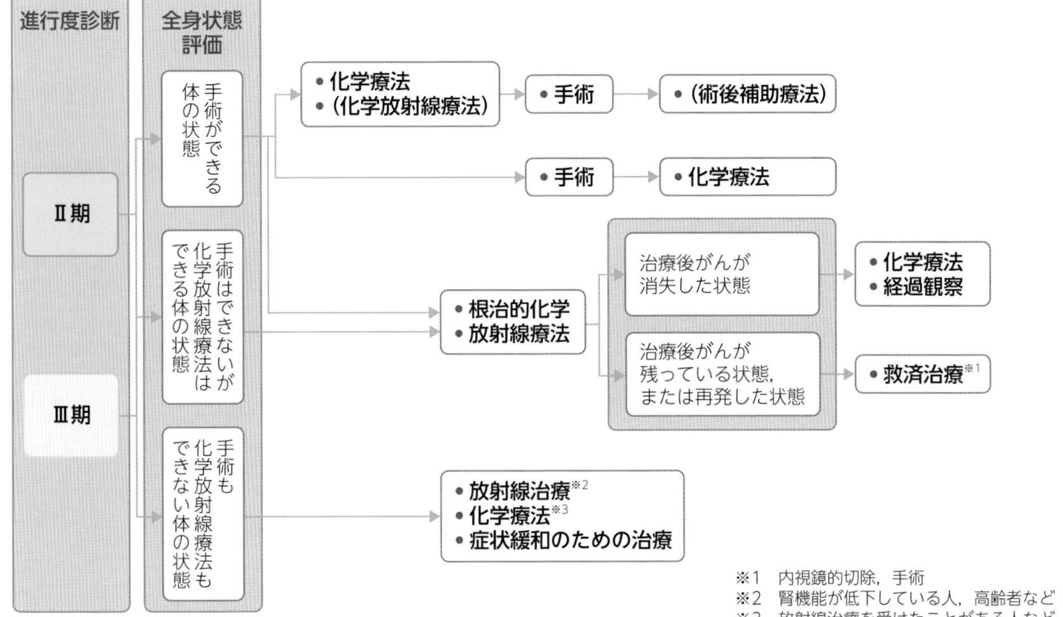

図5 食道がんの治療の選択（Ⅱ期・Ⅲ期）

「食道癌診療ガイドライン 2022年版 第5版」（日本食道学会/編），金原出版，2022[20] をもとに作成

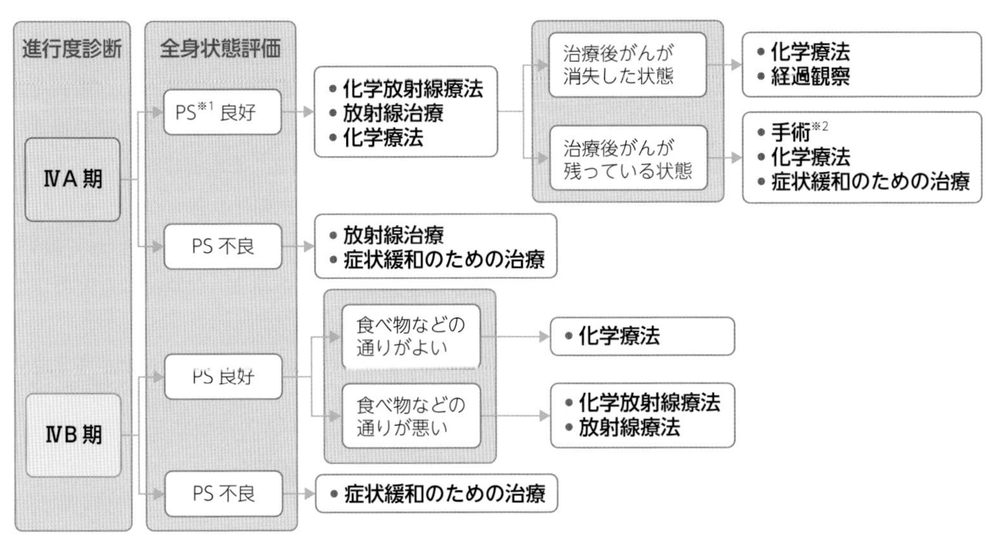

※1 パフォーマンスステータス（PS）：全身状態の指標の1つで，日常生活に対する制限の程度を示す．
※2 治療により，切除可能になった場合行われることがある．

図6 食道がんの治療の選択（Ⅳa期・Ⅳb期）

「食道癌診療ガイドライン 2022年版 第5版」（日本食道学会/編），金原出版，2022[20] をもとに作成

してつなぐ（胃管吻合（ふんごう））場合が多く，胃での再建が困難な場合は空腸をつなぐこともある（p218，第14章「周術期の管理」図1参照）．再建経路として胸壁前（胸骨前），胸骨後，胸腔内（後縦隔（こうじゅうかく））が選択される．もともと食道があった位置に再建する胸腔内（後縦隔）吻合は，食物が通過しやすい反面，縫合不全などの合

併症が発生した場合に対処しにくいため，さまざまなリスクを検討したうえで決定される．化学療法では**細胞障害性抗がん薬**が用いられ，放射線療法は，**分割照射法**が用いられる．食道がんでは**手術療法＋化学療法**（術前・術後補助化学療法）や**化学療法＋放射線療法**（化学放射線療法）などの集学的治療が多く行われる．

2）栄養食事療法

食道がん患者は，消化吸収機能は保たれているが，さまざまな経口摂取困難な状況が生じる．外科治療では，術後反回神経麻痺による嚥下障害，縫合不全による経口摂取開始遅延，吻合部狭窄による通過障害．化学療法では，悪心・嘔吐，食欲不振，味覚異常を伴う食事摂取量低下があげられる．放射線療法では，粘膜炎による嚥下時痛，治療後の瘢痕（はんこん）狭窄による通過障害などがみられる．まずは患者状態の把握に努め，適切な食事形態，量，補給経路について提案する．摂取量を確認し，不足分を補給する．最初は経口的補助栄養（ONS：oral nutrition supplements）を勧め，困難な場合は，経腸・経静脈的補給を検討する．疾患の特性上，高齢男性の割合が高く，単身独居者の場合は食事の調達が困難なケースが多いため，**本人の意向を踏まえた実現可能な提案**を心掛ける．また，必要に応じて在宅支援部門スタッフと連携を図る．

前述の本章5「がんの栄養管理」および表5をあわせて参照．

B. 胃

1）臨床医学の復習

【構造・機能】

胃は袋状の器官で，食べ物を一定時間とどめて胃液を分泌し，消化する働きがある．食道と接している入り口を**噴門**，十二指腸と接している出口を**幽門**，上部を**胃底部**，中心を**胃体部**，下部を**幽門部**とよぶ．

噴門は，胃内の食べ物が食道に逆流するのを防ぎ，幽門は，消化された食べ物を十二指腸へ送り出す量の調節をする．個人差が大きく，大きさは成人で約30 cm，容量は最大1.5～2 L．胃液は1回の食事で0.5～0.7 L，1日1.5～2.0 L分泌される．胃内の通過時間は，液体は数分以内，固形物は1～2時間程度．脂肪を多く含む食べ物は，通過に3～4時間ほどかかる．

消化液，消化管ホルモン（ソマトスタチン・グレリン），ビタミンB_{12}の吸収に必要な糖タンパク質（内因子），胃を保護する胃粘液などを分泌する．

①疾患の原因

発生要因として，ピロリ菌（ヘリコバクター・ピロリ）の感染．生活習慣では，喫煙，食塩・高塩分食品の摂取が原因とされる．

②症状

がんが進行するとみぞおちの痛み・不快感，違和感，胸やけ，吐き気，食欲不振，出血による貧血，黒色便，飲食時のつかえ感，体重減少などが生じる．また，進行しても症状がない場合もある．明らかな潰瘍がなく胃壁が硬く厚くなる進行胃がん「スキルス胃がん」は，早期発見が困難なため，症状が現れ発見されたときには進行している場合が多い．

③診断

前述の本章2「がんの診断」を参照．肺や肝臓，リンパ節，腹膜（腹膜播種）などに転移しやすい．

④治療

治療の選択は図7のとおり．

2）栄養食事療法

外科治療の場合，切除部位・再建方法により起こりやすい術後合併症・後遺症が異なるため，術式などを十分に理解する（p218，第14章「周術期の管理」図2参照）．主な術式を表6，術後の症状頻度・体重と食事の変化について図8に示す．

特に吸収障害が懸念される術式の場合は，補給量・経路などを考慮し，血液検査・欠乏症状などの定期的なモニタを行う．

前述の本章5「がんの栄養管理」および表5をあわせて参照．

C. 大腸（結腸・直腸）

1）臨床医学の復習

【構造・機能】

大腸は，全長1.5～2 mの筒状の臓器で，口側より肛門側に向かって盲腸，虫垂，上行結腸，横行結腸，下行結腸，S状結腸，直腸の7つに区分される（p220，第14章「周術期の管理」図5参照）．

がんが発生しやすい部位は，直腸，S状結腸の順に多く，大腸がんの約7割はこれらの部位に発生する．小腸から移送された液状の便から水分・ミネラルを吸

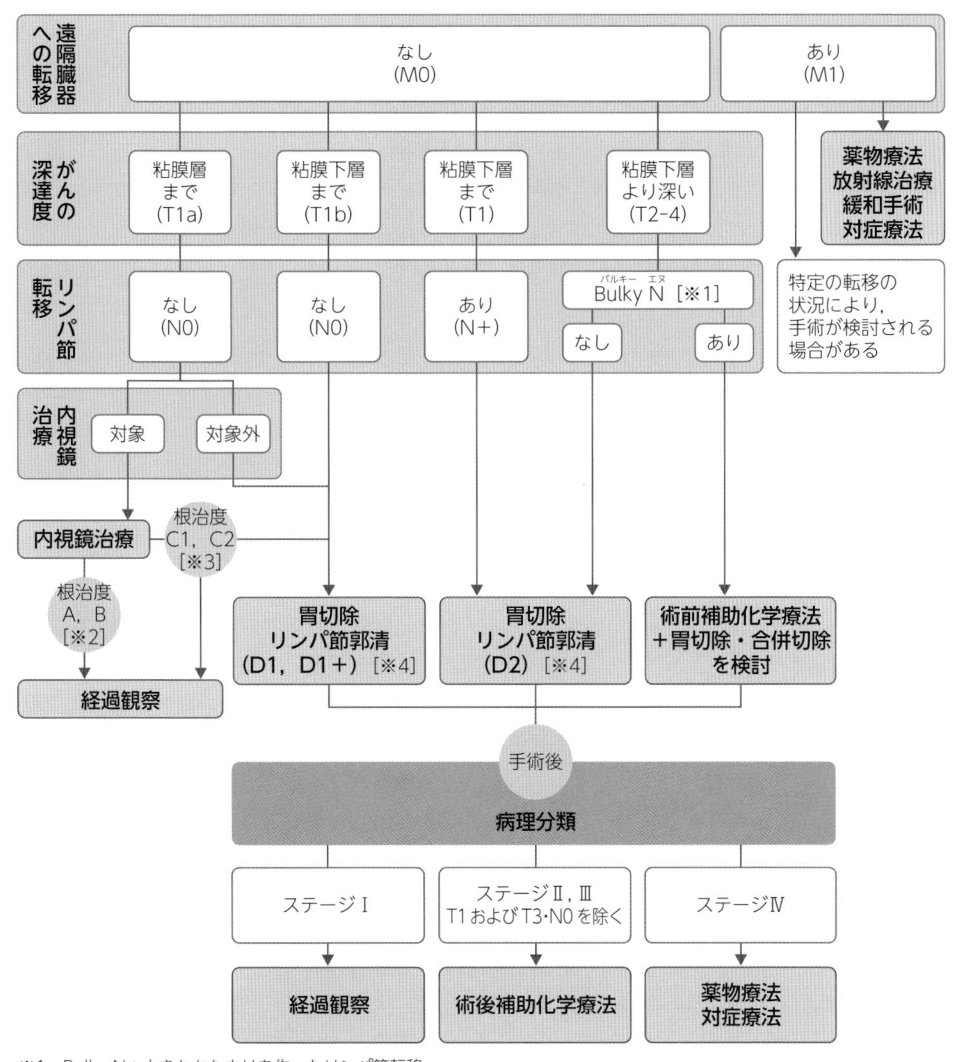

※1　Bulky N：大きなかたまりを作ったリンパ節転移
※2　根治度A，B：がんが確実に取りきれリンパ節転移の可能性が極めて低い場合
※3　根治度C1，C2：「C1（がんが確実に取りきれなかったものの，転移の可能性はごく低い）」の場合は，慎重に経過観察することが多く，「C2（がんが取りきれなかった，あるいは取りきれているもののリンパ節転移の可能性がある）」の場合は，手術を行う
※4　切除するリンパ節の範囲を示し，「D1」「D1+」は胃のすぐそばのリンパ節を切除，「D2」は胃から少し離れたリンパ節も合わせて切除する

図7　胃がんの治療の選択

「胃癌治療ガイドライン　医師用2021年7月改訂［第6版］」（日本胃癌学会/編），金原出版，2021[21]をもとに作成

収し，大腸で固形便を形成する．また，腸内細菌が食物繊維などを分解し，短鎖脂肪酸や脳内伝達物質（セロトニン，GABA），ビタミン（B群，K）などを生成している．直腸に便が移動して貯まると粘膜が刺激され便意を感じ，排便反射が起きて排便に至る．

①疾患の原因

腺腫という良性のポリープががん化して発生するものと，正常な粘膜から直接発生するものがある．**遺伝要因**として，家族性大腸腺腫症，遺伝性非ポリポーシス症．**前がん病変**として全大腸炎型潰瘍性大腸炎，**生活習慣**としては，運動不足，野菜・果物の摂取不足，肥満，飲酒などがある．生活習慣の欧米化（高脂肪・低繊維食）が関与していると考えられている．

②症状

早期は自覚症状がなく，健康診断などで便潜血陽性として発見されることが多い．進行大腸がんでもがん占拠部位が1/4周以下の場合は無症状，1/2周以上になると通過障害や便性状が変化する．左半結腸（結腸肛門側）にがんが発生した場合は，腹痛，腹部膨満感，下血，血便，便秘，下痢などの症状が生じる．右半結腸（結腸口側）に発生した場合は，症状がでにくく貧血，体重減少，腫瘤触知により気づく場合がある．全周性病変になると通過障害が起こり，腹痛，便秘，便柱狭小化をきたす．

③診断

前述の**本章2「がんの診断」**を参照．肝臓や肺，腹膜，脳，骨などに転移しやすい．

④治療

治療法は，がんの進行の程度や体の状態などから検討する．

外科治療ではがん占拠部位により切除範囲が異なる．盲腸・上行結腸がんは，結腸右半切除術．横行結腸がんは，横行結腸切除術．下行結腸がんは，結腸左半切除術．S状結腸がんは，S状結腸切除術．直腸がんは，がんの部位や進行状況により，直腸局所切除術・前方切除術・直腸切断術・括約筋間直腸切除術から選択される．低位前方切除術の場合は**一時的に人工肛門**を造設する場合が多い．直腸切断術などがんの位置により肛門括約筋が温存できない場合は**永久人工肛門**を造設する．

薬物療法は，細胞障害性抗がん薬が基本となる．切除不能進行・再発がんに対しては，分子標的薬を併用

表6　胃がん外科治療の主な術式

切除部位	再建法
胃全摘術	Roux-en-Y法
	空腸間置法
	double tract法
幽門側胃切除術	Billroth Ⅰ法
	Billroth Ⅱ法
	Roux-en-Y法
	空腸間置法
幽門保存胃切除術	胃胃吻合法
噴門側胃切除術	食道残胃吻合法
	空腸間置法
	double tract法

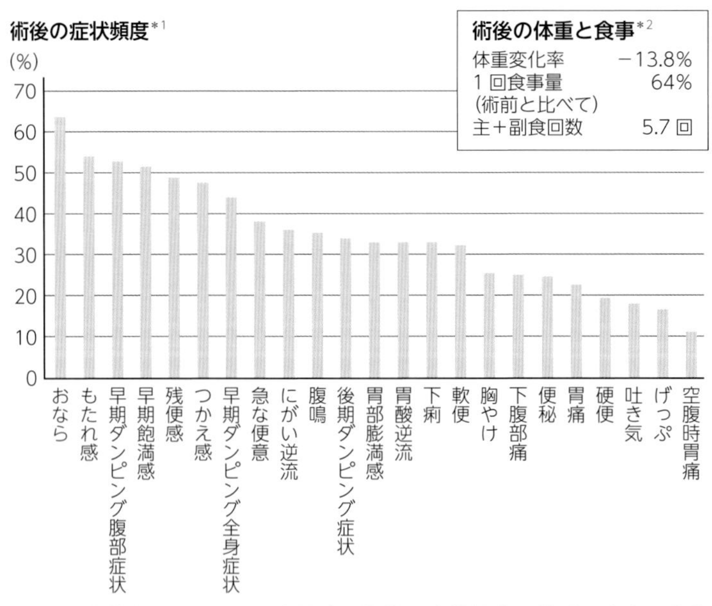

図8　胃全摘術Roux-en-Y法再建　術後の症状頻度・体重と食事の変化

＊1，2：全国規模の多施設共同研究「PGSASスタディ」のデータベースより
「外来診療・栄養指導に役立つ胃切除後障害診療ハンドブック」（「胃癌術後評価を考える」ワーキンググループ，胃外科・術後障害研究会／編），南江堂，2015[22] をもとに作成

することもある．**放射線療法**は，切除可能な直腸がんに対する術前補助照射，骨盤内の腫瘍・骨の痛み軽減や脳転移に対する緩和的照射が行われる．

2）栄養食事療法

前述の本章5「がんの栄養管理」を参照．

Advanced GPSによる悪液質の分類と制御

がん患者の2人に1人には体重減少がみられる．がんに伴う体重減少は，一般的に「がん随伴性体重減少（CAWL：cancer-associated weight loss）」と「がん誘発性体重減少（CIWL：cancer-induced weight loss）」の2つに分類される．

CAWLは，消化管通過・機能障害や検査・手術に伴う長期間の絶食や精神的ストレスなどによる食欲不振が原因とされ，外科治療や精神科的ケアにより改善が見込める．

一方，CIWLは，がん細胞によって放出される炎症性サイトカインやホルモンによって代謝亢進・代謝異常などが惹起され，筋崩壊，脂肪喪失を伴う体重減少が起こる「悪液質」の病態である．腫瘍が宿主体重の0.01％を超えると引き起こされるといわれている．全身性の代謝異常であり，腫瘍がなくならないかぎり改善の可能性が低い．

今まで悪液質を明確に評価する指標も，明確な対策もなかったが，Mcmillanらが考案したGPS（Glasgow prognostic score）により「悪液質」が客観的に分類できるようになった．また，三木らは日本人向けにCRPのカットオフ値を設定している[33]．

GPSは，血中CRP値とAlb値より，A群（正常パターン），B群（通常低栄養パターン），C群（がん悪液質予備群），D群（がん悪液質パターン）の4群に分類するものである（**表7**）．臨床病期が早期（ステージⅠ，Ⅱ）の段階でも，D群が10～20％程度出現することがわかった．

集学的治療の継続は，生存期間の延長に大きく影響する．全身状態が悪い場合は治療継続が困難となるため，栄養状態も含めた全身状態の管理が重要となる．GPSにより早期にスクリーニングし，対策をとることが望まれる．

現在，炎症コントロールをターゲットに，さまざまな臨床研究が行われている．

がんと診断され，治療をしている最中の人や治療後の人を「がんサバイバー」という．がん罹患数の増加と医療の進歩による生存率の上昇から，がんサバイバーは増えている．一方，がん治療に伴う副作用・合併症・後遺症に苦悩している患者も少なくない．

そんななか，がんの栄養管理に対する診療報酬※10が見直され適応範囲が増えている．平成28年の改定では栄養食事指導料の対象としてがんが追加されたことで，栄養食事指導料が算定できるようになり，令和2年の改定では，がん化学療法における合併症・後遺症の予防・軽減，副作用のケア（支持療法）として，外来化学療法連携充実加算という新たな評価が追加された．支持療法の開発については，現在，臨床現場でさまざまな試みが行われており，近い将来，成果が結実し苦悩する方が1人でも減るよう願って，日々邁進（まいしん）している．

表7　CRPとAlb（アルブミン）を用いたがん悪液質の分類

CRP ⇩	Alb ⇧	（正常パターン）	A群
CRP ⇩	Alb ⬇	（通常低栄養パターン）	B群
CRP ⬆	Alb ⇧	（がん悪液質予備群）	C群
CRP ⬆	Alb ⬇	（がん悪液質パターン）	D群

CRPを0.5 mg/dL，アルブミンを3.5 g/dLで各2群に分類
がんサポートホームページ：EPAががんによる炎症を抑え，QOLを改善「あきらめないがん治療」を支える新たな栄養療法（三木誓雄/監），2009　http://gansupport.jp/article/treatment/meal/3896.html（更新：2019年7月）[24] より引用

（武井牧子）

※10　**診療報酬**：保険医療機関等が行う診療行為やサービスに対する評価として公的医療保険から支払われる報酬．適用となる診療行為の範囲や点数が定められている．1点単価10円．「診療報酬点数表」に定められている施設基準などの要件を満たす必要がある．

第13章 チェック問題

問 題

□ □ Q1 胃切除後症候群とは何か説明しなさい.

□ □ Q2 化学療法時の有害事象（副作用）にはどのようなものがあるかあげなさい.

□ □ Q3 放射線治療による障害について述べなさい.

□ □ Q4 緩和ケアとは何か説明しなさい.

□ □ Q5 補完代替医療とは何か説明しなさい.

解答＆解説

A1 胃切除後症候群とは，外科治療による胃の切除により起こる合併症である．逆流性食道炎，ダンピング症候群（早期・晩期），小胃症状，消化管蠕動不全，吸収障害（鉄・ビタミンB_{12}・脂肪など），腸閉塞などがある.

A2 貧血・易感染（白血球減少），肺炎・腎機能低下・肝機能低下，血糖上昇など生命を脅かす副作用の他，味覚変化・嗅覚過敏・口内炎・悪心・嘔吐，下痢・便秘，食欲不振など．それほど重症でなくても，長期的に全身の栄養状態低下に大きく影響するため，軽症なときから早期に発見し，対応していく必要がある.

A3 主な放射線障害は，照射部位の炎症（皮膚炎や粘膜炎）である．早期障害は，治療中または終了後，数週間～数カ月後に発現し，照射線量の増加とともに増強するが，照射終了後に回復する．晩期障害は，治療後数カ月～数年後に発現し，回復が困難で，障害が残る場合がある.

A4 緩和ケアとは，生命を脅かす疾患による問題に直面している患者とその家族に対して，痛みやその他の身体的問題，心理社会的問題，スピリチュアル（霊的）な問題を早期に発見し，的確なアセスメントと対処（治療・処置）を行うことによって，苦しみを予防し，やわらげ，QOLを改善するアプローチである.

A5 補完代替医療とは，通常医療（現代西洋医療）を補う「補完医療」と通常医療にとってかわる「代替医療」の両者をまとめたもの．がん治療においては，通常の手術・放射線療法・化学療法などに補完代替医療を組み合わせた「統合腫瘍学」という概念も生まれている．多くのがん患者が関心をもち利用しているが，医師に相談できない現状も明らかになっており，今後，安全性・有効性を考慮した多職種協働のサポートが期待されている.

第14章 周術期の管理

Point

1. 栄養不良状態のまま手術を受けた場合は術後の回復が遅れるため，術前に栄養アセスメントを行うことを理解する.
2. 術後は臓器のはたらきを理解し，機能に合わせた栄養補給を考える．食道や膵臓，小腸切除など侵襲が大きい術後は静脈栄養法を，胃切除など栄養素の消化吸収能が比較的保たれている手術では流動食・粥食から栄養管理を開始することを理解する.
3. 食事を易消化にするため,「野菜は繊維に対し垂直に切る，食品や調理法を選ぶ」など調理を工夫する.「よく咀嚼(そしゃく)する」ことは食物が消化液の作用を受けやすく，易消化食の基本であることを理解する.

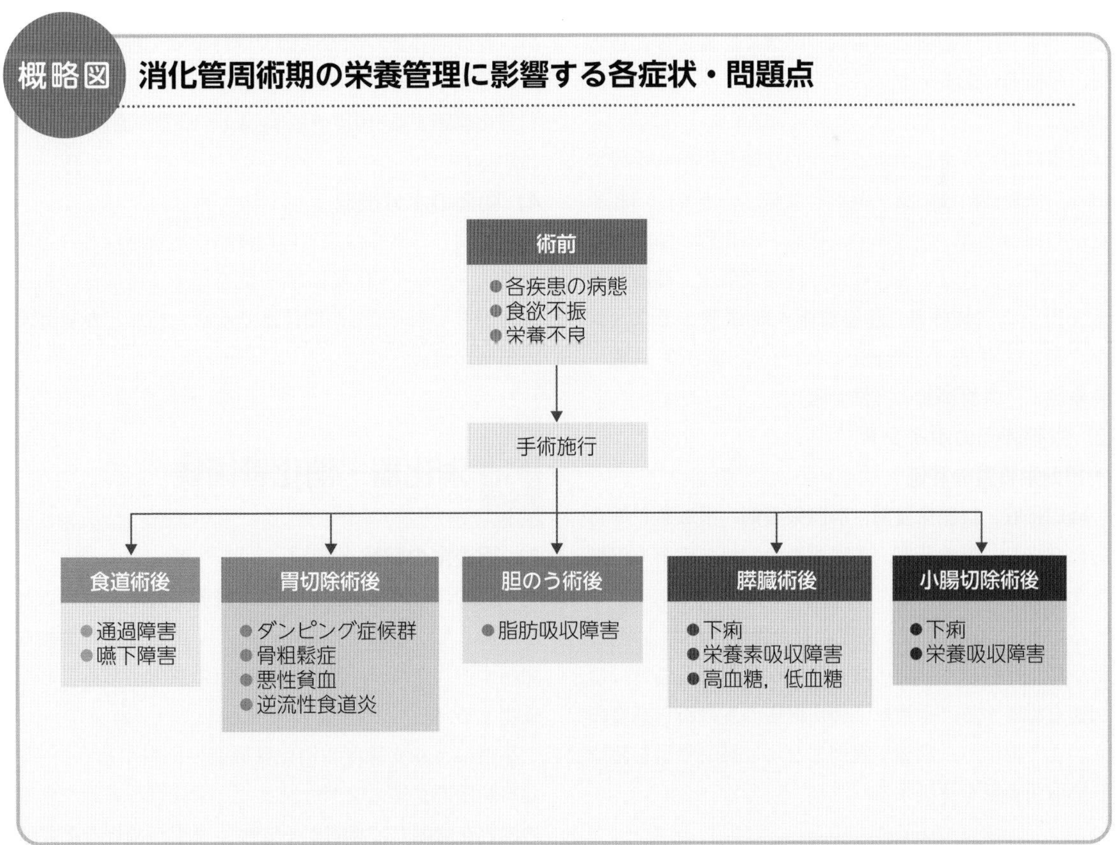

1 術前の栄養マネジメント

1）栄養管理の重要性

周術期には病気であるということ，手術を受けるということから健康は損なわれ，食欲不振となることがあるので，患者の心理と栄養摂取を考慮する．たんぱく質・エネルギー栄養障害（protein energy malnutrition：PEM）による栄養不良は，**免疫低下**，**術後感染症**や手術創治癒遷延の原因となる．

また，手術は疾患の治療手段であると同時に多大な**ストレス**や手術創の侵襲となり，回復のためにはエネルギーやたんぱく質，ビタミン，ミネラルなど栄養素の需要が高まる．**鉄欠乏性貧血**では組織への酸素運搬が不十分となり，**亜鉛不足**は**細胞合成能**の低下，**味覚異常**を招き，回復の障害となる．また，手術ストレスにより生体は**異化傾向**となり，**高血糖**や**体たんぱく質**の崩壊など栄養代謝異常を呈し，肝機能障害，消化管浮腫の病態下では投与された栄養素の同化が低下する状態となる．

このように栄養状態は術後の回復に影響を与えるので，手術前に栄養アセスメントを行い，ケア方針を決める．

食事は消化管を経由する生理的な栄養摂取の手段であり，栄養補給法の第一選択となる．一方で，口腔や食道の通過障害，頭頸部や消化器・消化管の障害など食物摂取ができない場合には，**経腸栄養法**，**静脈栄養法**を用いる（姉妹書：基礎編第４章 栄養アセスメント　第５章 栄養ケア計画のプロセス　第６章 栄養・食事療法，栄養補給の方法参照）．

2）栄養評価のポイント

①摂取栄養量の評価

経口摂取，**経腸栄養剤**，**静脈栄養剤**の摂取量を総合的に把握し，栄養状態，基礎疾患の有無，手術の侵襲度を考慮して評価する．

るいそう，低たんぱく血症など栄養障害がある場合，糖尿病や腎疾患や肝疾患など基礎疾患がある場合には病態を考慮する．手術は侵襲が軽度のものから高度のものまで幅広く，病態や症例ごとに目標栄養量を確認し摂取栄養量を評価する．

②体重・体格の評価

《ⅰ．るいそう》

体たんぱく質量は骨格筋量を反映し，体たんぱく質の蓄積が少ないと侵襲時に**栄養状態**が低下しやすく，感染症や手術創の回復遅延が危惧される．

《ⅱ．肥満》

高度肥満は**メタボリックシンドローム**を合併していることが多く，手術の危険因子と考えられているので，術前から適正な体重にコントロールする．生体肝移植のドナーで肥満による**脂肪肝**がある場合には，術前に体重を減らし，**肝機能**の正常化を図る．

3）基礎疾患がある場合

①糖尿病

高血糖状態では創回復の遅延，易感染性，たんぱく質・脂質・糖質の代謝障害など栄養管理上の問題となる．術後は生体に加わったストレスにより異化ホルモンが優位となり高血糖状態になりやすく，病態に応じて投与エネルギーを調整する．

②腎機能

手術創の回復には十分量のたんぱく質が必要であるが，腎機能障害のある症例ではたんぱく質の増量は病態を悪化させる．腎機能を評価しながらたんぱく質摂取量を調整する（0.8～1.0 g/kg・標準体重/日を目安とする）．

4）術前の水分摂取

長時間の絶飲食は患者に口渇感や空腹感などの苦痛を与え，脱水や周術期の合併症を増やす可能性があることから手術麻酔2時間前まで水やお茶などの清澄水の摂取が奨められている[1]．

2 消化器・消化管術後

1）術後食の開始（表1）

一般的には**消化管機能**や**嚥下機能**に問題がないことを確認して，水分が多くやわらかく調理した食事から開始する．意識が明瞭で食事摂取の意志があることを確認する．

手術により安静度や消化管機能の回復が違うので，食事開始のタイミングも異なる．栄養管理方針や食事の内容を説明し，患者が不安なく食事ができるように

表1　術後食に使用可能な食品と料理（例）

食品群	流動食	三分粥食	五分粥食	全粥食
穀類	重湯	三分粥	五分粥，パン（耳なし），煮込み麺，ソフトビスケット	全粥，パン，オートミール，うどん，マカロニ（やわらかく茹でる）
いも・でんぷん類	くず湯，ポテトスープ	とろろいも，マッシュポテト，煮物	ポテトサラダ　（同左）	※特に制限しない
油脂・種実類	バター，生クリーム	バター，生クリーム，すりごま	※特に制限しない（ナッツ類はペースト）	（同左）
大豆製品	みそ汁（具なし），豆乳	きな粉，煮豆腐，みそ汁，鯛みそ	豆腐，凍り豆腐など大豆加工品	（同左）※豆は表皮が難消化のために加工品とする
魚介類	潮汁，魚介スープ	すり流し汁，はんぺん煮，白身魚（ほぐし煮，蒸し魚，ホワイトソース煮），でんぶ，鮭缶など	煮魚，蒸し魚，焼き魚，刺身，ムニエル，かき料理，しらす干し　など	※いか，たこ，貝，干物は除く（かきやほたて貝柱は使用可）
肉類	コンソメスープ	ひき肉団子，クリームシチュー（鶏のささみや胸肉）	煮物，肉団子，ささみソテー，蒸し鶏，クリームシチュー	※うす切りやせん切り，ひき肉，ヒレ，脂肪の少ない部位とする．またはやわらかく煮込む
卵類	カスタードクリーム	卵豆腐，茶碗蒸し，だし巻き卵，オムレツ，炒り卵，プリン	（同左）	※特に制限しない
乳・乳製品	牛乳，ヨーグルト，アイスクリーム，乳酸菌飲料，ポタージュ	ホワイトソース，チーズ（同左）	（同左）	※特に制限しない
野菜・海藻類	野菜スープ，ポタージュ	やわらか煮（人参，大根，かぶ，かぼちゃ，カリフラワー），煮びたし（葉先），皮むきトマト，アスパラ缶	煮物（皮むきなす，冬瓜），お浸し（葉先），温野菜サラダ	※山菜，たけのこ，こんにゃくは控える．海藻，きのこは少量可．なす，かぼちゃなど皮がかたいものはむく
果実類	ジュース，ネクター，ゼリー（ゼラチン）	メロン，桃，バナナ，フルーツコンポート	グレープフルーツ，ぶどう，パパイア，すいか，いちご，缶詰（もも，りんご，みかん）	※ドライフルーツ，パイナップルは除く

援助する．

①食事例

- 流動食：重湯，スープやみそ汁，牛乳やジュースなどの液体の食品，ゼリーやアイスクリームなど口の中で溶ける食品など咀嚼（そしゃく）する必要のない食品を組み合わせた食事．
- 三分粥食：全粥3割，重湯7割の三分粥を主食として，やわらかく調理した副食を組み合わせた食事．料理のやわらかさは，咀嚼が容易で箸やスプーンでくずせる程度が目安．
- 五分粥食：全粥5割，重湯5割の五分粥を主食として，やわらかく調理した副食を組み合わせた食事．完熟の果物，皮むきトマトやサラダ菜などやわらかい食品であれば生の食品も使用できる．
- 全粥食：全粥やパン，煮込みうどんなどを主食として，消化のよい料理を副食とした食事．ごぼう，たけのこ，山菜，海藻，こんにゃく，きのこなど消化の悪い食品，揚げ物など油の多い料理，香辛料や酸味の強い刺激となる食品は避ける．

②普通食までの流れ

段階的に流動食→三分粥食→五分粥食→全粥食→普通食（常食）と進め，やわらかい食事から普通の食事に移行する．近年，積極的な栄養補給が有効とされ，水分の多い流動食ではなく固形食から開始する方法もあり[2)3)]，よく咀嚼することや量の調節など食べ方を指導する．侵襲の少ない手術でも体調の回復が遅い場合は，患者の食欲や消化機能を考慮して食事の種類を決める．食事摂取量が少ない場合はトレーニング期と考えて，食事を味わうことや満足感を尊重し，経腸栄養剤の**経口摂取**や**分食**（ぶんしょく）を検討する．

2）食道術後（図1）

食道は頸部，胸部，腹部に位置する消化管であり，手術域が広範囲となることから十分な栄養が必要になる．手術域には嚥下や発語にかかわる神経があり，術

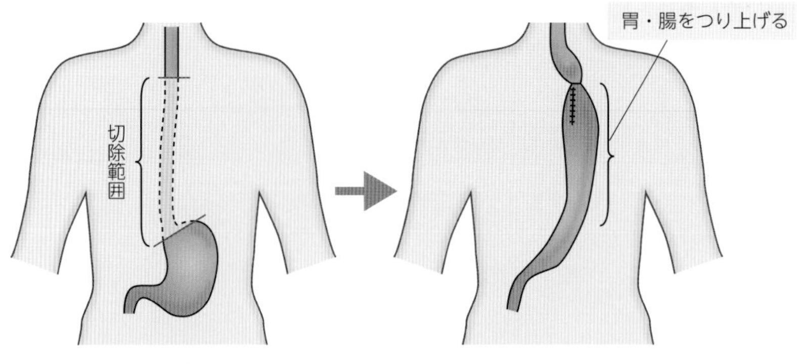

図1　食道がんの手術

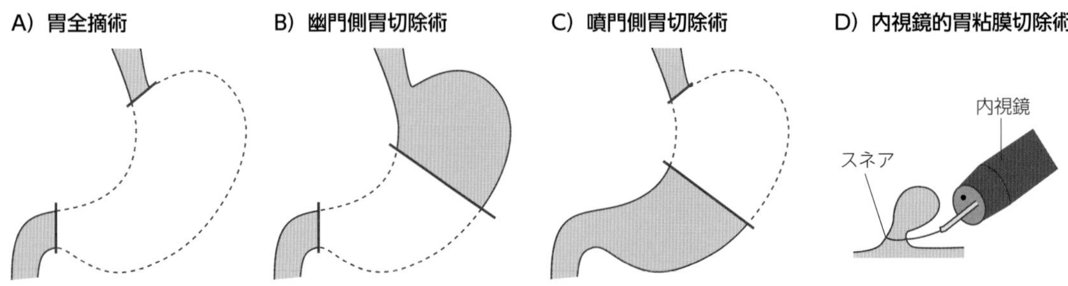

図2　胃の切除術
スネア：細いワイヤー状の医療器具．隆起状の病変部にスネアを掛けて高周波電流を流して切除する

後には**反回神経麻痺**による**嚥下障害**を発症することがあるので，食事開始前には嚥下機能をアセスメントする．術後は静脈栄養法，経管栄養法とし，術後，嚥下評価にて安全を確認後，食事を開始する[4]．

流動食よりも半固形のとろみ食やゼリー食の方が食べやすく，摂食機能に合わせて形態を工夫する．経口訓練の進行に伴い，五分粥食，全粥食と段階を進め，静脈栄養，経管栄養を漸減（ぜんげん）する．侵襲が大きく食事だけでは必要栄養量を充足しない場合には，経腸栄養剤を継続する．プリン，アイスクリーム，経腸栄養剤をゼリーやシャーベットにしたものなど，口当たりがよく高栄養の食品を間食とする．

また，食後につかえ感などの不快感が起こりやすく，この場合には少量頻回食とする．

3）胃切除術後（図2）

術後は胃から分泌される食欲刺激ホルモン，グレリンの分泌低下，切除による胃容積の減少などの影響により**食事量**が減るので，消化のよい食品を**分食**して栄養を補う．食後のつかえ感や膨満感などの不快感を避けるために十分に咀嚼してゆっくり食事をして，調子がよくても食事量は控えめにする．また水分の多い食事は腸への急速な流入の原因になりやすいため，食事中の水分摂取は控えめにするなどし，食後の不快感を回避する．

①早期ダンピング症候群

食後30分以内に発汗，嘔吐，めまいなどの不調を訴えることがある．これは，高濃度の栄養物が急速に**小腸**へ流入するために腸管が刺激され，消化ホルモンの分泌が亢進（こうしん）する，消化管へ流入する血液が増加するために全身の血流に不均衡が生じる，などの理由が考えられており，発症の予防には**少量頻回食**とする．

②後期ダンピング症候群

食後2～3時間に気分不快，発汗，めまいなどの不調を訴えることがある．これは小腸において糖質の吸収が促進され，一時的に**インスリン**分泌が亢進したことによる**低血糖**症状と考えられている．ブドウ糖（グルコース），ジュース，あめなどの**糖質**を補給し，低血糖を改善する．

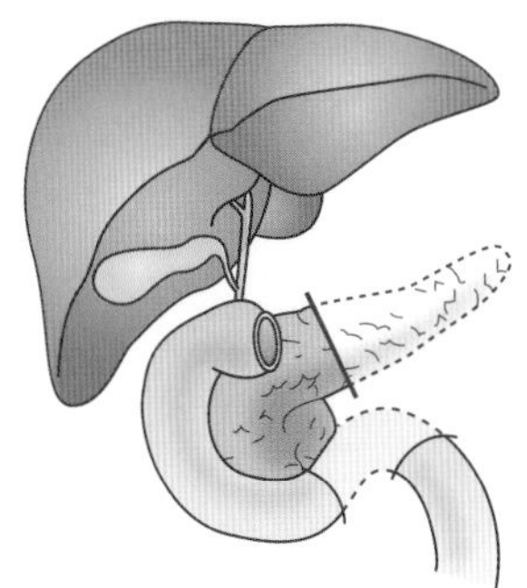

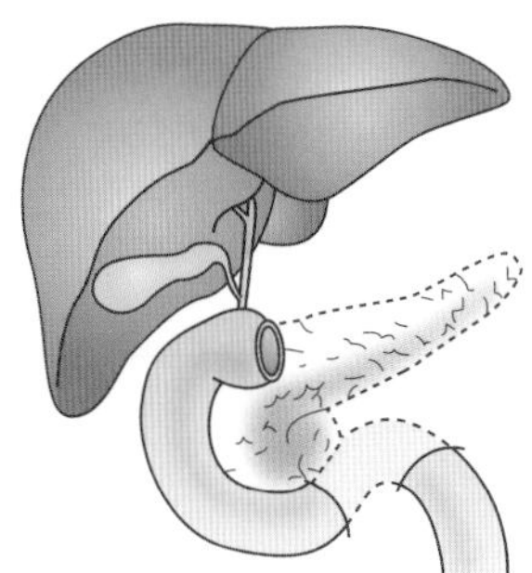

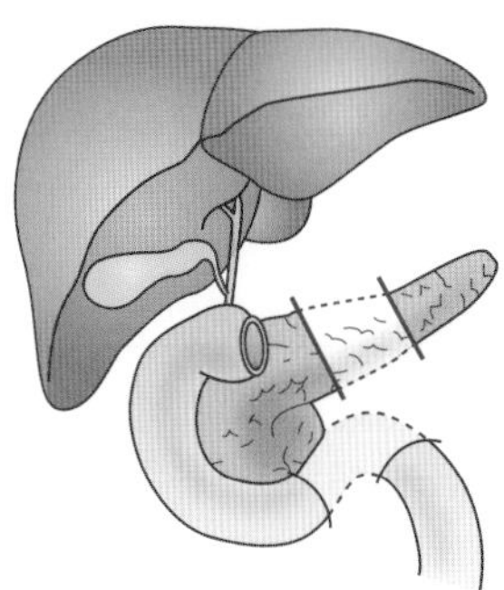

図3　膵臓の切除術

③骨代謝障害（骨粗鬆症・骨軟化症）

胃切除術後は胃酸の分泌低下，食物の消化管内通過時間の短縮などから**カルシウム**や**ビタミンD**の吸収が低下する．カルシウムの吸収が減少すると，骨に蓄積されたカルシウムが溶出し骨粗鬆症の原因となる[5]．食事はよく噛み，易消化を心がけ，栄養素の吸収を相互的に高めるように栄養バランスのよい食事内容とする．

④貧血（術後，2～3カ月以降，数年後に出現）

胃切除術後は**ビタミン**$\mathbf{B_{12}}$の吸収に必要な内因子が減少し，吸収障害による悪性貧血（巨赤芽球性貧血）の症状を呈す．術後数年を経て，体内に蓄積されたビタミンB_{12}が枯渇した段階で発症する．栄養バランスのよい食事を継続するとともに，欠乏症では原則として注射または内服にてビタミンB_{12}を補う．ただし，胃全摘では内服の効果は得られにくい．

⑤逆流性食道炎

胃内容物が食道に逆流することで，胸やけや嚥下困難などの合併症を起こすことがある．胃内容物の逆流を防ぐためには，食直後は横にならずに座位の姿勢をとるとよい．

4）胆のう術後

術後には胆汁の濃縮・貯留が障害され，食事中の**脂肪**や**脂溶性ビタミン**（A，D，K）の吸収障害，**下痢**が起こりやすい．低脂肪でやわらかく調理した消化吸収のよい食事をよく噛んで食べるようにする．また，脂肪の吸収障害があると摂取エネルギーが減るため，**体重減少**に注意する．穀類，いも，脂肪の少ない魚や肉（白身魚・赤身魚・はんぺん・鶏胸肉・ヒレ肉など），低脂肪の乳製品，やわらかく煮た野菜や完熟の果物は消化のよい食品である．脂質の摂取量は症状に合わせて20～40 g/日が目安となり，揚げ物やケーキなど高脂肪食品は避けるが，乳化油脂（マヨネーズなど），調理用油は適度に使用する．

5）膵臓術後（図3）

膵臓疾患では**膵内分泌**（インスリン，グルカゴンなどのホルモン），**外分泌機能**（消化酵素）の障害のために栄養不良に陥っている場合が多く，膵臓を刺激しない**静脈栄養法**や**成分栄養剤**（エレンタール®を空腸に留置したチューブで投与）で栄養補給する．膵臓は他の臓器に隣接し，病態によっては十二指腸や胆のう，胃なども一部切除されることがあり，障害を受ける臓器全体のはたらきを考えて栄養管理を行う．

①膵内分泌機能の障害

インスリン分泌低下による高血糖，**グルカゴン**分泌低下による低血糖症状がみられ，**血糖値**が不安定になる．

特に膵全摘（図3B）を行った場合は，インスリンが分泌されなくなるのでインスリン注射の必要な糖尿病を発病することになり，糖尿病のための栄養食事療法も必要になる．

②膵外分泌機能の障害

たんぱく質，脂質，糖質の消化酵素の分泌が低下し，食物の消化吸収不良による**下痢**，栄養不良を起こしやすい．これに対しては消化酵素薬が処方される．下痢の場合にはやわらかい食材や，煮込む，蒸すなど消化しやすい調理法を選択する．低脂肪食とし，十分なエネルギーを摂取するためにでんぷん食品など糖質を多めに摂取する．頻回の下痢や栄養素の吸収不足を補うために，ビスケット，幼児用せんべい，パンなど易消化のでんぷん食品を間食にする．

6）小腸切除術後

小腸は栄養素の吸収の中心となる消化管であり（図4），切除後は栄養素の吸収不良，低栄養をきたしやすい．切除術後の**短腸症候群**では**静脈栄養法**が適応となり，機能の回復とともに**成分栄養剤**による経腸栄養法が可能となる．消化吸収能が改善すれば低残渣（ざんさしょく）食や軟食も摂取可能となるが，栄養素の吸収不良があるので経腸栄養剤を併用する．高脂肪食や難消化の食事は下痢を起こしやすいために，食品選択，調理法，咀嚼，食事量など細かく指導する．

吸収がすみやかな中鎖脂肪酸（medium chain triglyceride：MCT）オイルを調理に使用するなど工夫する．

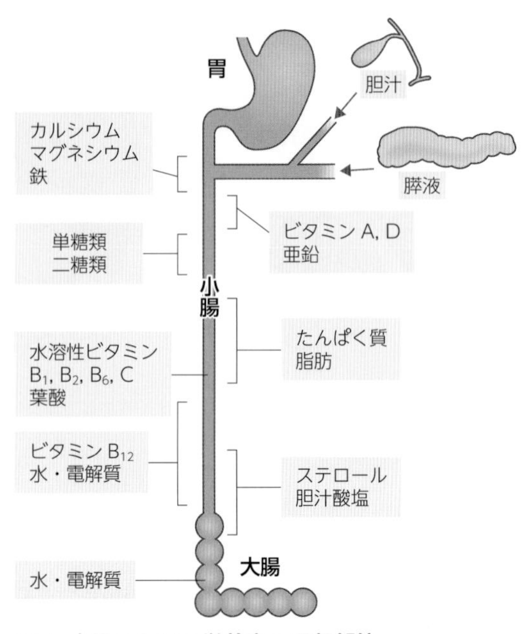

図4　小腸における栄養素の吸収部位
吉田 豊，他：Tokyo Tanabe Quarterly，29：120-131，1979[6]より引用

3　人工肛門造設

人工肛門（ストマ）は腸疾患の治療法として腸管の一部を切除し，腸の開口部を肛門として造設したものである．人工肛門には**括約筋**（かつやくきん）がないために排便のコントロールができなくなり，開口部にはパウチ（採便袋）を装着して便を貯め，排泄する．病変部位により回腸（かいちょう），上行結腸（けっちょう），横行結腸，下行結腸，S状結腸など人工肛門の開口部は異なる（図5）．

A）消化器全体図

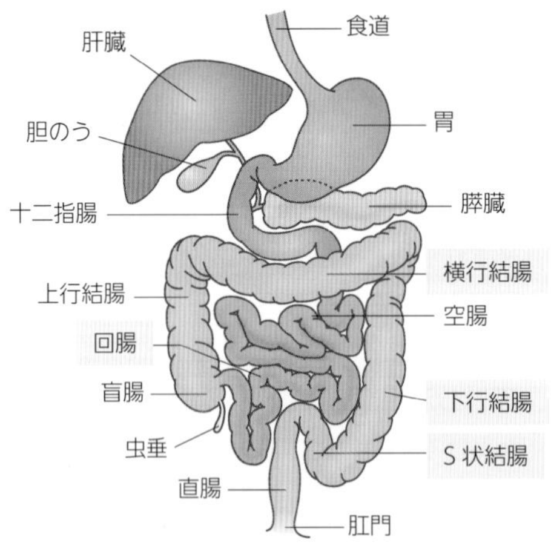

B）造設部位

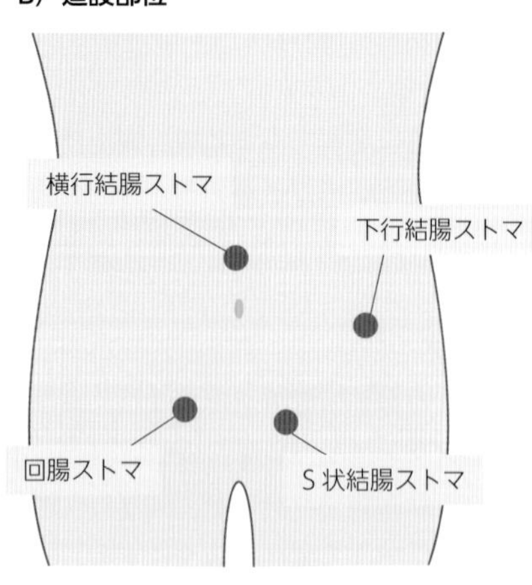

図5　人工肛門（ストマ）の造設
A：「解剖生理学 人体の構造と機能 第3版（栄養科学イラストレイテッド）」（志村二三夫，他/編），p49，羊土社，2020[7]より引用，B：福島亮治：術後の早期経腸栄養の意義．臨床栄養，110：490-494，2007[8]より引用

合併症として，**下痢**や通過障害，便臭やガスの発生がある．特に下痢は**水・電解質**（特にカリウム）の喪失，**水様便**による人工肛門周囲皮膚炎などの原因となる．食事の留意点は，

①消化のよい食事

②栄養バランスのよい食事

③十分に咀嚼すること

である．また，便通には個人差がある．規則正しい食事時間にして，過食を避けて便通をコントロールする．

《トラブルへの対策》

①**下痢**：冷たい飲み物，高脂肪食を避ける．下痢では粥や汁物，お茶やアイソトニック飲料などで適度に水分やミネラルを補給する．

②**ガス**：豆，いも，ごぼうなど食物繊維の多い食品は控える．飲みこんだ空気はガスのもとになるので，ゆっくり噛みながら食事をして，過剰に空気を飲み込まない．

③**便臭**：ねぎ，にんにく，にらなど便臭が強い食品は控える．

④**通過障害**：きのこ，山菜，こんにゃくなど難消化食品は控える．野菜は繊維に対して垂直に薄切りにし，繊維を短く断ち切る．そうめん，ラーメンなどの細麺はよく噛んで食べる．

4 消化管以外の術後

1）頭部術後

術後に麻酔の影響から回復し，嚥下障害や嘔吐などがなく腸蠕動を認めたら，飲水を開始し，術後2〜3日目で粥食．経過をみながら普通食に移行する[9]．意識障害や嘔気がある場合には誤嚥（ごえん）の危険性があるので**静脈栄養法**とし，症状の改善とともに**食事**または**経腸栄養剤**を開始する．経口摂取可能であっても安静のために起上できない場合には，主食はおにぎり，パン，副食はフォークで刺して食べられる一口程度のサイズにするなど食べやすさを工夫する．

2）心臓術後

術直後は循環動態の安定，水分のコントロールを目的に静脈栄養法とする．静脈栄養法は水分や栄養量を把握しやすい利点がある．病態の安定とともに食事が開始されるが，食事により酸素消費量が増加し疲労感につながる場合がある．また，食事の摂取により消化管の血流が増加して心負担の増大をきたすことがあるために，少なめの食事量から開始して病態を観察しながら慎重に増量する．循環器疾患で抗凝固薬のワルファリンを服用している場合には，**ビタミンK**を含む青菜類は量を控え，ビタミンK含有量の多い納豆やクロレラ，青汁は禁止する．

3）耳鼻科頭頸部術後

咽頭の切除，顎や舌の欠損などにより，食物を取り込む際の障害や味覚，嗅覚の異常が起こりやすい．胃や腸の消化管は機能しており栄養素は吸収できるので，栄養摂取に積極的に取り組むように援助する（本章2「消化器・消化管術後」2）食道術後に準ずる）．

Column

BCAA（分枝アミノ酸）

手術や外傷など生体に侵襲が加わると，骨格筋は分解しアミノ酸が放出され，糖新生や傷の修復に利用される．分枝アミノ酸（branched chain amino acid：BCAA；バリン，ロイシン，イソロイシン）は骨格筋でエネルギー源として優先的に利用され，侵襲時には需要が高まるアミノ酸である．

Advanced 消化器・消化管術後の食事について

近年では，手術麻酔２時間前までは水，お茶，経口補水液などの清澄水を経口摂取できるようになり，術後24～36時間の早期から栄養を経口摂取しても合併症の起こり方に違いがなく，在院日数が短縮されたとの報告もある[8]．侵襲の少ない腹腔鏡下手術が広く行われるようになり，術後食に対する考えは変化し，絶食期間が短縮され，術後早期に経腸栄養や食事を開始する施設も増えている．

また，腹腔鏡下手術の侵襲は少ないとされるが，栄養素の消化吸収能は障害されている．食後の不快感や栄養食事療法の心配事を訴える患者さんは多い．

術後にさわやかな酸味のフルーツジュースや適度の塩味があるスープ類はとても美味しく感じ，患者さんが食べやすい内容の術後食は食への意欲を高めて回復を早めることにつながる．数値による栄養評価だけでなく，患者さんの会話や表情からも身体機能の回復を観察し，栄養管理を実践することが望ましい．

（加藤チイ）

チェック問題

問 題

☐☐ **Q1** 食道の術後に発症しやすい合併症は何か．また，その際の食事の工夫を述べなさい．

☐☐ **Q2** 胃切除術後の食事のポイントを述べなさい．

☐☐ **Q3** 胆のうの術後に制限する食品（栄養素）は何か．

☐☐ **Q4** 膵臓の術後における外分泌障害と栄養素吸収への影響を説明しなさい．

解答&解説

A1 反回神経麻痺．とろみ食（料理に片栗粉のあんをかけたり増粘剤を加える）やゼリー食とし飲み込みやすくする．特にお茶，汁物など粘度のない飲み物は，嚥下のコントロールができないと気管に入り誤嚥の原因になる．また，酸味の強い料理やきな粉などむせやすい食品も避ける．

A2 少量頻回食，または分食．よく咀嚼して時間をかけて食事をして，ダンピング症候群を防ぐ．切除術後は胃の容量が小さくなるので，必要な栄養を補うためには5～6回に分けて食事をする（分食）．

A3 脂質の多い食品を制限する．胆汁の貯留・濃縮が障害されるので脂質を消化しにくくなる．マヨネーズ，生クリームは脂肪が乳化され消化されやすい油脂であり，MCTオイルを調理に使う方法もある．いずれも指示された脂質量の範囲で使用する．

A4 膵液は糖質，脂質，たんぱく質の消化酵素を含み，これらの分泌が障害されると食物が消化不良となり下痢を起こし，低栄養になりやすい．この場合，消化酵素薬が処方される．

第15章 クリティカルケア

Point

1. クリティカルケアは，重篤（じゅうとく）な外傷や広範囲の熱傷，手術や感染など，身体に大きな侵襲（ストレス）を負った重症患者や集中治療患者に対して行われる救急救命医療のことであることを理解する．
2. 生体は，侵襲から治癒させるために想像もできないような代謝の変化を生じる．栄養食事療法は，急性期に生じる体脂肪や体たんぱく質の異化や，回復に伴う体たんぱく質の同化をはじめ，水分や電解質，エネルギー代謝など刻々と変化する生体に対応したものでなければならないことを理解する．
3. 重度の炎症により炎症性サイトカインが過剰に分泌され，全身が炎症状態に陥る全身性炎症反応症候群（SIRS）を起こすと生命に危険が及ぶことを理解する．

概略図 侵襲によるエネルギー代謝の亢進（こうしん）

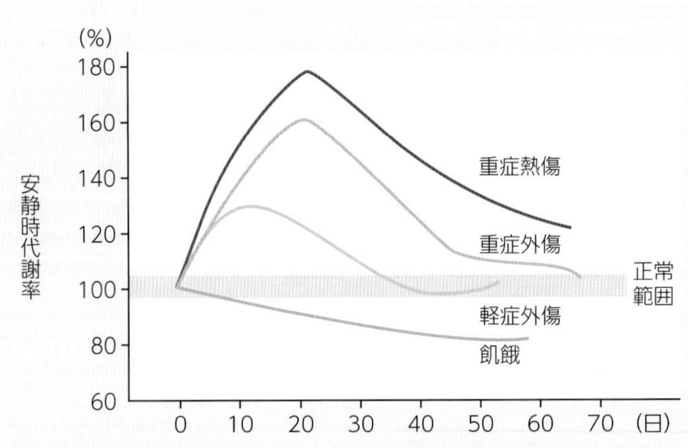

「わかりやすい臨床栄養学 第4版」（吉田 勉／監修　飯嶋正広，他／著），三共出版，2015[1] より引用

1 クリティカルケアの特徴

クリティカルケアは，重篤な外傷や広範囲の熱傷，手術や感染など，身体に大きな**侵襲（ストレス）**を負った**重症患者**や**集中治療患者**に対して行われる**救急救命医療**のことである．

軽い外傷や熱傷は，私たちが日ごろ体験する疾患であるが，急に大きな侵襲を受けた場合，私たちの体は侵襲に対応して，生体を治癒させるために**想像もできないような代謝の変化**を生じる．このような重症患者や集中治療患者に対する栄養食事療法は，刻々と変化する生体に対応したものでなければならない．

急性期には，外傷時の大量の出血や，熱傷時の**血管透過性**※1の亢進で生じた浮腫や発汗など，生体は電解質を含んだ大量の体液を喪失して**高度脱水状態**に陥る．末梢血管の循環血液量が低下するため，**水分・電解質管理**が重要となる．

体では創傷治癒のための**エネルギー代謝亢進，たんぱく質異化亢進，脂肪分解亢進**が進み，異化状態となる．さらに**糖新生**や**耐糖能低下**がみられ，**インスリン抵抗性**も増して**高血糖**となる．その後，回復に伴い失った体たんぱく質や体脂肪を取り戻す同化が生じる．また**感染防止**のための**免疫力の増強**も重要である．代謝亢進状況は侵襲の程度によって異なるが，代謝バランスは日数を経るごとに変化する（p224 概略図，図1）．

さらに重症外傷，広範囲熱傷，手術，感染などで組織が破壊（壊死（えし），変性，萎縮）され，過剰に炎症が起こると，**炎症性サイトカイン**※2が過剰に分泌されて全身が炎症状態に陥り，**全身性炎症反応症候群（SIRS）**※3（表1，図2）が起こり，生命に危険が及ぶ．感染防止のための免疫力の増強が重要である．

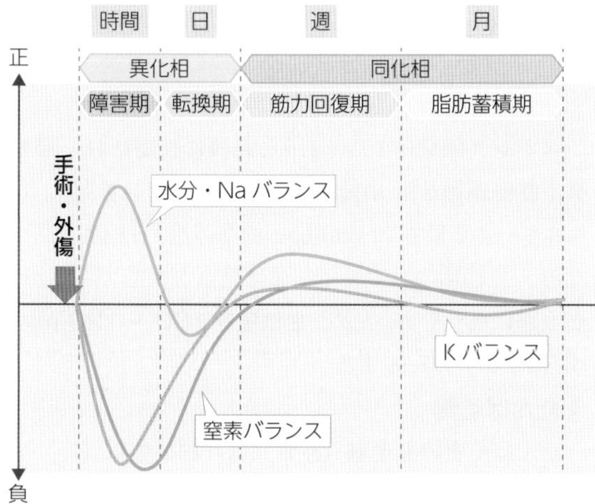

図1 代謝バランスからみた回復過程

尿素窒素排泄量は「異化」「同化」の指標である．体たんぱく質をエネルギーとして消費し窒素排泄量が増大する（窒素バランス：負）ことを「異化」，その後の回復に伴い，体たんぱく質や脂肪が蓄積することを「同化」という

「標準外科学 第13版」（加藤治文／監修　畠山勝義，他／編），医学書院，2013[2]より引用

表1 全身性炎症反応症候群（SIRS）の診断基準

①	体温38℃を超える．または36℃未満
②	脈拍が90回/分を超える
③	呼吸数が20/分を超える．または二酸化炭素分圧が32 mmHg未満
④	末梢血中白血球数が12,000/mm^3を超える．または4,000/mm^3未満．あるいは分画で未熟型が10％を超える
上記のうち2項目を満たす場合にSIRSとする	

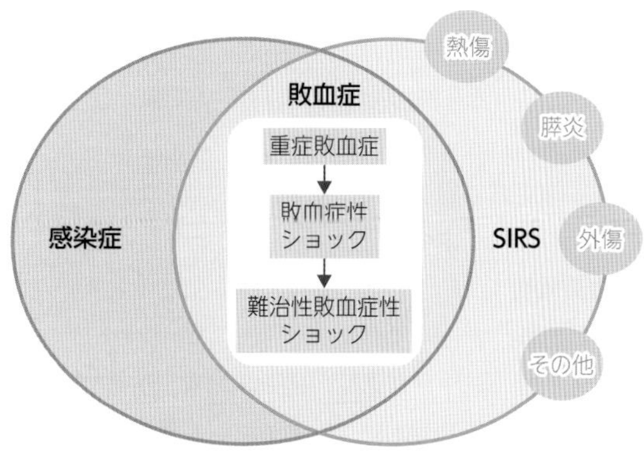

図2 感染症と全身性炎症反応症候群（SIRS）と敗血症の関係

敗血症についてはp227 脚注※11参照

「敗血症診療ガイドライン2012」（山口大介／監修　浅田敏文，他／編著），ライフ・サイエンス，2013[4]より引用

※1 **血管透過性**：熱傷などで血管内皮細胞が崩壊して細胞間隙が開き，通常は透過しない血漿成分が血管外に滲出すること．

※2 **炎症性サイトカイン**：侵襲が加わり炎症が起こると分泌されるサイトカインで，TNF-α，IL-1，IL-6などがある[3]．炎症性サイトカインは本来生体の防御として分泌されるが，過剰に分泌されると体中に炎症を起こし全身性炎症反応症候群（SIRS）の原因となる．

※3 **全身性炎症反応症候群（systemic inflammatory response syndrome：SIRS）**：過剰な侵襲によって全身に激しい炎症が生じた場合は，多臓器不全となり生命に危険がある．侵襲の種類にかかわらず，診断基準（表1）より2項目以上を満たす病態をSIRSとする（図2）．

2 栄養食事療法の特徴

クリティカルケアの栄養管理の目的は，**治癒の早期改善**や**合併症を予防する**ことにある．患者個人で異なる侵襲の程度を把握したうえで栄養アセスメントを実施し，栄養の算定を行うなど，代謝変動を常に把握して栄養食事療法を行うことが重要である．

アセスメントデータは常に変動するため，頻回モニタリングを行いながら栄養食事療法を実施することが求められる．適切な栄養食事療法は，創傷治癒だけでなく**合併症予防や死亡率の低下**につながる重要な因子である．

1）栄養評価

①バイタルサイン

脈拍，**心拍数**や**呼吸数**，**血圧**，**体温**など，生存していることを示す基本情報である．意識レベル（p137 第7章 神経・精神系疾患 表13参照）や瞳孔反射なども広義のバイタルサインである．

②体重と身長の計測

現体重データが出血や浮腫により参考にならない場合は，受傷前のデータや聞き取りにより判断する．

③重症度

ⅰ損傷の深さや広さ
ⅱ中枢神経損傷
ⅲ腸管による栄養摂取を阻む要素の有無
ⅳ全身的な合併症の有無
ⅴ基礎疾患や患者がもつ危険因子

を総合的に判断する[5)]．

④血液検査

白血球数，赤血球数，ヘモグロビン，ヘマトクリット，血小板，総リンパ球数，総たんぱく，アルブミン，グロブリン，AST，ALT，クレアチニン，**電解質**，CRP，随時血糖値の他，**RTP**（rapid turnover protein；**レチノール結合たんぱく，トランスフェリン，プレアルブミン**），ChEなど臨床経過を総合的に評価する．また炎症状況の確認には**CRP**，**IL-6**を，合併症予防には免疫指標の**末梢血リンパ球数**を評価する．

⑤尿検査

尿量，尿素窒素，電解質，クレアチニン量を評価する．また24時間蓄尿中の**尿素窒素排泄量測定**結果は，**体たんぱく質の異化状態**の指標となる．侵襲が大きくなるほどエネルギー代謝が亢進し窒素排泄量は増えるが，回復に伴って体が栄養素を利用できると窒素排泄量は減少する．

⑥便検査

下痢や便秘などの腸管機能の低下や合併症の状況を判断する．

⑦投与ルート

経口摂取で5～10日間十分な栄養摂取ができなかった場合は，静脈栄養療法を行う．

2）栄養基準

安静時エネルギー消費量の測定や，血中半減期の短いRTPを指標にした**動的アセスメント**と，アルブミンや身体計測などの**静的アセスメント**を常にモニタリングして，栄養食事療法を行う．

①エネルギー

安静時消費エネルギー（エネルギー必要量）は間接熱量計による実測が最も望ましいが，不可能な場合は，**Harris-Benedictの式**から求めた基礎代謝量（BEE）を用いて算出する．

エネルギー必要量（TEE）（kcal/日）
＝BEE（kg）×ストレス係数

ストレス係数は1.2～1.6と高値に設定され（姉妹書：基礎編第5章 栄養ケア計画のプロセス参照），エネルギー必要量も40 kcal/kg・標準体重/日程度と高くなる．急性期のエネルギー源は糖質が中心であるが，高血糖になりやすいため，**血糖値を100～120 mg/dL**にコントロールする．

②たんぱく質

たんぱく質の必要量（g/日）は，標準体重（kg）×ストレス係数（姉妹書：基礎編第5章 栄養ケア計画のプロセス参照）で計算する．たんぱく質必要量は，エネルギー必要量の約20％程度，または1.2～2.0 g/kg・標準体重/日を目安とする．糖新生によって体たんぱく質が消費・分解されるため，**血中尿素窒素（BUN，UN）**は増加する．

③非たんぱく質エネルギー/窒素比（Non-Protein Cal/N＝NPC/N）（姉妹書：基礎編第4章 栄養アセスメント参照）

たんぱく質がエネルギー源として使われることを避

けるため，たんぱく質中窒素量の何倍の非たんぱく質エネルギー（脂質・炭水化物のエネルギー）が必要かを示した指標である．健常人がNPC/N＝150〜200（倍）である．NPC/N＝100〜150（倍）と**高たんぱく質食**になるように調整する．重症の場合は100前後が望ましい．

④脂質

脂質必要量は，エネルギー必要量の10〜30％，または1.0〜1.5 g/kg・標準体重/日とする．**n-3系多価不飽和脂肪酸**※4は感染予防に重要である．

⑤ビタミン，ミネラル

高エネルギー投与時には，乳酸アシドーシス防止のために**ビタミンB_1**を投与する．また，たんぱく質代謝に必要な**ビタミンB_6**の充足にも注意する．体液の喪失によるリン，マグネシウム，カリウム，亜鉛などの**電解質欠乏**に注意する[6]．

⑥水分

出血，熱傷，発汗などによる高度の脱水が生じる．

⑦免疫賦活（めんえきふかつ）栄養剤（immune enhancing diet：IED）

免疫増強や感染防止，創傷治癒の目的で，術前・術後患者や重度の外的侵襲患者への早期経腸栄養剤として期待されている．侵襲時に必要となる**分枝アミノ酸**※5，**アルギニン**※6，**グルタミン**※7，**n-3系多価不飽和脂肪酸**などの栄養素が含有されている．

日本ではインパクト®，イムン®αや，グルタミンに加えて腸内環境を整える食物繊維やオリゴ糖を含んだGFO®がある．医療保険上は食品として扱われる[6]．

3）栄養補給

静脈経腸栄養ガイドラインに沿って，栄養補給ルートを決定する[7]．治療初期は静脈栄養剤が選択されるが，絶食が続くと**バクテリアルトランスロケーション**（bacterial translocation：BT）により感染症の危険性が生じるため※8，常に経腸栄養法が可能でないか考え，**可能なかぎり早く経腸栄養法へ移行**する．しかし，初期には，たとえ経口摂取が可能であっても肉や魚など固形食品の摂取は困難であり，経腸栄養剤や流動食などでの工夫が必要である．治癒に伴い，可能であれば軟食へと移行する．

4）栄養指導

急性期には，直接，栄養指導を行うことは難しいが，個人差の大きい病態変動や治療を理解して，静脈栄養法や経腸栄養法の選択を継時的に把握する．また，慢性期および退院時には，今後起こりうる問題点を把握しながら，ゴールをみすえた栄養補給法と必要な栄養量や食事形態を指導する．

3 各論

A. 外傷

1）臨床医学の復習

①疾患の原因

外傷とは，外的要因による体の組織や臓器の損傷をいう．一般に外傷は交通事故，墜落，創傷など**機械的損傷**によるもので，「けが」とよばれる．それ以外に**非機械的損傷**（熱傷や凍傷など温度，電気，化学物質などによる）がある．

②症状

外傷の程度は，**外的因子**（強さ，性質，時間など）と，**内的因子**（年齢，体格，基礎疾患，受傷部位など）により異なる．多発性外傷や重症外傷は，**ショック**※9，**チアノーゼ**※10，**感染症**，**敗血症**※11，**急性腎不全**など

※4　**n-3系多価不飽和脂肪酸**：抗炎症作用や細胞免疫能低下抑制，創傷治癒や腸管機能の維持，酸化ストレス軽減作用がある．

※5　**分枝アミノ酸**（BCAA；バリン，ロイシン，イソロイシン）：体内で合成できない不可欠アミノ酸で構成され，侵襲時では筋肉のエネルギー源として使われる．

※6　**アルギニン**：侵襲時の免疫細胞を活性化し，感染性合併症の併発を抑制する．敗血症患者には推奨されない．

※7　**グルタミン**：血中濃度が最も高いアミノ酸で，腸細胞や免疫細胞の窒素源やエネルギー源となる．

※8　経静脈栄養法が長く続き，長期間腸管を使用しないと小腸粘膜上皮の感染防御バリアに萎縮が起こり，体内に腸内細菌の感染を引き起こす（バクテリアルトランスロケーション）．敗血症や多臓器不全，また炎症性サイトカインが全身に広がりSIRSの危険も生じる．

※9　**ショック**：末梢の循環不全のこと．大量出血や浮腫など循環血液量の減少や敗血症の細菌が原因で，主要な臓器への血流が低下し，顔面蒼白，冷や汗，呼吸不全などの急性の症状や生命の危険がある重篤な状態が現れる．心原性ショックや循環血液量減少性ショック，敗血症性ショックがある．

※10　**チアノーゼ**：血液中の還元ヘモグロビン（酸素を運び終わったヘモグロビン）が多くなり，酸素濃度が低下した状態．呼吸器疾患や循環器疾患などで現れる症状で，爪や口唇周囲が青紫色になる．

※11　**敗血症**：血液中に細菌感染が起こり，SIRSを生じた感染症（図2）．細菌など病原体の産生毒素が血管を拡張して末梢血管抵抗が低下するショックや，多臓器不全など，生命にかかわる非常に重篤な症状である．外傷や熱傷などの外的侵襲によって生じるSIRSとは区別される．

の合併症を併発することがあり，特に**致死的三徴**（アシドーシス，血液凝固異常，34℃未満の低体温）があると，生命に危険が及ぶ．

③診断

外傷の状況をはじめ，骨折，関節障害，内部外傷を診断する．重症度や緊急度は**バイタルサイン**，**血液・尿検査**，X線検査，エコー検査などから判定され，内部の臓器損傷状態は，身体所見やCT，MRIにより診断される．

④治療

損傷の程度を迅速に判断して，適切な治療を行う．現在は，

ⅰまず生命危機にかかわる手術をし，
ⅱ全身状態の回復を待ち，
ⅲ根本的な手術をする

というダメージコントロールの考え方による治療法が普及している．

⑤治療の指標

外傷患者の治療は，まず生命を維持する治療が最優先される．重症外傷の場合，創傷や損傷臓器の治癒以外にも，創傷部位の感染や呼吸器・尿路感染などの合併症防止が重要である．

2）栄養食事療法

①栄養補給

急性期の血液循環が不安定なときは，静脈栄養法により水分と電解質の調整を図るが，循環動態が安定したら感染予防のためにも経腸栄養法を選択する．

経腸栄養法の場合は，経腸栄養剤の種類と量の検討を行う．経口が可能であれば食事形態や喫食量の把握をしながら栄養管理を行う．絶食後であれば流動食から開始し，三分粥食，五分粥食，全粥食，常食とステップを上げて食事を提供する．免疫が低下する場合は濃厚流動食や**免疫賦活栄養剤**の使用も考慮し，常に栄養を充足させる．

B. 熱傷

1）臨床医学の復習

①疾患の原因

熱傷（やけど）とは高熱による皮膚の**組織障害**（壊死，変性，萎縮）であり，火災や熱湯など，高温・低温の物質への接触による**外皮損傷**がある．顔面熱傷では気道熱傷や失明，会陰部熱傷では排泄機能障害から感染を起こしやすい．

②症状

《ⅰ．受傷時から0～48時間》

皮膚組織が破壊して血液透過性が亢進し，短時間で著しい量の体液が漏出して**高度な全身性浮腫**を生じる．**低たんぱく血症**や**循環血液量の減少**による**血圧低下**や**ショック**，さらに**多臓器不全**となり，死亡することもある．特に腎機能は影響を受けやすく，**急性腎不全**を引き起こす他，気道熱傷では**呼吸不全**を生じる．

《ⅱ．48時間以上》

血管からの体液の漏出は軽快し，浮腫液が血管内に戻る．血圧上昇，心拍出量増加，尿量増加が起こり，**心不全**や**肺水腫**の危険が生ずる．

Column

震災におけるクラッシュ症候群（挫滅症候群）

阪神・淡路大震災（1995）では，病院で亡くなった人の一番の原因がクラッシュ症候群（挫滅症候群）である．クラッシュ症候群は，足など体の一部が倒壊した家屋などに長時間挟まれ，無事救出されてから亡くなることで知られている．長時間筋肉が圧迫されて組織が障害または壊死を起こし，その後の解放で血液が通ると壊れた細胞内に水分が漏れて，急激に循環血液量が減少し急性腎不全が生じたり，壊れた筋肉からカリウム，ミオグロビンが大量に血液に入り，心臓停止を起こしたりする．バイタルサインに異常がないため，見落とされやすいのも特徴である．

この場合，まず水分を多量に補給することが大切であり，経口，経静脈にて水分補給して脱水を防ぐ．また，血管内に蓄積したカリウムやミオグロビンが全身に拡散するのを防ぐために，タオルやゴムで動脈を縛る必要がある．救急治療では透析療法が行われる．大地震による家屋の倒壊を想定したクラッシュ症候群の対応方法は，知っておく必要がある．

表2　熱傷の重症度と治癒経過

深度		病態
Ⅰ度熱傷		数日：表皮に限局した発赤
Ⅱ度熱傷	浅達性	1～2週：水疱あり⇒瘢痕を残さない
	深達性	4～5週：水疱あり⇒瘢痕を残す
Ⅲ度熱傷		1カ月以上：皮膚全層
広範囲熱傷		Ⅱ度以上で，成人は体表面積の20％以上
		Ⅱ度以上で，小児は体表面積の10％以上

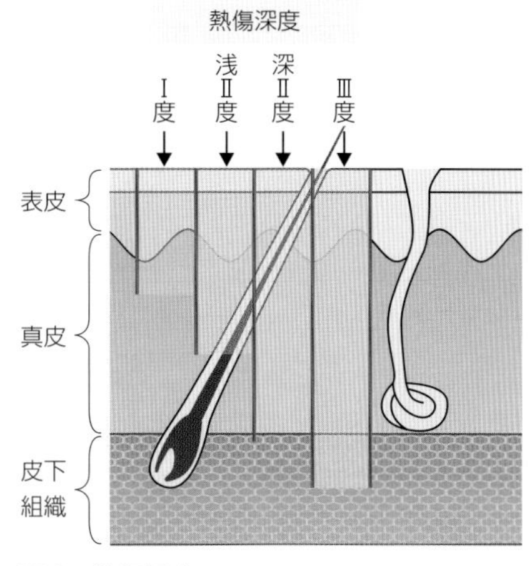

図3　熱傷深度

《ⅲ．1～2週間》

免疫能が低下し，感染症を発症する危険が高い．

③診断

熱傷の診断は，皮膚の損傷の深さと広さで重症度を評価する**熱傷指数**（BI）※12が用いられる．

熱傷の深さは，Ⅰ度（発赤），Ⅱ度（水疱），Ⅲ度（全身性）に分けられる（表2，図3）．熱傷面積の概算は，成人向けの**9の法則**や，幼・小児では体型にあわせて**5の法則**を用いる．さらに患者の手掌の面積（指を含む）を1％として補正する（**手掌法**）．正確に評価するときには，**Lund＆Browderの公式**がよい（図4，図5）．

④治療

広範囲になるほど大量の輸液が必要であり，早期に適切な輸液を行わないと**ショック症状**を起こして生命に危険が及ぶ．またその後の治癒時には浮腫液が体内に戻るため，**水分管理**が重要である．

また気道熱傷では**気道狭窄防止**に早期の気管挿管が必要である．

必要に応じて抗菌薬の投与，皮膚の移植なども行われる．広範囲熱傷の死亡例の多くは敗血症などの重篤な感染症によるため，熱傷創での細菌の繁殖を防止し，熱傷創を治療させることが重要である．栄養管理は損傷部の治癒だけでなく感染症予防にも効果があり，予後に大きく関与している．

2）栄養食事療法

①栄養評価

前述の本章2「栄養食事療法の特徴」1）栄養評価を参照．

②栄養基準

広範囲の熱傷は，外傷や感染よりも非常にエネルギー代謝が高くなる．特に体表面積の60～70％におよぶ広範囲熱傷時のエネルギー消費量は，健常時の安静時エネルギー消費量の2.0倍近くにまで増大する．

急性期は浮腫により体重変動が激しく，栄養基準の算出は困難であるが，急性期を脱してドライウェイト※13が算出できれば，エネルギー，たんぱく質の充

※12　**熱傷指数（burn index：BI）**：Ⅱ度の面積の半分とⅢ度の面積を加えた値で，重症度の指標とされる．

※13　**ドライウェイト**：体に余分な水分がたまっていない状態で，目標体重，至適体重ともいう（血液透析後の体重の目標として使われる）．

Column

低温やけど

低温やけどでは，皮膚表面の外傷は軽いが内部に重い障害が生じていることがある．例えば内部の細胞組織がⅢ度の壊死状態となっている重症熱傷でも，皮膚表面の症状で患者が自己判断し適切な治療をしないケースがある．例えば，冬場に使用するカイロのように，40～50℃の心地よい温度でも，寝るときに足に密着させて圧迫が加わると，皮膚の下にある内部の細胞は変化して重症の低温やけどになる可能性があり，くれぐれも注意が必要である．

A）9の法則

9
9　9
前9＋9　9＋9後
9　1　9
9　9

B）5の法則

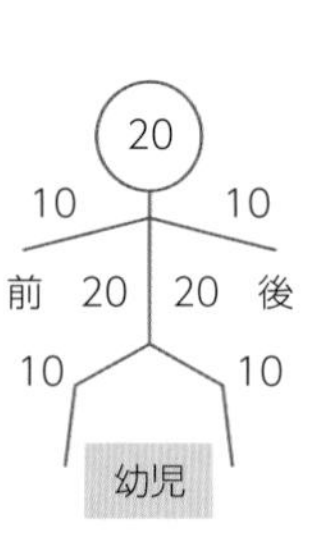

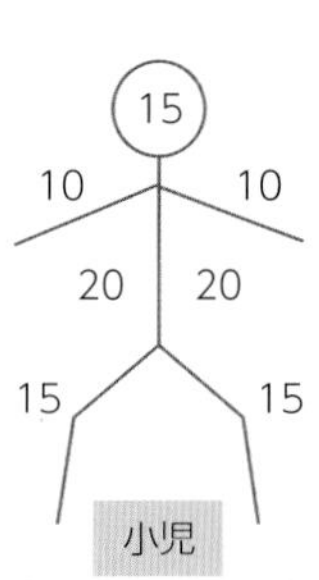

（後胴から5％減）

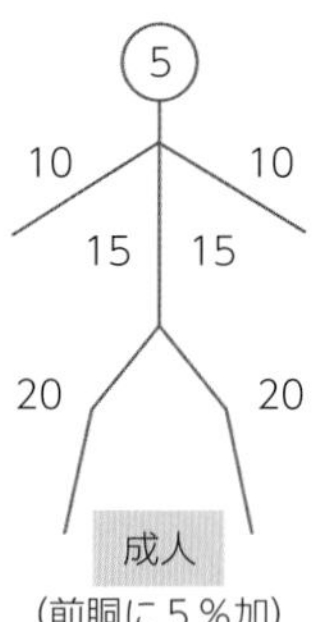

（前胴に5％加）

C）Lund & Browder の法則

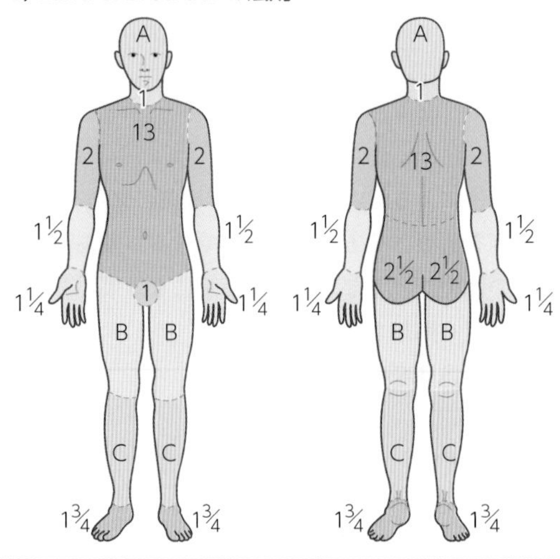

年齢による広さの換算

	年齢					
	0歳	1歳	5歳	10歳	15歳	成人
A. 頭部・顔面の½	9½	8½	6½	5½	4½	3½
B. 大腿部の½	2¾	3¼	4	4¼	4½	4¾
C. 下腿部の½	2½	2½	2¾	3	3¼	3½

図4　熱傷面積判定法

「第2巻 基本手技［救急処置］改訂第4版（臨床研修イラストレイテッド）」（奈良信雄／編），p116，羊土社，2011[8] より引用

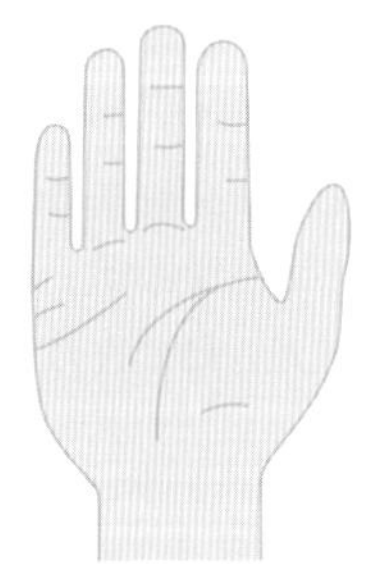

患者手掌が体表面積の1％

熱傷面積を算出する際に小範囲の面積を加算算出するのに用いる

図5　手掌法

「キーワードでわかる臨床栄養 改訂版」（大熊利忠，金谷節子／編），羊土社，2011[3] より引用

足を図る（本章2「栄養食事療法の特徴」2）栄養基準を参照）．

③栄養補給

発症早期は水分と電解質補給に中心静脈栄養法が選択されるが，感染予防のため，消化管利用が可能であればできるだけ早く経腸栄養法へ移行することが必要である．経腸栄養法には，免疫力を増強するためたんぱく質の多い食品を選択する．経腸栄養剤には成分栄養剤や半消化態栄養剤などを使用する．経口摂取が可能であれば，末梢静脈栄養法を併用して栄養管理を行う．経口摂取では，ジュース類や清涼飲料水など口当たりのよい食品が患者に好まれるが，できるだけ牛乳やドリンクヨーグルト，クリームスープなどの**たんぱく質を多く含んだ食品**を選択する．

C. 集中治療

集中治療とは，外傷，熱傷，開心術など侵襲の大きい外科手術後などで，重要臓器が機能不全状態に陥り，呼吸や循環，代謝の厳密な管理の必要な患者に対して行われる治療法である．**集中治療室**（intensive care unit：**ICU**）に収容して24時間体制でバイタルサインをモニターし，集中して総合的な治療と看護を行う．

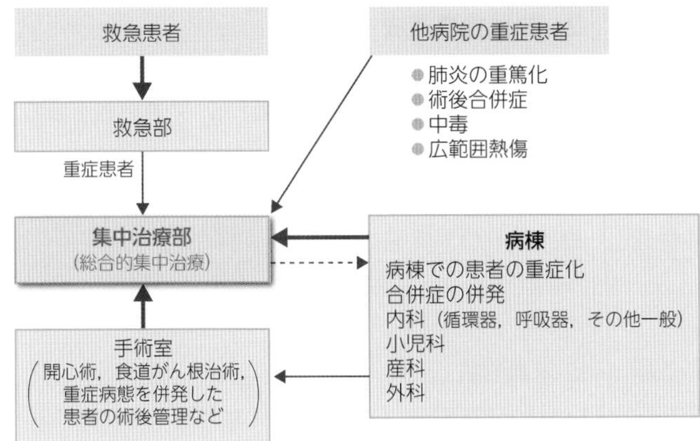

図6 病院における集中治療室（ICU）の役割
日本集中治療医学会ホームページ：病院における集中治療部（ICU）の役割[9]より引用

病院における集中治療部の役割を図6に示す．

ICUを細分化したものとして，病態の急変悪化した患者への集中治療を行う，急性心筋梗塞に対する**CCU**（coronary care unit）や**脳血管障害**（脳卒中）に対する**SCU**（stroke care unit）などがある．

1）臨床医学の復習

①疾患の原因と治療

生体の組織を傷つける手術などの外科的侵襲は，患者の生体に大きな負担を強いる．SIRS，代償性抗炎症反応症候群，多臓器不全などにより，呼吸器系や循環器系に障害が生じ，全身に危険が及ぶなど，ICUで集中治療される患者の原因はさまざまである．したがって，診断や治療は原因疾患によって異なる．

まずは救命が優先されるが，長期になると入院患者の約30％に栄養不良が認められるといわれる．特に**たんぱく質・エネルギー栄養障害**（protein energy malnutrition：**PEM**）患者が手術などの侵襲の大きい治療を受けると，体重の高度減少がみられ，創傷治癒が遅延し，感染症などの合併症を生じる．治癒の改善や合併症予防には栄養管理が重要である．

2）栄養食事療法

①栄養評価

栄養管理は，必要栄養量，消化吸収，水分，咀嚼嚥下（そしゃくえんげ），合併症の有無を継続的にモニタリングして行うが，特に術前からのアプローチが必要であり，術前に低栄養患者をスクリーニングして栄養状態を改善する．

②栄養基準

前述の本章2「栄養食事療法の特徴」2）栄養基準を参照．

③栄養補給

栄養食事療法は，消化管の通過障害の程度によって，経口摂取，経腸栄養法，静脈栄養法の順に選択するが，長期間の術前栄養は，胃瘻（いろう）などの選択も考慮してできるだけ経腸栄養法を使用する．経腸栄養法における免疫賦活栄養剤（IED）は，術前患者や重症患者への栄養改善に効果が期待される．

経口が可能であれば食事形態や喫食量の把握をして，術前・術後の栄養改善を図る．

D. 急性感染症

感染症のうち発病や進行の経過が短期間であるものを急性感染症というが，ここでは特に重症な急性感染症をとりあげる．

感染症は，外部から侵入してきた細菌やウイルスを排除する免疫力が弱まり，細菌やウイルスが体内で増えることによって起こる．細菌による感染症は，通常，抗菌薬の投与によって治癒するが，重症の外傷や熱傷，ICU治療患者など免疫力が低下しているような場合は感染が重症化しやすい特徴がある．

感染症の病態は複雑で，重症ほど栄養管理は難しい．NST（栄養サポートチーム）と感染症対策チームとの協力のもと，適切で質の高い栄養管理が必要である．

1）臨床医学の復習

①疾患の原因

感染症の症状が重い場合は，生命にかかわる．次のような免疫力が低下している患者は，感染症が重症化しやすく注意が必要である．

- 敗血症，腹膜炎，胆のう炎，肺炎，腎盂（じんう）炎，熱傷・

外傷・手術後（縫合不全などからの感染），化学療法・放射線療法・骨髄移植などの治療を受けている白血病や悪性腫瘍，免疫抑制薬投与中，糖尿病，肝臓病，エイズ患者など

また，高齢者，新生児，低体重出生児も重症化しやすい．問題になっているものとして，**薬剤耐性菌**（MRSAなど）の感染症などがある．

②症状

全身状態の悪化（発熱，頻脈，頻呼吸，倦怠感），**臓器障害**（意識不明，乏尿（ぼうにょう），肝機能障害，呼吸不全）などの症状がみられる．また，CRP値の上昇，白血球数の異常などがある．

③診断

抗菌薬を3日間投与しても症状がよくならないときを**重症感染症**という．

④治療

重症感染症の場合，抗菌薬だけでは症状が治らないことがあり，**免疫グロブリン製剤**（細菌や毒素などが増えるのを防ぎ，免疫力を高める）が併用されることがある．これを**免疫グロブリン療法**といい，重症感染症に対する有効性が認められている．

⑤治療の指標

②症状であげた各項目の改善を指標に治療を行う．

2）栄養食事療法

①栄養評価

本章2「栄養食事療法の特徴」1）栄養評価を参照．

②栄養基準

高熱を伴う感染症では，熱が1℃上昇するごとに基礎代謝が13％亢進し，体力の消耗や食欲減退がみられる．エネルギー代謝亢進の他，体脂肪や体たんぱく質の異化が亢進する．

③栄養補給

長期の絶食は，**バクテリアルトランスロケーション**が起こる可能性があるため，可能なかぎり経腸栄養法を選択する．

病院での食事提供は，院内感染予防のために食器は使い捨て（ディスポ食器）を使用する．発熱に伴う発汗や呼吸による水分喪失もあり，十分な電解質を含んだ水分補充が必要である．またビタミンの消耗が大きいため，ビタミンA，B_1，Cなどを豊富に含んだ食品を選択する．流動食では果汁や野菜スープ，牛乳などで水分を補給したり，卵黄や牛乳，ヨーグルト，ポタージュなどたんぱく質やビタミンが補給できる食材を選択する．回復の程度に応じて，食事内容も全粥，軟食へと移行する．

Advanced 救急救命時の管理栄養士の役割

重症外傷や広範囲熱傷などの重症患者の救急救命時は，大量の輸液が必要とされる．熱傷患者の輸液管理として，

輸液量（mL/日）＝熱傷面積（%）×現体重（kg）×4

で算出し，輸液の半量を最初の8時間で投与し，残りを16時間かけて投与するBaxter法がある．

管理栄養士は，病院搬送直後の重症患者と直接かかわることは少なく，通常はある程度の危機を脱した後の一般病棟にて患者とかかわることが多い．管理栄養士が重症患者と接する場合は，全身包帯に包まれた姿に驚いたり，話しかけたりすることに戸惑うかもしれない．患者の外傷の背景には，交通事故，墜落事故，火事や爆発事故，さらに自殺や他殺未遂などの人為的事件がかかわったり，本人だけでなく家族や一緒にいた人の傷害や死を伴ったり，また財産の損失が生じたりとさまざまな精神的ダメージを伴っていることもある．栄養食事療法の対象は，決して身体データや血液データという“モノ”ではなく，患者の身体や精神を含めた“一人の人間”である．管理栄養士の行う栄養食事療法が，患者の生きる意欲や生きる力を生みだす療法となることを忘れてはならない．

（今本美幸）

チェック問題

問 題

□ □ **Q1** クリティカルケアの栄養アセスメントのポイントは何か.

□ □ **Q2** 炎症性サイトカインと全身性炎症反応症候群（SIRS）について説明しなさい.

□ □ **Q3** 重症患者における栄養摂取方法で最も優先すべき方法とその理由を述べなさい.

解答＆解説

A1 高度脱水による電解質と水分管理をはじめ，代謝亢進によるたんぱく質の異化状況などの評価を行うこと．激しい代謝変動に対応するため，エネルギー消費量の測定や，動的アセスメントと静的アセスメントを常にモニタリングする．アセスメントに重要な現体重は，出血や浮腫などで指標とならないことがあるので注意する．

A2 炎症性サイトカインは，侵襲が加わり生体に炎症が起こると分泌されるが，過剰に炎症性サイトカインが分泌されると全身に激しい炎症が生じる．侵襲の種類にかかわらず診断基準を満たすとSIRSとされる．SIRSでは多臓器不全から生命に危険が及ぶことがある．

A3 腸管が使用可能であれば経腸栄養法による補給を優先する．静脈栄養法が長く続くと，バクテリアルトランスロケーションを起こし感染症などを合併しやすくなるためである．

第16章 摂食機能障害

Point

1. 摂食嚥下は，人が生きるために必要な機能で，①食物認識，②口への取り込みと咀嚼，③食塊の奥舌から咽頭への移送，④咽頭から食道への移送，⑤食塊の食道通過という一連の過程をさすことを理解する．
2. 一連の過程のどこかに障害をきたしたのが摂食嚥下障害である．「食べるのに時間がかかる」などに周囲が気づく場合は，摂食嚥下障害を示唆して観察所見・診察所見・検査所見などから，多面的総合的に評価することの重要性を理解する．
3. 摂食嚥下障害は「食べる行為一連の問題」をさすことから，人が安全かつ楽しく食事を摂取して生活するため，適切な食事（段階的摂食訓練食など）を提供することが望まれる．
4. 口腔障害は，咀嚼と食塊形成，および，咽頭への食物移送にかかわる段階に支障があり，食道障害は通常の食事形態では食塊を胃まで通過させることができない．いずれにしても，原因診断と治療を行ったうえで，個々の状態に適した栄養管理の実施が求められることを理解する．
5. 消化管通過障害はその原因となる治療が優先され，多くは経口摂取が不可能であり静脈栄養の適応となることを理解する．

概略図 摂食嚥下の流れ

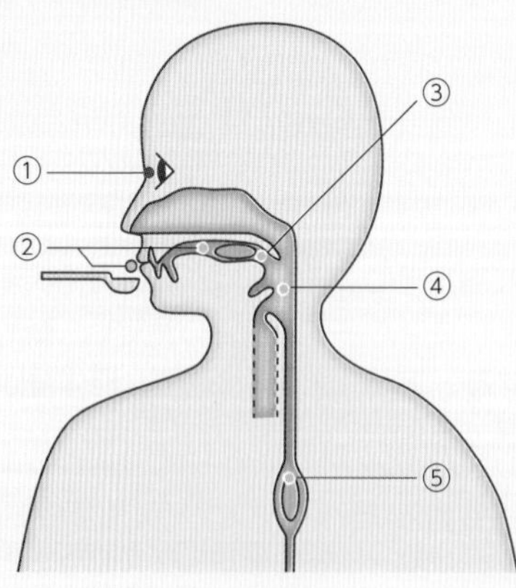

① 先行期：食物の認識
② 準備期：食物の口への取り込み・食物の咀嚼と食塊形成
③ 口腔期：食塊の奥舌への移送・咽頭への送り込み
④ 咽頭期：食塊の咽頭通過・食道への送り込み（嚥下）
⑤ 食道期：食塊の食道通過

「病態栄養専門師のための病態栄養ガイドブック 改訂第4版」（病態栄養学会／編），p254，メディカルレビュー社，2013[1) をもとに作成

1 咀嚼・嚥下障害

A. 診断・評価

摂食嚥下（咀嚼も含む）について理解するために，頭頸部の解剖（図1）を知ることが大切である．これから摂食嚥下について説明していくが，この図を振り返りながら読み進めてもらいたい．

1）摂食嚥下

飲食物を認識して口に取り込むことにはじまり，口腔で食塊（食物を咀嚼し飲み込みやすくまとめたもの）を形成し，食道を介して胃まで送り込むというのが摂食嚥下である．嚥下の一連の流れを，4期モデル（後述の②～⑤）に先行期を加えて，5期モデル（後述の①～⑤）を提唱したのがLeopoldら[3]である．4期モデルも5期モデルも，液体の命令嚥下における舌や口腔・咽頭・食道の運動と食塊の動きを表したものである．

① **先行期**：食物を認識する
② **準備期**（口腔準備期）：食物を口腔内へ取り込み咀嚼し，食塊を形成する
③ **口腔期**：舌運動で食塊を口腔から咽頭へ移送する
④ **咽頭期**：食塊を咽頭から食道へ移送する
⑤ **食道期**：食道の入口部閉鎖に続き，食塊を食道から胃へ移送する

4期モデルは，本来，液体を一度口腔内に貯めた後，「飲んでください.」という指示で嚥下する命令嚥下のモデルで，液体の嚥下であり咀嚼は想定されていないが，嚥下全般にあてはめるために，②の準備期に咀嚼も入れて考えようとしたものである．しかし，固形物では咀嚼という運動が加わり，明らかに液体嚥下と異なっていた．

固形物の咀嚼嚥下をより生理的に近い状態で解説するためのモデルが，プロセスモデル[4]である．プロセスモデルでは，咀嚼嚥下のプロセスを4つの段階（Stage）に分けて説明している（図2）．

a. **Stage I transport**：食物の捕食後に，その食物を臼歯（きゅうし）部まで運ぶ
b. **Processing**：食物を嚥下可能なまでに粉砕し，唾液と混和させる
c. **Stage II transport**：咀嚼した食物を順次咽頭へと送る
d. **Swallowing**：咽頭に蓄積した食塊と最終的に口腔内に咀嚼された食物を一緒に嚥下する

そして，ProcessingとStage II transportがオーバーラップしながら進行するのが，プロセスモデルの特徴である（図2）．

5期モデルで摂食嚥下の障害部位を考えた場合，主たる障害部位が咽頭期の部位の場合，口腔期の場合，咽頭期・口腔期の両方の場合，先行期の場合，食道期の場合などさまざまである．嚥下の咽頭期は**嚥下反射**といわれ，意識的制御が困難な部分であることから，咽頭期障害の場合は，介入が難しいことも少なくない．また，高次脳機能障害などを有する高齢者では，嚥下反射そのものの問題ではなく，**食物認知や問題意識の低下**のために嚥下がうまくいかないことがある．

2）咀嚼

咀嚼は食塊形成や咽頭への食物移送には重要である．

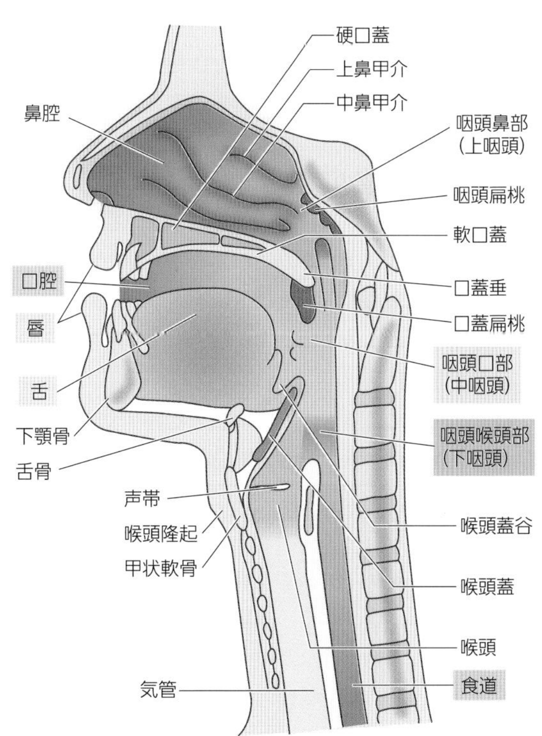

図1 頭頸部構造（矢状断面図）
「解剖生理学 人体の構造と機能 第3版（栄養科学イラストレイテッド）」（志村二三夫，他/編），p113，羊土社，2020[2]より引用

第16章 摂食機能障害

A）4期連続モデル：命令嚥下

口腔 準備期	口腔 送り込み期	咽頭期	食道期

B）プロセスモデル：咀嚼嚥下

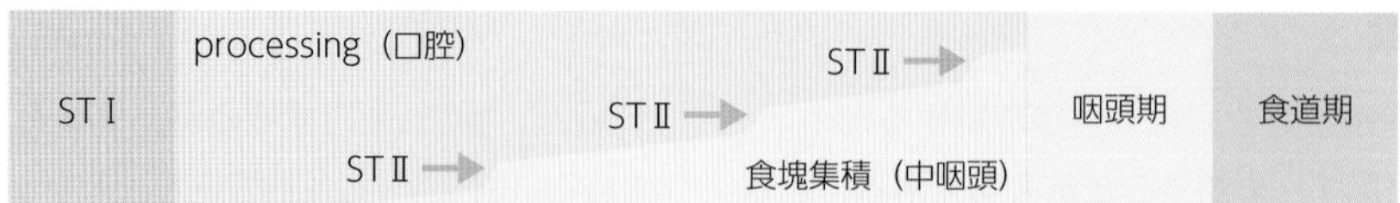
processing（口腔）
ST I
ST II
ST II
ST II
食塊集積（中咽頭）
咽頭期
食道期

図2 4期モデルとプロセスモデル
「プロセスモデルで考える 摂食・嚥下リハビリテーションの臨床」（才藤栄一／監　松尾浩一郎，柴田斉子／編），p16，医歯薬出版，2013[4] より引用

咀嚼障害は，その原因から器質性咀嚼障害と運動障害性咀嚼障害に分けることができる．**器質性咀嚼障害**は，歯をはじめとする咀嚼器官の欠損によって起こる咀嚼障害であり，これに対しては義歯などの補綴治療による咬合回復が機能改善のために必要な方法となる．**運動障害性咀嚼障害**は，生理的老化や脳血管疾患などによって身体機能が低下した場合に生じる口腔器官の筋力低下や運動制御系の乱れを原因とした運動機能低下によるものである．生理的加齢や疾患により身体の運動機能は低下するが，これらは口腔に及ぶことがあり，嚥下前段階の口腔での咀嚼を困難にすることがある．加齢による咀嚼障害から食事摂取量が減少すると栄養状態も悪化する．

3）摂食嚥下障害の原因

「食事を摂取する一連の動作」の障害を，**摂食嚥下障害**という．原因により対処法が異なるため，原因診断は重要な意味をもつ．摂食嚥下障害を原因という視点から分類したのが**表1**で，大きく3つに分けられる．

①器質的原因

構造的異常によるもので，口腔・咽頭・食道などの良性・悪性腫瘍，その治療後の局所の炎症，変形や狭窄などである．

②機能的原因

脳血管障害，パーキンソン病などの神経変性疾患，頭部外傷などが含まれる．食物の通り道である口腔咽頭・食道を含む消化管などの解剖学的構造そのものに問題はないが，口腔や咽頭の知覚低下，あるいは，運動麻痺などがあり，嚥下のための機能に不具合が生じる場合である．加齢による嚥下機能低下も含む．

③心理的原因

認知症，心身症，うつ病，拒食などの心理的要因で食べない，食べられない場合である．

4）症状

患者本人からの「飲み込みにくい」という訴えや，自覚症状がなくても「むせる」「咳が出る」「食後の痰の量の増加」「食事に関連した熱発」「食べるのに時間がかかる」「食事中に疲れる」「やせてきた」といったことが観察される場合，摂食嚥下の問題を示唆していることが多い．摂食嚥下障害をみるときには，自覚症状だけでなく**注意深い観察所見**が多くのことを教えてくれる．自覚症状，注意深い観察所見，医学的診察や検査所見を踏まえ，総合的にみていくことが大切である．

5）診断

最初に実施すべきは，**ベッドサイドでの観察**（**表2**）と**簡単な嚥下評価**である．観察を実施したうえで，嚥下評価を実施するに堪える状況かどうかを判断する．意識レベルの問題，発熱，呼吸促迫がなく，喀痰の量が多くないことなどを確認したうえで，嚥下評価を行う．

嚥下評価では，**反復唾液嚥下テスト**（repetitive saliva swallowing test：**RSST**），**改訂水飲みテスト**（modified water swallow test：**MWST**）などを行う（**表3**）．状況が許せば，フードテストを行うこともある．実際には患者の状態に合わせ，テスト内容を変更して評価を行うことも多い．

器質的疾患が疑われる場合は，耳鼻咽喉科診察や画像（CT・MRIなどを含む）による評価も必要である．摂食嚥下障害が重度の場合や誤嚥のリスクが高いケー

表1　摂食嚥下障害の原因

A）器質的原因

口腔・咽頭	食道
舌炎，アフタ，歯槽膿漏	食道炎，潰瘍
扁桃炎，扁桃周囲膿瘍	ウエッブ（web），憩室，リング（ring）
咽頭炎，喉頭炎，咽後膿瘍，憩室（zenker）	狭窄，異物
口腔・咽頭腫瘍（良性，悪性）	腫瘍（良性，悪性）
口腔咽頭部の異物，術後	食道裂孔ヘルニア
外からの圧迫（頸椎症，甲状腺腫，腫瘍など）	外からの圧迫（頸椎症，腫瘍など）
その他	その他

B）機能的原因

口腔・咽頭	食道
脳血管障害，脳腫瘍，頭部外傷	脳幹部病変
脳膿瘍，脳炎，多発性硬化症	アカラシア
神経疾患（パーキンソン病，筋萎縮性側索硬化症など）	神経疾患（パーキンソン病など）
末梢神経炎（ギラン・バレー症候群など）	筋炎（各種）
重症筋無力症，筋ジストロフィー	強皮症，SLE（全身エリテマトーデス）
筋炎（各種），代謝性疾患	薬剤の副作用
薬剤の副作用	その他
その他	

C）心理的原因

神経性やせ症	うつ病，うつ状態
認知症，拒食	その他
心身症	

「脳卒中の摂食・嚥下障害第2版」（藤島一郎/著），p3，医歯薬出版，1998[5] より引用

スなどでは，嚥下障害をきたす原因となっている疾患とそれに関連した臨床経過なども踏まえ，**嚥下内視鏡検査**（videofluoroscopic examination：**VE**）や**嚥下造影検査**（videofluorography：**VF**）などによる評価が必要となる．最終的な診断は，ベッドサイド評価やVE・VFなどの検査所見，および，原因となっている疾患と臨床経過なども踏まえ，総合的に判断する．

6）治療

①治療の選択

摂食嚥下障害の原因診断と摂食嚥下障害の程度（重症度）に基づいて，治療を選択していく（**表4**）．摂食嚥下障害が一過性ですむ場合と，後遺障害として長期にわたる場合，あるいは，永続する場合とでは，おのずと治療の選択も異なってくる．

また，神経変性疾患による嚥下障害は，疾患そのものの進行に伴い悪化していくことが多いため，いずれは経口摂取が困難となることもまれではない．そうい

表2　ベッドサイドでできる嚥下評価のための観察

患者の状態観察
a 意識状態はどうか→意識障害がある場合は，嚥下評価は困難
b やせの程度，浮腫の程度
c 身体能力：寝たきり状態か，自分で起き上がれるか，ベッドの上や車椅子で座っていられるのか
d 排泄の状態：排便状況・便の性状・便のにおいはどうか 尿量・尿臭・尿の色はどうか
e 認知面および摂食意欲
f 歯の状態：残歯はあるか，義歯はあるか，義歯の噛み合わせはどうか
g 流涎（りゅうぜん）がないか
h 舌・唇の動きはどうか
i 喉の動きはあるか，「ゴックン」と唾液を飲むことがあるか
j 声が濁っていないか．喉の奥で「ガラガラ」と唾液や痰が溜まっていないか
k 口臭はどうか．口腔内に食物の残りが溜まっていないか
l 食べたり飲んだりしているときに咳が出るか
m 何も口にいれていないときに咳き込みがあるか
n 咳き込んだときに自分で痰などを吐き出せるか
o 口の中に胃からの逆流はないか（におい）　　など

表3 反復唾液嚥下テスト（RSST），改訂水飲みテスト（MWST）

<table>
<tr><th colspan="2">反復唾液嚥下テスト（RSST）</th></tr>
<tr><td colspan="2">● 空嚥下を反復してもらい，嚥下反射の随意的な惹起能力を評価する
（口腔乾燥がある場合は湿潤させてから行う）
● 方法：空嚥下を30秒間くり返す
その間，検者は喉頭隆起・舌骨に指腹をあて，喉頭挙上から下降運動を触診する
● 30秒で2回以下が異常と判定する</td></tr>
<tr><th colspan="2">改訂水飲みテスト（MWST）</th></tr>
<tr><td colspan="2">● 水3 mLを口腔前庭に注ぎ嚥下する
● 可能なら追加嚥下してもらう
● 評価基準4点以上なら最大3回施行し，最も悪い場合を評価する
■ 判定基準</td></tr>
<tr><td>異常</td><td>1点　嚥下なし
2点　嚥下あり，むせないが呼吸変化あり
3点　嚥下あり，むせるか湿性嗄声あり</td></tr>
<tr><td>正常</td><td>4点　嚥下あり，むせない，湿性嗄声もない．空嚥下2回不能
5点　嚥下あり，4点に加え30秒以内に2回の空嚥下が可能</td></tr>
</table>

表4 摂食・嚥下能力のグレード

Ⅰ．重症（経口不可）	1 嚥下困難または不能，嚥下訓練適応なし
	2 基礎的嚥下訓練のみの適応あり
	3 条件が整えば誤嚥は減り，摂食訓練が可能
Ⅱ．中等度（経口と補助栄養）	4 楽しみとしての摂食は可能
	5 一部（1～2食）経口摂取
	6 3食経口摂取＋補助栄養
Ⅲ．軽症（経口のみ）	7 嚥下食で3食とも経口摂取
	8 特別に嚥下しにくい食品を除き，3食経口摂取
	9 常食の経口摂取可能，臨床的観察と指導を要する
Ⅳ．正常	10 正常の摂食嚥下能力

「脳卒中の摂食・嚥下障害 第2版」（藤島一郎/著），p85，医歯薬出版，1998[5]より引用

う時期が来たときに，患者や家族がどういう選択をするかを事前に考えておくのが望まれるが，それには医療者や周囲の援助も必要である．

②低栄養への対応

（具体的な内容は，本章1「B. 栄養食事療法」を参照）

摂食嚥下障害・消化管出血・消化管の炎症・意識障害等々の原因で，口から食事を摂取できない状況が続いているのに，補完的な方法で栄養補給されていない場合は，低栄養を強く疑う．例えば，誤嚥（ごえん）による**嚥下性肺炎**で発熱をくり返している症例では，発熱ですぐに禁食となり末梢点滴だけ実施され，少し熱が下がると食事が再開され点滴も終了となるが，ほんの数口しか食べていない状態が続いている場合は，低栄養が強く疑われる．

一方，低栄養状態でるい痩（そう）が進行し，持久力・筋力が低下することで，息こらえ時間の低下・排痰能力の低下などをきたし，痰や誤嚥したものを喀出（かくしゅつ）しにくい状態で容易に嚥下性肺炎を引き起こす．また，加齢だけでも喉頭の高さが低くなるが，低栄養が加わり，るい痩状態となると，**喉頭位置がさらに低下する**．舌骨の上方移動・喉頭挙上がはじまり嚥下が起きる[6]が，これらの運動を司るのも多くの小さな筋肉で，低栄養の影響はそれらの筋肉にも及ぶ．下がった喉頭位置から，嚥下のために挙上させる距離が延長することになり，より一層嚥下が大変となり，摂食量が減少する．つまり，**低栄養と嚥下障害は相互に連鎖し，栄養の悪循環をきたす**ということを理解し，それぞれの状況に合わせた対応が求められる．疾患の急性期では，時期を逸することなく適切に**補完的栄養補給**（中心静脈栄養法，経腸栄養法など）を開始し，なるべく低栄養を回避することが重要である．経口摂取ができていた人でも，低栄養状態では上手に食べられなくなり，誤嚥することもある．肺炎や心不全などの急性の疾患では，病状が改善し経口摂取が開始されることを視野に入れ，栄養状態を維持することが重要となる．

③口腔ケアと嚥下訓練

《ｉ．口腔ケア》

経口摂取の有無にかかわらず，口腔を清潔にして湿

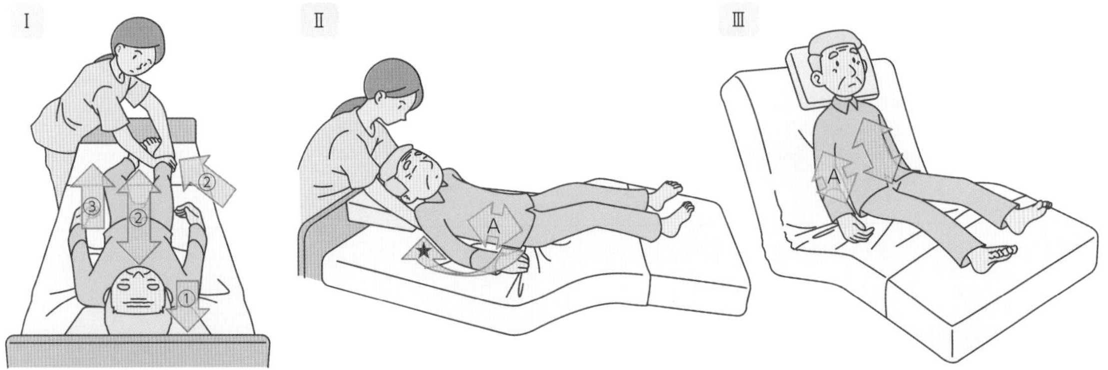

① ヘッドボードギリギリまで全身を移動する.
② 下肢を中程度挙上：できるだけ体幹が長く伸びているようにする(肩から骨盤までの距離を長くとる).
③ 必要があれば，骨盤を尾側方向へ引き出す.

- 体幹が 15° 程度曲がったところで，一旦ベッドアップを止める：この時点で肋骨下部と骨盤との距離（A）を短くしないため
- 対象者の頭側から背部に介護者が両手を入れ，両側の肩甲帯を持つように頭側に引き上げる：（A）をより伸ばすため
  ポイント（図中★印）：背中を少し浮かせ，ベッドとの摩擦を軽減させて引き上げる.
- ベッドアップした際に身体が側方に崩れたら，肩甲帯を頭側に引き上げ体幹を伸ばす.
- でき上がり：望ましいベッドアップのポジショニング（Ⅲ）

図3 呼吸や嚥下に配慮したベッドアップ時のポジショニング
寺澤泉，金丸晶子：第7章認知症のリハビリテーション.「見てできる認知症ケア・マネジメント図鑑　認知症ビジュアルガイド」(鳥羽研二，許俊　鋭/監)，学研メディカル秀潤社，2021[7] より引用

潤環境を保つために，**口腔ケア**が大切である．口から食べていない人でも，口腔内の乾燥や汚れがあると，味覚や知覚も低下し嚥下にも悪影響を及ぼし，口腔・咽頭に存在する菌を誤嚥して嚥下性肺炎を生じうる．

口腔ケアは，経口摂取をしていようといまいと，必須のケアである．また，口腔粘膜・舌・唇などを他動的に刺激し動かすことは，口腔諸器官の訓練の1つとなる．

《ⅱ．嚥下訓練》

嚥下訓練をはじめる前に，その準備が整っているかどうかを判断する必要がある．確認すべきことは，

① **口腔状態の確認**（口腔ケアが十分に実施されているかの確認）
② **意識レベルの確認**（意識状態が悪い場合は指示が入らないので訓練が開始できない）
③ **感染の確認**（発熱や喀痰量がふえていないかどうか）
④ **消化管状態の確認**（消化管出血がある場合は禁食とされるし，腸閉塞・亜腸閉塞状態の場合も経口摂取ができない）

などである．気道感染による炎症が続いている場合は，それだけで嚥下機能は低下していることが多く，炎症がある程度落ち着かないと嚥下訓練が導入できない．

嚥下訓練をはじめる準備状態ができていない場合，全身状態が許せば，意識レベルや呼吸状態の改善を狙って，可能な限り離床をすすめ，呼吸や嚥下訓練を考えた姿勢保持などの練習を導入する．身体を起こし胸郭(きょうかく)から上腹部を伸展させたよい姿勢（図3，4）[7] をとることで，胸郭がひろがり横隔膜を下降させ楽な呼吸ができ，さらに，抗重力位をとることで，胸・頸・肩などの筋が活動し頭を支え嚥下のための姿勢を保持する力などを誘導すると考えられる．頸部や上体に過度な緊張を生じさせない，ある程度安楽な姿勢で嚥下の練習をすることが大切である．

嚥下訓練には，食物を用いない**間接訓練**と実際に食物を用いた**直接訓練**がある（図5）．実際には，間接訓練を併用しながら，嚥下しやすく誤嚥リスクの少ない訓練食を選択し，重症度に合わせて段階的訓練を行う．

脳卒中の急性期などでは，時間経過とともに嚥下障害が改善することも多いが，障害の程度に合わせて適切な嚥下食（**段階的摂食訓練食**）を提供する方法が有効である．

摂食嚥下障害を「食べること全体の問題」と捉え，摂食時の姿勢・食物の形態など食べやすさの面に配慮する．摂食嚥下を考える際も，患者が安全かつ楽しく

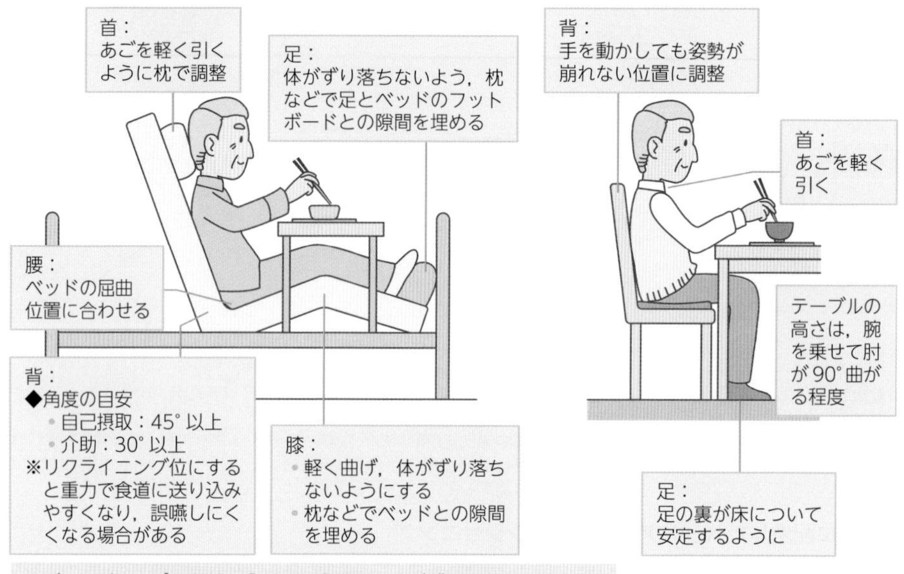
ベッド上での姿勢調整
(リクライニング位が必要な場合は，介助摂取が基本)
首：
あごを軽く引く
ように枕で調整
足：
体がずり落ちないよう，枕
などで足とベッドのフット
ボードとの隙間を埋める
腰：
ベッドの屈曲
位置に合わせる
背：
◆角度の目安
・自己摂取：45°以上
・介助：30°以上
※リクライニング位にすると重力で食道に送り込みやすくなり，誤嚥しにくくなる場合がある
膝：
・軽く曲げ，体がずり落ちないようにする
・枕などでベッドとの隙間を埋める
椅子座位での姿勢調整
背：
手を動かしても姿勢が
崩れない位置に調整
首：
あごを軽く
引く
テーブルの
高さは，腕
を乗せて肘
が90°曲が
る程度
足：
足の裏が床について
安定するように
★ギャッジアップの順番：①足側→②頭側　体がずり落ちないように！

図4　食事の際の姿勢調整

寺澤泉，金丸晶子：第7章認知症のリハビリテーション．「見てできる認知症ケア・マネジメント図鑑　認知症ビジュアルガイド」(鳥羽研二，許俊　鋭/監)，学研メディカル秀潤社，2021[7] より引用

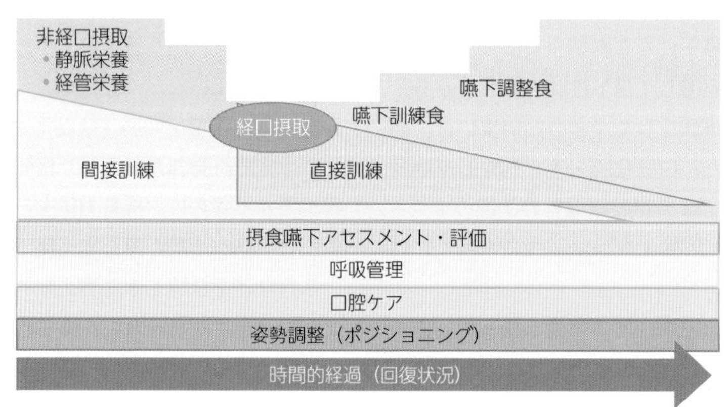
非経口摂取
・静脈栄養
・経管栄養
嚥下調整食
経口摂取
嚥下訓練食
間接訓練
直接訓練
摂食嚥下アセスメント・評価
呼吸管理
口腔ケア
姿勢調整（ポジショニング）
時間的経過（回復状況）

図5　段階的訓練の模式図

過ごせるように，歯科的管理を含めたチーム医療による多面的なアプローチが重要である．

B. 栄養食事療法

1）栄養評価

栄養評価では個々の対象者に即した対応が求められ，臨床的問題点・摂食嚥下障害の重症度を把握しておくことが必要となる．水分や栄養を十分摂取できない状態が長期化すると，摂食嚥下障害をさらに悪化させる．そのような状態を招かないために，適切な時期に，適切な栄養補給（代替栄養・適切な食事の提供）の開始が求められるので，早期からの栄養評価が重要となる．

摂食嚥下障害患者の栄養評価に必要な項目を次に示す．

①現病歴・現症

基礎疾患および肺炎の既往歴，**自覚症状**などを聴取する．

高齢にるい痩が被ると，喉頭位置がさらに低下・咳嗽の力も低下するなど，経口摂取にとって不利となることは前述した通りである．栄養に関連する情報は，それらのことがわかるように収集するのが望ましい．年齢・栄養状態（BMIだけにとどまらず，半年での体重変化など）・摂食回数・食形態・摂食にかかる時間・全身状態（浮腫・皮下脂肪の有無，皮膚の湿潤状態，頭髪や爪の状態など）・食事の準備は誰がするのか・自力で摂取するのか・摂食時の姿勢などを確認する．当然，本人だけでなく家族や当事者の生活を知る人からの情報，本人が困っていることなども聞けるとなおよい．

次に，**摂食嚥下障害の原因疾患**や**摂食嚥下に影響する疾患**についての情報も収集する．例えば，脳血管障害の場合は嚥下障害以外の残存障害，パーキンソン病などの神経変性疾患などでは病期などを確認する．脳血管障害は，進行する疾患ではないので嚥下障害は悪化しない．もし，脳血管障害による嚥下障害が悪化した場合は，脳血管障害の再発や嚥下に影響する他の疾患を疑って，検査を進める必要がある．一方，パーキンソン病などの神経変性疾患は進行するため，嚥下障害も悪化していく．嚥下障害をきたす場合は，身体機能の低下（麻痺，筋力低下など）を伴うことが多いので，**日常生活動作**（activities of daily living：**ADL**）の自立度・介助量などの情報，口腔/咽頭の麻痺・口腔や舌の不随意運動・上肢の麻痺などについての確認も有用である．

嚥下機能に影響するのは，前述した脳血管障害や神経変性疾患などの中枢疾患だけではない．重度の呼吸器疾患・手術侵襲による低栄養状態・慢性炎症などの消耗性疾患などについても，把握することが必要となる．肺炎の既往，食事摂取に関連した熱発，食事時のむせ，食事以外のときのむせ（唾液の誤嚥なども含む）なども確認する．

②体重の推移

体重減少をみた場合，悪性疾患・消耗性疾患などが原因のこともあるが，摂食嚥下障害が隠れていないかの検討が必要である．摂食嚥下障害がある場合，摂取エネルギー量が不足する状態が続き，体重減少を引き起こす．摂食嚥下障害の原因が悪性疾患や慢性炎症の場合，それが加速し低栄養状態に陥り，筋たんぱく質量も減少する．体重の推移は，それを教えてくれる．

③臨床検査値

血清アルブミン，総たんぱく，トランスサイレチン，レチノール結合たんぱく，トランスフェリン，ヘモグロビン，総リンパ球数などが，栄養状態の指標として使用されることが多い．炎症反応（CRPなど），腎機能，肝機能，糖代謝などについても評価する．

④意識レベル・基本的日常生活動作・摂食時の姿勢

意識レベルは，JCS Ⅱ以上では明らかに意識障害がある．JCS Ⅰ-2・3では覚醒しているが，判断などという点では**意識清明とはいえない**ので注意が必要である（第7章 神経・精神系疾患参照）．具体的に**基本的日常生活動作**（basic activities of daily living：**BADL**）は，摂食・排泄・移動・整容（身づくろい）・入浴・階段昇降などの日常の生活において必要な行為をさす．これらの能力をBarthel Indexなどを用いて評価する．摂食嚥下障害では，BADLそのものではないが，**摂食時の姿勢**，**摂食方法**（介助の有無）なども重要なので把握しておく必要がある．

⑤義歯の有無など口腔内環境

口腔内の湿潤環境（乾燥していないか）・衛生状態，流涎（りゅうぜん）の有無，舌運動障害，開口障害，咀嚼機能（義歯の有無や適合性・う歯など）を評価する．

⑥栄養摂取量・食生活状況

食事の内容・食形態・摂取量・摂食時間の経過を把握し，エネルギー量・各栄養素・水分摂取量を推定して，必要摂取エネルギー量・栄養量と比較して問題点を検討する．さらに，嗜好についても把握しておくと，栄養計画を立てるときに役立つ．

⑦摂食嚥下機能評価

早期に，飲食中のむせや口腔内残留物・流涎，摂食時間などについて，ベッドサイドでできる観察などで嚥下評価（表2を参照）し，食形態がその症例に適切なものかを評価する．

2）栄養基準

治療経過・身体状況・栄養状態の変化に即した栄養量とし，摂食嚥下障害の程度に応じた食形態と補給方法を選択する．摂食嚥下障害では，食事摂取量不良のために，エネルギー不足状態に陥りやすいため，適宜再評価を行い，栄養量や食形態・補給方法を調整する．

①エネルギー必要量

基礎エネルギー消費量（kcal/日）にストレス係数と活動係数を乗じた推定式で求める．基礎エネルギー消費量の推定は，一般的には以下のHarris-Benedictの式から求めることができる（図6）．また，「日本人の食事摂取基準（2020年版）」[8]では，国立健康・栄養研究所の式（Ganpule et al., 2007），FAO/WHO/UNUの式などについても紹介されているので，興味があれば参照されたい．

②たんぱく質必要量

たんぱく質は，筋肉をつくる構成要素であるだけでなく，体の機能を調節する酵素やホルモン，免疫物質などの構成成分として大切である．アクチンやミオシンなど**体を構成するもの**，ヘモグロビンやトランスフェリンなど**物質の輸送に関与するもの**，γ-グロブリンなど**免疫に関与するもの**などがあり，たんぱく質が不足すると筋力が低下し，免疫機能の低下により感染症に対する抵抗力が弱くなる．高齢者では，消化機能が低下し吸収効率も悪くなることに加え，たんぱく質の同化抵抗性が高くなるといわれている．フレイルおよびサルコペニアの発症を予防するためにも，1.0 g/kg体重/日以上のたんぱく質を摂取することが重要である．また，極端な摂取エネルギー不足の状態が続くと，たんぱく質異化が起こり，**骨格筋の崩壊**を招く．負の窒素出納では，アミノ酸スコアが良好である良質たんぱく質を補給する必要がある．

エネルギー必要量（kcal/日）
= BEE × 活動係数 × ストレス係数

BEE の求め方（Harris-Benedict の式）
- 男性：66.47 + 13.75 × 体重(kg) + 5.00 × 身長(cm) − 6.76 × 年齢(歳)
- 女性：655.1 + 9.56 × 体重(kg) + 1.85 × 身長(cm) − 4.68 × 年齢(歳)

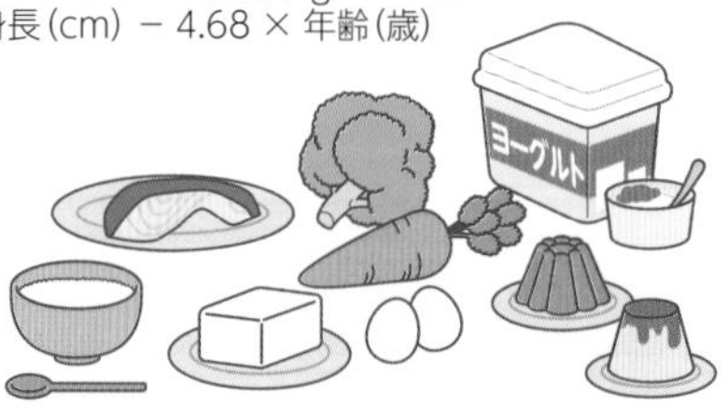

図6　エネルギー必要量の算出方法
基礎エネルギー消費量（BEE：basal energy expenditure）にHarris-Benedictの式を用いた方法

③水分必要量

体内の水分は，**身体に入ってくる水分量**（IN）と**身体から出ていく水分量**（OUT）のバランスにより維持される．IN成分は，①食物から摂取，②飲みものから摂取，③代謝水で，OUT成分は主に尿，便，汗，不感蒸泄（皮膚や気道から蒸散する水分）である．体重60 kgの成人では1日に2,500 mLほどの水分が失われる．必要水分量は，年齢・除脂肪体重，また活動レベルが低い集団では尿量にもよるが，生活活動レベルが影響し，毎日2.3～2.5 L程度の水分を必要とするため，体重1 kgあたり30～40 mLの水分となる．体に入る水分を考える際は，飲料だけでなく，食事のなかに含まれる水分量も加味する必要がある．食事内容にもよるが，通常1,000 kcalで約500 mLの水分がとれる．一度に多くを摂取できない高齢者の場合は，水分が多く含まれる果物・ゼリー・アイスなどを間食として摂取するような工夫が望まれる．

3）栄養補給

栄養管理上問題となる疾患，嚥下障害の程度，ADL，理解力などを考慮し，必要栄養量を充足するための栄養補給法の選択を行う．

①経口摂取が可能な場合

《ｉ．摂取時の注意点》

経口摂取可能と判断された場合，口腔ケア・摂食姿勢・食形態などのさまざまな工夫を行い，摂食状況を見極め必要時は嘔吐などを誘発しないように**口腔内残留を取り除く**（吸引なども含む）ことが必要となる．姿勢の調整とは，患者の身体機能評価に基づいて適切な摂食姿勢（ベッドギャッジアップ30°・45°・60°など，車椅子乗車，椅子座位など）を選択することである．体に余計な力が入っていない安楽な姿勢を選び，食事にかかる時間中はその姿勢が維持できるように工夫する．顔面の麻痺があるような症例では，食塊形成や送り込みがよりスムーズに行われるように，非麻痺側の口に食物を入れるようにする．また，嚥下後は，口腔内残留や咽頭残留の有無を確認することも必要となる．

《ii．食事の選択》

摂食嚥下障害がある人の食事は，

- **おいしいこと**
- **摂食嚥下にとって安全であること**
- **コンパクトであること**：咀嚼・嚥下に余計なエネルギーを使わない形態でありながら，栄養価に富みボリュームをおさえたコンパクトさ

が求められる．おいしいと思えることで，唾液分泌が促進され口腔内環境を整えるのに役立つ．嚥下障害のレベルに合わせた食形態を選択することで，ばらけにくく，口腔・咽頭・食道をスムーズに通過する．十分な栄養摂取を考えると，疲労しないで食事が終わることが重要であり，適切な嚥下食（段階的摂食訓練食）を提供する方法が有効である．

嚥下障害のレベルに合わせて食形態の選択をすすめていく際に参考となるのが，「日本摂食嚥下リハビリテーション学会嚥下調整食分類2021」[9]であり，概説・総論，学会分類2021（食事），および，学会分類2021（とろみ）から成っている．病院・施設・在宅医療および福祉関係者が共通して使用できることを目的に，食事5段階，および，とろみ3段階について段階分類を示しているが，あくまで食形態における分類であり栄養に関しては言及していない．

「学会分類2021（食事）早見表（**表5**）」[9]は，解説も読んで学んでもらいたい．前述したように，段階は形態のみで示され，付着性・凝集性・かたさに配慮されている．コード0jは重症の症例に対し，均質で，**付着性・凝集性・かたさ**に配慮した少量をすくってそのまま丸のみ可能なゼリー形態の嚥下訓練食品である．コード1jはそれよりやや嚥下が難しくなり，ゼリー以外にムース状のものも加わる．コード2は嚥下調整食品であり，一般食よりは嚥下はしやすいものの，コード1jに比べれば，かたさが増し，付着性も高まり，不均一なものも含むなど嚥下が難しくなる．例としてはピューレ・ペースト・ミキサー食などである．コード3になると形はあるが，押しつぶしが容易・食塊形成や移動が容易で咽頭でばらけにくいものとなり，離水しにくいように配慮された粥などである．病院や施設での嚥下食についても，「学会分類2021（食事）早見表（**表5**）」[9]に沿って組み立てられることが望まれる．その例を**図7**に示す．

嚥下機能が低下すると水分は流動性が高いため摂取時に誤嚥するリスクが高くなることが多い．そこで，とろみ調整食品などを用いて嚥下レベルに応じた濃度の調整が求められる．「学会分類2021（とろみ）早見表（**表6**）」[9]では，とろみを薄いとろみ・中間のとろみ・濃いとろみの3段階に分けて示している．とろみでは，粘度・LST値・シリンジ法による残留量に基づいて設定されている．

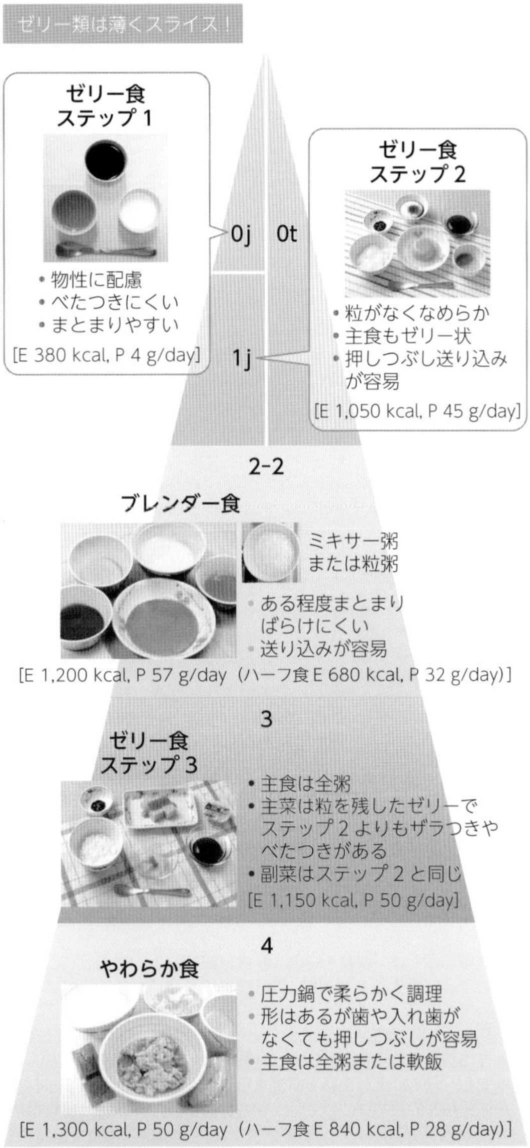

ゼリー類は薄くスライス！

ゼリー食 ステップ1
- 物性に配慮
- べたつきにくい
- まとまりやすい

[E 380 kcal, P 4 g/day]

0j　0t

1j

ゼリー食 ステップ2
- 粒がなくなめらか
- 主食もゼリー状
- 押しつぶし送り込みが容易

[E 1,050 kcal, P 45 g/day]

2-2

ブレンダー食

ミキサー粥または粒粥
- ある程度まとまり ばらけにくい
- 送り込みが容易

[E 1,200 kcal, P 57 g/day（ハーフ食E 680 kcal, P 32 g/day）]

3

ゼリー食 ステップ3
- 主食は全粥
- 主菜は粒を残したゼリーで ステップ2よりもザラつきやべたつきがある
- 副菜はステップ2と同じ

[E 1,150 kcal, P 50 g/day]

4

やわらか食
- 圧力鍋で柔らかく調理
- 形はあるが歯や入れ歯がなくても押しつぶしが容易
- 主食は全粥または軟飯

[E 1,300 kcal, P 50 g/day（ハーフ食E 840 kcal, P 28 g/day）]

番号とアルファベットは「学会分類2021（食事）」と対応

図7 5段階嚥下食

東京都健康長寿医療センターでの嚥下食：2022年4月時点
「NST栄養管理ポケット版　2022年度版」，東京都健康長寿医療センター，2022[10]より引用

表5 学会分類2021（食事）早見表

コード［I-8項］		名称	形態	目的・特色	主食の例	必要な咀嚼能力［I-10項］	他の分類との対応［I-7項］
0	j	嚥下訓練食品0j	均質で，付着性・凝集性・かたさに配慮したゼリー 離水が少なく，スライス状にすくうことが可能なもの	重度の症例に対する評価・訓練用 少量をすくってそのまま丸呑み可能 残留した場合にも吸引が容易 たんぱく質含有量が少ない		（若干の送り込み能力）	嚥下食ピラミッドL0 えん下困難者用食品許可基準Ⅰ
	t	嚥下訓練食品0t	均質で，付着性・凝集性・かたさに配慮したとろみ水 （原則的には，中間のとろみあるいは濃いとろみ*のどちらかが適している）	重度の症例に対する評価・訓練用 少量ずつ飲みこむことを想定 ゼリー丸のみで誤嚥したりゼリーが口中で溶けてしまう場合 たんぱく質含有量が少ない		（若干の送り込み能力）	嚥下食ピラミッドL3の一部 （とろみ水）
1	j	嚥下調整食1j	均質で，付着性，凝集性，かたさ，離水に配慮したゼリー・プリン・ムース状のもの	口腔外で既に適切な食塊状となっている（少量をすくってそのまま丸呑み可能） 送り込む際に多少意識して口蓋に舌を押しつける必要がある 0jに比し表面のざらつきあり	おもゆゼリー，ミキサー粥のゼリーなど	（若干の食塊保持と送り込み能力）	嚥下食ピラミッドL1・L2 えん下困難者用食品許可基準Ⅱ UDF区分 かまなくてよい（ゼリー状） ＊UDF：ユニバーサルデザインフード
2	1	嚥下調整食2-1	ピューレ・ペースト・ミキサー食など，均質でなめらかで，べたつかず，まとまりやすいもの スプーンですくって食べることが可能なもの	口腔内の簡単な操作で食塊状となるもの （咽頭では残留，誤嚥をしにくいように配慮したもの）	粒がなく，付着性の低いペースト状のおもゆや粥	（下顎と舌の運動による食塊形成能力および食塊保持能力）	嚥下食ピラミッドL3 えん下困難者用食品許可基準Ⅲ UDF区分 かまなくてよい
	2	嚥下調整食2-2	ピューレ・ペースト・ミキサー食などで，べたつかず，まとまりやすいもので不均質なものも含む スプーンですくって食べることが可能なもの		やや不均質（粒がある）でもやわらかく，離水もなく付着性も低い粥類	（下顎と舌の運動による食塊形成能力および食塊保持能力）	嚥下食ピラミッドL3 えん下困難者用食品許可基準Ⅲ UDF区分 かまなくてよい
3		嚥下調整食3	形はあるが，押しつぶしが容易，食塊形成や移送が容易，咽頭でばらけず嚥下しやすいように配慮されたもの 多量の離水がない	舌と口蓋間で押しつぶしが可能なもの．押しつぶしや送り込みの口腔操作を要し（あるいはそれらの機能を賦活し），かつ誤嚥のリスク軽減に配慮がなされているもの	離水に配慮した粥 など	舌と口蓋間の押しつぶし能力以上	嚥下食ピラミッドL4 UDF区分 舌でつぶせる
4		嚥下調整食4	かたさ・ばらけやすさ・貼りつきやすさなどのないもの 箸やスプーンで切れるやわらかさ	誤嚥と窒息のリスクを配慮して素材と調理方法を選んだもの 歯がなくても対応可能だが，上下の歯槽堤間で押しつぶすあるいはすりつぶすことが必要で舌と口蓋間で押しつぶすことは困難	軟飯・全粥 など	上下の歯槽堤間の押しつぶし能力以上	嚥下食ピラミッドL4 UDF区分 舌でつぶせるおよび UDF区分 歯ぐきでつぶせるおよび UDF区分 容易にかめるの一部

学会分類2021は，概説・総論，学会分類2021（食事），学会分類2021（とろみ）から成り，それぞれの分類には早見表を作成した．
本表は学会分類2021（食事）の早見表である．本表を使用するにあたっては必ず「嚥下調整食学会分類2021」の本文を熟読されたい．なお，本表中の［ ］表示は，文献9中の該当箇所を指す．
・上記0tの「中間のとろみ・濃いとろみ」については，学会分類2021（とろみ）を参照されたい
・本表に該当する食事において，汁物を含む水分には原則とろみを付ける．［I-9項］
・ただし，個別に水分の嚥下評価を行ってとろみ付けが不要と判断された場合には，その原則は解除できる．
・他の分類との対応については，学会分類2021との整合性や相互の対応が完全に一致するわけではない．［I-7項］
日本摂食嚥下リハビリテーション学会 嚥下調整食委員会：日本摂食嚥下リハビリテーション学会嚥下調整食分類2021．日摂食嚥下リハ会誌，25：135-149，2021[9] より引用

表6 学会分類（とろみ）の早見表

	段階1：薄いとろみ［Ⅲ-3項］	段階2：中間のとろみ［Ⅲ-2項］	段階3：濃いとろみ［Ⅲ-4項］
英語表記	Mildly thick	Moderately thick	Extremely thick
性状の説明（飲んだとき）	●「drink」するという表現が適切なとろみの程度 ● 口に入れると口腔内に広がる液体の種類・味や温度によっては，とろみが付いていることがあまり気にならない場合もある ● 飲み込む際に大きな力を要しない ● ストローで容易に吸うことができる	● 明らかにとろみがあることを感じ，かつ「drink」するという表現が適切なとろみの程度 ● 口腔内での動態はゆっくりですぐには広がらない ● 舌の上でまとめやすい ● ストローで吸うのは抵抗がある	● 明らかにとろみが付いていて，まとまりがよい ● 送り込むのに力が必要 ● スプーンで「eat」するという表現が適切なとろみの程度 ● ストローで吸うことは困難
性状の説明（見たとき）	● スプーンを傾けるとすっと流れ落ちる ● フォークの歯の間から素早く流れ落ちる ● カップを傾け，流れ出た後には，うっすらと跡が残る程度の付着	● スプーンを傾けるととろとろと流れる ● フォークの歯の間からゆっくりと流れ落ちる ● カップを傾け，流れ出た後には，全体にコーティングしたように付着	● スプーンを傾けても，形状がある程度保たれ，流れにくい ● フォークの歯の間から流れ出ない ● カップを傾けても流れ出ない（ゆっくりと塊となって落ちる）
粘度（mPa・s）［Ⅲ-5項］	50～150	150～300	300～500
LST値（mm）［Ⅲ-6項］	36～43	32～36	30～32
シリンジ法による残留量（mL）［Ⅲ-7項］	2.2～7.0	7.0～9.5	9.5～10.0

学会分類2021は，概説・総論，学会分類2021（食事），学会分類2021（とろみ）から成り，それぞれの分類には早見表を作成した．本表は学会分類2021（とろみ）の早見表である．本表を使用するにあたっては必ず「嚥下調整食学会分類2021」の本文を熟読されたい．なお，本表中の［ ］表示は，文献9中の該当箇所を指す．

・粘度：コーンプレート型回転粘度計を用い，測定温度20℃，ずり速度$50s^{-1}$における1分後の粘度測定結果［Ⅲ-5項］

・LST値：ラインスプレッドテスト用プラスチック測定板を用いて内径30 mmの金属製リングに試料を20 mL注入し，30秒後にリングを持ち上げ，30秒後に試料の広がり距離を6点測定し，その平均値をLST値とする［Ⅲ-6項］

・注1. LST値と粘度は完全には相関しない．そのため，特に境界値付近においては注意が必要である．

・注2. ニュートン流体ではLST値が高く出る傾向があるため注意が必要である．

・注3. 10 mLのシリンジ筒を用い，粘度測定したい液体を10 mLまで入れ，10秒間自然落下させた後のシリンジ内の残留量である．

日本摂食嚥下リハビリテーション学会 嚥下調整食委員会：日本摂食嚥下リハビリテーション学会嚥下調整食分類 2021．日摂食嚥下リハ会誌，25：135-149，2021[9] をもとに作成

表7 特別用途食品：えん下困難者用食品の規格基準

規格＊1	許可基準Ⅰ＊2	許可基準Ⅱ＊3	許可基準Ⅲ＊4
かたさ（N/m^2）（一定速度で圧縮したときの抵抗）	2,500～10,000	1,000～15,000	300～20,000
付着性（J/m^3）	400以下	1,000以下	1,500以下
凝集性	0.2～0.6	0.2～0.9	－

＊1 常温および喫食の目安となる温度のいずれの条件であっても規格基準の範囲内であること

＊2 均質なもの（例えば，ゼリー状の食品）

＊3 均質なもの（例えば，ゼリー状またはムース状などの食品），ただし，許可基準Ⅰを満たすものを除く

＊4 不均質なものも含む（例えば，まとまりのよいお粥，やわらかいペースト状またはゼリー寄せなどの食品）．ただし，許可基準ⅠまたはⅡを満たすものを除く

厚生労働省ホームページ：特別用途食品の表示許可等について，食安発第0212001号，2009[12] より引用

市販品は，消費者庁次長通知（2022年4月1日一部改正）[11] で許可すべき特別用途食品の範囲を定め，えん下困難者用食品のうち次に掲げる区分に属する食品について，定める許可基準により特別用途食品たる表示の許可〔(1) えん下困難者用食品 (2) とろみ調整用食品〕を行うことになっている．えん下困難者用食品では，かたさ（一致速度で圧縮した時の抵抗）（N/m^2）・付着性（J/m^3）・凝集性に基づいて，許可基準Ⅰ・Ⅱ・Ⅲに分類（**表7**）されている．許可基準Ⅰは，均一なものでゼリー状食品など，Ⅱはそれよりやや嚥

下が難しくなり，ゼリー以外にムース状のものも加わり，Ⅲは，不均一なものも含み，Ⅱに比べればかたさが増し付着性も高いが，まとまりのよいお粥・やわらかいペースト状・ゼリー寄せなどである．主にゼリー・ペースト状の食品を対象としているが，個々の患者にふさわしい形態（かたさや付着性や凝集性）を選択するのに，参考になる．

②長期間にわたり経口摂取を行っていない場合

《ⅰ．経口摂取開始前の注意点》

長期経口摂取を行っていない時でも必ず行うべきは，**口腔内を清潔にして湿潤に維持する**ことである．経口摂取をしていない場合も，口腔内常在菌を維持し良好な口腔環境を保つことは，気道感染のリスクを軽減する．口腔内の湿潤環境は，食塊形成・咽頭への食塊移送という点でも大切である．そのうえで，長期間咀嚼や嚥下を行っていない状態を考慮して，摂食嚥下機能評価を実施することになる．その評価の例として，「経口摂取開始のためのフローチャート（経口摂取開始チャート）[10]」を示す（図8）．フローチャートに沿って，経口摂取のための準備状態を整え，冷水テスト・とろみ冷水テストを実施する．経口摂取開始が困難な場合は，病態を見ながら評価を適宜くり返し，経口摂取開始時期を早まることがないよう，あるいは，開始時期を見落とすことがないようにする．

《ⅱ．食事の選択》

摂食嚥下期の機能は，患者の状態により変化する．食事場面の観察を行い，「学会分類2021（食事）早見表（**表5**）[9]」を参考に食事選択を行う．重度の嚥下障害がある場合には難易度の最も低い，ゼリーやピューレ状の均質のものを提供し，改善がみられれば次の段階に進める．一般的には，かたさや付着性などが均質でないもの，例えば果肉入りゼリーなどは，経口摂取開始の初期には難易度が高いので特に注意が必要である．ゼリー食からミキサー食，粥食などの食事区分に沿って進めていくが，状態に応じて再評価を実施し，患者がどのような問題を有しているか見極め個別に適切な対応を行うことになる．

《ⅲ．食事時間への配慮》

食事の時間が長くなると疲労するため，姿勢が崩れ，嚥下も悪化することが多い．食事時間が30分以内で済むように，少量で栄養価の高い栄養補助食品などをコンパクトさといった形態に配慮しながら選択することも必要である．

③経口摂取が困難な場合

《ⅰ．栄養法の選択》

経口摂取が困難な場合，栄養という視点からは遅れることなく代替栄養を検討するのが原則である．消化管に問題ない場合は，できるかぎり消化管の廃用をきたさないように**経腸栄養**を選択する（図9）．

【患者背景と治療選択】代替栄養実施に関しては，本来であればさまざまな要因を検討して実施するかどうかを検討するのが望ましい．しかし，疾患急性期の場合，栄養投与開始に時間を要すれば，低栄養が進行してしまうことから，十分検討できないことも少なくない．急性期か慢性状態であるか，患者が生きてきた背景，患者を取り巻く周囲の考えや環境，医療チームの考え，介護能力などによっても判断は異なり，経過中，判断を変更するという事態も起こりうる．かかわる人々が必要なことを議論しながら進めているのが現状である．

《ⅱ．栄養管理のポイント》

- 目標：十分な栄養補給を行い，低栄養状態を予防し，栄養状態を良好に保ち，全身状態を安定させること
- 栄養管理：経管栄養では病態に即した適切な経腸栄養剤を選択し，下痢や逆流に注意しながら進めていく．脳卒中などでは，急性期であっても，末梢静脈からの栄養補給ではなく経管栄養法が推奨されている
- その他必要なこと：口腔ケア，食物を使用しない間接訓練（例えば，頸部の嚥下筋のリラクゼーションを行う嚥下体操，唇・舌・頬のマッサージ，口腔器官の拘縮（こうしゅく）予防や機能向上などをねらって発声など）

《ⅲ．経管栄養の方法》

経鼻胃管・胃瘻（いろう）・腸瘻（ちょうろう）などを使用する．

経管栄養の実施期間が4週間未満と予測される場合は，一般には，**経鼻経管アクセス**が選択される．鼻腔から胃・十二指腸・空腸にチューブを留置して，栄養剤を投与する．経腸栄養が4週間以上となる場合は，内視鏡などで胃瘻の造設や，手術的に腸瘻を増設して栄養剤を投与されることが多い．

1つの栄養補給法では栄養必要量を満たすことができない場合には，複数の補給法を組み合わせることも検討する．

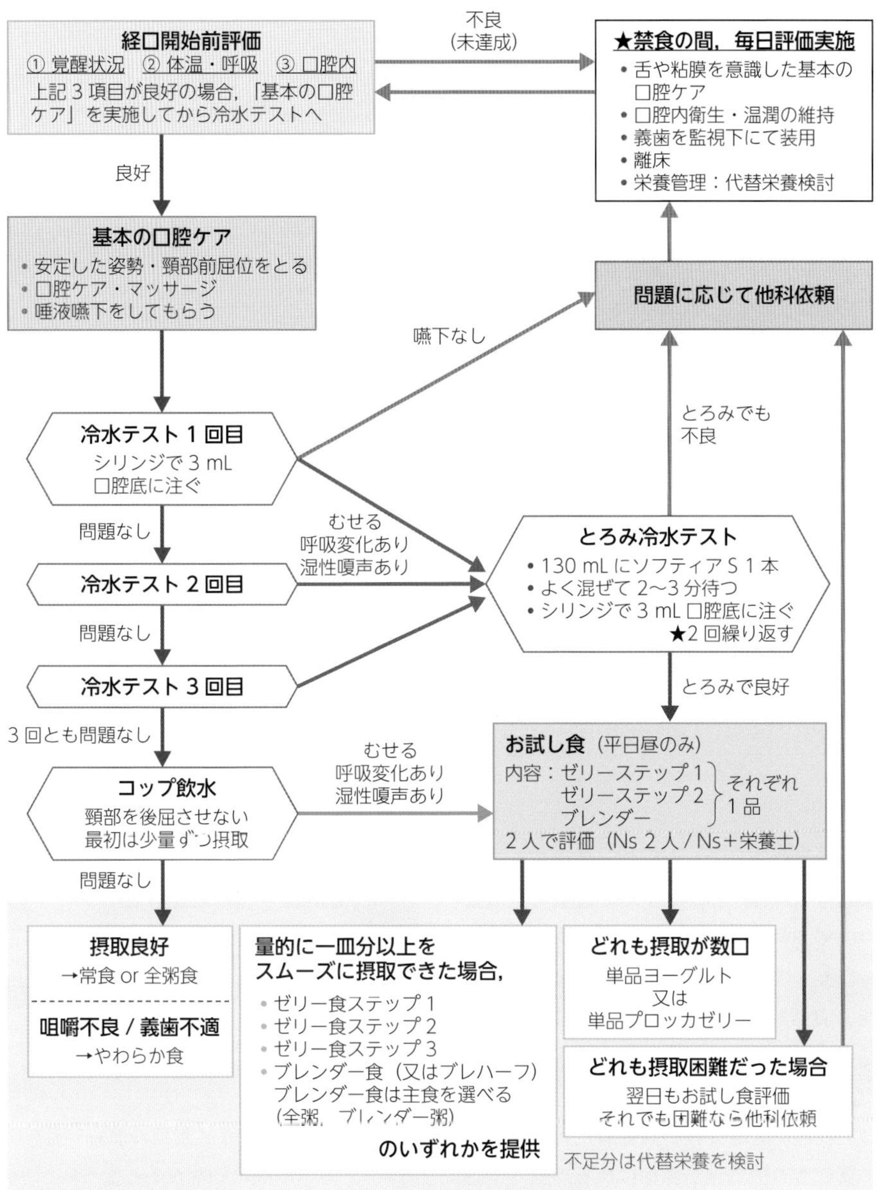

図8　経口摂取開始のためのフローチャート（経口摂取開始チャート）
「NST 栄養管理ポケット版 2022 年度版」，東京都健康長寿医療センター，2022[10] より引用

また，疾患の治療・栄養管理が奏功し，経口摂取の可能性が出てくれば，**直接的嚥下訓練**を開始する．その場合，徐々に経口摂取に移行するために，経腸栄養で投与する栄養量や水分量などを調整する．

4）栄養指導

医師からの指示を受け，患者，家族，施設関係者，ヘルパーなどの介護スタッフに患者の栄養評価・嚥下評価の結果に基づいた指導を行う．その前に，ベッドサイドでの摂食嚥下訓練の観察・カンファレンスなどを実施し，医師や看護師らと意見交換を行って指導計画を組み立てる．指導のねらいは，患者や家族・施設関係者に，現在の栄養状態について説明し適切な栄養管理の重要性を理解してもらうことである．

そのうえで，介護者や調理担当に，必要栄養量に即

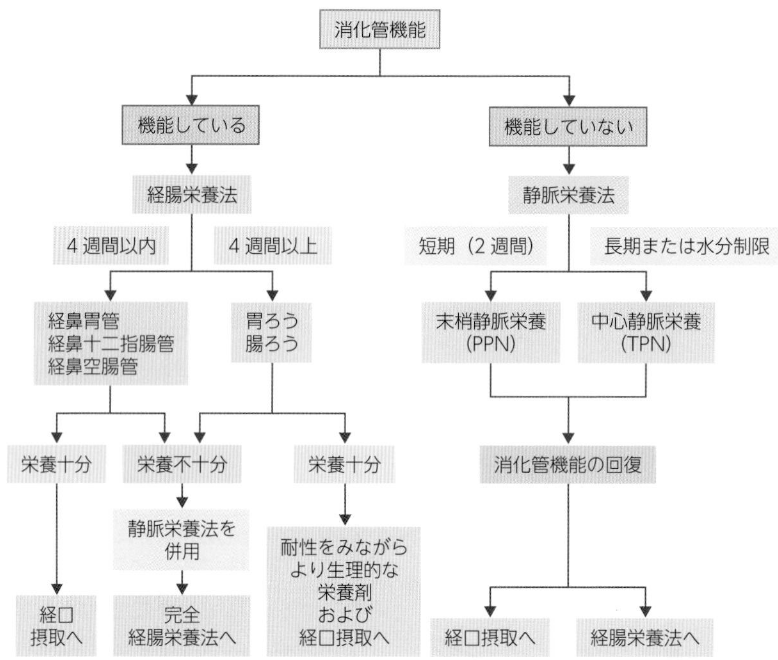

図9 栄養療法選択のアルゴリズム
「認定NSTガイドブック2017改訂第5版」（日本病態栄養学会/編），南江堂，2017[13] をもとに作成

した献立・摂食嚥下機能に適した形態と調理法を説明指導し，対象者本人には，わかりやすい言葉で摂取量と食形態について説明し理解を促すことである．

あわせて，口腔ケア，摂食時の姿勢や，食事の際の介助のしかた，食器具の指導〔例；1回の口への取り込み量を調整するための小スプーン（すくう部分が小さく浅い）〕などを行う．

高齢者では，独居や老老介護の高齢者だけの世帯が増えており，買いものや調理が億劫になる，立って台所仕事が困難になる，作業工程が多い調理が難しくなるということが度々みられる．その結果，同じものばかり食べる・食生活が単調になる・食事の回数が減るといったことが少なからず起きている．高齢者に栄養指導を行う際も主食・主菜・副菜を揃えることを指導するが，高齢者の特性を踏まえて，なるべく簡単で明確な指導を心がけ，困ったときの対策についても指導することが望ましい．

2 口腔・食道障害

A. 診断・評価

1）口腔障害

①症状・原因

口腔は，口腔前庭（歯列の前）・固有口腔（歯列後方）・口峡（咽頭につながるところ）・口蓋（固有口腔の上壁：硬口蓋・軟口蓋）からなり，咀嚼・食塊形成，および，咽頭への食物移送にかかわる．

口蓋裂（こうがいれつ）や**悪性疾患**（舌がん・歯肉がんなどの口腔がん）などが，口腔期嚥下障害などの原因となる．

②治療

先天的な疾患の1つである口蓋裂では，裂隙（れつげき）の程度や範囲・合併奇形の有無などにより，予後・治療経過が異なる．出生時から小児科・形成外科・耳鼻咽喉科・歯科などによるチーム医療が行われることが多く，栄養食事指導においても，個々の患者の状態を把握して経口摂取が無理なく行えるように，**ミルクの飲み方**

や**離乳食の栄養指導**から開始し，成長発育に合わせて支援していくことが重要となる．

舌がん術後の症例は，切除範囲やその後の治療などの影響にもよるが，咀嚼がうまくできない，食塊の形成・保持ができない，咽頭へうまく送り込めない，口腔内に貯留してしまう，口角から食塊がもれるなどが生じうる．舌がんや歯肉がん術後，嚥下や発声をしやすくするため，欠損部に対し**再建術**や**顎義歯**（がくぎし）・**舌接触補助床**などの作製が行われたりする．治療の状態をみながら，栄養管理と摂食嚥下機能の評価を行い，食塊形成しやすく送り込みやすい食形態の選択と食事姿勢について指導を行う．疾患急性期や放射線療法などが実施されている時期は，特に，口の中の乾燥や味覚障害などの副作用にも注意する必要がある．その場合，必要栄養量が十分に摂取できないことも多く，複数の栄養補給法を併用する工夫が必要となる．

2）食道障害

①原因・症状

食道は，食道入口部・頸部食道・胸部食道・腹部食道・食道胃接合部から成る．食道上端は第6頸椎（輪状軟骨下縁）で輪状軟骨後壁正中・側方に外縦筋が付着し（第1狭窄部），頸部食道は頸椎前面を走行し，第5胸椎の高さで左主気管支と交差（第2狭窄部）し，第10頸椎の高さで横隔膜を貫いて（第3狭窄部），腹部食道となり胃と接合する食道胃接合部となる．前述した狭窄部3つは，**食道の生理的狭窄部**とよばれる（図10）．

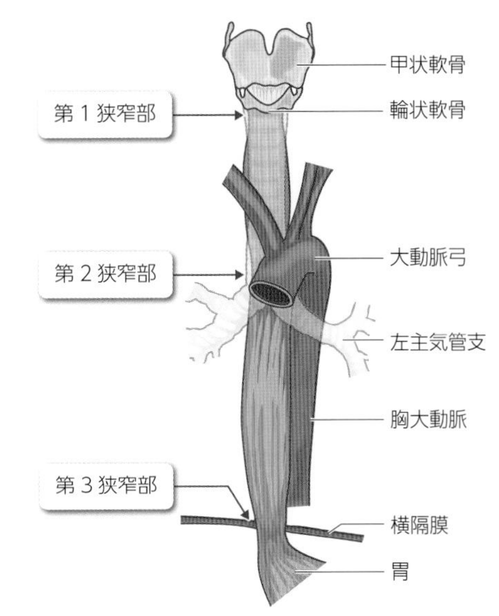

図10　食道の生理的狭窄部
「PT・OTビジュアルテキスト専門基礎　解剖学」（坂井建雄／監，町田志樹／著），p271，羊土社，2018[14] をもとに作成

第1狭窄部の食道入口部が食道のなかで最も狭い．食道入口部には，筋層の薄い部分（輪状咽頭筋の上方と下方）があり，上方の輪状咽頭筋斜走部の筋層は菲薄（ひはく）で**キリアン三角**（Killian's triangle），下方は縦走筋がなく食道内輪筋で覆われ壁が薄く**ライマー三角**（Laimer's triangle）とよばれ，**Zenker憩室**の好発部位となっている．Zenker憩室が食物で満たされ残留すると，姿勢などで逆流が生じ誤嚥性肺炎を起こすこともある．また，憩室が大きくなり食道本管を圧迫するようになると，**嚥下困難**をきたすこともある．また，脳梗塞の延髄外側梗塞（ワレンベルグ症候群）や筋炎・皮膚筋炎などによる食道入口部開大不全による嚥下障害もあるので，注意が必要である．

胸部食道・腹部食道（下部食道）では，悪性疾患（がんによる圧排や突出）や炎症をくり返し，瘢痕（はんこん）狭窄による通過障害が原因の嚥下障害，さらには，食道運動障害をきたす疾患（アカラシア・アカラシア関連疾患）が原因の嚥下障害などがある※1．

②治療

Zenker憩室の場合は手術治療が必要となり，食道入口部開大不全では時間経過で改善するような場合は食道入口部を広げるようなリハビリテーションを併用して対応することもある．一定時間経過しても，食道入口部が経口摂取可能な程度に開いてこない場合は手術治療が必要となる．

B. 栄養食事療法

食道障害と一口にいっても，障害部位や原因により治療が異なるため，まずは原因疾患の診断と治療が優先される．その間，低栄養をきたさないように栄養評価と管理を実施していくことになるが，前述の1「B. 栄養食事療法」を参照いただきたい．狭窄があれば，

※1　長期の気管挿管・気管切開後の気管カニューレ挿入状態の患者で，気管食道瘻を形成し嚥下障害をきたしていた症例を筆者自身経験したことがあった．その症例では，嚥下障害をきたす原因がはっきりせず，精査しなおして気管食道瘻と診断できた結果，瘻孔閉鎖術を施行され経口摂取が可能となった．

流動などの液体が望ましいが，安全を考え対象者が誤嚥しにくい粘度を検討して投与する．多発性脳梗塞などでよくみられる仮性球麻痺による嚥下障害では，液体嚥下が難しくとろみをつけて水分摂取することが多いが，球麻痺が原因の食道入口部開大不全による嚥下障害では，固形物の嚥下は困難でごく少量の液体なら嚥下できることもある．嚥下障害の原因とどのような嚥下障害かに基づき，食事の物性を考え，粘度が低く，凝集性が高くすべりがよい半流動体の食物を提供したりする．特に，摂食にあたっては，①食形態は適切であるか，②誤嚥しにくい姿勢であるか，③嘔吐による食物の逆流がないかに注意することは，本章1「咀嚼・嚥下障害」で示した通りである．

3 消化管通過障害

A. 診断・評価

摂食障害という観点からみると，器質的な障害は外部からの圧迫や消化管の腫瘤（しゅりゅう），がんや良性腫瘍などによる狭窄や術後の癒着などによる狭窄などがあり，その治療が優先される．また，機能的な障害として消化管の蠕動（ぜんどう）運動低下などがある．

B. 栄養食事療法

1）栄養評価・栄養基準

本章1「B. 栄養食事療法」に準ずる．

2）栄養補給法

消化管出血や消化管の炎症などで禁食となっている場合は，消化管を使うことが困難となる．その場合，経口摂取も経腸栄養もできないことになり，**完全静脈栄養法**となる．

部分的に消化管が使える場合，無理のない範囲で少量の白湯や栄養投与を検討するが，十分量を投与することは困難である．消化管の状態をみながら徐々に経腸栄養を増やしたり，状況によっては再度経腸栄養中止ということになるため，栄養管理は経静脈栄養が中心となる．

静脈栄養は，その期間が2週間未満の場合は**末梢静脈栄養**，長期であれば**中心静脈栄養**である．しかし，2週間も末梢静脈栄養だけとなると，投与カロリーなどすべての栄養素が不足傾向となるため，なるべく早く中心静脈栄養を検討することが望まれる．

中心静脈栄養法では，内頸静脈・鎖骨下静脈・大腿静脈などの心臓に近い太い静脈にカテーテルを留置し，水分・電解質（Na，K，Cl，Mg，Ca，P）・糖質（おもにグルコース）・アミノ酸・脂質・微量元素，および，ビタミンの1日の維持量が含まれる高カロリー輸液を投与する．一方，**末梢静脈栄養法**は，末梢静脈にカテーテルを留置して行われる静脈栄養法で，主に水分・電解質の補給，5～10％ブドウ糖液やアミノ酸製剤，脂肪乳剤を使用する．1日あたりせいぜい500～1,000 kcal前後のエネルギー投与が可能であるが，水分と電解質補給が主となることが多い．投与カロリーをある程度は増やせるが，その場合浸透圧の高い液体を投与することになり，**末梢血管への負荷も大きく，高齢者では難しいことが少なくない**．

Advanced NST（栄養サポートチーム）の介入が奏功した摂食嚥下障害例

症例提示

嚥下性肺炎で入退院をくり返す87歳女性．内視鏡下嚥下機能評価を行い口腔期の送り込み不良，咽頭までいけばゼリー形態の嚥下は可能，多量の水分は難しいという評価を得て，NSTが介入した．

治療経過

① **NST介入前**：ヨーグルト1個を40分かけて全量摂取，ゼリーは飲み込めない状況であった．姿勢は90°ギャッジアップで，ふつうのスプーンを使用し，ゼリーを舌先端に載せていたので，送り込みに時間を要し，もぐもぐした後に何とか嚥下するが，口腔や咽頭に食残を認め，吸引が必要であった．

② **NSTの第1回目のラウンド時**：水飲みテストを行うも嚥下はむせ無し．咽頭に流れ込めば飲むことが可能だが，自己喀痰できないことから誤嚥リスクは高い状態と判断．誤嚥性肺炎と並存疾患，摂食嚥下機能の評価，認知機能，家族の意向などを踏まえ，NSTでは，「中心静脈栄養と無理のない範囲で経口摂取（病状によってはお愉しみ程度で留めることを条件に）との併用を選択し，必要栄養量を確保することとした．お愉しみ程度・直接嚥下訓練レベルの経口摂取の介助方法としては，ベッドアップを90→45～60°程度として姿勢が崩れないようにポジショニング指導，摂食時のスプーンは自己摂取用のものでなく介助用のスプーンに変更し，なるべく舌の奥にのせるように指導を行った．

③ **1回目ラウンド後の変化**：ヨーグルト昼夕2回全量摂取が可能となった．

④ **状態変化に合わせた栄養法の変更**：昼にゼリー粥を試しおおむね問題なく摂取できるようになっていたので，ゼリー食ステップ2（学会分類2021食事の1jに対応）に変更し，数日の経過でゼリー食ステップ2（1j）の全量摂取が20分で可能となった．

⑤ **食事や姿勢の再調整**：さらに数日を経て次の調整を行った．高度な円背（えんぱい）で前方を向くには頸部を過伸展させ頸部の緊張が高度であったため，頸部の緊張をとることに配慮したポジショニングを優先した．ベッドアップ30°位で後頸部に枕をあて，首が楽にまっすぐになるような姿勢を選択．次に，食形態は主菜ブレンダーを試した．主菜ブレンダーは，その日の食材で水分量も変化するため，滑り込みを妨げないデンプン餡などで調整を行った．また，それ以外にはフルーツピューレやヨーグルトなども活用した．

⑥ **1回目ラウンドとその後の調整の結果**：代替栄養を中心とした栄養管理，介助方法（食事開始前の口腔マッサージ，使用するスプーン，食事介助時に食物を口腔内のどこに入れるかなど）の指導，嚥下機能・病態の変化に応じた食形態や姿勢調整などを適切に行った結果，嚥下反射惹起（じゃっき）時間が短縮され，主菜ブレンダー食＋フルーツピューレ＋ヨーグルトが30分程度で摂取可能となっていった．病棟看護師とも，摂食時の姿勢・介助方法などの情報共有と介入方法を周知させ，昼のみ3品を提供した．その1週間後には，粥ゼリーも追加し摂取可能となった．

⑦ **NST 2回目ラウンド時**：食後の湿声もなくなり，食事摂取量が増えていた．

⑧ **2回目ラウンドから2週間後**：1日3食の経口摂取が可能となったものの，経口摂取のみでは必要栄養量確保が困難であった．

⑨ **転院**：3食の経口摂取と静脈栄養の併用で転院となった．転院先の医療機関に対して，嚥下機能低下の状態に即した食事内容についての情報を提供した．

この症例は，管理栄養士が病棟訪問活動において，医師・看護師・リハビリテーション科（言語聴覚士・理学療法士）と連携し，観察・評価・栄養介入を行い，障害の程度に応じた栄養補給を行い，栄養管理が摂食嚥下機能の回復に寄与したと考えられる事例である．

（府川則子，金丸晶子）

第16章 チェック問題

問題

□ □ Q1 摂食嚥下の一連の過程を５つの段階に分けて説明しなさい.

□ □ Q2 摂食嚥下障害をきたす原因を大きく３つに分類して説明しなさい.

□ □ Q3 摂食嚥下障害患者の栄養評価に必要な項目について説明しなさい.

□ □ Q4 摂食嚥下障害患者の必要栄養量を決定する際に考慮すべき点について説明しなさい.

□ □ Q5 摂食嚥下障害評価の結果，経口摂取が可能となった場合に管理栄養士として注意すべき点について説明しなさい.

解答＆解説

A1 ①食物を認識し，②口へ取り込み，食物の咀嚼と食塊形成，③食塊の奥舌への移送，咽頭への送り込み，④咽頭を通過し，食道への送り込みを行い，⑤食塊が食道を通過するまでの過程という5つの段階に分かれる．

A2 ① 器質的原因：構造的異常によるもので，口腔・咽頭・食道などの良性，悪性腫瘍，その治療後の局所の炎症，変形や狭窄などである．
② 機能的原因：脳血管障害，パーキンソン病などの神経変性疾患，頭部外傷などが含まれる．食物の通り道である口腔・咽頭・食道を含む消化管などの解剖学的構造そのものに問題はないが，口腔や咽頭の知覚低下，あるいは，運動麻痺などがあり，嚥下のための機能に不具合が生じる場合である．
③ 心理的原因：認知症，心身症，うつ病，拒食などの場合である．

A3 ① 現病歴・現症（基礎疾患，肺炎の既往歴，自覚症状など）
② 体重の推移
③ 臨床検査値
④ 意識レベル・基本的日常生活動作・摂食時の姿勢
⑤ 義歯の有無などの口腔環境
⑥ 栄養素摂取量・食生活状況
⑦ 摂食嚥下機能評価

A4 個々の患者ごとに，疾患を有する場合の治療状況，身体状況や栄養状態，摂食嚥下障害の程度に即した栄養量を設定する．具体的にエネルギー，たんぱく質の必要量の設定についての考え方は以下のとおりである．
エネルギー量は，一般的に，基礎エネルギー量をHarris-Benedictの推定式で求め，これにストレス係数と活動係数を乗じて求める．たんぱく質の必要量決定については，摂食嚥下障害では，食事摂取量不良のために，エネルギー不足状態になりやすい．このため極端なエネルギー不足では，たんぱく質をエネルギー源として利用し，骨格筋などが崩壊し負の窒素出納を示すことが考えられることから，補給には十分留意する．経口摂取だけで充足しない場合には，経腸，経静脈的に栄養剤を追加することも考える．

A5 経口摂取可能と判断された場合には，以下の点に留意する．
① 摂食開始前後に口腔ケア，食後には口腔内残留の吸引なども必要となる．
② 姿勢の調整は，個々の患者の運動機能評価により，ギャッジアップ30°，45°，60°，車椅子利用，椅子利用から適切な摂食姿勢を選択し，姿勢を安定させる工夫を行う．
③ 食べさせ方は，口腔の麻痺があれば非麻痺側に食物を入れる工夫，嚥下後の口腔内残留の有無の確認を行う．
④ 食事内容は，おいしいこと，摂食嚥下にとって安全であることが求められる．また，コンパクトであることも重要であり，咀嚼・嚥下に余計なエネルギーを使わない形態でありながら，栄養価に富みボリュームをおさえたコンパクトさが求められる．

第17章 障害者に対するケア

Point

1. 身体障害の種類を理解し，それぞれの障害にかかわる残存機能，ADL（日常生活動作）を理解する．
2. 知的障害の原因と程度を理解し，日常生活能力の到達水準を理解する．
3. 残存機能，運動耐容能，ADL，血液生化学検査値，日常生活能力に対応した適正な栄養量の補給を学び，生活習慣病の発症・進展を阻止し，QOLの向上を図ることの重要性を理解する．

概略図 心身障害児（者）の栄養管理

●栄養評価と栄養所要量

●身長・体重から年齢体重あたりの基礎代謝量と必要エネルギーを算出
●間接熱量測定法によりエネルギー消費量を測定

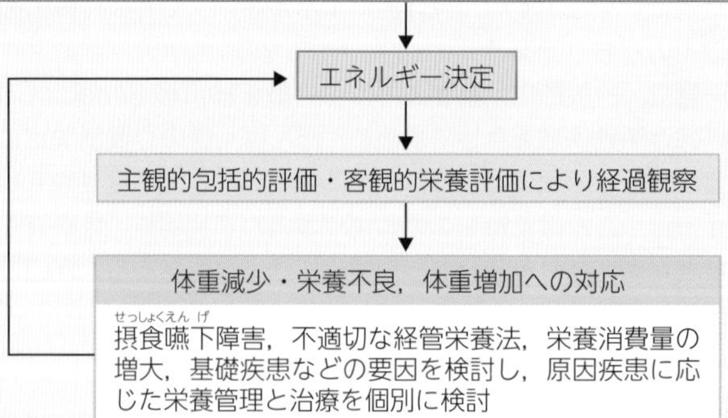
エネルギー決定
主観的包括的評価・客観的栄養評価により経過観察
体重減少・栄養不良，体重増加への対応
摂食嚥下障害，不適切な経管栄養法，栄養消費量の増大，基礎疾患などの要因を検討し，原因疾患に応じた栄養管理と治療を個別に検討

●栄養課題

障害の種類により基礎代謝量が大きく変わるため，暫定的に投与栄養量を決定してから栄養指標の経過を追う必要がある

1 身体障害，知的障害

障害の基本的分類では身体障害，知的障害，精神障害の3つに分類される．本章では身体障害と知的障害に対する栄養管理を解説する．

1）臨床医学の復習

①疾患の原因

《ⅰ．身体障害》

身体障害とは，四肢，内部，聴覚，言語，視覚などの障害による身体機能の低下である．

身体障害者数（在宅）は428万7千人と推測される（2016年）[1)2)]．そのうち，肢体不自由193万1千人（45.0％），内部障害124万1千人（28.9％），聴覚・言語障害34万1千人（8.0％），視覚障害31万2千人（7.3％），不詳が46万2千人（10.8％）である．原因別には，疾患によるもの，事故によるもの，出生時の損傷によるもの，加齢によるものとなる．さらに疾患別の頻度は，心臓疾患，脳血管障害，骨関節疾患の順で高い状況である．

《ⅱ．知的障害》

知的障害者数は96万2,000人と推測される（2016年）[1)2)]．在宅者の障害程度状況をみると「重度」が38.8％，「その他」が57.7％となっている．知的障害の原因は不明のことが多いが，アメリカ精神遅滞学協会（American Association on Mental Retardation：AAMR）では，**表1**のような分類で原因を示している．

②症状

《ⅰ．身体障害》

肢体不自由では，上肢切断，上肢機能障害，下肢切断，下肢機能障害，体幹機能障害，脳原性による全身運動機能の障害あるいは低下などがあげられる．

内部障害では，循環器障害，呼吸器機能障害，腎機能障害，肝機能障害，代謝障害，膀胱・直腸機能障害，小腸機能障害，ヒト免疫不全ウイルスによる免疫機能障害などがあげられる．

聴覚・言語障害では，聴覚障害，平衡機能障害，音声・言語咀嚼（そしゃく）機能障害があげられる．

視覚障害では，視力障害，視野障害，色覚障害，光覚障害などがあげられる．

《ⅱ．知的障害》

知的障害は，「知的機能の障害が発達期（おおむね18歳まで）に現れ，日常生活に支障が生じているため，何らかの特別の援助を必要とする状態にあるもの」と定義される．ここでいう**日常生活能力**とは，自立機能，運動機能，意思交換，探索操作，移動，生活文化，職業などの到達水準を指す．

③診断

各障害によりさまざまな診断法が行われる．

《ⅰ．身体障害》

運動器などには運動負荷試験，呼吸機能は呼吸筋力試験，循環機能は胸部X線造影・心電図・心臓カテーテル検査などにより診断される．また，診断の時期もさまざまに考慮され，脳卒中などによる障害では発症3カ月を経過した後，最終的に残った障害の程度を診断する．

《ⅱ．知的障害》

知的機能の障害は，標準化された知能検査（ウィクスラー式知能検査[※1]，ビネー式知能検査[※2]など）によって測定し，指数がおおむね70までのものとする．

表1 知的障害の原因

感染および中毒によるもの	風疹症候群，梅毒，妊娠中毒
外傷あるいは物理的因子によるもの	出産障害，薬物，放射線障害
代謝あるいは栄養障害によるもの	代謝，栄養および内分泌障害（フェニルケトン尿症）などによるもの
粗大な脳疾患によるもの	無脳症，小頭症，結節性硬化症など腫瘍や遺伝性疾患を含むもの
未知の出生前の影響	出生前にその原因が作用されたと推定される脳や頭蓋の奇形によるもの
染色体異常によるもの	ダウン症候群などの染色体の数や構造の異常なもの
周産期に生じるその他の状態	出生時の破水，呼吸困難，極度の未熟児などでそれ以上原因が明らかでないもの
精神障害に続発するもの	小児精神病などの精神障害によるもの
環境的影響	発育期に適当な教育や栄養を受けないため発育しない場合
その他の状態によるもの	以上のどれにもあてはまらない場合

Schalock RL, et al：The changing conception of mental retardation:inplications for the field. Ment Retard，32：81-193，1994[3)]，大和田浩子：知的障害者の栄養状態と栄養管理．栄養学雑誌，67：39-48，2009[4)] より引用

表2　知的障害の判定基準

生活能力 IQ	a*2	b*2	c*2	d*2
Ⅰ（IQ～20）*1	最重要度知的障害			
Ⅱ（IQ 21～35）*1	重度知的障害			
Ⅲ（IQ 36～50）*1	中度知的障害			
Ⅳ（IQ 51～70）*1	軽度知的障害			

＊1　知能水準の区分を示し，
Ⅰ…おおむね20以下
Ⅱ…おおむね21～35
Ⅲ…おおむね36～50
Ⅳ…おおむね51～70　となる
＊2　日常生活能力水準を示し，以下のように区分される
a…他人の助けを借りなければ，身の回りの始末ができない・簡単な意思表示しかできない・集団行動は散歩程度しかできない・文字の読み書きや数量処理はできない・単純作業も難しい
b…身の回りの始末はどうにかできる・簡単な日常会話しかできない・指示されても集団行動は十分できない・やさしい文字の読み書きはできるが数量処理は難しい・断続的な単純作業はどうにかできるが長続きせず，共同の作業はできない
c…身の回りの始末はできるが，状況（時・所・場所）に応じた配慮ができない・限られた範囲ならば日常会話はどうにか通じる・平仮名程度はなんとか読んだり，書いたり，また簡単な買い物ができる・簡単な社会生活の決まりは，ある程度理解できる・単純作業ならばできる
d…身の回りの始末はできるが，状況（時・所・場所）に応じた配慮ができない・日常会話はできるが込み入った話は難しい・簡単な社会生活の決まりに従って行動できるが，事態の変化には適応できない・簡単な読み書きや金銭の計算ならばできる・単純作業を中心とする職業に就労できるが監督が必要である
程度判定には日常生活能力の程度が優先される．例えば知能水準が「Ⅰ（IQ～20）」であっても，日常生活能力水準が「d」の場合「重度」となる．
厚生労働省ホームページ：知的障害児（者）基礎調査　用語の解説[5]より引用

また，知的障害の程度を表2を基準として判断する．

④治療

一般的には，残存機能を最大限に発揮し，日常社会生活を活発化させ自立した生活を営めるよう，**リハビリテーション**が行われる．

例えば内部障害の具体的な治療法には，障害に対応して，運動療法，理学療法，肺理学療法，薬物療法，栄養食事療法，透析療法，腸瘻（ちょうろう）造設術，人工肛門造設などが行われる．

表3　主観的包括的評価（SGA）

一般的な項目	重症児での評価項目
A. 問診・病歴から得られる項目 1）年齢，性別 2）身長，体重，体重変化 3）食物摂取状況の変化 4）消化器症状 5）日常生活動作（ADL）の状態 6）疾患と栄養必要量との関係 B. 身体所見から得られる情報 1）皮下脂肪の損失状態 2）筋肉の損失状態 3）浮腫（くるぶし，仙骨部） 4）腹水の有無 5）毛髪の状態	● 3カ月以上連続する体重減少 ● 20％を超える体重減少 ● 易感染症 ● 皮膚所見（褥瘡の遅延・湿疹） ● 口内炎，ヘルペスの反復 ● 触診での脂肪・筋肉の減少 ● 持続する咳 ● 持続する下痢・便秘 ● 出血傾向 ● 生理がなくなる ● 運動機能の低下 ● いつもと違う症状（痛み・緊張）

藤田泰之：重症心身障害児．小児内科，41：1337-1341，2009[6]より引用

⑤治療の指標

治療の目的から，残存機能，運動耐容能，ADL（activities of daily living：日常生活動作），QOL，血液生化学検査値などによる指標が用いられる．

2）栄養食事療法

①栄養評価

障害者の身体状況は，平成26年国民健康・栄養調査結果による参考値と比較すると，身長，体重とも**障害者に低値**の傾向がみられている．また体格指数であるBMIは**身体障害者にやせ**の割合が多く，**知的障害者では女性に肥満傾向**がみられる．血清アルブミン値については，男女ともに身体障害を有するものに低値の割合が多いのが特徴である．

障害者の栄養評価は，健康人の判定基準が一応の目安となる．しかし，障害の程度による個人差が大きく，標準的な判定基準を定めることが困難であり，そのため栄養評価は**主観的包括的評価**が頻用される．ただし，評価指標は1項目だけではなく，主観的包括的評価（subjective global assessment：SGA）（表3），客観的栄養評価（objective data assessment：ODA）の何項目かを組み合わせて測定する．また，1回のみの測定

※1　**ウィクスラー式知能検査**：ウィクスラーによって開発された知能検査で，5歳以上16歳未満を対象とした「WISC」，16歳以上89歳以下を対象とした「WAIS」，3歳10カ月から7歳1カ月までを対象とした「WPPSI」の3つがある．現在，日本ではどの知能検査も第3版（Ⅲ）が用いられている．ウィクスラー式知能検査は言語理解（VC），知覚統合（PO），注意記憶（ED），処理速度（PS）の4つを基盤とし，全検査IQ，言語性IQ，動作性IQ，群指数，下位項目から構成される．算出されるIQは100を平均とした偏差値であり，自身が同年齢の人と比べてどの程度の知能なのかがわかるようになっている．

※2　**ビネー式知能検査**：ビネーにより開発された知能検査．問題が難易度別に配列されており，どの程度まで理解できたかで精神年齢が求められる．これを生活年齢で割って100倍し，知能指数を出す．
幼稚園から小学校中学年の児童の一般知能の測定には適しているが，成人の知能判定や診断的把握には向かないとされる．

表4　栄養必要量と臨床的特徴

	A：高エネルギー消費群（R＞2）	B：低エネルギー消費群（R＜1）	C：中間群（1＜R＜2） 多くがこの範囲に入る
臨床的特徴	● 筋緊張の変動が激しい 不随意運動あり ● 皮下脂肪が薄く筋肉量が多い ● 刺激に対する反応性が高い ● アテトーゼ混合型脳性麻痺 ● 移動能力がある ● 努力性の呼吸　咳き込み多い	● 筋緊張の変動少ない，動き少ない ● 皮下脂肪が厚く筋肉量少ない ● 痙直型脳性麻痺 ● 移動しない ● 刺激に対する反応少ない ● 気管切開，人工呼吸器の装着 ● 呼吸に努力を要しない	【1＜R＜1.5】 ● 経管栄養のケース （経口摂取よりエネルギー効率がよいと考えられる） ● B群の特徴をいくつかをもっている 【1.5＜R＜2】 ● 経口摂取 ● A群の特徴をいくつかをもっている

R＝現在の体重あたりの栄養摂取量/年齢別体重あたりの標準基礎代謝
□分田政夫：重症心身障害児（者）への栄養管理．JJPEN，25：49-56，2003[7] より引用

にとどまらず一定期間の経過観察とともに測定し，検討する．

②栄養基準

心身障害者では，疾患の状態により基礎代謝量は大きく異なる．標準的な年齢別体重あたりの基礎代謝量を1とすると，障害者での必要とされる栄養量は0.3～3倍の幅があるのが実態とされる．必要栄養量は，見かけの体格より除脂肪体重と関連があると考えられ，筋緊張の変動する**アテトーゼ主体型の麻痺**では必要栄養量は高く，動きの少ない**痙直**（けいちょく）**型主体型の麻痺**では，必要栄養量は低い傾向にある（表4，表5）．

この具体例として間接熱量測定法により実測したエネルギー消費を次に示す．

【症例1】脳性麻痺，41歳，女性，身長148 cm，体重33 kg，BMI 15.1 kg/m^2
高度の筋緊張（易刺激性），付随意運動（アテトーゼ）のある患者．安静時の基礎代謝量は626 kcal/日，緊張時のエネルギー消費には3,000 kcal/日以上を計測した．食事エネルギー量は1,600 kcal/日として経過観察．

【症例2】脳性麻痺・てんかん，45歳，女性，身長144 cm，体重52.5 kg，BMI 25 kg/m^2
頻回なけいれん発作により抗けいれん薬が増量投与され，傾眠傾向で，経口摂取困難となり，胃瘻（いろう）造設．経口摂取時の安静時代謝量は847 kcal/日，胃瘻造設後は比較的低体温で安静時代謝量500 kcal/日の測定値であった．エネルギー投与量550 kcal/日でBMI 25 kg/m^{2}を保っている．

表5　栄養および栄養に関連する障害の病型別特徴

麻痺のタイプ	アテトーゼ主体型	痙直型主体型
筋肉量	非アテトーゼ型に比較して多い	萎縮して少ない傾向
エネルギー消費量	不随意運動や筋肉量の消費のために多い	運動量が少なく筋肉量の消費も少ないため低下している
エネルギーの予備	脂肪として蓄積されるエネルギーが少なく，栄養不良の場合ストレス時に急変する可能性がある	通常は脂肪として蓄積されると考えられる
動脈硬化などの生活習慣病	脂肪が蓄積する血管性の生活習慣病は発生しにくいとされる	体脂肪の高い症例では，加齢とともに動脈硬化による生活習慣病の発生もありうる
微量元素	投与エネルギー量が多くなる傾向のため，通常は不足しにくい	投与エネルギーが少なくても体重が維持できるためか不足しがちである
たんぱく質	投与エネルギー量が多くなる傾向のため通常は不足しにくい．筋肉にも貯蔵される	低たんぱく質になりやすい．筋肉内にも予備が少なく，免疫として動員されるたんぱく質が不足し易感染性を合併しやすい
栄養の課題	消費エネルギーが多いことを考慮しエネルギー量を多めに設定し，十分な脂肪やたんぱく質を補給する	総エネルギー投与量は少なめに設定し，脂肪の過剰蓄積を防ぐ．一方で，たんぱく質やミネラルは十分に補給しておく

体脂肪量の検討からの推論
□分田政夫：障害児の栄養・水分・電解質．「子どもの摂食・嚥下障害その理解と援助の実際」（北住映二，他/編著），pp189-198，永井書店，2007[8] より引用

2症例で示したように，エネルギー設定は麻痺の有無や筋緊張の変動状態，呼吸状態などの臨床所見を参考に，年齢別体重あたりの基礎代謝量が1～2倍程度となる範囲で当面の総エネルギー量を設定し，その後の栄養評価を反復して行い調整し進める．

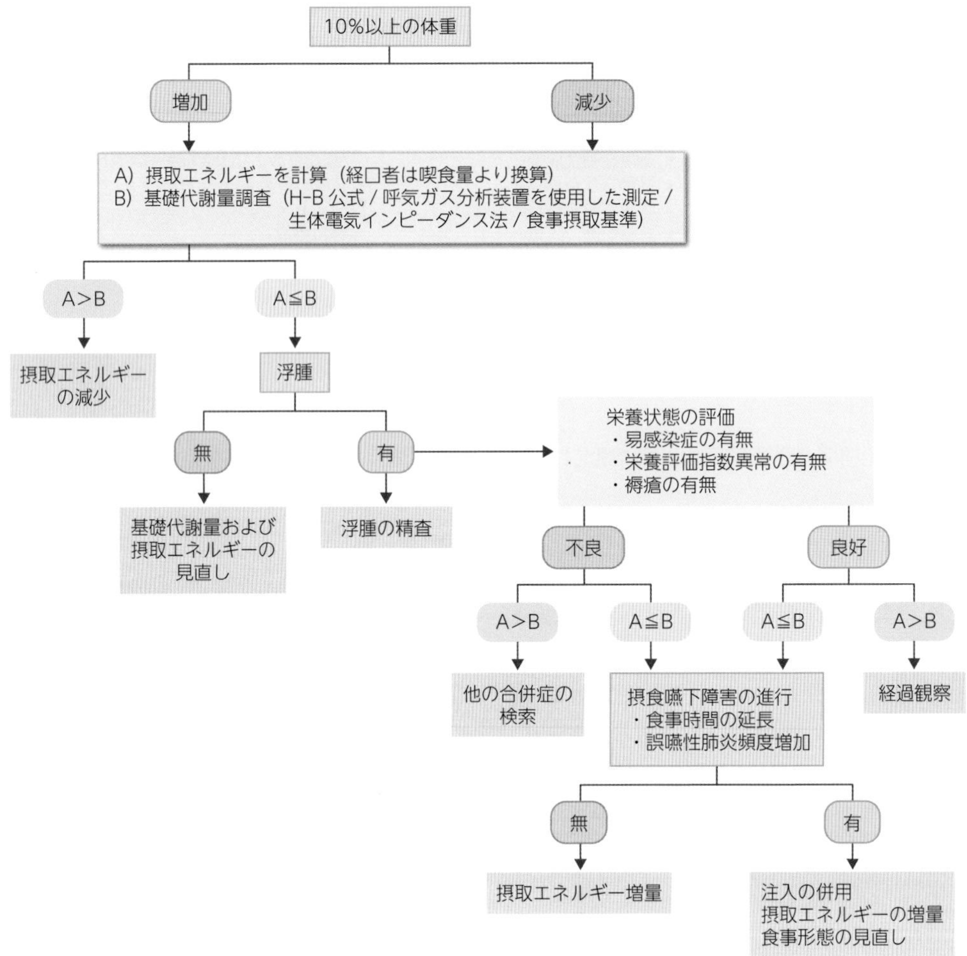

図1　栄養評価と体重増減に対するアプローチ

重症心身障害児の栄養管理．静脈経腸栄養，27：1175-1182，2012[9] より引用

③栄養補給

重症心身障害者では，**摂食嚥下障害**がしばしばみられる．さらに，加齢を伴う機能低下で経口摂取できなくなる症例も存在する．そのため，必要に応じて嚥下透視検査を行い，障害に応じた食物形態，摂食姿勢，介助方法などを多職種合同のチーム全体で検討する．

経口摂取が難しい患者では**経腸栄養法**を行う．長期間同じ量や種類の栄養剤を使用するとエネルギー不足

Column

アテトーゼとは？

アテトーゼとは固定不能を意味し，手および手指を絶え間なくゆっくりとねじる，あるいはくねらす非合目的不随意運動である．大脳基底核あるいはその神経回路の器質的および機能的障害によって生じる．この運動は，体幹の筋緊張を伴う型と舞踏運動に類似の型の2型がある．脳性麻痺や脳炎・脳血管障害の後遺症，ウィルソン病などの代謝性疾患，抗精神病薬・ドーパミン製剤などの副作用として症状が出る．

や特定のミネラルの欠乏をきたす可能性があるため，定期的に栄養評価や感染頻度のチェックを行い，栄養の欠乏状態を回避するために，投与栄養量の調整を行う（図1）.

重症感染症あるいは消化管の運動機能不全などで，経口・経管のいずれによっても栄養補給ができない場合には静脈からの栄養補給を行う．さらに10日間をめどに消化管からの栄養補給が開始できないときには，中心静脈栄養法を実施する.

④栄養指導

障害に対応する基礎疾患があれば，それぞれの疾患の栄養指導の項を参照.

Advanced 身体測定

重症心身障害児（者）は抗重力姿勢保持が困難なため脊柱に障害をもつ場合が多い．栄養評価を行う場合，身長と体重は重要なポイントとなり，正確な身長測定が必要となる．しかし側弯（そくわん）変形が著しい障害児（者）では正確な身長測定が難しいことがあり，個別性を十分把握し，身長測定法を選択する必要がある[10].

- **分割法Ⅰ**：頭頂から足底まで計測．立位用身長計を用いる．自立または支えによって立位が可能な対象に適応.
- **分割法Ⅱ**：頭頂から大転子，および大転子から下肢側面に沿って足底まで測定（図2）．栄養評価のうえで体表面積が重要と考える場合に適応となる.
- **分割法Ⅲ**：頭頂から第7頸椎棘突起（けいついきょくとっき）まで，第7頸椎棘突起から脊柱に沿って両側腸骨稜（ちょうこつりょう）上縁の最も高い位置を結ぶ中心点まで，腸骨稜から膝関節まで，膝関節から足底までを測定（図3）．体幹が長く表示され，やせ気味の栄養評価となる場合がある.

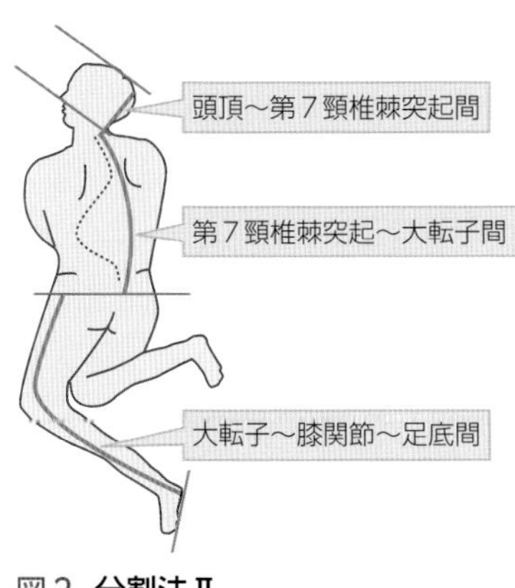

図2 分割法Ⅱ

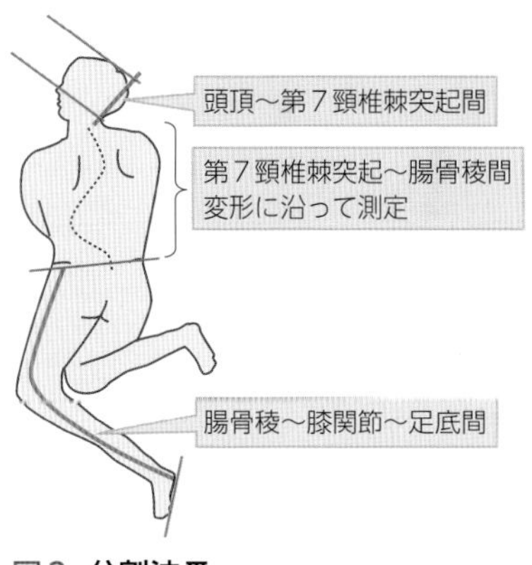

図3 分割法Ⅲ

（吉川　睦）

第17章 チェック問題

問 題

□ □ **Q1** 知的障害とは何か説明しなさい.

□ □ **Q2** 身体障害とは何か説明しなさい.

□ □ **Q3** 身体障害の種類別にどのような障害があるかあげなさい.

□ □ **Q4** エネルギーの基礎代謝に影響する要因は何か説明しなさい.

解答&解説

A1 知的機能の障害が発達期（おおむね18歳まで）に現れ，日常生活に支障が生じているため何らかの特別の援助を必要とする状態にあるもの.

A2 先天的あるいは後天的な理由で身体機能の一部に障害を生じている状態. 肢体不自由，内部障害，聴覚・言語障害，視覚障害があげられる.

A3 肢体不自由では上肢切断，上肢機能障害，下肢切断，下肢機能障害，体幹機能障害など，内部障害では循環器障害，呼吸器機能障害，腎機能障害など，聴覚・言語障害では聴覚障害，音声・言語咀嚼機能障害などがあげられる.

A4 必要なエネルギー量は見かけの体格より除脂肪体重と関連があると考えられ，筋緊張の変動するアテトーゼ主体型の麻痺ではエネルギーが高く，動きの少ない痙直型主体型の麻痺ではエネルギーは少ない傾向にある.

第18章 小児疾患

Point

1. 小児疾患として，たんぱく質・エネルギー栄養障害（栄養失調症），乳幼児下痢症（ウイルス性胃腸炎），周期性嘔吐症（アセトン血性嘔吐症），アレルギー疾患，小児肥満，先天性代謝異常をとりあげる．いずれも，小児疾患としての特徴を十分理解したうえでの対応が必要であることを理解する．
2. 個々の小児の発育に見合った正しい栄養管理をする必要がある．主治医と連携をとりながら，栄養・食事支援を行うことを理解する．
3. 乳幼児下痢症では脱水症に注意する．電解質のバランスのとれたORS（経口補水液）を経口摂取させることを理解する．
4. 小児期のアレルギー疾患では，アレルギーマーチを特徴とする．食物アレルギーの場合はアレルゲンの除去が原則であり，代替商品や低アレルゲン食品を取り入れることを理解する．

概略図 小児疾患の栄養管理

- たんぱく質・エネルギー栄養障害（栄養失調症）
- 乳幼児下痢症（ウイルス性胃腸炎）
- 周期性嘔吐症（アセトン血性嘔吐症）
- アレルギー疾患
- 小児肥満
- 先天性代謝異常

↓

- 小児疾患としての特徴を十分理解する

↓

- 個々の小児の発育に見合った正しい栄養管理をする
- 主治医と連携をとりながら，栄養・食事支援を行う

1 たんぱく質・エネルギー栄養障害（PEM），栄養失調症

1）臨床医学の復習

栄養失調症とは，慢性的に栄養状態が低下し，**たんぱく質**または**エネルギー**，およびその両方が**欠乏する状態**〔たんぱく質・エネルギー栄養障害（protein energy malnutrition：PEM）〕をいう．摂取エネルギーが欠乏した状態の**マラスムス**と，摂取エネルギーは比較的よく保たれているがたんぱく質欠乏が著しい**クワシオルコル**とがある．両者とも重症の場合は死亡率が高い．

①疾患の原因

主な原因は長期間の**栄養摂取不足**である．発展途上国では**飢餓**（きが），すなわち**食糧不足**が大きな原因であり，食物が摂取できない環境では40～60％の小児にみられる．先進国では，吸収不全症候群，腎障害，肝障害，悪性腫瘍（しゅよう）末期，AIDS，重症結核など種々の疾患の合併症として認められ，特に小児科領域では思春期に多い**神経性やせ症**（**神経性食欲不振症**），**小児虐待**による栄養失調症などがあげられる．

②症状（図1）

《ⅰ．マラスムス》

1歳未満の発症が多い．マラスムスでは，極度な**発育不良**（**やせ**），**筋肉萎縮**（いしゅく），**感染力低下**，**貧血**，**眼球乾燥症**，**ビタミン欠乏症**などを示す．浮腫や肝臓肥大は認められない．食欲は正常であるが，**無表情**，**不活発**である．

わが国ではこのようなマラスムスはきわめてめずらしく，このような状態をみたら，年少児では**小児虐待**，思春期では**神経性やせ症**を考えなくてはならない．

《ⅱ．クワシオルコル》

1～4歳で多くみられる．症状の特徴は浮腫で，その他，軽度な**発育不良**，**低たんぱく血症**，**低アルブミン血症**，**肝腫大**，**貧血**，**皮膚粘膜症状**，**下痢**，**感染力低下**などがみられ，食欲は低下し，無気力である．わが国では，まれに家庭が極端な**菜食主義**の場合に発症することがあり，留意しておく必要がある．

《ⅲ．わが国の栄養不足の特徴》

わが国では常に**鉄**と**カルシウム**の**摂取不足**が多く，特に思春期女子では**鉄欠乏性貧血**の頻度が高い．また，妊婦の**葉酸欠乏**が胎児の**中枢神経系の発達障害**の原因になる．

③診断

標準体重の80％未満の場合を栄養失調症とし，70～80％を軽度，60～70％を中等度，60％未満を高度と分類する．マラスムスとクワシオルコルの鑑別を表1に示す．

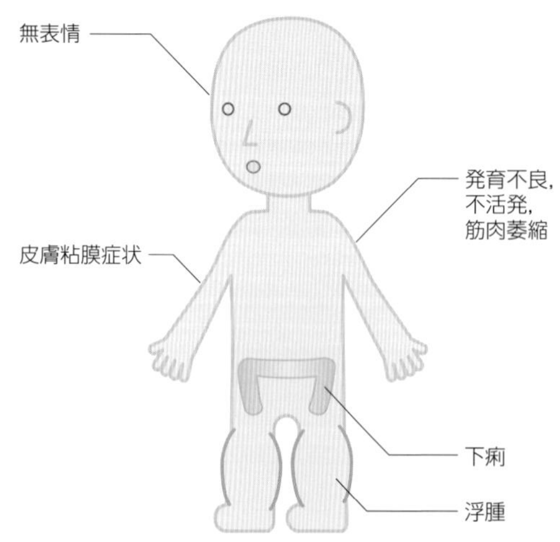

図1 たんぱく質・エネルギー栄養障害

2）栄養食事療法

①栄養評価

栄養状態の評価は，体重，皮脂厚，体格指数，身長相当体重比，年齢相当身長比，窒素出納，基礎代謝，肝機能，甲状腺ホルモン，血清たんぱく，アルブミン，プレアルブミン，レチノール結合たんぱく，トランスフェリン，血糖などを指標とする．

表1 栄養失調症の鑑別

	マラスムス	クワシオルコル
主な欠乏因子	エネルギー	たんぱく質
体重	標準体重の60％未満	標準体重の60～80％
肝臓肥大	なし	あり
貧血	あり	あり
浮腫	なし	あり
食欲	あり	なし
血清たんぱく	正常	低下

「標準小児科学 第8版」（内山 聖/監修），医学書院，2013[1]より引用

②栄養基準

乳幼児期では，摂取エネルギー量は120 kcal/kg・現体重/日前後，良質なたんぱく質を3～5 g/kg・現体重/日，低脂肪食を少量頻回与える．十分なエネルギー摂取量が予後に影響するので，「日本人の食事摂取基準（2020年版）」よりも多めにする．症状，食欲が改善し，不耐症状や合併症がなければ，摂取エネルギー量を250 kcal/kg・現体重/日にまで増加する．

鉄，亜鉛，ビタミンAは十分に投与し，ビタミン，ミネラルが充足されるように留意する．

③栄養補給

経口栄養法が基本となるが，経口投与が不可能な場合は，**経腸栄養法**や**静脈栄養法**を選択する．

脱水を起こしやすい3歳頃までの乳児では，体重に占める水分比を考慮して，補給量を決定する．

軽度から中等度の**脱水**例では，水分70～100 mL/kg・現体重を12時間以上かけて**経口投与**する．脱水が改善されれば，水分の経口投与の間隔を2～3時間ごとにする．水分投与後半日経過し，脱水が改善されなければ，さらに水分を70～100 mL/kg・現体重/12時間与える．

④栄養指導

原因に応じて対応する．

2 乳幼児下痢症（ウイルス性胃腸炎）

1）臨床医学の復習

乳幼児下痢症は原因不明の下痢を発症し，しばしば重症な脱水症となる状態である．そのほとんどがウイルス感染が原因の**ウイルス性胃腸炎**であり，冬季に多くみられる傾向がある．

①疾患の原因

ウイルス性胃腸炎の重要な原因ウイルスは，**ロタウイルス**，**カリシウイルス**（ノロウイルスやサポウイルス），アストロウイルス，**腸管アデノウイルス**である．ロタウイルスが最も頻度が高く（約半数），続いてカリシウイルスが高い．

ロタウイルスは重症化しやすく，0～1歳児に多い．また特に冬季に集中する傾向が強い．カリシウイルスはあらゆる年齢にみられ，特にノロウイルスは集団食中毒の原因の1つとして注意が必要である．

②症状（図2）

下痢，**嘔吐**，**発熱**が主要症状である．初期症状は普通，発熱と嘔吐である．嘔吐は1～2回のことから10回以上に及ぶことがある．引き続き水様下痢となるが，1日数回を超えることが多く，1週間以上に及ぶこともまれではない．下痢が始まれば，嘔吐は治まることが多い．

嘔吐，下痢が頻回の場合は高度の**脱水**となることがあり，脱水が起こると尿量減少，皮膚の乾燥や緊張低下，体重減少などが生じ，高度の脱水症では**意識障害**や**けいれん**がみられる．表2に主なウイルス性胃腸炎の臨床的特徴を示す．

③診断

健康な児が，急に嘔吐と発熱で発症しその後下痢となれば，まず本症が疑われる．診断は糞便を用いる迅速診断キットが有用である．ロタウイルスによる下痢便は白色が特徴とされていたが，最近では便が白色化しない例が増加している．

なお，腹痛の強い例，血便の例，全身状態不良例などでは細菌性の腸管感染を疑って，便の細菌培養を行う．

④治療

ウイルス性胃腸炎が重症化して，ときに死に至る理由は**脱水症**である．したがって原因ウイルスの同定よりも，病児の脱水症に対する的確な判断と治療が必要

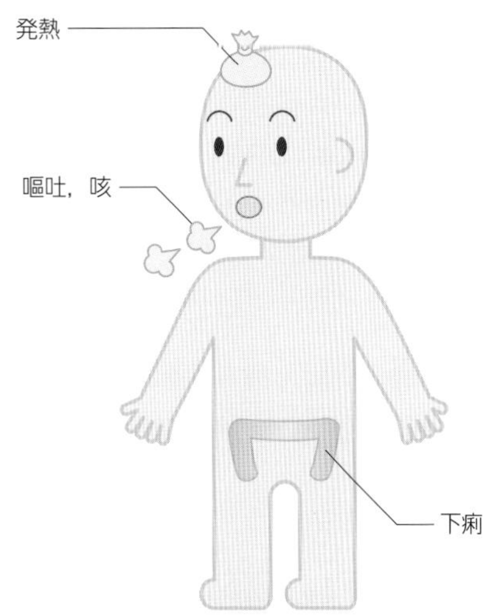

図2 ウイルス性胃腸炎

表2 主なウイルス性胃腸炎の臨床的特徴

病因ウイルス	好発年齢	感染経路	潜伏期間	罹病期間	主症状
ロタウイルス	乳幼児	糞便・飛沫 ヒトーヒト	2～3日	3～8日	嘔吐，白色水様下痢，発熱，咳
ノロウイルス	学童， 成人	生水・生貝 ヒトーヒト	1～3日	1～4日	嘔吐，下痢，腹痛，頭痛
アストロウイルス	幼児	生水・生貝 ヒトーヒト	1～3日	1～4日	嘔吐，下痢
腸管アデノウイルス	小児	糞便・飛沫 ヒトーヒト	1～10日	7～9日	嘔吐，下痢，発熱

「標準小児科学 第8版」(内山 聖/監修)，医学書院，2013[1] をもとに作成

表3 乳幼児の脱水の程度，水分欠乏，臨床症状

脱水の程度	体重減少（%）	水分欠乏量（mL/kg）	臨床症状
軽度	3～5	30～50	皮膚粘膜の軽度乾燥，乏尿，下痢，嘔吐
中等度	5～9	50～90	眼球陥没，循環障害，皮膚乾燥大，緊満度低下，乏尿
高度	10以上	100以上	混迷，昏睡，血圧低下

坂上正道：急性小児脱水症．治療，56：651，1974[2] より引用

表4 各種ORSの組成

	Na（mEq/L）	K（mEq/L）	Cl（mEq/L）	Mg（mEq/L）	P（mmol/L）	糖（%）	浸透圧（mOsm/L）	エネルギー（kcal/L）
ソリタ®-T顆粒2号	60	20	50	3	10	2.2	205	88
ソリタ®-T顆粒3号	35	20	30	3	5	2.3	167	92
スポーツドリンク	20	5	18	0.5	−	0.5	−	370

有阪 治，他：乳児下痢症に対する経口輸液療法．小児科，34：813-819，1993[3] より引用

である．

表3に乳幼児の脱水の程度，水分欠乏量，臨床症状を示した．軽度脱水で嘔吐が激しくなければ**経口輸液療法**（oral rehydration therapy：**ORT**）を行う．

このORTに用いられる溶液を経口補水液（oral rehydration solution：**ORS**）という．水と電解質を補給する目的で開発された製剤で，市販のスポーツドリンクに比べ，ナトリウム（Na），カリウム（K），クロール（Cl）などが多く含まれ，浸透圧，エネルギーが低いのが特徴である．**表4**に各種ORSの組成を示す．

嘔吐が激しいか，脱水の程度が中等度以上であれば，経静脈輸液を行う．脱水の程度と種類にしたがって適切な輸液薬剤と輸液速度を選択する必要がある．

下痢は改善しても腸管粘膜の回復には数週間かかり，**二次性乳糖不耐症**を合併することがある．この場合は哺乳時に乳糖酵素剤を同時に与えるとよい．

Column

ロタウイルスワクチンについて

ロタウイルス感染症の予防接種は定期接種で，初回接種は生後6週から14週6日目までに受けるように勧められている．ロタウイルスワクチンは2種類あり，接種回数は2回または3回で，2回目以降の接種は27日以上の間隔を空けて行われる．

2）栄養食事療法

①栄養評価

脱水の種類には，**低張性脱水**（Na < 130 mEq/L），**等張性脱水**（Na 130〜150 mEq/L），**高張性脱水**（Na > 150 mEq/L）がある．

②栄養基準

水分70〜100 mL/kg・現体重を12時間以上かけて経口投与する．嘔吐が続き，脱水症状が続いている場合は，低浸透圧液（200〜280 mOsm/L）を用いて経静脈輸液を行う．

③栄養補給と栄養指導

脱水症の治療を優先し，電解バランスが適切に処方されたORSを利用する．

長期間絶食は続けずに，嘔吐がなければ下痢の回復を待たずに経口摂取を開始させる．ORSや果汁，お茶などによって水分や糖質を十分に補給する．

食事は様子をみながら**消化吸収のよいもの**を**少量頻回**ずつ与える．**低脂肪**，**低残渣**，**高炭水化物食**とし，粥，パン，やわらかく煮たうどんから始め，徐々に白身魚，低脂肪の肉，卵，豆腐，裏ごしした野菜などを利用する．

3 周期性嘔吐症（アセトン血性嘔吐症）

1）臨床医学の復習

精神的ストレスや感染により，突然嘔吐をくり返す病態である．2〜10歳頃の特にやせた男児に多くみられる．**アセトン血性嘔吐症**や**自家中毒**ともいわれる．以前に比べ重症患者は少なくなり，最近では栄養状態がよいことから，ほとんどが軽症患者で，患者数も激減している．

①疾患の原因

原因は不明であるが，小児は成長段階にあるため，大脳皮質からの抑制が十分でないために，**精神的ストレス**や**肉体的ストレス**の刺激によって，**血中のケトン体（アセト酢酸，3-ヒドロキシ酪酸）**やストレスホルモンである**副腎皮質刺激ホルモン**，**コルチゾール**，**抗利尿ホルモン**，**血漿レニン活性**が増加する．年齢とともに自然に改善，消失することから，中枢神経，自律神経を含めた発達の未熟性に由来する．これらの未熟な神経系の状態にストレスが加わることにより，大脳辺縁系の興奮から，自律神経中枢などの広範な異常興奮を引き起こす．

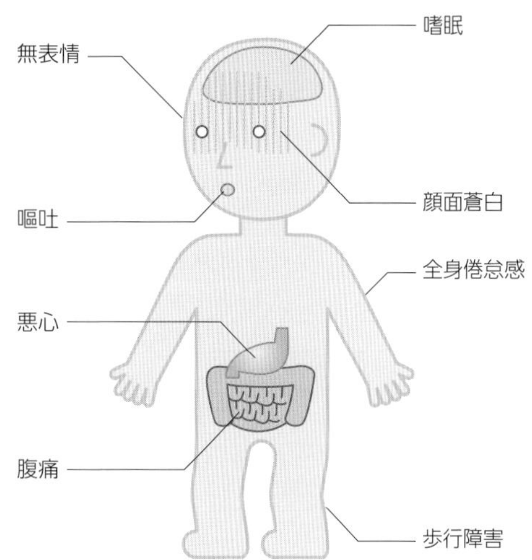

図3 周期性嘔吐症

②症状（図3）

悪心・嘔吐，脱力感，全身倦怠感，食欲不振，無表情，集中力減退，頻脈，顔面蒼白，歩行障害，嗜眠などの症状が突然起きる．頻回の嘔吐により脱水をきたすことがある．呼気はアセトン臭を呈し，腹痛，頭痛もみられるが，低血糖は発症しないのが特徴である．重症例では，意識混濁やけいれんもみられることがある．症状は2〜3日持続する．本症は10歳以降では発症しなくなる．

③診断

尿中のケトン体が陽性であることにより診断できるので，採尿さえ可能であれば容易である．また，血中のケトン体も上昇する．

脳炎，髄膜炎，腹膜炎，糖尿病性昏睡などの疾患を除外することも必要である．

④治療

嘔吐が治まるまでは**絶飲・絶食**とする．発症後数日間は水，電解質，グルコースを**経静脈輸液**により補給する．嘔吐が治まれば**ORT**を行う．経静脈輸液やORTについては，前述の本章2「乳幼児下痢症（ウイルス性胃腸炎）」を参照のこと．

制吐薬として，ドンペリドン（ナウゼリン®1 mg/kg・現体重/日），フェノバルビタール（フェノバー

表5 周期性嘔吐症の重症度

		軽症	中等症	重症
症状・徴候	嘔吐	病初期から頻回の嘔吐を認め経過とともに増強する		
	大腿動脈音	病初期から聴取される		
	意識障害	(−)	(−) ～ (±)	(±) ～ (+)
	末梢循環不全	(−)	(−) ～ (±)	(±) ～ (+)
	脱水徴候	(−)	(±) ～ (+)	(+)
検査所見	尿中ケトン体	(+) ～ (++)	(+++)	(+++)
	血中重炭酸イオン*1	→～↘	↘～↓	↓↓
	Base excess	→～↘	↘～↓	↓↓
	血中ケトン体*2	↑	↑↑	↑↑

＊1 アセト酢酸を検出　＊2 簡易測定器では3-ヒドロキシ酪酸を検出
「三訂 臨床栄養学Ⅱ」(鈴木 博，中村丁次/編著)，建帛社，2015[4] より引用

ル®1～3 mg/kg・現体重/日) が使用される．

⑤治療の指標

脱水症，嘔吐，下痢，尿中ケトン体の有無が指標となる．表5に周期性嘔吐症の重症度を示す．

2) 栄養食事療法

栄養補給と栄養指導については，前述の本章2「乳幼児下痢症 (ウイルス性胃腸炎)」を参照のこと．

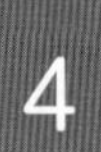

4 アレルギー疾患

1) 臨床医学の復習

アレルギー疾患には**食物アレルギー**，**アトピー性疾患** (気管支喘息，アレルギー性鼻炎，アレルギー性結膜炎，アトピー性皮膚炎) などがある．各アレルギー疾患の詳細は第11章1「アレルギー疾患」を参照のこと．

①疾患の原因

アレルギーの原因となる**抗原 (アレルゲン)** は，**吸入抗原** (花粉，動物のフケ，ダニ，家塵など)，**食物抗原** (卵，乳製品，大豆，小麦，そば，果物，野菜など)，**接触抗原** (花粉，腕輪などの金属類など) といった日常生活によくあるものであることが多い．

小児期では，アトピー性疾患発症に遺伝因子，環境因子が関与しているのが特徴である．また，アトピー性皮膚炎の乳児では，アレルゲンが食物 (卵，牛乳，小麦など) であることが多いが，食物抗原に対する特異的IgE抗体の検出率は幼児期以降低下してくる．

食物アレルゲンにおけるアレルギー表示を要する特定原材料については，p175 第11章 免疫・アレルギー系疾患 表2を参照のこと．

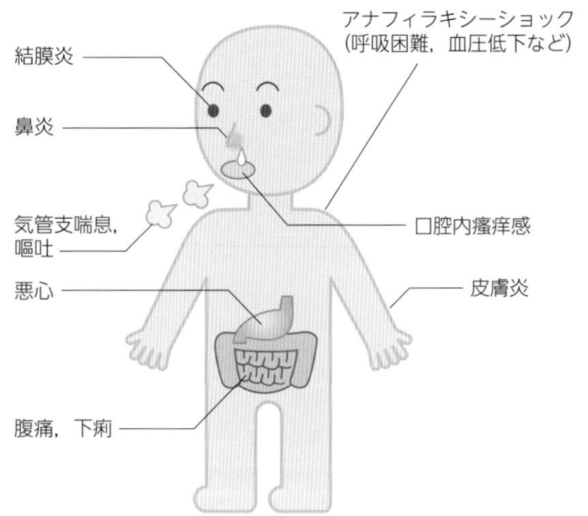

図4　Ⅰ型アレルギー

②症状 (図4)

アレルギーはⅠ～Ⅴ型に分類される (表6)．

Ⅰ型アレルギーの代表的な症状としては，気管支喘息などの呼吸器症状，蕁麻疹などの皮膚症状，結膜炎などの眼症状，口腔内の違和感，嗄声などの口腔咽喉頭症状，腹痛，下痢などの消化器症状に加え，アナフィラキシーショックといった全身性症状が現れる．

また，小児期のアレルギー疾患の症状の特徴として，乳児期にアトピー性皮膚炎を発症した後，幼児期では気管支喘息の症状がみられ，学童期ではアレルギー性鼻炎，その後，アレルギー性結膜炎がみられる，とい

うように症状が年齢によって変化していくことがある．これを**アレルギーマーチ**という．

栄養学の立場からすると食物アレルギーが特に重要であるため，**表7**に食物アレルギーの臨床型分類を示す．食物アレルギーの症状は消化器症状に限らず，多様であり，**アナフィラキシーショック**を起こすこともめずらしくないことに注意する必要がある．

③診断

アレルギー疾患の診断に際しては，**注意深い問診**と**症状の観察**，各種検査による**アレルギー反応の型分類**の診断，**アレルゲンの同定**が重要である．

食物アレルギーでは発症年齢や乳幼児期の栄養方法，アレルギー性疾患の家族歴を含めた問診のうえ，*in vitro* 検査※1〔IgE抗体の測定，血清ECP（eosinophil cationic protein：好酸球顆粒たんぱく），白血球ヒスタミン遊離試験〕，*in vivo* 検査※2（皮膚テスト，抗原除去試験，経口負荷誘発試験）を行う．

④治療

《ⅰ．治療法》

食物アレルギーではアレルゲン除去食の提供，気管支喘息やアトピー性皮膚炎では室内環境整備がある．なお，アレルゲンの除去についてはQOLを維持できるような心がけも必要で，直接的な原因ではなくても，症状を悪化させる要因もできるかぎり除去したい．

食物アレルギーでは，最近では**経口減感作療法**※3が行われている．

アトピー性皮膚炎では皮膚の清潔と保湿を基本とした**スキンケア指導**が重要である．

《ⅱ．治療薬》

アレルギー疾患の**治療薬**には，抗ヒスタミン薬，抗アレルギー薬，交感神経刺激薬，β_2刺激薬，キサンチ

表6 アレルギー分類と主な疾患・症状

型	主な疾患・症状
Ⅰ	食物アレルギー，急性蕁麻疹，アトピー性疾患（喘息，鼻炎，結膜炎，皮膚炎など），アナフィラキシー，即時型皮膚反応
Ⅱ	自己免疫性溶血性貧血，血小板減少性紫斑病，好中球減少症
Ⅲ	ループス腎炎，血清病，農夫肺
Ⅳ	接触性皮膚炎，結核，肉芽腫形成，ツベルクリン反応
Ⅴ	甲状腺機能亢進症

「標準小児科学 第8版」（内山 聖/監修），医学書院，2013[1]より引用

表7 IgE依存性食物アレルギーの臨床型分類

臨床型	発症年齢	頻度の高い食物	耐性獲得（寛解）	アナフィラキシーショックの可能性	食物アレルギーの機序
食物アレルギーの関与する乳児アトピー性皮膚炎	乳児期	鶏卵，牛乳，小麦など	多くは寛解	（＋）	主にIgE依存性
即時型症状（蕁麻疹，アナフィラキシーなど）	乳児期〜成人期	乳児〜幼児：鶏卵，牛乳，小麦，ピーナッツ，木の実類，魚卵など 学童〜成人：甲殻類，魚類，小麦，果物類，木の実類など	鶏卵，牛乳，小麦は寛解しやすいその他は寛解しにくい	（＋＋）	IgE依存性
食物依存性運動誘発アナフィラキシー（FDEIA）	学童期〜成人期	小麦，エビ，果物など	寛解しにくい	（＋＋＋）	IgE依存性
口腔アレルギー症候群（OAS）	幼児期〜成人期	果物・野菜・大豆など	寛解しにくい	（±）	IgE依存性

「食物アレルギー診療の手引き2020」（「食物アレルギーの診療の手引き2020」検討委員会）[5]より引用

※1 ***in vitro* 検査**：被検者から採取した血液などを用いた検査．*in vivo* 試験と異なり，被検者にアレルギー反応を起こす危険がない．

※2 ***in vivo* 検査**：被検者に直接抗原を投与する検査．被検者にアナフィラキシーなどのアレルギー反応を引き起こす危険性があり，専門医療機関で注意して行う必要がある．

※3 **経口減感作療法（特異的経口耐性誘導療法）**：最近では積極的に食物アレルゲンを経口的に与えて，そのアレルゲンに対する耐性を獲得させようとする治療が行われている．これには急速法と緩徐法がある．
［急速法］何日間か（7日〜3週間）入院して，特定の食物アレルゲンを経口的に与え続け，症状が出ても医療機関で治療を受けながら一定量まで食べられるようにする．
［緩徐法］自宅で週に2〜7回，特定の食物アレルゲンを少量摂取し，それを1〜2カ月ごとの外来の負荷試験などで1.5〜2倍ずつ増やしていく方法で，これを半年から1年のサイクルで行う．

ン誘導体，ステロイド薬などの免疫抑制薬，抗サイトカイン抗体，可溶性サイトカインレセプターなどがある．病態の把握と正しい薬剤の選択が必要である．

なお，食物アレルギーでは，薬物に含まれる成分がアレルゲンであることがあるため，薬物の選択にも注意しなければならない．表8にアレルゲンが共通する場合の食物アレルギー患児への**投与禁忌薬物**を示す．

《iii．アナフィラキシーへの対応》

アナフィラキシーの発症が疑われた場合には迅速な処置が必要であり，この処置の1つとして**エピペン®**（**アドレナリン自己注射薬**）を使うことがある．エピペン®は自己注射が原則であるが，状況によってはその場に居合わせた者が注射をしなければならないこともあるので，保育所や学校で給食を行う場合などについては，エピペン®についての知識が必要である．

⑤治療の指標

経過観察，および再度各種検査を行い，症状の改善を治療の指標とする．

食物アレルギーでは，特異的IgE抗体低下，負荷試験により陰性化を確認後，徐々にアレルゲンの摂取量や摂取頻度を増やし，症状を観察する．

2）栄養食事療法

①栄養評価

正確にアレルゲンを同定し，正しい診断に基づいた，**アレルゲンの除去**が原則である．

②栄養基準

厳格なアレルゲン診断をもとにして，原則としてはアレルゲンを除去した食事（**食物除去療法**）とする．この際，アレルゲンとなる食品の加工食品や加熱処理後でもアレルゲンとなるかどうかを判断しておく必要がある．除去療法では，**代替食品**（牛乳は豆乳に，小麦粉は米粉や上新粉に代えて利用するなど）や**低アレルゲン化食品**を上手に取り入れて，内容を豊かに，かつ栄養面に配慮したい．代替食品を利用する際は，栄養素が不足しないように注意する．例えば，牛乳を豆乳で代用する場合，**カルシウム不足**になるので，他の食品からカルシウムを補う必要がある．いずれにしても，加工食品など利用する場合は，**原材料やアレルギー表示を必ず確認する**．

③栄養補給

管理栄養士は除去すべき食物アレルゲンの診断およびその除去の指示はできないので，主治医の指示のもと，保護者と十分に相談し，文書による合意を得たうえで栄養指導をすることになる．また，治療を進めていくなかで，アレルゲンを摂取していくタイミングは症状を観察しながら主治医と相談のうえ，決定していく．

以下，乳児期，給食におけるポイントを示す．

《i．乳児期》

授乳期においては，母乳栄養の場合は母親もアレルゲンを除去する必要があるかを検査して指導する．人工栄養の場合は，使用する粉乳がアレルゲンとしてはたらくかどうかを診断してから指導する．

離乳期では，離乳食は原則として除去食とする．

《ii．給食の対応》

給食の対応に関しては，保護者と学校関係者との間で合意しておくことが大切である．主治医の診断のもと，「学校生活管理指導表」の提出が必須である．給食は**完全除去**対応を原則とする．なお，給食での対応が不可能な場合は弁当を持参させることもある．給食を

表8　投与禁忌の医療用医薬品

	含有成分	商品名	薬効分類
鶏卵	リゾチーム塩酸塩	ムコゾーム点眼液，リフラップシート，リフラップ軟膏	酵素製剤
牛乳	タンニン酸アルブミン	タンナルビン　など	止しゃ剤，整腸剤
	耐性乳酸菌	エンテロノン-R散，ラックビーR散，耐性乳酸菌散	活性生菌製剤
	カゼイン	アミノレバンEN配合散，イノラス配合経腸用液，エネーボ配合経腸用液，エンシュア・H，エンシュア・リキッド，ラコールNF配合経腸用半固形剤，ラコールNF配合経腸用液	蛋白アミノ酸製剤
		ミルマグ錠	制酸剤，下剤
ゼラチン	ゼラチン	エスクレ坐剤	催眠鎮静剤，抗不安剤

「食物アレルギー診療の手引き2020」（「食物アレルギーの診療の手引き2020」検討委員会）[5] より引用

つくる際は調理器具などを介した混入などにも十分注意して，アレルゲンを完全除去する[6]．

④栄養指導

栄養指導は適切なタイミングで，診療と並行して継続的支援を行う[5]．

栄養指導項目のポイントは下記のとおりである．

ⓘ除去すべき食品，食べられる食品，アレルギー表示の見方など食物アレルギーに関する正しい情報を提供する．

ⓘⓘ除去食物に関して，摂取可能な範囲とそれに応じた食べられる食品を具体的に示す．

ⓘⓘⓘ不必要な除去がないか過剰な除去にならないように指導し，食物アレルギーに関する悩みを軽減，解消する．

5 小児肥満

1）臨床医学の復習

肥満とは生体内に脂肪組織（体脂肪）が過剰に蓄積した状態で，蓄積の分布の違いにより**皮下脂肪型**と**内臓脂肪型**に分類される．特に後者では，過剰に蓄積した脂肪細胞の作用により種々の健康障害が合併あるいは予測される状態にある．

この状態は小児肥満でも同じであり，**メタボリックシンドローム**や**肥満症**として区別されている．小児肥満では，原発性肥満（**単純性肥満**）と二次性肥満（**症候性肥満**）をできるだけ早期に鑑別する必要がある．肥満についての詳細は第1章3「肥満・メタボリックシンドローム」も参照のこと．

①疾患の原因

原発性肥満の原因には，**過食**や**運動不足**，不規則な**生活習慣**，**睡眠不足**などがあげられる．

二次性肥満とは，別の原因疾患の症状として生じる肥満であり，その原因には，脳腫瘍，ランゲルハンス細胞性組織球症，脳炎，外傷による視床下部障害やクッシング症候群，プラダー・ウィリー症候群，バルデー・ビードル症候群などがある．著しい低身長に伴う肥満，身長の伸びが正常を下回る肥満は二次性肥満のことが多いので注意する．

②症状（図5）

小児肥満の大多数は基礎疾患のない原発性肥満で，二次性肥満は非常にまれである．

肥満は進行すると日常活動性が低下し，**睡眠時無呼吸症候群**を引き起こすことがある．高度肥満では腋窩（えきか）や鼠径（そけい）部などの摩擦部の皮膚が黒く色素沈着（**黒色表皮腫**）し，胸腹部や大腿に**皮膚線条**（せんじょう）が出現する．さらに進行すると成人と同様に**脂肪肝**，**高血圧**，**2型糖尿病**，**脂質異常症**などの**健康障害**を合併する．

小児期，特に学童期とそれ以降の肥満は放置すると8割以上が**成人肥満に移行**する．

③診断

母子健康手帳に記載されている**幼児身長体重曲線**と学校保健統計調査報告書の方式に準じて，肥満度により小児肥満を判定している．

《ⅰ．肥満度》

肥満度は実測体重が標準体重に対して何％増減しているかを示すものである．

肥満度は次の式で計算する．

肥満度 ＝（実測体重－標準体重）/ 標準体重×100（％）

《ⅱ．標準体重》

2歳以降，就学前までの幼児の身長別標準体重は「平成22年 乳幼児身体発育調査報告書」[7] に記載されている次の式で求める．この値は，母子健康手帳への記入方法の指導や母子健康手帳を用いた保健・栄養指導の際に用いる．

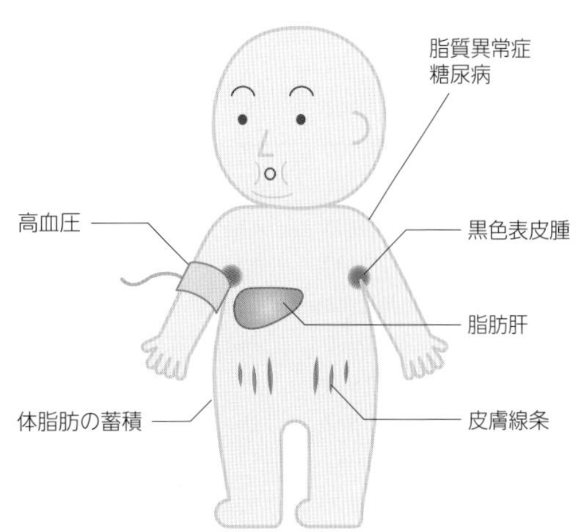

図5 小児肥満

第18章 小児疾患

［身長別標準体重］（平成22年版）
男子：標準体重(kg) = 0.002226 × {身長 (cm)}^{2} − 0.1471 × 身長 (cm) + 7.8033
女子：標準体重(kg) = 0.002091 × {身長 (cm)}^{2} − 0.1139 × 身長 (cm) + 5.7453

集団での長期的評価を行う際は，これまで用いられてきた「平成12年 乳幼児身体発育調査報告書」[8] に記載されている以下の式で求める．

［身長別標準体重］（平成12年版）
男子：標準体重(kg) = 0.00206 × {身長 (cm)}^{2} − 0.1166 × 身長 (cm) + 6.5273
女子：標準体重(kg) = 0.00249 × {身長 (cm)}^{2} − 0.1858 × 身長 (cm) + 9.0360

学齢期以降の子どもでは日本学校保健会「児童生徒の健康診断マニュアル」[9] に記載してある次の式で**性別・年齢別・身長別標準体重**を求める．

性別・年齢別・身長別標準体重（kg）
= a ×実測身長（cm）− b

表9に性別・年齢別の身長別標準体重を計算するための係数（a，b）を示す．

《iii．肥満度による判定》

● 幼児期：
＋15％以上20％未満　太りぎみ
＋20％以上30％未満　やや太りすぎ
＋30％以上　太りすぎ

● 学齢期以降：
＋20％以上30％未満　軽度肥満
＋30％以上50％未満　中等度肥満
＋50％以上　高度肥満

《iv．身長・体重成長曲線による判定と経過観察》

身長・体重成長曲線を描くことによって，肥満の種類の判別，肥満発症年齢の推定や経過観察ができる．図6に身長・体重成長曲線の例を示す．図6により体重の成長曲線がチャンネル（上下の基準成長曲線の間）を上向きに横切った段階で肥満を疑う．

肥満でも，図6中のAで示したように身長および体重が成長曲線上をたどっていて正常な場合は体質性肥満と判断できる．図6中のBで示したように，身長の伸びは正常であるにもかかわらず，体重が上向きに横

表9　性別・年齢別・身長別標準体重を計算するための係数

A）男子

年齢	a	b
5	0.386	23.699
6	0.461	32.382
7	0.513	38.878
8	0.592	48.804
9	0.687	61.390
10	0.752	70.461
11	0.782	75.106
12	0.783	75.642
13	0.815	81.348
14	0.832	83.695
15	0.766	70.989
16	0.656	51.822
17	0.672	56.642

B）女子

年齢	a	b
5	0.377	22.750
6	0.458	32.079
7	0.508	38.367
8	0.561	45.006
9	0.652	56.992
10	0.730	68.091
11	0.803	78.846
12	0.796	76.934
13	0.655	54.234
14	0.594	43.264
15	0.560	37.002
16	0.578	39.057
17	0.598	42.339

「児童生徒の健康診断マニュアル 平成27年度改訂」（文部科学省スポーツ・青少年局学校保健教育課/監修），日本学校保健会，2015[9] より引用

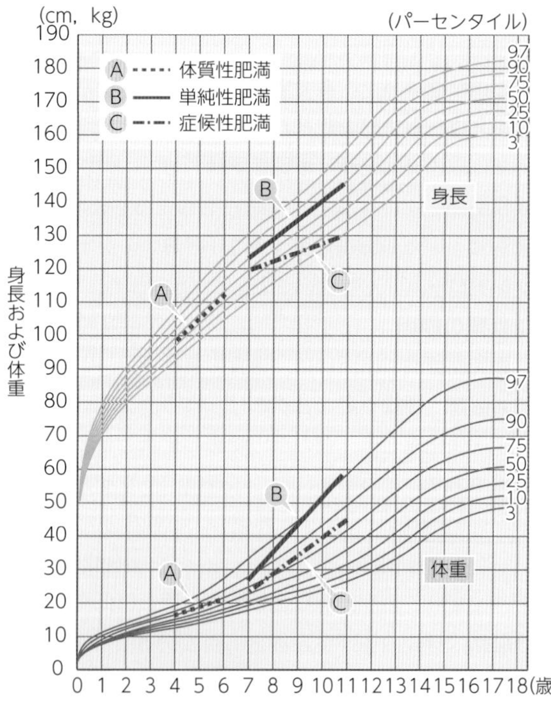

図6　身長・体重成長曲線

切っている場合は原発性肥満と判断する．それに対し，Cに示したように身長の伸びが正常を下回っているにもかかわらず，体重が上向きに横切って肥満が進行している，あるいは異常な低身長を伴う場合は二次性肥満を疑い，精密検査を行う．

《v．肥満症とメタボリックシンドローム》

成人と同様に，小児においても内臓脂肪型肥満では，糖や脂質の代謝異常や高血圧などの健康障害を起こす頻度が高く，メタボリックシンドロームの引き金となるため注意が必要である．小児肥満のうち，肥満が原因で健康障害を合併しているものを肥満症とし，**小児肥満症診断基準**により診断する[10]．

メタボリックシンドロームは，小児の**メタボリックシンドローム診断基準**（表10）により診断し，小児期における早期発見・対応が必要とされている．

小児期において肥満症やメタボリックシンドロームを的確に診断することは，早期に**生活習慣病**を予防するうえで重要である．

④治療

《i．乳児期肥満（2歳まで）》

乳児期は通常，生後1年で10 kg程度までの体重増加がみられるが，ときに生後3カ月で体重が9～10 kgになることがある．この場合はできるかぎり，正確に1カ月ごとの**体重増加量**を測定し，1カ月間の体重増加量が確実に減少してきていることと，身長が正常に伸びていることが確認できれば，正常乳児と同じ対応をして，経過を観察すればよい．二次性肥満でないかぎり，このような乳児期の肥満を**良性肥満**といっている．詳しくは文献12を参照のこと．

《ii．幼児期以降の肥満》

幼児期以降に発症する肥満は成人肥満に移行しやすいことを考慮しながら，**栄養食事療法**，**運動療法**，**生活習慣改善**，**健康教育**などを取り入れて，個々に応じた適切な対応が必要である．特に成長期では，無理な栄養食事療法（エネルギー制限）による体重減少を第一目標とはせずに，規則正しい食事，運動，生活を心がけるような支援に努める．毎日，決めた時間に体重を測定し，記録して経過を確認する．

なお，肥満による健康障害を伴っている高度肥満で，栄養食事療法や運動療法による減量が困難な症例では，専門医の指導下で**VLCD**（very low calorie diet）や**抗肥満薬（食欲抑制薬）**を利用することもある（第1章3「肥満症，メタボリックシンドローム」p.28参照）．

また，学校においては**栄養教諭**が中心となり，**肥満傾向児**に対する**個別指導**が実施されている（図7，図8）．詳細は，文献13，14（いずれもDVD）を参照のこと．

2）栄養食事療法

①栄養評価

減量目標を決め，一般的には3カ月で5～6 kgの減量を目標とする．

②栄養基準

目標エネルギー量は，「日本人の食事摂取基準（2020年版）」の**推定エネルギー必要量**（estimated energy requirement：**EER**）と肥満の程度を参考にして算出する．

表10 日本人小児のメタボリックシンドローム診断基準

1があり，2～4のうち2項目を有する場合にメタボリックシンドロームと診断する	
1 腹囲	80 cm以上*
2 血清脂質	トリグリセリド120 mg/dL以上 かつ/または HDLコレステロール40 mg/dL未満
3 血圧	収縮期血圧125 mmHg以上 かつ/または 拡張期血圧70 mmHg以上
4 空腹時血糖	100 mg/dL以上

＊ 腹囲/身長が0.5以上であれば項目1に該当するとする
小学生では腹囲75 cm以上で項目1に該当するとする
「小児のメタボリックシンドローム」（大関武彦，藤枝憲二/編），診断と治療社，2008[11]より引用

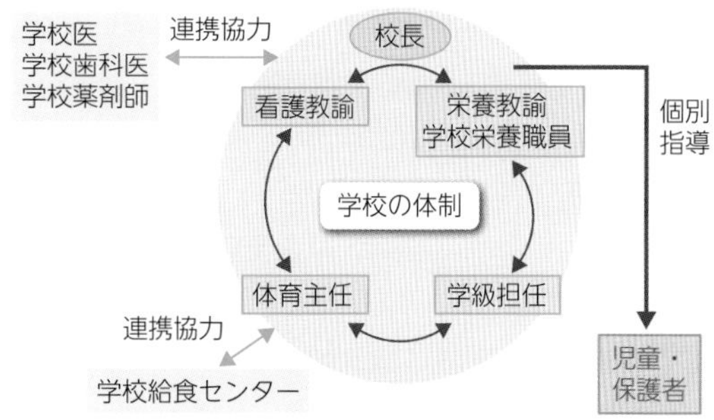

図7 肥満傾向児童への個別指導体制（小学校）

「平成17年度食に関する指導支援資料 食に関する個別指導－肥満傾向児童への対応」（日本スポーツ振興センター）DVD[13]より引用

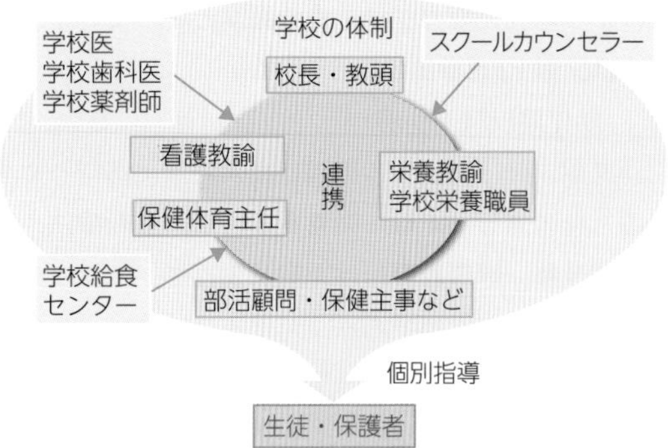

図8 肥満傾向生徒への個別指導体制（中学校）
「平成18年度食に関する指導支援資料 食に関する個別指導−肥満傾向生徒への対応」（日本スポーツ振興センター）DVD[14] より引用

表11 小児肥満指導・支援の要点

1	肥満症を的確に診断して対応すること
2	肥満の成因をよく検討すること
3	肥満は健康障害につながることを理解させること
4	食べさせないという印象を与えないこと
5	日常生活でこまめに体を動かすこと
6	必ず達成できる易しい（優しい）目標を立てること
7	指導・支援が結果的に罰ゲームにならないこと
8	本人を含めて，関係者すべての共通理解が必要なこと

「平成17年度食に関する指導支援資料 食に関する個別指導−肥満傾向児童への対応」（日本スポーツ振興センター）DVD[13]，「平成18年度食に関する指導支援資料 食に関する個別指導−肥満傾向生徒への対応」（日本スポーツ振興センター）DVD[14] をもとに作成

目安として，学齢期以降は，1日あたり肥満度

- 15〜29％：240 kcal
- 30〜49％：480 kcal
- 50〜69％：480 kcal
- 70％以上：720 kcal

を，健常児の目標エネルギー量からそれぞれ差し引いた量を減量のための目標エネルギー量とする．これは，脂肪1 kgの燃焼エネルギーを7,000 kcalとして，食事を介して1カ月で軽度肥満は1 kg，中等度肥満は2 kg，高度肥満は3 kg減量するとすれば，1日あたりにして減量すべきエネルギー量はそれぞれ240 kcal，480 kcal，720 kcalになることを根拠としている．実際には，さらに運動によって1カ月に最低1 kgは体重を減少させることが必要である．

③栄養補給

目標エネルギー量が決まったら，たんぱく質15〜20％，脂質20〜30％，炭水化物50〜60％を目安に配分する．また，ビタミン，ミネラル類は制限せずに充足させる．高血圧予防や食べ過ぎ（味が濃いと食欲が増す）を予防するため，食塩は過剰摂取を防ぎ，「日本人の食事摂取基準（2020年版）」を参考にする．

④栄養指導

厳密なエネルギー制限は，成長を障害したり，食行動異常を引き起こすことがあることに注意する．短期的ではなく，長期的に取り組めるように支援する．**表11**に小児肥満指導・支援の要点を示す．

以下，指導のポイントをまとめた[15]．

- 3食規則的な食事をする．
- 果物は1日1回はとるようにする．
- 油脂類（油を使った料理や肉類など）のとりすぎに注意する．肉類は脂身や皮を除く，調理前に下ゆでして脂肪分を除く，スープやシチューなどは調理後冷やして浮いた脂肪分を除く．
- 牛乳や乳製品は低脂肪のものを選ぶ．
- 加工食品，インスタント食品，ファストフードは油脂類，食塩が多く含まれているので，できるかぎり避ける．
- 味付けの濃いものは控える．食塩のとりすぎに注意する．
- 菓子類は1日100〜200 kcalとし，嗜好飲料はできるだけ避ける．なお，食べる時間と量を決めるようにする．スナック菓子，洋菓子は脂肪，油脂，食塩が多く含まれているので，間食にはいも類や，ヨーグルトなどの乳製品，果物などがよい．
- 就寝直前の摂取は控える．食後，就寝まで2時間程度はあける．また，食後すぐに横にならない．
- 大皿盛りではなく個別に盛り，食べ過ぎを防ぐ．
- よく噛んでゆっくり食べる．
- 外食での食事の選び方に注意する．

6 先天性代謝異常症

1）先天性代謝異常症とは

先天性代謝異常症とは，代謝にかかわる酵素の異常や欠損による代謝産物の異常蓄積あるいは欠乏によって，さまざまな臨床症状が出現する疾患をいう．その原因は代謝にかかわる酵素をコードする**遺伝子の変異**である．

生体内に異常蓄積あるいは欠乏する物質によって分類され，アミノ酸代謝異常，有機酸代謝異常，糖質代謝異常，脂質代謝異常，核酸代謝異常，金属代謝異常，ビタミン代謝異常など多くの種類がある．その大部分は**常染色体劣性遺伝病**である．

2）発症前からの予防：新生児マススクリーニング

新生児マススクリーニング※4は，アミノ酸代謝異常（フェニルケトン尿症，ホモシスチン尿症，メープルシロップ尿症），内分泌疾患（先天性副腎過形成症，先天性甲状腺機能低下症），糖質代謝異常（ガラクトース血症）の6疾患を対象に行われてきた．しかし，現在は**タンデム質量分析計**（タンデムマス法）を用いた新生児マススクリーニングが全国的に導入され，アミノ酸代謝異常，有機酸代謝異常，脂肪酸代謝異常を含む25疾患を検査できるようになった．このうち，16疾患が**一次対象疾患**※5となっている．

なお，タンデムマス法の対象とならない先天性甲状腺機能低下症，先天性副腎過形成症，ガラクトース血症については，現在も従来どおりの検査法で測定している．

A. フェニルケトン尿症

1）臨床医学の復習

- フェニルアラニンヒドロキシラーゼ欠損により，体内に蓄積するフェニルアラニンによって発育期の脳が障害されて知能低下をきたす．
- メラニン色素の前駆物質であるチロシンが低下するため，メラニン色素が少ない傾向がある．
- 乳児期から知的障害，けいれん，脳波異常，行動異常がみられる．新生児期に発見し，直ちに治療すれば障害を予防できる．

2）栄養食事療法

- **低フェニルアラニンミルク**（特殊ミルク）を生後1カ月以内に開始する．
- 乳児期以降は，食事中のフェニルアラニンを制限した**低フェニルアラニン食**とする．

B. メープルシロップ尿症

1）臨床医学の復習

- 分岐鎖ケト酸デヒドロゲナーゼ欠損により分岐鎖ケト酸および前駆アミノ酸，血中ロイシンが上昇する．
- 臨床的に5つの病型に分類されるが，最も重症な古典型では，生後早期から嘔吐，哺乳力低下，けいれん，意識障害，筋力低下などがみられる．
- 尿はメープルシロップ様のにおいを呈する．

2）栄養食事療法

- 急性期は中心静脈栄養法で高カロリー輸液により十分なエネルギーを投与する．
- 急性期を脱したら，分枝アミノ酸を制限した**低分枝アミノ酸食**とする．
- チアミン反応性型では，チアミンを投与する．
- 栄養食事療法は成人期以降も必要である．

C. ガラクトース血症

1）臨床医学の復習

- ガラクトース代謝経路の酵素欠損により，ガラクトースが体内に蓄積する．
- ガラクトース-1-リン酸ウリジルトランスフェラーゼ欠損によるⅠ型，ガラクトキナーゼ欠損によるⅡ型，赤血球中UDP-ガラクトース-4-エピメラーゼ欠損によるⅢ型の3つの病型がある．
- 新生児期にみられるガラクトース血症の約半数は**門脈形成異常**が占めるともいわれる．
- 他の先天代謝異常に合併してみられるガラクトース血症もある．
- Ⅰ型は，生後1～2週間以内に，嘔吐，下痢，低血糖，黄疸（おうだん），肝腫大などで発症し，適切な治療を行わなければ，白内障，肝硬変，出血傾向をきたして死亡することもある．
- Ⅱ型は，若年性白内障がみられる．
- Ⅲ型は，赤血球以外の酵素活性が正常のため，大部分は無症状である．

2）栄養食事療法

- **無乳糖粉乳**（乳糖除去ミルク）を早期に与える．
- 乳児期以降も厳重な乳糖（ラクトース）制限を行い，

※4　**マススクリーニング**：ある特定の集団を対象として，ある特定の疾患についてスクリーニングを行うこと．マススクリーニングは，難治性疾患を早期に発見し，治療可能で，かつ放置すれば発生する障害を予防する目的で実施される．

※5　**一次対象疾患**：見逃す確率が低く，早期発見・早期治療により，障害の原因となる疾患の発症を予防できる疾患．

第18章 小児疾患

乳糖除去食とする．
- Ⅲ型は特別な治療は不要である．

D. ホモシスチン尿症

1）臨床医学の復習

- ホモシステインをシスタチオニンに変換するシスタチオニン合成酵素活性の著明な低下あるいは欠損により，古典型では血中ホモシスチン，メチオニン，尿中ホモシスチンの増加がみられる．
- 常染色体劣性遺伝性疾患である．
- 精神発達の遅れ，眼球異常（水晶体の亜脱臼），マルファン症候群様手足，血栓形成，大動脈中膜障害がみられる．

2）栄養食事療法

- **低メチオニン高シスチン食**とする．
- ビタミンB_6依存性ホモシスチン尿症では，ビタミンB_6を補充する．
- ビタミンB_{12}，葉酸に反応する病型（亜型）では，それぞれを投与する．

E. 先天性副腎過形成症

1）臨床医学の復習

- 副腎皮質ホルモン生合成に関与する酵素の欠損により，コルチゾール産生・分泌異常で発症する．
- リポイド過形成症，3βヒドロキシステロイド脱水素酵素欠損症，17α水酸化酵素欠損症，21水酸化酵素欠損症，11β水酸化酵素欠損症に分類される．
- 病型により古典型と非古典型（遅延型）がある．
- 副腎皮質刺激ホルモン過剰による皮膚色素沈着，コルチゾール不足による低血糖，哺乳力低下，体重増加不良，アルドステロン不足による電解質異常，低血圧，脱水，デオキシコルチコステロン過剰による高血圧，性ホルモン欠乏・過剰による外性器異常がみられる．

2）栄養食事療法

- 塩喪失，脱水など副腎不全症状では，輸液による電解質・水分の補給，ヒドロコルチゾン静脈投与を行う．
- ミネラルコルチコイドが不足している場合はフルドロコルチゾンを投与する．
- 電解質異常の改善に水分・電解質量を調整・補給する．

F. 先天性甲状腺機能低下症

1）臨床医学の復習

- 甲状腺ホルモンの分泌低下に起因する．
- 大部分が原発性で，甲状腺の発生異常（甲状腺欠損，形成不全，異所性甲状腺）によるものが多い．
- 甲状腺腫を伴うものは，常染色体劣性遺伝による甲状腺ホルモン合成障害である．
- 出生時には症状がないことが多い．
- 新生児期は，分娩遷延，高体重，小泉門が小さい，呼吸障害，低体温，末梢チアノーゼ，胎便排泄遅延，腹部膨満，浮腫，黄疸などがみられる．
- 新生児期以降は，便秘，嗄声，皮膚乾燥，巨舌，臍ヘルニア，遷延性黄疸，粗剛な毛髪，体重増加不良などがみられる．
- 骨発育遅延による低身長，運動機能遅延，知能発達遅延となる．
- 薬物療法としてレボチロキシンナトリウム（T_4）水和物（合成T_4製剤）を投与する．投与量は一般に10 μg/kg・現体重で開始するが，血清甲状腺刺激ホルモン，T_4，T_3の正常化を目標に調節する．T_4維持量の目安は，乳児10 μg/kg・現体重，幼児・学童6 μg/kg・現体重，思春期5 μg/kg・現体重とする．

2）栄養食事療法

- 肥満や脂質異常がみられたら，それらに準じた栄養食事療法を行う．
- 海藻や昆布などヨウ素が含まれている食品を多くとりすぎないようにする．

G. 尿素サイクル異常（図9）

1）臨床医学の復習

①オルニチントランスカルバミラーゼ欠損症

- アンモニアの上昇，血中アミノ酸の異常，尿中オロト酸排泄の増加がみられる．
- X連鎖性遺伝性疾患である．

②カルバミルリン酸合成酵素欠損症

- 血中アンモニアの高値で発症する．
- 常染色体劣性遺伝性疾患である．
- 尿中オトロ酸排泄は増加しない．

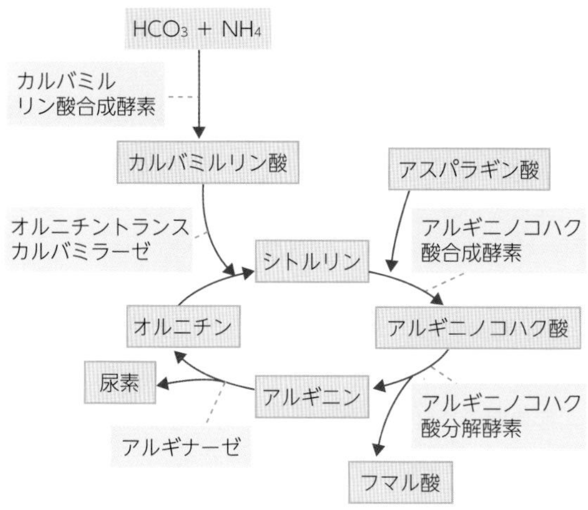

図9　尿素サイクル

③シトルリン血症

- シトルリンとアスパラギン酸からアルギニノコハク酸を合成する酵素欠損により発症する．
- 常染色体劣性遺伝性疾患である．
- 高アンモニア血症，血中シトルリンの増加，アルギニンの低下，尿中シトルリン排泄の著明な増加，BUN（UN）低値，尿中オトロ酸排泄の増加がみられる．

④アルギニノコハク酸尿症

- アルギニノコハク酸分解酵素の欠損により発症する．
- 常染色体劣性遺伝性疾患である．
- 血中，尿中のアルギニノコハク酸の著明な増加，血中アルギニンの低下がみられる．
- 高アンモニア血症による臨床症状の他，肝腫大が著明で，毛髪の異常をきたす．

⑤アルギニン血症

- アルギナーゼの欠損により発症する．
- 常染色体劣性遺伝性疾患である．
- 重度の精神運動発達の遅れ，痙性対麻痺がみられる．

2）栄養食事療法

- オルニチントランスカルバミラーゼ欠損症，カルバミルリン酸合成酵素欠損症では食事中のたんぱく質を制限し，アルギニン，シトルリン，安息香酸ナトリウムなどの投与を行う．
- シトルリン血症，アルギニノコハク酸尿症ではアルギニンを投与し，たんぱく質を制限する．
- アルギニン血症ではたんぱく質制限を厳密に行う．

H. プロピオン酸血症

1）臨床医学の復習

- プロピオニル-CoAカルボキシラーゼの欠損により体内にプロピオン酸が蓄積し発症するが，一部の患者はビオチン代謝異常による．
- 新生児期，乳児期に嘔吐，哺乳力低下，多呼吸，意識障害がみられ急速に進行することが多い．
- 低血糖，ケトアシドーシス，白血球減少，血小板減少，高アンモニア血症がみられる．
- 尿中にプロピオニル-CoA由来の3-ヒドロキシプロピオン酸やメチルクエン酸，プロピオニルグリシンの増加がみられる．
- メチルマロン酸は上昇しない．
- 常染色体劣性遺伝性疾患である．

2）栄養食事療法

- 高カロリー輸液による栄養管理，および低たんぱく質食とする．

I. メチルマロン酸血症

1）臨床医学の復習

- メチルマロニル-CoAムターゼの欠損により，メチルマロン酸が上昇する．
- 常染色体劣性遺伝性疾患である．
- プロピオン酸血症と類似した臨床症状，検査所見を示すが，尿パラニトロアニリン反応が陽性になる．

2）栄養食事療法

- 高カロリー輸液による栄養管理，および低たんぱく質食（イソロイシン，バリンなどの制限）とする．
- カルニチンを投与する．
- ビタミンB_{12}依存性メチルマロン酸血症では，ビタミンB_{12}を補充する．

J. 糖原病

1）臨床医学の復習

- グリコーゲン（糖原）の代謝に関連する酵素の先天的欠損により肝臓，筋などにグリコーゲンが蓄積する．
- 蓄積したグリコーゲンに質的異常がある場合もある．
- 糖原病の病系には，Ⅰ～Ⅷ（肝型，肝筋型，筋型，心筋型），0型があり，Ⅰ型とⅧ型の患者が最も多く，次いでⅢ型が多い．本章では，Ⅰ，Ⅲ，Ⅷ型をとりあげる．

①糖原病Ⅰ型（フォンギルケ病）

- グルコース-6-ホスファターゼの欠損により，グリコーゲンからグルコースがつくられないため，肝臓や腎臓にグリコーゲンが蓄積する．
- 肝腫大，低血糖，人形様顔貌，乳酸性アシドーシス，高尿酸血症，脂質異常症，低身長がみられる．

②糖原病Ⅲ型（コリ病）

- デブランチャー（アミロ-1,6-グルコシダーゼ）の欠損によって，肝臓，骨格筋などに短鎖の異常グリコーゲンが蓄積する．
- 肝腫大，低血糖，低身長，骨格筋の筋症，心肥大，脂質異常症がみられる．
- 低血糖は軽く，乳酸アシドーシスがみられ，ブドウ糖負荷試験では乳酸値が上昇する．

③糖原病Ⅷ型

- ホスホリラーゼキナーゼの欠損によって，ホスホリラーゼの活性化が障害される．
- ほとんどの症例で特別な治療を必要としないことが多い．

2）栄養食事療法

投与するエネルギーおよび栄養素量は，「日本人の食事摂取基準（2020年版）」を参考とするが，エネルギーに対する炭水化物（糖質），たんぱく質，脂質の比率は，70：15：15を目安とするとよい．

①糖原病Ⅰ型

- 低血糖予防のため頻回食とし，夜間の胃内栄養法なども行われる．
- 未調理のコーンンスターチを投与する．投与量は，1.75～2 g/kg・現体重を目安とする．
- スクロース（ショ糖），フルクトース（果糖），ラクトースは，投与する糖質の5％以内とする．

②糖原病Ⅲ型

- 糖原病Ⅰ型に準ずるが，スクロース，フルクトース，ラクトースは制限する必要はない．ただし過剰投与に注意する．

③糖原病Ⅷ型

- 一部の症例では，頻回食やコンスターチ投与を行う場合がある．

Column

乳児期肥満が良性肥満といわれる理由

乳児期は成長が最も著しい時期であり，生後1年間に身長は約25 cm，体重は約10 kg増加する．ただし，成長を速度曲線で表すと，図10Aのように身長体重ともに1歳までに急速に成長速度を減じている．図10Bに示すように3～18歳までの思春期では身長体重ともに成長速度が増している．このように，第一成長期とされる乳児期と思春期の第二成長期とは本質的に異なる．

2歳以前に発症した乳児期肥満は単純性肥満であるかぎり，治療の必要がない肥満（良性肥満）といわれている．成長速度曲線で正常乳児と乳児期肥満を比較してみると（図11），正常乳児と乳児期肥満の速度に差はあるものの，両者ともに減速している．

乳児期において，ときに生後3カ月で体重が9～10 kgになることがある．例えば，出生後3カ月で9 kg，6カ月で13 kgにも体重が達し，しかも体重の増加率ははるかに身長のそれを上回っている場合は，除脂肪重量の増加が体重増加の原因とは考えにくい．つまり，乳児期肥満例でみられる異常な体重増加は，体脂肪重量が除脂肪重量を大きく上回っている肥満だと推定できる．肥満となる理由は，乳児早期に体重成長速度が増したのではなく，正常にみられる身長と体重の成長速度減少機構に問題があり，両親にその体質的背景があることも考えられる．また，乳児期初期にみられた急激な体重増加は乳児期後半になると，ほとんどみられなくなる．

したがって，栄養食事療法や運動療法（年齢的にも難しい）は経過観察と合わせて適宜行う．その内容としては，幼児期以降はよく噛んで食べること，野菜や魚類，大豆製品を多くするように心がけること，なるべく甘いものは食べさせないようにすること，できるだけ外に出て親子で体を動かす，といったごく一般的な生活指導を行っていく[12]．

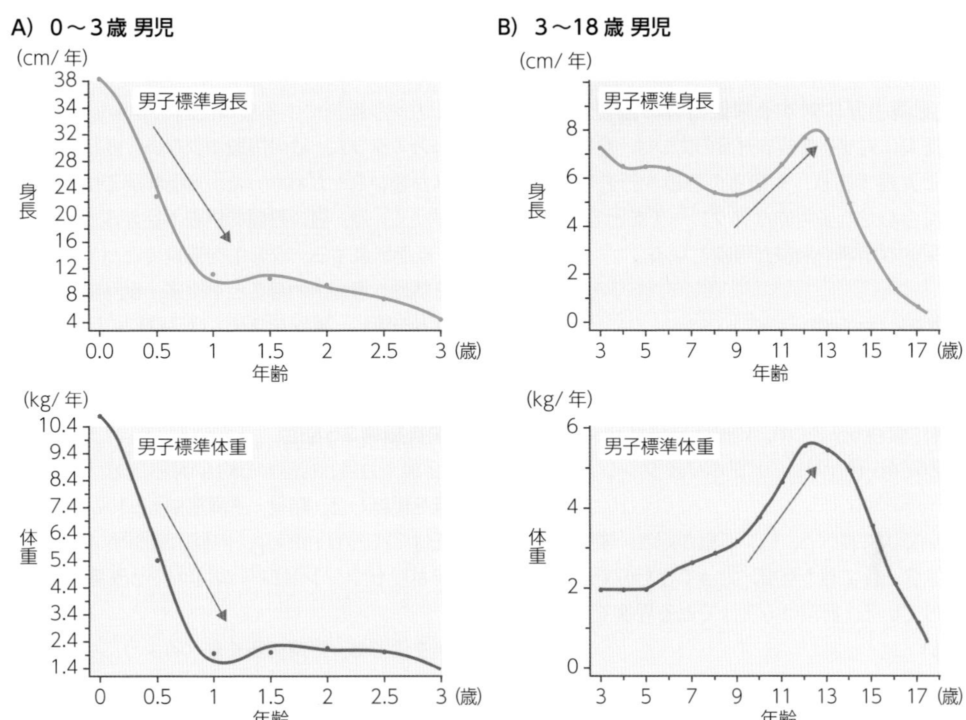

図10　身長と体重の成長速度曲線（乳幼児期と思春期の違い）

Sugiura R, et al.：Prognosis of infantile obesity: Is infantile obesity "benign" childhood obesity?, Pediatr Int, 53：643-648, 2011[12] より引用

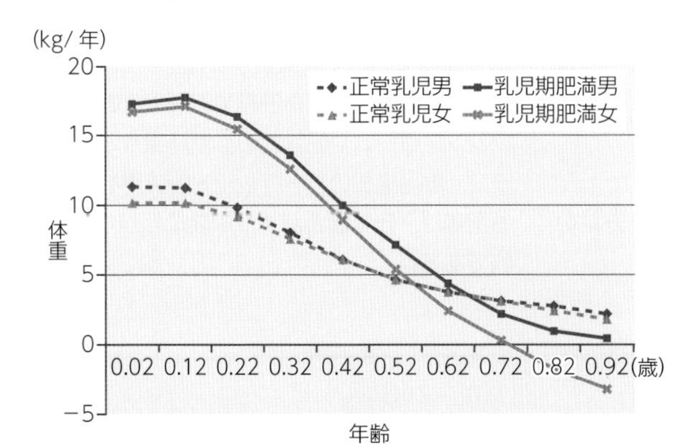

図11　成長速度標準化曲線（正常乳児と乳児期肥満との比較）

Sugiura R, et al.：Prognosis of infantile obesity: Is infantile obesity "benign" childhood obesity?, Pediatr Int, 53：643-648, 2011[12] より引用

第18章 小児疾患

Advanced 高度肥満の症例

●高度肥満小児に対する栄養指導の重要性

小児肥満に対する重要な対策の1つは，食事・栄養の指導と支援である．対象者の意識や行動変容のステージに合わせた多角的なアプローチをとることで，より効果的な指導や治療が可能となる．

●症例

【患者】 女児，初診時7歳6カ月

【身体所見】 身長132.0 cm，体重45.8 kg，肥満度59.6％，腹囲83.2 cm，内臓脂肪面積90.6 cm^2，血圧126/46 mmHg，メタボリックシンドローム（＋）

早食いでよく食べる．白いご飯が好き．運動はスイミングスクールに通う程度．太ってきたので間食には気をつけている．野菜はみそ汁でとる程度で，好んで食べない．

●栄養指導1回目

栄養指導は患者である児童と保護者に対して行う．初回は小児肥満の栄養食事療法の基本，食事の工夫や食べ方の工夫，間食の内容などについて説明した．目標エネルギーは2,500 kcal/日とし，ご飯580 g/日，野菜360 g/日を目標に食事する，歩数10,000歩/日以上を目標に運動する，よく噛んでゆっくり食べる，体重を毎日量って記録することを提案．

●栄養指導7回目

8歳1カ月．肥満度は50.0％まで下がり，野菜の摂取量が増え，食事量は減った様子であった．

そこで，摂取量とバランスを確認するために，デジタルカメラ撮影による食事記録を実施した．その結果，カルシウム，鉄の摂取が少ない，食品摂取のバランスが悪いことがわかった．食品群別では，果物の摂取が多く，魚，豆，穀類の摂取不足がみられた．そこで，低脂肪乳やヨーグルトを間食にとってみる，海藻類を料理へ取り入れることを提案．食品構成のリーフレットを渡し，果物を含め，食品群別の目標量を確認した．

●栄養指導25回目

13歳1カ月．初回から約6年間にわたり25回栄養指導を実施した．結果，肥満度は12.1％まで低下し，血圧は120/70 mmHg，内臓脂肪面積は17.1 cm^2，メタボリックシンドローム（−）と改善効果がみられた．

食生活では，野菜を多く食べるようになった，食品選択を工夫するようになり，体を積極的によく動かしているうえ，体重と歩数を毎日自分で記録している，という変化がみられている．

●高度肥満小児への栄養指導のポイント

個別に対応した食品群別目標摂取量を毎回確認することにより，本人や保護者は指導内容を受け入れ，目標達成に向けて栄養食事療法の実践が可能となる．さらに，身長体重成長曲線や肥満度曲線，メタボリックシンドロームや肥満症の診断結果などのデータやグラフ，食品構成のリーフレットの使用など視覚に訴える指導は，低年齢者および家族にわかりやすく，効果的である．

（杉浦令子）

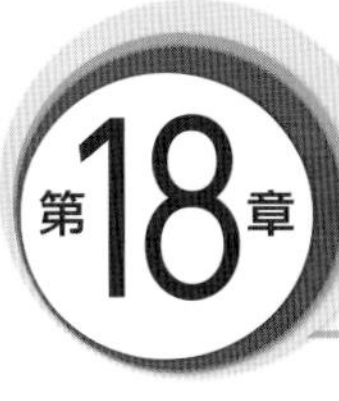

第18章 チェック問題

問 題

□ □ Q1 マラスムスとクワシオルコルの症状の違いは何か説明しなさい.

□ □ Q2 乳幼児下痢症を起こす原因をあげなさい.

□ □ Q3 周期性嘔吐症の症状はどのようなものか述べなさい.

□ □ Q4 アレルギー疾患ではどのような栄養食事療法を行うか述べなさい.

□ □ Q5 小児肥満の診断はどのように行うか説明しなさい.

解答&解説

A1 マラスムスは体重減少が著しく，貧血がみられるが，食欲はあり，肝臓肥大，浮腫はみられない．血清たんぱく濃度は正常である．クワシオルコルは，肝臓肥大，貧血，浮腫がみられ，食欲はなく，血清たんぱく濃度が低下するのが特徴である．

A2 ほとんどがウイルス感染で，ウイルス性胃腸炎の重要な原因ウイルスには，ロタウイルス，ノロウイルスなどのカルシウイルス，腸管アデノウイルスがある．

A3 悪心・嘔吐，脱力感，全身倦怠感，食欲不振，無表情，集中力減退，頻脈，顔面蒼白，歩行障害，嗜眠などの症状が突然起きる．頻回の嘔吐により脱水をきたすことがある．呼気はアセトン臭を呈し，腹痛，頭痛もみられる．

A4 厳格なアレルゲン診断をもとにして，原則としてはアレルゲンを除去した食事（食物除去療法）とする．この際，アレルゲンとなる食品の加工食品や加熱処理後でもアレルゲンとなるかどうかを判断しておく必要がある．

A5 体格評価指標として肥満度などの体格指数があるが，母子健康手帳に記載されている幼児身長体重曲線と学校保健統計調査報告書の方式に準じ，肥満度により小児肥満を判定する．

第19章 妊産婦疾患

Point

1. 妊娠前の肥満や肥満妊婦の体重増加は，母体および胎児へのリスクと強く関連することを理解する．
2. 妊娠期は，胎児・胎盤に鉄が優先的に利用されるため，鉄欠乏性貧血になりやすいことを理解する．
3. 肥満妊婦は，妊娠高血圧症や妊娠糖尿病のリスクが高まり，母体だけでなく児にも影響することを理解する．
4. やせ妊婦から生まれた児は，胎児期，新生児期のリスクが高く，成人後の生活習慣病の発症が高まることを理解する．

概略図 妊婦の栄養状態と疾病の関係

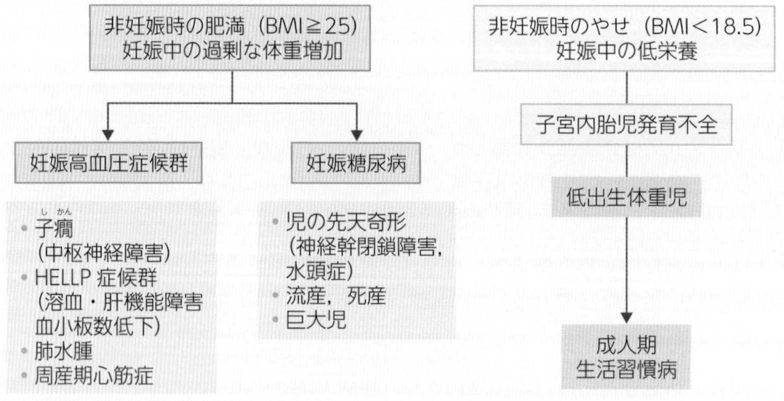

「産婦人科診療ガイドライン 産科編2020」（日本産科婦人科学会，日本産婦人科医会/監編），日本産科婦人科学会事務局，2020[1] をもとに作成

1 肥満とやせ

1）臨床医学の復習

①疾患の原因

《i．肥満》

肥満妊婦および妊娠中に過剰に体重が増加した妊婦では，**妊娠高血圧症候群**や**妊娠糖尿病**などの発症リスクが増加し，母児双方に影響を及ぼす（**表1**）．これは，肥満によるインスリン抵抗性の存在や妊娠中に胎盤から産生されるホルモンによっても，**インスリン抵抗性**が増大するためと考えられる．

《ii．やせ》

非妊娠時のやせの妊婦や，妊娠中の体重増加量が著しく少ない場合には，**子宮内胎児発育遅延**や**低出生体重児分娩**（ぶんべん），**貧血**などのリスクが高まる（**表1**）．さらに，低出生体重で生まれた児は，成人後に糖尿病や高血圧などの**生活習慣病**を発症しやすいという報告がある（**概略図，表1**）．

②症状

肥満およびやせの妊婦に特別な自覚症状はない．しかし，肥満・やせに起因ないしは関連して発症する合併症に対応した自覚症状がみられる．

③診断

「産婦人科診療ガイドライン 産科編2020」[1] では，妊婦の体格を非妊娠時の体格指数でBMI 18.5未満を**低体重**，BMI 18.5以上25.0未満を**普通体重**，BMI 25.0以上30未満を**肥満（1度）**，BMI 30以上を**肥満（2度以上）**と分類している．

④治療

妊娠中の体重増量が著しく多い，あるいは著しく少ない場合は，母児双方へのリスクが高まるので，妊娠中は適切な体重増加をめざすことが重要である．

⑤治療の指標

妊娠中の体重増加量の目安は，妊娠前の体格別に示されている（**表2**）．この体重増加量を目安に，「妊産婦のための食生活指針」[3] では，妊娠前からバランスのよい食事をしっかりとることを基本として，不足しがちな栄養素の摂り方を示している．

2）栄養食事療法

①栄養評価

妊婦の肥満ややせは母体および胎児へのリスクとつながり，妊娠前の体格や妊娠中の体重の増加量と大きく関連していることから，個々の妊婦における栄養上の問題点について，その背景を詳細にとらえることが重要である．

②栄養基準

妊娠期におけるエネルギーおよび各栄養素量は，非妊娠時の食事摂取基準に，妊娠期（初期，中期，後期）に応じた必要量を付加して算定する（**表3**）．

肥満妊婦・やせの妊婦とも全妊娠期間に通しての体重増加だけでなく，1週ごとの体重増加量を管理しながら，適切なエネルギー摂取を心がけることが重要である．

表1　妊娠中の体重と疾病発症リスク

BMI	＜18.5	18.5～25.0	25＜
妊娠高血圧症（%）	1.3	1.5～2.5	4.9～10.3
糖尿病（%）	2.1	2.3～3.4	7.9～18.6
巨大児（%）	0.3	0.6～1.1	2.0～3.3
低出生体重児（%）	11.5	7.0～7.8	7.2～7.7
在胎不当過小児*（%）	11.3	6.4～7.9	4.6～5.8

＊在胎不当過小児：体重が在胎期間に対して10パーセンタイル未満の乳児は，在胎不当過小（small for gestational age）に分類される．合併症には，周産期仮死，胎便吸引，赤血球増多症，および低血糖がある．

Uchinuma H, et al：Gestational body weight gain and risk of low birth weight or macrosomia in women of Japan：a nationwide cohort study. Int J Obes（Lond），45：2666-2674, 2021[2] をもとに作成

表2　妊娠中の体重増加の目安＊

妊娠前体格＊＊	BMI kg/m²	体重増加量の目安
低体重	＜18.5	12～15 kg
普通体重	18.5≦～＜25	10～13 kg
肥満（1度）	25≦～＜30	7～10 kg
肥満（2度以上）	30≦	個別対応 （上限5 kgまでが目安）

＊ 「増加量を厳格に指導する根拠は必ずしも十分でないと認識し，個人差を考慮したゆるやかな指導を心がける」産婦人科診療ガイドライン産科編2020　CQ010より

＊＊体格分類は日本肥満学会の肥満度分類に準じた．

「産婦人科診療ガイドライン 産科編 2020」（日本産科婦人科学会，日本産婦人科医会／監編），日本産科婦人科学会事務局，2020[1] より引用

表3 妊娠各期の食事摂取基準

年齢（歳）	18～29			
身体活動レベル	低い（Ⅰ）			
妊娠期分類	非妊時	妊娠期付加量		
		初期	中期	後期
エネルギー（kcal/日）	18～29歳 1,750	＋50	＋250	＋450
	30～49歳 1,700			
たんぱく質（g/日）	50	＋0	＋10	＋25
鉄（月経なし）（mg/日）	6.0	＋2.5	＋15.0	
ビタミンB（μg/日）	2.4	＋0.4		
葉酸（μg/日）	240	＋240		
脂質エネルギー比率（%）	20～30			

「日本人の食事摂取基準（2020年版）」（伊藤貞嘉，佐々木 敏/監），第一出版，2020[4] より引用

表4 妊産婦のための食生活指針

- 妊娠前から，健康なからだづくりを
- 「主食」を中心に，エネルギーをしっかりと
- 不足しがちなビタミン・ミネラルを「副菜」でたっぷりと
- からだづくりの基礎となる「主菜」は適量を
- 牛乳・乳製品などの多様な食品を組み合わせて，カルシウムを十分に
- 妊娠中の体重増加は，お母さんと赤ちゃんにとって望ましい量に
- 母乳育児も，バランスのよい食生活のなかで
- タバコとお酒の害から赤ちゃんを守りましょう
- お母さんと赤ちゃんの健やかな毎日は，からだと心にゆとりのある生活から

「妊娠前からはじめる妊産婦のための食生活指針～妊娠前から，健康なからだづくりを～」，厚生労働省，2021[3] をもとに作成

エネルギー産生栄養素バランスの摂取量 （女性）

	たんぱく質エネルギー比率	脂質エネルギー比率	炭水化物エネルギー比率
20～29歳	14.8%	30.5%	54.7%
30～39歳	14.3%	29.2%	56.5%

主食・主菜・副菜を組み合わせた食事の頻度 （女性）

	ほとんどない	週に2～3回	週に4～5回	ほとんど毎日
20～29歳	12.1%	27.3%	22.2%	38.4%
30～39歳	12.6%	24.1%	20.6%	42.8%

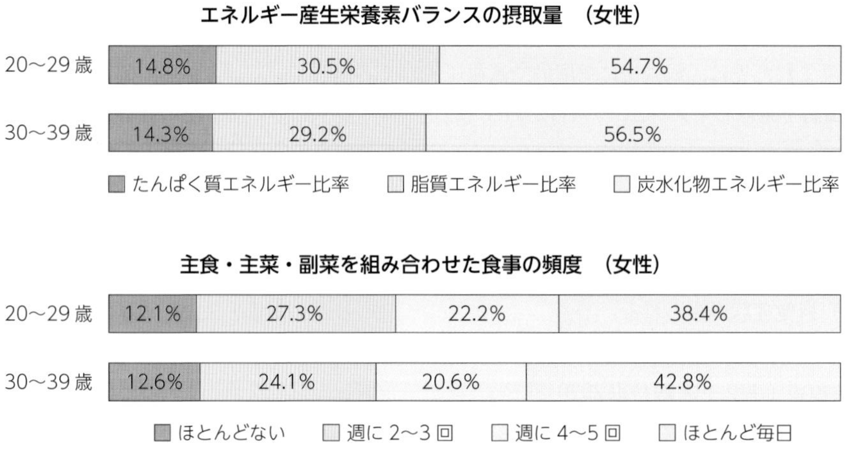

図1 エネルギーバランスと主食・主菜の組合わせ

「妊娠前からはじめる妊産婦のための食生活指針～妊娠前から，健康なからだづくりを～」，厚生労働省，2021[3] をもとに作成

肥満妊婦は，**妊娠糖尿病**や**妊娠高血圧症候群**の発症リスクが高いために，それらの予防・治療のための生活指導，栄養管理指針も参考にする．

その他の栄養素は，「日本人の食事摂取基準（2020年版）」に準じる．

③栄養補給

肥満妊婦の食事は減量を最優先にした極端な制限を行わない．肥満の程度に応じた適正な体重増加を考慮した，バランスのとれたものであることが大切である．

やせの妊婦では，エネルギー，各栄養素を非妊娠時よりも多く摂取する必要があるが，1日に必要とされる摂取量を確保できていない状況が推察される．体重の増加を確認しながら1日の食事量を見直し，推奨体重増加量を目標に食事量を増やすことが基本となる（図1）．

④栄養指導

肥満およびやせの妊婦において，妊娠期間中に適正な体重増加を確保するためには，「妊産婦のための食生活指針」[3] を参考に，体重の変化を確認しながら，食生活を見直していくことが大切である（**表4**）．

妊娠中の適正な体重の増加をめざすためには，適度な運動と食習慣の改善が大切である．医師の指導下で

適度な運動を実施し，食習慣の改善には欠食や間食，早食いを控え，規則正しい食事時間，3食への食事配分などを見直し，妊婦自身が問題点を抽出し，改善することが大切である．

2 貧血

1）臨床医学の復習

①疾患の原因

妊娠中は胎盤への**血液供給**，胎児への**栄養・酸素供給**，分娩時の大量出血に備えるために血液量は著しく増加し，**血漿量**は約40％増加，**赤血球**容積は15～20％（鉄補充なし）から20～30％（鉄補充あり）まで増加し，血漿が赤血球の増加量を上回り，非妊娠女性の1日の鉄必要量の約2倍となる3.9 mgが必要となる（図2）．このために，妊娠中はヘモグロビン濃度やヘマトクリット値が低下する．

このような**血液希釈**による粘度低下は胎盤の血栓や梗塞の形成防止に役立ち，妊婦の生理的変化でもあるため，生理的な**妊娠性貧血**ともよばれている．

②症状

症状は，**易疲労感**，**脱力感**，**動悸**，息切れ，頭痛，めまいなどがみられる．

③診断

妊娠時の鉄欠乏性貧血は妊娠第7週以降に生理的貧血が出現し，妊娠28～36週に最低値となる．妊娠第一，三期に，ヘモグロビン11 g/dL未満，ヘマトクリット33％未満であると，貧血と診断される．

④治療

鉄欠乏と診断された場合は鉄剤（60～120 mg/dL）で治療を行う．鉄剤の吸収率は食事1時間前，空腹時にオレンジジュースなどのビタミンCと一緒に服用することで最大化する．悪阻（つわり）により経口鉄剤の服用が難しい場合は，静注鉄剤を検討する．

⑤治療の指標

貧血の症状は徐々に現れてくるために，本人が悪化の兆候をつかみにくい．そこで，鉄欠乏性貧血と診断された妊婦は，ヘモグロビン，ヘマトクリット測定などを定期的に行い，身体内の状態を客観的に把握することが大切である．

2）栄養食事療法

①栄養評価

女性には妊娠以前から**貯蔵鉄量**の少ない**潜在性鉄欠乏**の者が多く，胎児・胎盤には鉄が優先利用されるので，母体の赤血球産生は必要な鉄が不足して鉄欠乏性貧血になりやすい．妊娠前からバランスのよい食生活を心がけることが基本となり，すべての妊婦が鉄欠乏を予防するための栄養指導を受ける必要がある．

②栄養基準

「日本人の食事摂取基準（2020年版）」では，妊娠中の鉄の付加量は妊娠初期で＋2.5 mg，中期・後期では＋9.5 mgであり，積極的に鉄の含有量の多い食品を摂取することが望まれる（表3を参照）．

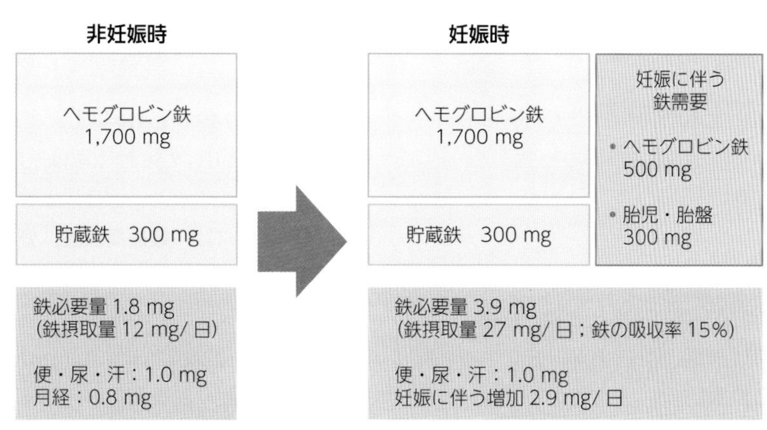

図2　妊娠時に必要な鉄量
「日本臨牀　75/増刊1　貧血学　-最新の診断・治療動向-」日本臨牀社，2017[5] をもとに作成

第19章 妊産婦疾患

③栄養補給

まずは，身体に必要な栄養をバランスよく摂取することが重要である．また，たんぱく質，糖質，脂質，ミネラル，ビタミンを1日3回の食事に満遍(まんべん)なく取り入れるようにする．外食やインスタント食品が多いと，鉄をはじめとする各栄養素が不足しやすくなる．毎食，主食，主菜，副菜を組み合わせ，栄養素をバランスよくとる．

造血のためには，ビタミンA，ビタミンB_{12}，葉酸，たんぱく質，銅，ビタミンEの摂取が必要となる．鉄は，欠かさず摂取することが大切であり，吸収率が高い**ヘム鉄**を意識的に取り入れる．また，鉄強化食品として市販されているクッキーやウエハース，ゼリー，ふりかけなどを上手く利用する．

④栄養指導

貧血は自覚症状が少なく治療の動機づけが難しいが，疲れやすいなどの不定愁訴(しゅうそ)と貧血の関係について，また，貧血が進展した場合に胎児および分娩への弊害について十分に説明することが重要である．

- やせている場合は，全体的に食事摂取量が少なく，種々の栄養素が不足している可能性がある．まずは食事量の改善により，推奨体重増加量を目標に体重を増やすように指導する．
- コーヒー，紅茶，緑茶などは，**タンニン**が含まれ鉄の吸収を阻害するために，食事中や前後の大量摂取は避けるようにする．1～2杯程度であれば鉄吸収に影響はないと考えられる．また，インスタント食品や加工食品に多く含まれる**リン酸塩**は鉄の吸収を阻害するため，とりすぎには注意を促す．

3 妊娠高血圧症候群

1）臨床医学の復習

①疾患の原因

妊娠高血圧症候群（hypertensive disorders of pregnancy：HDP）は，「妊娠時に高血圧と認めた場合」に診断する．高血圧発症時期が妊娠前か，妊娠中かは問わないが，分娩後12週までの発症を含む．発症のリスク要因には，**高齢出産**（35歳以上），**初産**（15歳以下），**肥満症**や**高血圧症**，**糖尿病**の既往歴，高血圧の家族歴などがある（**表5**）．

表5　妊娠高血圧症候群のリスク要因

	主な要因
年齢	35歳以上，15歳未満
体重	肥満（BMI 25以上）
既往歴	・高血圧症 ・腎疾患 ・糖尿病 ・抗リン脂質抗体症候群
遺伝的素因	妊娠高血圧腎症，2型糖尿病
妊娠によるリスク	初産，妊娠間隔（5年以上） 多胎妊娠 生殖補助医療（ART）

「日本臨牀　75/増刊1　貧血学　-最新の診断・治療動向-」日本臨牀社，2017[5] をもとに作成

表6　妊娠高血圧症候群における臓器障害

高血圧に加えて，①～⑦の症状が認められる場合がある．
①全身：播種性血管内凝固症候群
②脳　：脳卒中，神経障害，子癇
③心　：周産期心筋症
④肺　：肺水腫
⑤肝　：肝機能障害，HELLP症候群など
⑥腎　：腎機能障害（クレアチニン＞1.0 mg/dL）
⑦胎児：胎児発育不全

「妊娠高血圧症候群の診療指針2021」（日本妊娠高血圧学会/編），メジカルビュー社，2021[6] を引用

②症状

妊娠高血圧症候群を発症すると，高血圧やたんぱく尿，肝機能・腎機能障害の他，血液の循環が悪くなることで子宮への血流も少なくなり胎児の発育不全や死産などの重篤な合併症が起こりやすくなる（**表6**）．

③診断

収縮期血圧140 mmHg以上，または拡張期血圧90 mmHg以上とし，たんぱく尿は原則として24時間尿を用いた定量法で300 mg/日以上とする．妊娠高血圧症候群の病型には，**妊娠高血圧**，**妊娠高血圧腎症**，**加重型妊娠高血圧腎症**，**高血圧合併妊娠**の4つがある（**表7**）．症候による分類として，収縮期血圧160 mmHg以上，拡張期血圧110 mmHg以上，あるいは妊娠高血圧腎症，加重型妊娠高血圧腎症において母体の臓器障害，子宮胎盤機能不全により重症に分類される（**表8**）．なお，軽症という用語はハイリスクではな

表7　妊娠高血圧症候群の分類（2018年）

分類		妊娠20週　分娩　分娩後12週
妊娠高血圧	妊娠20週以降にはじめて高血圧が発症し，分娩後12週までに正常に復する場合．かつ妊娠高血圧腎症の定義にあてはまらないもの．	高血圧
妊娠高血圧腎症	妊娠20週以降にはじめて高血圧を発症し，かつたんぱく尿，臓器障害[*1]，子宮胎盤機能不全[*2]を伴う場合で，分娩後12週までに正常に復するもの．	高血圧 たんぱく尿
加重型妊娠高血圧腎症	（1）高血圧が妊娠前あるいは妊娠20週までに存在し，妊娠20週以降にたんぱく尿，もしくは臓器障害のいずれかを伴う場合．	高血圧 たんぱく尿，臓器障害
	（2）高血圧とたんぱく尿が妊娠前あるいは妊娠20週までに存在し，妊娠20週以降にいずれかまたは両症候が増悪する場合．	高血圧　**増悪** たんぱく尿　**増悪**
	（3）たんぱく尿のみを呈する腎疾患が妊娠前あるいは妊娠20週までに存在し，妊娠20週以降に高血圧が発症する場合．	高血圧 たんぱく尿
	（4）高血圧が妊娠前あるいは妊娠20週まで存在し，妊娠20週以降に子宮胎盤機能不全を伴う場合．	高血圧 子宮胎盤機能不全
高血圧合併妊娠	高血圧が妊娠前あるいは妊娠20週までに存在し，加重型妊娠高血圧腎症（SPE）を発症していない場合．	高血圧　SPEなし

＊1　臓器障害：基礎疾患のない肝腎機能障害，進行性の腎障害，脳卒中，神経障害，血液凝固障害
＊2　子宮胎盤機能不全：胎児発育不全（FGR），臍帯動脈血流波形異常，死産
「妊娠高血圧症候群の診療指針2021」（日本妊娠高血圧学会/編），メジカルビュー社，2021[6]をもとに作成

表8　症候による病型分類リスク要因

重症	1）血圧がいずれかに該当する場合 ①収縮期血圧が160 mmHg以上の場合 ②拡張期血圧が110 mmHg以上の場合
	2）妊娠高血圧腎症，加重型妊娠高血圧腎症において ①母体の臓器障害 ②子宮胎盤機能不全 を認める場合
軽症はハイリスクでないと誤解されるため原則用いない	

「妊娠高血圧症候群の診療指針2021」（日本妊娠高血圧学会/編），メジカルビュー社，2021[6]より引用

い妊娠高血圧症候群と誤解されるため，原則用いない．さらに発症時期により，妊娠34週未満に発症する**早発型**，妊娠34週以降に発症する**遅発型**に分けられる．

④治療

妊娠高血圧症候群の治療の基本は，**早期発見**，**母体循環**と**胎児の胎盤血流改善**，**妊娠ターミネーション**（児娩出時期決定）である．

《ⅰ．安静》

安静により，交感神経の緊張が緩和され，子宮の下大動脈の圧迫が解除されることで，子宮・腎血流量は増加し，血圧は低下する．

《ⅱ．栄養食事療法》

妊娠高血圧症候群の発症予防，重症化予防のためには適切な栄養管理が重要である．

《ⅲ．薬物療法》

一般の高血圧診療で使用されるレニン・アンジオテンシン系阻害薬は，**胎児毒性**があるために使用は禁忌である．そのため，メチルドパ水和物，ラベタロール塩酸塩，ニフェジピン除放薬を使用して血圧コントロールを行う場合が多い．重症例では安静や栄養食事療法は無効なことが多く，薬物療法（高血圧に対する降圧療法）を行うことが多い．拡張期血圧が100 mmHg以上になると降圧薬の投与を考慮し，110 mmHg以上では積極的に降圧を図る．降圧目標は，収縮期血圧140～150 mmHg，拡張期血圧90～100 mmHgとし，平均動脈圧の低下は20％以内にとどめ，急激な血圧の低下を避ける．急激な血圧の変動により**胎児機能不全**[※1]を惹起させる可能性があるためである．

⑤治療の指標

妊娠高血圧症候群の治療は，母体および胎児の症状悪化の早期発見および抑制である．

2）栄養食事療法

①栄養評価

肥満妊婦では非肥満妊婦に比べ，妊娠高血圧症候群

※1　胎児に低酸素症やアシドーシスなどの症状が認められ，胎児の健康に問題がある，あるいは問題が生じるかもしれないと判断された状態．

の発症頻度が高く，発症リスクはBMIに比例することが報告されている．また，妊娠中の体重増加と妊娠高血圧腎症の発症に関しては，妊娠初期のBMIが20〜24の妊婦では体重増加の違いで発症に差が認められなかったが，BMIが25〜29.9の妊婦では体重増加が多いほど，発症率が高いと報告されている．**妊娠中の過剰な体重増加**も妊娠高血圧症候群の発症リスクを高める．そのため，妊娠前，妊娠中の体重管理をするうえで栄養食事療法が重要である．

②栄養基準

日本産科婦人科学会から「妊娠高血圧症候群の生活指導および栄養指導」（表9），日本妊娠高血圧学会から「非薬物療法（食事・運動）」[6] が公表されており，これらを基準に栄養補給や栄養指導を行う．

③栄養補給

- 適正なエネルギー摂取による**体重管理**と緩やかな**食塩制限**が基本である．妊娠中は体重が適切に増加するような栄養食事療法が重要である．

表9　妊娠高血圧症候群の生活指導および栄養指導

生活指導	＊安静 ＊ストレスを避ける ［予防には軽度の運動，規則正しい生活が勧められる］
栄養管理（食事指導）	a）エネルギー摂取（総カロリー） 非妊時BMI 24以下の妊婦：30 kcal × 理想体重(kg) + 200 kcal/日 非妊時BMI 24以上の妊婦：30 kcal × 理想体重(kg)/日 ［予防には妊娠中の適切な体重増加が勧められる］ BMI < 18では10〜12 kg増 BMI 18〜24では7〜10 kg増 BMI（body Mass Index）= 体重(kg)/(身長(m))^2 BMI > 24では5〜7 kg増
	b）塩分摂取 7〜8 g/日程度とする（極端な塩分制限は勧められない）． ［予防には10 g/日以下が勧められる］
	c）水分摂取 1日尿量500 mL以下や肺水腫では前日尿量に500 mLを加える程度にするが，それ以外は制限しない．口渇を感じない程度の摂取が望ましい．
	d）たんぱく質摂取量 理想体重× 1.0 g/日 ［予防には理想体重 × 1.2〜1.4 g/日が望ましい］
	e）動物性脂肪と糖質は制限し，高ビタミン食とすることが望ましい． ［予防には食事摂取カルシウム900 mg/日に加え，1〜2 g/日のカルシウム摂取が有効との報告もある．また海藻中のカリウムや魚油，肝油（不飽和脂肪酸），マグネシウムを多く含む食品に高血圧予防効果があるとの報告もある］

中村晃和，山本樹生：妊娠高血圧症候群と食事療法．周産期医学，46：1521-1525，2016[7] より引用

- 妊娠高血圧症候群を発症した場合，特に重症例では**循環血液量が減少**している．そのために，塩分制限をしても，十分に降圧効果を得られない可能性があり，腎血流量や子宮胎盤循環への血流供給が低下する可能性が危惧（きぐ）される．さらに，日本産科婦人科学会の指針において，妊娠中毒症の予防を目的とした10 g/日の塩分制限が示されているが，根拠となる大規模介入研究がなく，科学的なコホート解析による再検証が求められる．
- 水分摂取については，妊娠高血圧症候群では循環血漿量の減少を認めるため，極端な制限は行わない．

④栄養指導

栄養管理は医療チーム内の医師，助産師など他職種との連携により，対象者の病態に適した栄養ケアを行う必要がある．栄養ケアの実施にあたっては，患者自身が治療食の必要性を理解・自覚することが大切である．

- 食べ過ぎは体重増加，食塩やたんぱく質の過剰摂取にもつながるので，食事調査を行い，エネルギー摂取量と食塩摂取量を把握し，望ましい摂取量について具体的に指導する．また，食塩摂取量を，1日尿中ナトリウム排泄量を測定することで把握してもよい．
- 食塩の摂取量を減らすための調理方法や食べ方の工夫などを具体的に指導する．
- たんぱく質や脂肪の種類と量について適量を指導する．栄養素の摂取エネルギー比率は，たんぱく質12〜15％，脂質20〜30％，炭水化物55〜65％とする．脂質ではn-3系多価不飽和脂肪酸の摂取を増やし，飽和脂肪酸をとりすぎないように指導する．**外食**や**中食**，**加工食品**は，塩分の過剰摂取になりやすいので控える．
- 「日本人の食事摂取基準（2020年版）」では，ビタミンやミネラルなど各栄養素について妊娠期間中の付加量が示されている．
- 妊娠高血圧症候群の予防には，食事からのカルシウム（1日900 mg）に加え，1日1〜2 gのカルシウム摂取（サプリメント）が有効と報告されている．またカリウムやn-3系多価不飽和脂肪酸，マグネシウムを多く含む食品に高血圧予防効果があるとの報告もある．海藻・野菜に多く含まれるカリウムはナト

リウムと結合して降圧作用をもつとされており，野菜は350 g/日以上摂取するよう勧める．

4 妊娠糖尿病

1）臨床医学の復習

①疾患の原因

妊娠中の糖代謝異常には，①**妊娠糖尿病**（gestational diabetes mellitus：**GDM**），②**妊娠中の明らかな糖尿病**，③**糖尿病合併妊娠**（もともと糖尿病であった方が妊娠した場合）の3つがある．

妊娠糖尿病は，「妊娠中にはじめて発見または発症した糖尿病に至っていない糖代謝異常」と定義され※2，妊娠中の明らかな糖尿病，糖尿病合併妊娠は含めない（図3）．

②症状

妊娠糖尿病は特に自覚症状はないが，糖尿病に至らない程度であっても，母体の血糖値が高いとグルコースは胎盤を通過するために，胎児は高血糖に曝（さら）されグルコースが多量に供給されることになる．そのため，胎児は**巨大児**や**新生児低血糖症**，**心筋肥大**，**低カルシウム血症**などの合併症が認められる（図4）．

③診断

妊娠初期におけるスクリーニング法は，随時血糖測定を行い，95 mg/dLあるいは100 mg/dLとし，陽性者に対して75 gOGTT（75 g経口ブドウ糖負荷試験）からHbA1c測定を施行する（図5）．また，妊娠中期には，随時血糖あるいは50 gグルコースチャレンジテスト（GCT）を施行し，カットオフ値はそれぞれ100 mg/dLあるいは140 mg/dLとし，糖代謝異常の危険因子（表10）をもつ場合に，陽性者に対して75 gOGTTを行うが，**半分程度は見落としてしまうスクリーニング法**であることに注意が必要である．

妊娠中の糖代謝異常は，表11の診断基準により診断する．これらは妊娠中の基準であり，出産後は改めて非妊娠時の「糖尿病の診断基準」に基づき再評価することが必要である（第1章1「糖尿病」参照）．

※2 ここは間違えやすいポイントで，「①妊娠糖尿病」はその「糖尿病」という名称にもかかわらず，まだ糖尿病に至らない段階の高血糖であることに注意が必要．糖尿病と診断される高血糖をきたした場合には「②妊娠中の明らかな糖尿病」とされる．

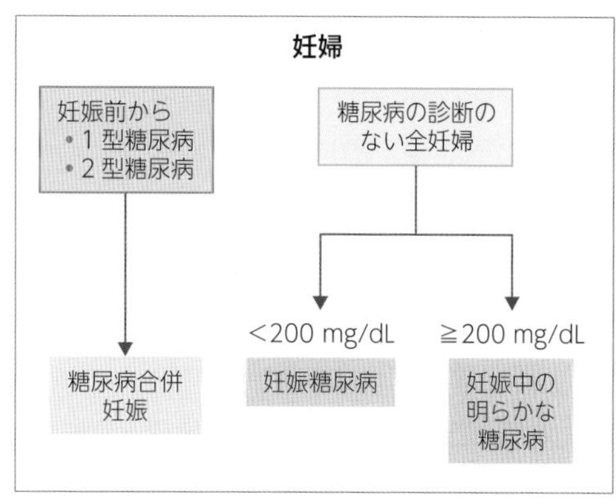

図3 妊娠中の糖代謝異常
「妊婦の糖代謝異常 診療・管理マニュアル 第3版」（日本糖尿病・妊娠学会/編），メジカルビュー社，2021[8] をもとに作成

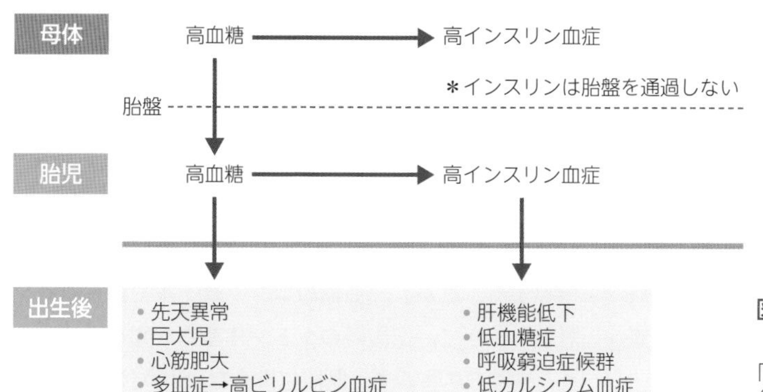

図4 母体の高血糖が母体・胎児・新生児におよぼす影響
「妊婦の糖代謝異常 診療・管理マニュアル 第3版」（日本糖尿病・妊娠学会/編），メジカルビュー社，2021[8] をもとに改変

第19章 妊産婦疾患

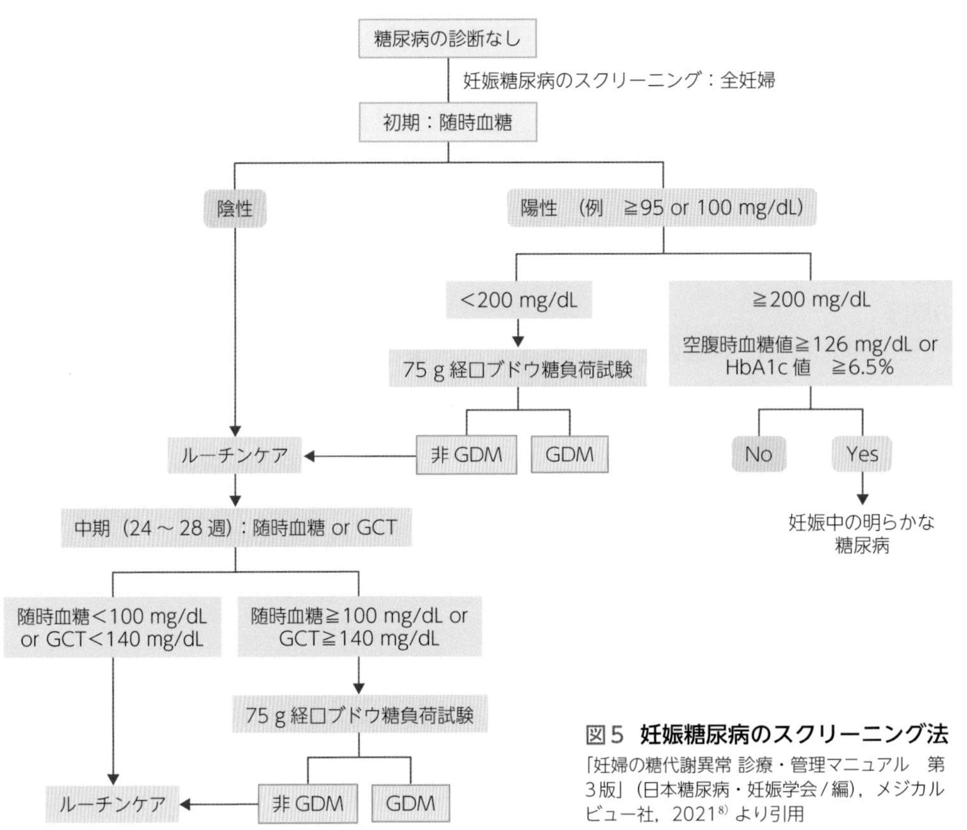

図5 妊娠糖尿病のスクリーニング法
「妊婦の糖代謝異常 診療・管理マニュアル 第3版」(日本糖尿病・妊娠学会/編)，メジカルビュー社，2021[8] より引用

表10 糖代謝異常の危険因子

肥満
2型糖尿病の家族歴
妊娠糖尿病の既往
多胎妊娠
多嚢胞性卵巣症候群
巨大児分娩の既往高齢出産
高齢出産

「妊婦の糖代謝異常 診療・管理マニュアル 第3版」(日本糖尿病・妊娠学会/編)，メジカルビュー社，2021[8] より引用

④治療

妊娠糖尿病の治療の基本は，**栄養食事療法**，**運動療法**，**薬物療法**である．なかでも栄養食事療法は重要であり，過食などの食習慣の改善により，インスリン需要量の調節，インスリン感受性の改善を進め，血糖値の正常化を図る．栄養食事療法のみで血糖コントロールできない場合には，インスリン療法を行う．

⑤治療の指標

妊娠中はインスリンの働きを鈍らせる胎盤ホルモンが分泌されるため，血糖値が上昇し，妊娠中期以降は特に血糖コントロールが難しくなる．このような状況のなかで表12に示すような厳格な目標を維持するためには，受診時だけでなく，妊婦自身による**家庭での血糖自己測定**が必要である．

2) 栄養食事療法

①栄養評価

妊娠糖尿病では食事の管理が中心となる．妊婦に必要な栄養量を付加し，胎児の健全な発育と母体の厳格な血糖コントロールおよび適正な体重増加をめざす．エネルギー量は，BMI，身体活動など個々の状況に合わせて，妊娠月数に見合った体重増加量になるように指導する．しかし，血糖のコントロールや体重過剰を意識しすぎて，空腹時のケトン体産生を亢進させるような極端なエネルギー制限にならないように注意する．胎児の状況と食事摂取量，体重，血糖値やHbA1cなど

表11　妊娠中の糖代謝異常の診断基準

1）妊娠糖尿病 gestational diabetes mellitus（GDM）
75 g OGTTにおいて次の基準の1点以上を満たした場合に診断する ① 空腹時血糖値　≧ 92 mg/dL（5.1 mmol/L） ② 1時間値　≧ 180 mg/dL（10.0 mmol/L） ③ 2時間値　≧ 153 mg/dL（8.5 mmol/L）
2）妊娠中の明らかな糖尿病 overt diabetes in pregnancy＊1
以下のいずれかを満たした場合に診断する ① 空腹時血糖値≧126 mg/dL ② HbA1c≧6.5％ ※随時血糖値≧200 mg/dLあるいは75 g OGTTで2時間値≧200 mg/dLの場合は，妊娠中の明らかな糖尿病の存在を念頭に置き，①または②の基準を満たすかどうかを確認する＊2
3）糖尿病合併妊娠 pregestational diabetes mellitus
① 妊娠前にすでに診断されている糖尿病 ② 確実な糖尿病網膜症があるもの

＊1　妊娠中の明らかな糖尿病には，妊娠前に見逃されていた糖尿病と，妊娠中の糖代謝の変化の影響を受けた糖代謝異常，および妊娠中に発症した1型糖尿病が含まれる．いずれも分娩後は診断の再確認が必要である

＊2　妊娠中，特に妊娠後期は妊娠による生理的なインスリン抵抗性の増大を反映して糖負荷後血糖値は非妊時よりも高値を示す．そのため，随時血糖値や75 g OGTT負荷後血糖値は非妊時の糖尿病診断基準をそのまま当てはめることはできない

これらは妊娠中の基準であり，出産後は改めて非妊娠時の「糖尿病の診断基準」に基づき再評価することが必要である．

「妊婦の糖代謝異常 診療・管理マニュアル　第3版」（日本糖尿病・妊娠学会/編），メジカルビュー社，2021[8]より引用

表12　妊娠糖尿病の血糖コントロール目標

	目標値
早朝空腹時	95 mg/dL未満
食後2時間	120 mg/dL未満

「妊婦の糖代謝異常 診療・管理マニュアル　第3版」（日本糖尿病・妊娠学会/編），メジカルビュー社，2021[8]より引用

表13　妊娠糖尿病の摂取エネルギーの算出方法

BMI	必要エネルギー（kcal/日）	妊娠期別付加量（kcal）		
		初期	中期	末期
BMI＜25	標準体重×30 kcal/日	＋50	＋250	＋450
BMI≧25	標準体重×30 kcal/日	付加なし		

必要エネルギー量は，妊娠前の母体の体重をもとにする．肥満妊婦では，原則エネルギー付加を行わない．ただし，母体の体重管理や胎児発育状況などから，個別に摂取エネルギーや栄養素の配分をすることが重要である．

「妊婦の糖代謝異常 診療・管理マニュアル　第3版」（日本糖尿病・妊娠学会/編），メジカルビュー社，2021[8]より引用

の血液検査値をフィードバックしながら栄養食事療法を進める．

②栄養基準

妊娠糖尿病におけるエネルギー量の算定は，母体および胎児の発育に適正な体重増加が得られるように設定する．摂取エネルギー量は，標準体重×30 kcalを基準にし，エネルギー，たんぱく質，ミネラルなど妊娠時に必要な付加量を加える．付加量については，母体の体格に応じて異なり，

《ⅰ．非肥満妊婦（非妊娠時BMI＜25）の場合》

妊娠時期により付加量を変更する．あるいは妊娠時期にかかわらず＋200 kcalを付加する方法がある．

《ⅱ．肥満妊婦（非妊娠時BMI≧25）の場合》

原則として，基本的に付加量を加えない．ただし，母体のエネルギー量が足りないと，脂肪を分解してエネルギー源として利用し**ケトーシス**に陥りやすくなるため，糖質を十分にとり，妊娠前より体重が減ることは避けなければならない（**表13**）．

《ⅲ．栄養摂取の注意点》

- 適正エネルギーの範囲で，栄養素のバランスを整える．エネルギー比率は，たんぱく質15～20％，脂質25～30％，炭水化物50～60％とする．胎盤を通じて胎児に届く主なエネルギー源はグルコースなので，血糖値を気にしすぎて糖質を極端に制限することは危険である．

- ビタミン，ミネラルを十分に摂取する．「日本人の食事摂取基準（2020年版）」を参考に，妊娠期ごとに必要とされている付加量を加えた量が十分摂取できるよう食品を選択する（表9を参照）．また，食物繊維は血糖値の上昇をゆるやかにするので，便秘解消もかねて十分に摂取する．

③栄養補給[9)]

《ⅰ．分割食》

栄養食事療法は，高血糖を避け，血糖の日内変動を少なくすることが大切である．そのため，1日の総エネルギー必要量は間食（軽食）を含めて5～6回に分割することで，1回のエネルギー量摂取量が減り，食後の血糖値上昇を抑えることができる．特に，妊娠後期は**分割食**が勧められる．

《ⅱ．食品交換表》

食品の選択に際し，「糖尿病食事療法のための食品交換表第7版」[10)]を使うことで，血糖値の上昇に影響する穀類の量を調整し，その他の食品をグループごとに選ぶことができる．血糖値のコントロールのために，この交換表を使用し，1回にとる糖質量を一定にすることがポイントになる．妊娠中は，妊娠週数や体調によって食事摂取量が変わり，インスリン必要量も変わる．また，妊娠週数が進むにつれ，糖質摂取後の血糖値上昇が顕著になるため，**カーボカウント**[※3]は非常に有効である．

④栄養指導[9)]

栄養食事療法のみで改善する場合もあるが，血糖値のコントロールが不良の場合には**インスリン療法の導入**の必要があることも指導する．妊娠時期によって必要栄養量が変化することの理解を促す．栄養食事療法およびインスリン療法により，血糖値を厳格にコントロールしながら，妊娠期間中の推奨体重増加量をめざした体重管理をすることが治療の基本であることを説明する．

- 食事の量や生活リズムなどを見直し，具体的に食生活の改善を促すとともに，精神的に負担がかからないようにも指導する．
- 臨床検査値や体重の変化，食事量などを話し合い，毎日の体重・食事記録などの自己管理が重要であることを確認する．

※3　食事に含まれている糖質をカウントし，炭水化物を多く含む食事がどういうものであるかを理解する．食事中の糖質量を一定にすることで，血糖値のコントロールをめざす．

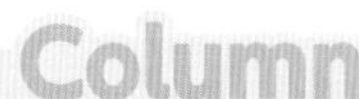

若い女性の食生活と妊娠・出産への影響

低出生体重児（2,500 g未満の出生児）の割合が1980年には男児4.8％，女児5.6％であったのが，2016年には男児8.3％，女児10.6％であり増加している（図6）．その背景として，妊娠可能年齢の20～30歳代の若い女性のやせ志向と妊娠中の体重増加の抑制が関与している可能性が考えられている．20歳代女性の「やせ」の割合は，1988年は13.1％であったが1998年には20.9％へと増え，現在もその割合は変わらず，やせ志向が強まっている．やせの妊婦では，低出生体重児の分娩リスクが高まることが報告されており，成人後に糖尿病や高血圧などの生活習慣病を発症しやすいという報告もあることから，若い女性が妊娠前から必要なエネルギー量をとる習慣をつけることが必要である．

実際，国民健康栄養調査では，20歳代女性のエネルギー摂取量は足りていないことがわかる．1995年では1日の平均エネルギー摂取量は1,866 kcalであったが，2018年は1,643 kcalとなり，約200 kcal減少している．さらに，妊娠後期の妊婦（20～40歳代）のエネルギー摂取量を調査した研究では，2,150 kcalの必要エネルギー量に対して，1,767 kcalしか摂取できていないため，約300 kcal足りず，エネルギー摂取の不足が問題になっている（図7）．

生活習慣病予防の観点から，妊娠前からの適正体重の維持とともに，妊娠中の適切な食習慣の確立を図ることは，母子の健康のためにきわめて重要な課題である．

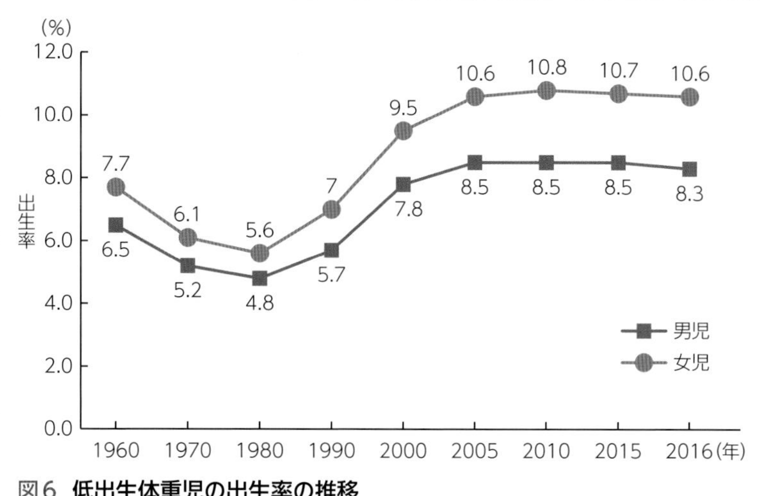

図6　低出生体重児の出生率の推移

「人口動態統計 1960-2016」厚生労働省[11] をもとに作成

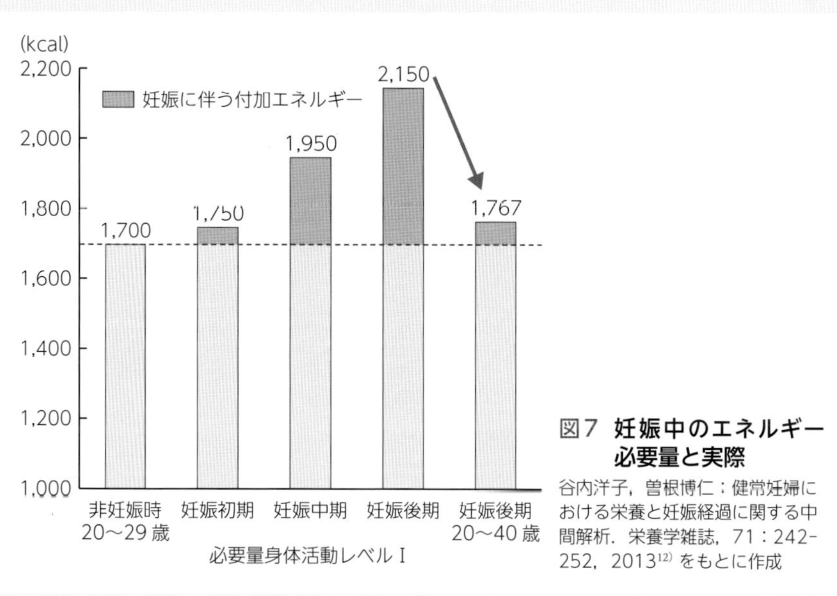

図7　妊娠中のエネルギー必要量と実際

谷内洋子，曽根博仁：健常妊婦における栄養と妊娠経過に関する中間解析．栄養学雑誌，71：242-252，2013[12] をもとに作成

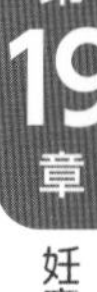

Advanced 妊娠中の食事が子どもの健康を決める－DOHaD説

生活習慣病胎児期発症説（DOHaD：developmental origins of health and disease）の概念が提唱されたことで，妊娠中の栄養と将来の疾病リスクが多くの研究により明らかになっている（図8）．DOHaD説とは，「受精時，胎芽期，胎児期，乳幼児期に低栄養の環境に曝露（ばくろ）されると，遺伝子と望ましくない環境との相互作用により，その後の疾病を発症する」という説であり，英国のDavid Barkerにより1986年に提唱された．これは，妊娠中に妊婦が低栄養状態であると，生まれた子どもは低出生体重児となり，2型糖尿病や高血圧症，心臓循環器系疾患，骨粗鬆症（こつそしょうしょう），精神発達障害などさまざまな疾病リスクが高くなることが報告されている．

この例として，第二次世界大戦時や戦後の出生コホート研究があげられる．ドイツ軍の占領下におかれたオランダ軍において，食料不足により起きた「オランダの大飢饉（ききん）」や中国の毛沢東による「中国の大躍進政策」により，重大な栄養不足になり，この時妊娠していた妊婦から生まれた子どもが，成人になってから生活習慣病やうつ病，統合失調症を発症したことが報告されている．現代の日本においても，やせの問題から低出生体重児が増加しており，妊婦の栄養管理が問題になっている．このように，妊娠前から妊娠中そして授乳期に至るまでの栄養状態はきわめて重要であり，改めて，若い女性には食生活の重要性を理解してもらう必要がある．

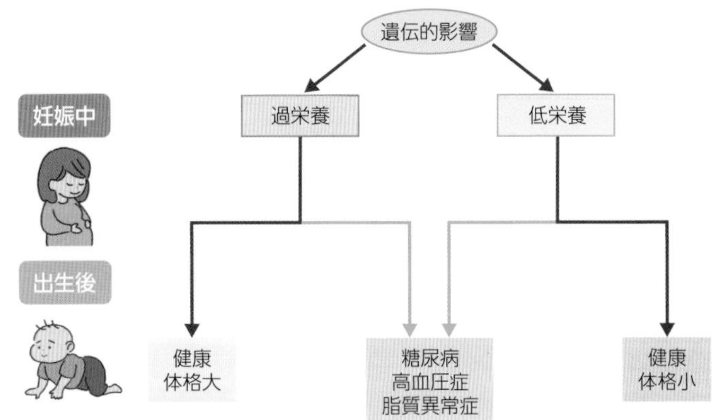

図8 生活習慣病胎児期発症説（DOHaD）
福岡秀興：胎生期環境と生活習慣病（1）．母性衛生，60：284-290，2019[13]をもとに作成

（河原田律子）

第19章 チェック問題

問 題

□ □ Q1 肥満妊婦の母体・胎児に及ぼすリスクをあげなさい.

□ □ Q2 やせ妊婦の母体・胎児に及ぼすリスクをあげなさい.

□ □ Q3 妊娠高血圧症候群の栄養食事療法を述べなさい.

□ □ Q4 妊娠糖尿病における栄養食事療法を述べなさい.

第19章 妊産婦疾患

解答＆解説

A1 肥満妊婦および妊娠期の過剰な体重増加によるリスクは，妊娠高血圧症候群，妊娠糖尿病などがあげられる.

A2 やせ妊婦や妊娠期の体重増加が少ない場合は，子宮内胎児発育遅延や低出生体重児，貧血などのリスクが高まる.

A3 適正なエネルギー摂取による体重管理と緩やかな食塩制限が基本となる.

A4 非肥満の場合は，標準体重 ×30 kcalに，必要な付加量を加え，肥満の場合は，標準体重 ×30 kcalのみで付加しない．個別の栄養管理が必要である.

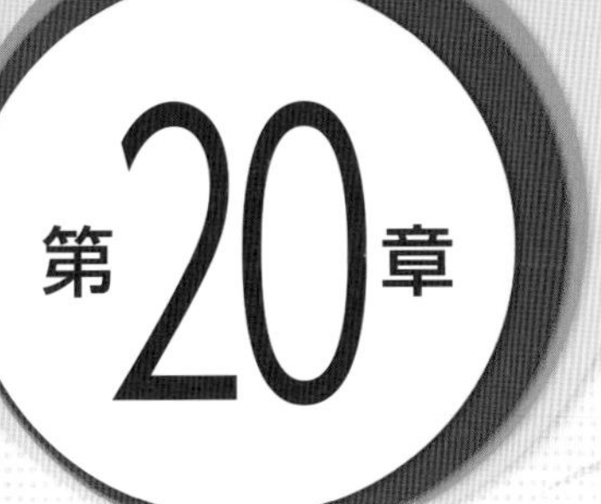

高齢期疾患

Point

1 老年症候群とは，高齢者によくみられる疾患や身体的および精神的諸症状（転倒，失禁，誤嚥，認知症，褥瘡，せん妄，虚弱，廃用症候群，低栄養，脱水など）をさすことを理解する．

概略図 老年症候群とフレイル・要介護状態

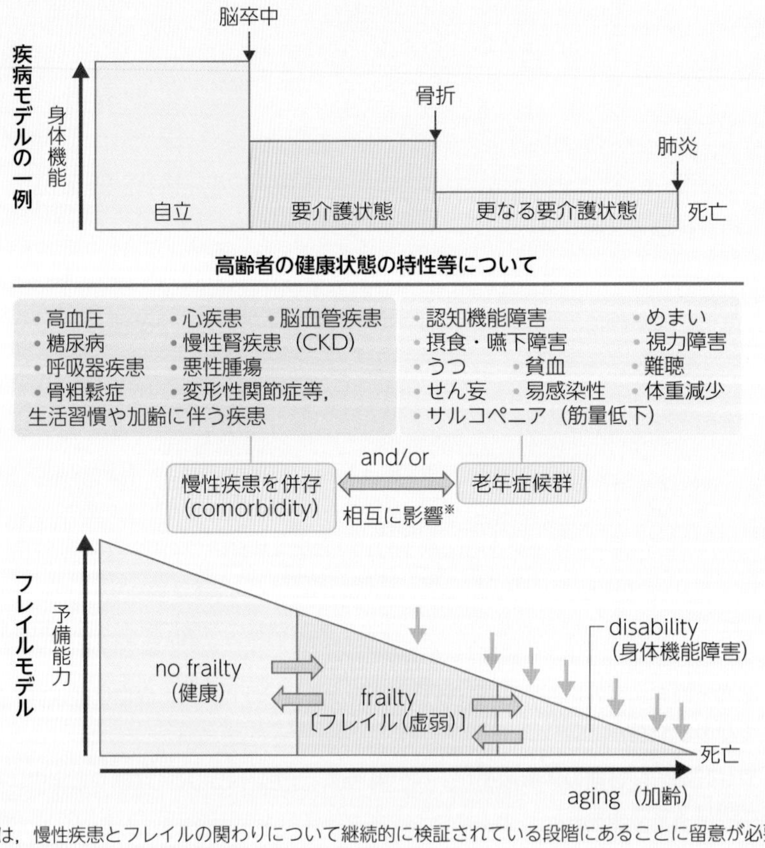

※現時点では，慢性疾患とフレイルの関わりについて継続的に検証されている段階にあることに留意が必要．

疾病モデルの一例とフレイルモデルの対比
「資料2-2 健康寿命の延伸 4」（厚生労働省），第 27 回 社会保障ワーキング・グループ，2018[1] をもとに作成

2 心身の活力や筋力が低下した状態であるフレイル（Frailty）※1は，健常な状態と要介護状態の中間の状態である．フレイル予防には適切な栄養管理が重要となることを理解する．

3 褥瘡とは，皮膚と骨の間の軟部組織に「外力」が加わって損傷した結果，皮膚表面に発赤，水泡，壊死（えし）が生じるものである．肉芽（にくげ）組織・瘢痕（はんこん）の形成など，組織の強化が治療となることを理解する．

4 褥瘡ではエネルギーは十分に供給するが，たんぱく質の供給は傷創部の状態に応じた摂取量とすることを理解する．

5 褥瘡では，アルギニン，亜鉛，ビタミンA・C・E，銅，カルシウムおよび鉄などの強化も欠かせないことを理解する．

1 高齢期疾患

A. 老年症候群

1）臨床医学の復習

①「老年症候群」とは

高齢者によくみられる疾患や身体的および精神的諸症状（転倒，失禁，誤嚥，褥瘡，せん妄，虚弱，廃用症候群，低栄養，脱水など）を，老年症候群と総称する．加齢・老化に伴って出現し，1つの疾患で説明するのが難しく，さまざまな原因で生じる．加齢に伴う諸器官の生理的機能低下と病的老化が併存し，治療と同時に，介護・ケアが重要になる．

②フレイル

《ⅰ．フレイルとは》

治療だけでなく介護やケアが必要な「老年症候群」を予防するのに，近年注目されているのが**フレイル**である．フレイルとは，心身の活力や筋力が低下した状態で，健常な状態と要介護状態の中間の状態である（概略図参照）．多くの高齢者は健常な状態から，フレイルの時期を経て要介護状態に至る．フレイル状態の高齢者は，健常の人に比べて，要介護状態に至る危険性が高いだけではなく，生命予後が悪く，転倒の可能性と入院のリスクが高く，複数の疾患をもつことが多い傾向にある．つまり，この状態は「体の予備能が衰えて，少しの身体的・精神的ストレスで悪循環に陥りやすく，その悪循環から抜け出しにくくなっている」といえる．

フレイルを理解するためにフレイルサイクルの図[2)]をみてみよう（図1）．筋力が低下し衰えると，歩行速度が低下し活動性も低下する（①→②→③）．その結果，運動量も少なくなり消費エネルギー量も減ってしまい，食欲低下・食事摂取量低下をきたす（④→⑤）．これら一連の過程で意欲低下も顕著となり気分がすぐれない状態も生じやすくなる．そこに，認知機能の問題などが並存すると，食事摂取にもより影響し，⑥体重減少を招くと，⑦サルコペニアとなり，活力低下し疲労しやすく，さらに筋力が低下するという悪循環に陥る（表1）．

Friedらは，ⅰ体重減少　ⅱ主観的活力低下　ⅲ握力低下　ⅳ歩行速度の減退　ⅴ活動度の低下の5項目中3項目があてはまれば，フレイルと定義した（Fried基準 or CHS基準）[2)3)]．フレイルとは，加齢に伴って不可逆的に老い衰えた状態ではなく，しかるべき介入により**再び健常な状態に戻るという可逆性**を含む（概略図）ということが重要である．フレイルの状態を適切に診断し，早期に適切な介入を行うことで，生活機能および心身機能の維持・向上を図ることが可能となる．

《ⅱ．フレイルから要介護状態へ》

高齢者が健常な状態から，フレイルの時期を経て要介護状態に至る具体例として，変形性膝関節症の高齢症例を示す．膝関節痛のため歩行が困難になってきていたケースである．

※1　フレイルは和製英語のため，海外でフレイルといってもFrailityとして通じない．

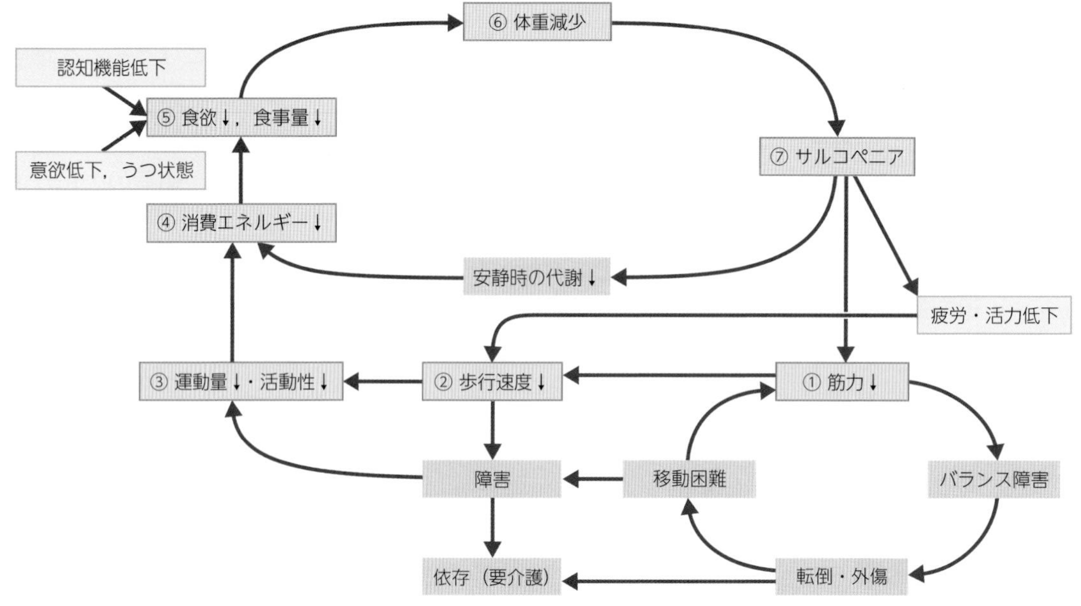

図1　フレイルサイクル

Xue QL, et al：Initial manifestations of frailty criteria and the development of frailty phenotype in the Women's Health and Aging Study II. J Gerontol A Biol Sci Med Sci, 63：984-990, 2008[2] をもとに作成

変形性膝関節痛で左膝関節痛がありながら，何とか患者の日常生活は自立していた．そのようなときに，脳梗塞を発症するも，幸い脳梗塞後遺症としての右片麻痺は軽かった．1カ月の入院加療（内科的治療とリハビリテーション）で歩ける状態となり自宅退院した．右片麻痺は軽く歩けるが，もともと痛かった左下肢への負担が増え左膝関節痛が以前より悪化して，家で過ごすことが多くなり活動量が減った．そうこうしている間に，眠れない日も多く眠剤を常用するようになった．体の姿勢も悪くなり，時折バランスを崩し転倒するようになった．意欲低下もみられ，ますます外出しなくなった．食事摂取量も減少し，筋肉量と体重も減少し，左膝関節痛がさらに悪化し膝伸展も不十分となり，徐々に立位保持や歩行が困難となっていった．

さて，この症例では，どこでどのような介入があれば，歩行困難に至らずによい状態が保てたのか．本人が困ったことを訴えられない場合，周囲の人（家族，かかりつけ医など）が早く気づいて，悪化する膝関節痛について，診断と治療を検討していれば，退院時に近いよい状態が保てた可能性があると考えられる．要支援，要介護状態のハイリスク群を事前に予測し，生活スタイルや食生活のあり方について，**個々の高齢者に即して介入していくこと**が求められる．

③「老年症候群」を減らすために

体重減少や筋力・骨量の低下は，身体機能の低下を招き，一層，活動量の低下をきたす．エネルギー消費量が低下するだけでなく，活動量が減少すると消化管の**蠕動**（ぜんどう）**運動が低下**し食欲も減退し食事量も低下することが散見される．一般的には，加齢に伴い食事量は減少傾向となるが，活動量の低下が加わると，慢性的な低体重から低栄養状態に陥りやすくなる．**慢性的低栄養状態**により，さらに筋力低下が進行するという悪循環をきたす．この悪循環を断ち切るには，「健康⇔虚弱（フレイル）⇔身体機能障害（disability）」，老年症候群（身体的および精神的諸症状・疾患，**概略図**）について理解し，高齢者においても予備能や体力の維持向上の重要性を知り，フレイル予防のための栄養管理，あるいは，フレイルから脱却するための栄養管理が必要となる．

2）栄養食事療法

以下の項目について評価のうえ，適切な栄養管理を行う．

表1 栄養評価のために把握すべき項目

	項目	着眼点
1	基本情報	① 基礎疾患 ② 既往歴 ③ 自覚症状 ④ 運動機能：自立または介護が必要 ⑤ 嚥下機能：問題の有無
2	意識レベルおよび基本的日常生活活動	① 意識レベル：明らかに意識障害があるJCS II以上では注意が必要（第7章 神経・精神系疾患参照） ② 基本的日常生活動作（basic activities of daily living：BADL）は，摂食・排泄・移動・整容（身づくろい）・入浴・階段昇降などの日常の生活において必要な行為の能力をBarthel Indexなどを用いて評価
3	体重，身体計測の推移	BMI，体重の推移
4	栄養摂取の経過	① 栄養摂取量（必要栄養量に対する過剰，不足）および摂取量の変化 ② 食品摂取状況：過剰（果物，乳製品，油脂類，菓子類，食塩など），不足：（主食，主菜，野菜など） ③ 食嗜好の偏り（菓子，嗜好飲料，アルコールなど） ④ 外食，惣菜，コンビニ弁当，宅配食の利用状況
5	家族構成と食事づくり担当者	① 独居 同居者（協力あり，なし） ② 食事づくり担当者（買い物・調理・片付け） 本人，家族，ヘルパー，その他協力者
6	日常生活状況	① 1日のタイムスケジュール（仕事・デイサービス通所など） ② 活動量，運動状況 ③ 睡眠，排便状況
7	経済面	① 問題 ② 問題なし
8	理解度，摂食意欲	① 食事療法に対する理解度 ② 摂食意欲有無

①栄養評価

加齢に伴う生理的・社会的・経済的問題を踏まえて，総合的に栄養評価を実施する．実際には，体重の推移・身体組成・食事摂取量，基礎疾患を評価する．体重減少率は，

［（平常時の体重－現体重）/平常時の体重］

で評価する．**同じ体重減少率であっても，その期間が短期間であれば臨床的に重要な意味をもつ**．3カ月で5％，6カ月で10％以上の体重減少は，**高度な体重減少**と評価できる．高度な体重減少をみた場合は，医学的に原因を探ることが必要である．

食行動や嚥下機能も含めた**口腔機能の評価**は栄養指導時にも可能である．フレイルの場合は，認知機能の低下や精神的面の問題，社会的な側面の問題を抱えていることも少なくないため，日常の生活活動レベルだけでなく，**家族構成**や**経済面**などについても問診などで評価を行う．

把握すべき項目は**表1**のとおり．

②栄養基準

栄養基準は，患者の個々の栄養評価に基づいて算出する．必要エネルギー量は，基礎エネルギー量にストレス係数と活動係数を乗じた推定式で求める．基礎エネルギー量は一般にHarris-Benedictの式から求める．

極端に摂取エネルギーが不足する場合，生命維持に必要なエネルギー源として体たんぱくを分解して得たアミノ酸を使用するため，やせがさらに進むことになる．やせが進み栄養状態が悪化すると，**感染リスクの増大**，**創傷治癒遅延**につながることから，個々の症例に即した必要エネルギー量を知ることが求められる．

具体的なたんぱく質・脂質・糖質の投与基準については，病態や喫食量を考慮したうえで検討する．筋力低下には，**たんぱく質の積極的な摂取**と**レジスタンス運動**の併用がより効果的であるとの報告が蓄積してきている．しかし，どれほどの量が必要不可欠であるかという量的な指標は確立されていない．少なくとも，「日本人の食事摂取基準（2020年版）」による高齢者の推奨量は確実に摂取したい．

③栄養補給

栄養の内容は，疾患（糖尿病，腎障害など）に基づいて検討し，栄養補給経路や介助方法は，嚥下障害の有無，ADL，理解力などで決まってくる．必要エネルギー量，たんぱく質，水分など主な栄養補給量，**摂食姿勢**や**食形態**は，合併疾患を考慮し，**消化管を使用**した栄養補給ルートを第一に考える．

④栄養指導

医師からの指示を受け，

ⅰ**食事計画**（必要エネルギー量，たんぱく質，水分など）
ⅱ**食形態（摂食嚥下機能・身体機能などにも配慮）**
ⅲ**調理法**

などについて，患者や家族などに指導を行う．指導の際は，**介入すべき点**と**見守るべき点**を整理したうえで，的を絞って可能な限りシンプルな方法を提示する．

高齢者は炭水化物の多い物を摂取する傾向があるため，摂取栄養素の**多様性・バランス**を考えて，好きなものに偏らず，なるべく幅広い食品を摂取するよう指導する．とはいうものの，食べない，あるいは，食べられない人には，摂食意欲がアップするように，**嗜好性**や**食べやすさ**を優先して摂取量を増加させるなどの柔軟な対応が有効である．

高齢になると食欲低下や摂食量減少が散見される．食欲低下の原因はさまざまだが，若い頃に比べ，活動量が減ること，スポーツなどの運動の機会が減ることも一因であろう．食欲低下と摂食量減少の結果，筋肉量は減るが，一方で脂肪の蓄積が増える．高齢者では若い人に比し，同じ体重でも脂肪の割合が高くなっている．脂肪組織に比べ，エネルギー消費がきわめて高い筋肉が減ることで，体全体が消費するエネルギー量も減少し，食事から多くのエネルギーをとる必要がなくなるのも高齢者の特徴である．食欲を増すような食事づくりを心がけるとともに，活動性を低下させないような工夫が必要である．また，介護する人の**能力**や**負担感**に配慮した指導内容を心がけることも大切である．

2 褥瘡

1）臨床医学の復習

①疾患の原因

身体に加わった外力が骨と皮膚表層の間の軟部組織の血流を低下，あるいは停止させることにより，この状況が一定時間持続されると組織は不可逆的な阻血性障害に陥り[4]壊死が生じて皮膚潰瘍を発症する．これを褥瘡とよぶ．

②症状

皮膚の発赤，水疱，びらん，潰瘍形成などである．一連の経過を経て皮膚組織が壊死を起こす．

③診断

褥瘡はその機序から，身体において骨に外力のかかりやすい部位（図2）に好発する．これらの好発部位や患者背景を把握し，消退しない発赤・浮腫の確認を行う．患者背景として，寝たきり高齢者では特に発生頻度が高く，**病的骨突出**，**関節拘縮**，**栄養状態低下**，**皮膚湿潤**，**浮腫**などが危険因子となる[5]．**ブレーデンスケール**※2などのリスクアセスメント・スケールを用いることが推奨されている（褥瘡予防・管理ガイドライン第5版より[6]）．

※2 **ブレーデンスケール**：褥瘡発生予測のリスクアセスメント・スケールである．スケールは6つの観察・評価項目「知覚の認知」「湿潤」「活動性」「可動性」「栄養状態」「摩擦とずれ」で構成されている．

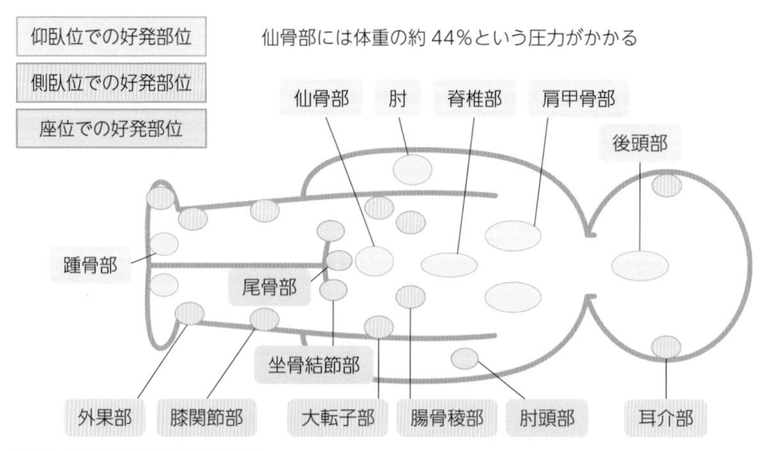

図2 体位別褥瘡好発部位

④治療

基本は①除圧管理（体圧分散），②褥瘡処置（スキンケア）が基本である．栄養療法はそれらを補助する役割となる．**保存的治療のアルゴリズム**[7] に沿って管理が行われる．また，必要に応じてポケットの解消に対する物理療法の**陰圧閉鎖療法**※3 などが行われる．

⑤治療の指標

褥瘡経過評価ツールの「DESIGN-R®2020」（日本褥瘡学会）によって評価する．褥瘡の病態を深さ（depth），滲出液（exudate），大きさ（size），炎症/感染（inflammation/infection），肉芽組織（granulation tissue），壊死組織（necrotic tissue）で点数評価するものである．また，ポケット（pocket）形成の状態も評価に付け加える．

2）栄養食事療法

①栄養評価

身体計測，臨床検査，臨床診査，食事調査などから得た主観的・客観的情報を総合的に評価・判定する．栄養状態のスクリーニングツール（主観的包括的栄養評価：SGA．簡易栄養状態評価表：MNA．CONUT など）を活用し，褥瘡発生リスクとなる低栄養状態を評価する．褥瘡の危険因子や褥瘡発症との関連を種々の研究結果より検討し，まとめられた**褥瘡発生予防のための低栄養の危険因子**を**表2**[6] に示す．なお，褥瘡発生後は全身管理のアルゴリズム（**図3**）[6] にそって基礎疾患なども併せて対策を行う．栄養評価の頻度は，個々の症例により異なるが，状態が変化するたび，あるいは創閉鎖に向かう傾向が認められない場合に定期的に行うのが好ましいとされている．

②栄養基準

必要エネルギー量の目安は，基礎エネルギー消費量（BEE）の約1.55倍の補給で褥瘡の治癒促進が確認されているため，1.5倍以上を目標に設定する．創傷治癒の過程では，毛細血管新生に加え線維芽細胞が出現するため，通常より多くのたんぱく質が必要となる．必要量を設定する際には，**非たんぱくカロリー窒素比**

※3 **陰圧閉鎖療法**：創面全体を閉鎖性ドレッシング材で覆い，創面を陰圧に保つことによって創部を管理する方法である．

第20章 高齢期疾患

表2 クリニカルクエスチョンと総論

Part2 クリニカルクエスチョン（CQ）と推奨 栄養

CQ8	褥瘡の治療に高エネルギー・高たんぱく質の栄養補給は有用か？
推奨文→褥瘡の治療に高エネルギー・高たんぱく質の栄養補給を提案する． 推奨の強さ 2C（弱い推奨）	

Part3 褥瘡予防・管理ガイドライン 総論 栄養

1. 低栄養患者の褥瘡予防に対する栄養介入 ・たんぱく質・エネルギー低栄養状態患者に対して，疾患を考慮したうえで，高エネルギー，高たんぱく質のサプリメントによる補給を行うことが勧められる．
2. 経口摂取が不可能な患者の栄養補給 ・経口摂取が不可能な患者に対しては，必要な栄養量を経腸栄養で補給するが，不可能な場合は静脈栄養による補給を行ってもよい．
3. 褥瘡発生の危険因子となる低栄養状態を確認する指標 ・褥瘡発生の危険因子となる低栄養状態を確認する指標として，①炎症や脱水などがなければ血清アルブミン，②体重減少率，③上腕周囲長，④血清ビタミンD値，⑤食事摂取率（食事摂取量），⑥高齢者にはMNA®およびMNA®-SF，⑦CONUT，⑧主観的包括的評価があげられる．
4. 褥瘡患者に対する栄養評価 ・褥瘡患者に対して栄養評価を行い，必要な症例には栄養介入を行ってもよい．
5. 褥瘡患者に対する特定の栄養素の補給 ・褥瘡患者に対して亜鉛，アスコルビン酸，アルギニン，L-カルノシン，n-3系脂肪酸，コラーゲン加水分解物，β-ヒドロキシβ-メチル酪酸，α-ケトグルタル酸オルニチンなど疾患を考慮したうえで補給してもよい．
6. 褥瘡患者に対する栄養の専門職及びチームの介入 ・褥瘡患者に対して管理栄養士や栄養サポートチームの介入を行ってもよい．
7. 褥瘡の栄養評価における体重の使用 ・浮腫・脱水がなければ体重増加量を用いることが勧められる．

「褥瘡予防・管理ガイドライン 第5版」（日本褥瘡学会/著），照林社，2022[6] より引用

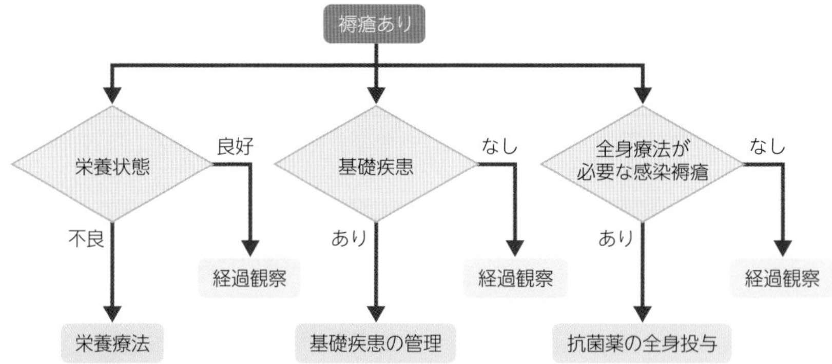

図3 褥瘡発生後 全身管理のアルゴリズム
対象者の栄養状態，基礎疾患，全身療法が必要な感染褥瘡をアセスメントし，栄養療法，基礎疾患の管理，抗菌薬の全身投与を選択・実施する
「褥瘡予防・管理ガイドライン 第5版」（日本褥瘡学会／著），照林社，2022[6] より引用

表3 褥瘡患者のエネルギーおよびたんぱく質の補給量[8]

	補給量	備考
エネルギー	30～35 kcal/kg/日	
たんぱく質	1.25～1.5 g/kg/日	・補給エネルギーが少ないと体たんぱく合成が低下 ・高齢者では腎・肝機能低下を確認 ・創傷治癒遅延時にNPC/N＝80～100

〔**NPC/N比（%）**〕※4 を確認しておく．**表3**にNPUAP/EPUAPガイドライン[8]における褥瘡患者のエネルギーおよびたんぱく質の補給量を示す．**亜鉛**は皮膚の新陳代謝に作用し，創傷の修復を促進する作用がある．「日本人の食事摂取基準（2020年版）」推奨量の男性11 mg/日（75歳以上10 mg/日），女性8 mg/日が摂取できているかを確認し，不足の場合は補給する．**アルギニン**はたんぱく質，コラーゲンの合成促進，血管拡張作用，免疫細胞の賦活化などの作用がある．しかしICU管理を必要とする患者では慎重に補給する必要がある．現状では必要量の設定はない．**アスコルビン酸（ビタミンC）**にはコラーゲン合成，造血機能維持，抗酸化作用があるが，褥瘡治癒のための必要量は明らかでないため，「日本人の食事摂取基準（2020年版）」推奨量の100 mg/日とする．その他褥瘡治癒促進のため考慮したい栄養素として，**ビタミンA，Eと鉄，銅，カルシウム**〔いずれも「日本人の食事摂取基準（2020年版）」に準ずる〕，**グルタミン，HMB，オルニチン**などは創傷治癒のために不足とならないよう考慮したい栄養素である．

※4 非たんぱくカロリー窒素比〔NPC/N比（%）〕＝〔総エネルギー量（kcal）－たんぱく質のエネルギー量（kcal）〕÷〔たんぱく質量（g）÷6.25〕

③栄養補給

栄養補給法の選択については，「腸管が使用できる場合は第一選択とする」という栄養補給法の原則を順守する．経口摂取が不十分である場合には，少量高エネルギー食品，栄養補助食品などの活用，少量頻回食，嗜好への配慮，調理の工夫などにより栄養不足の解消を図る．食欲不振や摂食嚥下機能低下により低栄養改善がみられない場合には，補助的な末梢静脈栄養で栄養を補う．経口摂取が不可能となった場合には，経腸栄養による栄養補給を選択し，消化管使用ができない場合には中心静脈栄養の適応となる．

④栄養指導

2022年度診療報酬改定においては「入院患者に対する褥瘡対策について，薬剤師又は管理栄養士が他職種と連携し，当該患者の状態に応じて，薬学的管理や栄養管理を実施することに関し，診療計画への記載を求める」とし，**褥瘡対策の見直し**が行われた．施設基準として「褥瘡対策の診療計画における薬学的管理に関する事項及び栄養管理に関する事項については，当該患者の状態に応じて記載すること．必要に応じて，薬剤師又は管理栄養士と連携して，当該事項を記載すること．なお，診療所において，薬学的管理及び栄養管理を実施している場合について，当該事項を記載しておくことが望ましい．」と明記されており，チーム医療において推進することが求められている．患者のみの栄養指導にとどまらず，患者を支援する家族や介護者などを含む周囲の協力と環境整備のための栄養指導を行うことが重要である．

Advanced 褥瘡：寝たきりにおける体位変換とスキンケア

褥瘡の発生の予防と治療には，外力の大きさを減少させる，外力の持続時間を短縮することが原則となる．具体的な対策としてポジショニング，クッションまたはマットレス選択，体位交換である．

体位交換・ポジショニングおよびスキンケアについてガイドラインで推奨される項目を紹介する．

●体位交換・ポジショニング

推奨される項目は表4を参照．

●スキンケア

・皮膚の生理機能を良好に維持する，あるいは向上させるために行うケア
・皮膚の清潔と保湿のための皮膚の洗浄：洗浄後に皮膚保護のためクリームなどの塗布
・外力による皮膚損傷の予防のために骨突出部位に対して各種ドレッシング材の貼付
・褥瘡治癒促進のため褥瘡周囲の皮膚の洗浄は弱酸性洗浄剤を使用
・除湿機能付きエアマットレスの使用
・摩擦を起こしにくい清潔な衣類の着用
・定期的な入浴または清拭（せいしき）

表4 体位交換・ポジショニングの推奨項目

	項目	体位交換・ポジショニング	推奨度
発生予防	ベッド上では何時間ごとの体位交換が有効か	基本的に2時間以内の間隔	B
	体圧分散マットレス使用時，何時間ごとの体位交換が有効か	粘弾性フォームマットレスの場合4時間以内の間隔	B
	ベッド上の体位交換のポジショニング	30°側臥位，90°側臥位ともに行う	B
	褥瘡発生率を低下させるために体圧分散マットレスを使用することは有効か	体圧分散マットレスを使用するよう強く勧められる	A

（渡邉啓子）

第20章 高齢期疾患

Advanced 高齢者への食事の調整

●症例

【患者】90歳独居女性.

【現病歴】右顔面が腫脹し，悪性リンパ腫再発と診断され，放射線治療を目的に入院した.

●経過

伝い歩きで外来受診しそのまま入院となった.

入院時のBADLは，40点/100点であった．顔面腫脹のため右目が開眼できなかったが，放射線治療により顔面の腫脹は改善し治療は終了した．副作用により口腔内びらんと潰瘍が出現し，経口摂取・水分摂取を拒否するようになった．主治医から経口摂取再開を考えてNST（栄養サポートチーム）に依頼があった.

病室に訪問し状態把握を行った．口腔びらん・易出血性，そして，口腔内乾燥が混在した状態であったため，担当看護師が口腔内湿潤環境を整えながら口腔ケアを試みた．また，ケアなどの刺激で開眼し拒否がみられるも，刺激がないと閉眼して反応が少なく，傾眠状態が続いた.

経口摂取は困難かと思われたが，覚醒している時間に，ゼリーの介助摂取を試みた．50 mgのゼリーを20分かけて摂取する状況であった．その後，刺激の少なく嚥下が楽なゼリーの摂取量は徐々に増えていったが，毎回同じ味であったことから飽きて食べなくなった．そこで，でんぷんを酵素で分解したねばりの少ない粥（さらさらした少し甘みのある粥）を考案し提供した．これにより口腔内病変部への付着が少なく，摂食時の疼痛を軽減することができた．さらに，患者にとっては，食べやすい味に調製した形となり，喜んで摂取するようになった．その後，口腔内のびらん・腫脹が徐々に改善し摂食意欲の向上がみられ，本人の「米粒を食べたい」という希望を取り入れ，五分粥，全粥と食形態をアップさせた．その後，常食の摂取が可能となり必要栄養量も充足した．NST介入と同時にリハビリテーションを開始して身体的にも改善がみられた．本人の強い希望もあり介護サービスを利用することで自宅退院となった.

●栄養指導のポイント

高齢者にとって，入院などにより歩行障害が長期化すると四肢や体幹の筋力が一層低下する．さらに，食事摂取量の低下や水分量の低下が加わると栄養状態が悪化する．これにより免疫力が低下し，感染を容易に引き起こし在宅復帰も困難になりかねない．今回のケースは，放射線治療後の副作用から経口摂取が困難になりながらも，調理の工夫により付着性が少なく口腔内刺激を軽減させた食形態の粥を調製し，本人の嗜好にもマッチしたことで，経口摂取量が増加した．結果，栄養状態の改善にも寄与し，退院につながったと思われるケースである.

（府川則子，金丸晶子）

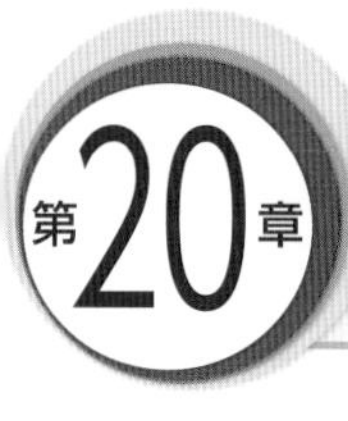

第20章 チェック問題

問 題

□ □ **Q1** 老年症候群について説明しなさい.

□ □ **Q2** 褥瘡とは何か．その症状と治療法もあげなさい.

□ □ **Q3** 褥瘡の栄養食事療法における注意事項は何か.

第20章 高齢期疾患

解答＆解説

A1 高齢者によくみられる疾患や身体的および精神的諸症状（転倒，失禁，誤嚥，認知症，褥瘡，認知症，せん妄，虚弱，廃用症候群，低栄養，脱水など）を，老年症候群と総称する．加齢・老化に伴って出現し，１つの疾患で説明するのが難しく，さまざまな原因で生じる．加齢に伴う諸器官の生理的機能低下と病的老化が併存し，治療と同時に，介護・ケアが重要になる．治療だけでなく介護やケアが必要な「老年症候群」を予防するために，近年注目されている，心身の活力や筋力が低下した状態であるフレイルを適切に診断し，早期に適切な介入を行うことで，生活機能および心身機能の維持・向上を図ることが老年症候群を減らすことにつながる.

A2 褥瘡とは皮膚と骨の間の軟部組織に「外力」が加わって損傷した結果，皮膚表面に発赤，水疱，壊死を起こした状態である．治療では圧力・ずれ力・摩擦の排除，スキンケアなどを行い，肉芽組織・瘢痕の形成を経て組織強化を図る.

A3 十分なエネルギーの補給と，褥瘡傷創部を修復するために必要なたんぱく質量の確保に加えて，アルギニン，グルタミン，HMB，亜鉛，ビタミンA・C・E，銅，カルシウムおよび鉄も，上皮や皮膚組織などを形成・強化して治癒するために欠かせない.

付録 臨床で役立つ基準範囲一覧

日常診療や診療録などでよく使われる知っておきたい基準範囲を解説しています．臨床栄養学臨地実習の前に，これらの値を押さえておきましょう．（監修／本田佳子・曽根博仁）

血液学的検査		
赤血球数（RBC）	男性：4.35～5.55 × 10^6/μL	女性：3.86～4.92 × 10^6/μL
ヘモグロビン（Hb）	男性：13.7～16.8 g/dL	女性：11.6～14.8 g/dL
ヘマトクリット（Ht）	男性：40.7～50.1 %	女性：35.1～44.4 %
平均赤血球容積（MCV）	83.6～98.2 fL	
平均赤血球血色素量（MCH）	27.5～33.2 pg	
平均赤血球血色素濃度（MCHC）	31.7～35.3 g/dL	
赤血球沈降速度（赤沈：ESR）	男性：2～10 mm/時	女性：3～15 mm/時
白血球数（WBC）	3.3～8.6 × 10^3/μL	
末梢血白血球数分画		
好中球	38.0～74.0 %	
好酸球	0.0～8.5 %	
好塩基球	0.0～2.5 %	
リンパ球	16.5～49.5 %	
単球	2.0～10.0 %	
血小板数（PLT）	158～348 × 10^3/μL	

生化学検査		
血清総たんぱく（TP）	6.6～8.1 g/dL	
血清アルブミン（Alb）	4.1～5.1 g/dL	
アルブミン/グロブリン比（A/G比）	1.32～2.23	
トランスフェリン（Tf）	男性：190～300 mg/dL	女性：200～340 mg/dL
トランスサイレチン（TTR）	22～40 mg/dL	

レチノール結合たんぱく（RBP）	35～55 mg/L	
血糖（BG）	空腹時（FPG）：73～109 mg/dL	
ヘモグロビンA1c（HbA1c）	4.9～6.0％	
1,5-アンヒドログリシトール（1,5AG）	14 μg/mL以上	
総コレステロール（TC）	142～248 mg/dL	
LDL-コレステロール（LDL-C）	65～163 mg/dL	
HDL-コレステロール（HDL-C）	男性：38～90 mg/dL	女性：48～103 mg/dL
トリグリセリド（TG，中性脂肪）	男性：40～234 mg/dL	女性：30～117 mg/dL
AST（GOT）	13～30 U/L	
ALT（GPT）	男性：10～42 U/L	女性：7～23 U/L
乳酸脱水素酵素（LD）	124～222 U/L	
γ-グルタミルトランスペプチダーゼ（γ-GT）	男性：13～64 U/L	女性：9～32 U/L
アルカリホスファターゼ（ALP）	38～113 U/L	
コリンエステラーゼ（ChE）	男性：240～486 U/L	女性：201～421 U/L
クレアチンキナーゼ（CK）	男性：59～248 U/L	女性：41～153 U/L
血清アミラーゼ（Amy）	44～132 U/L	
総ビリルビン（TB）	0.4～1.5 mg/dL	
血中尿素窒素（UN, BUN）	8～20 mg/dL	
血清クレアチニン（Cr）	男性：0.65～1.07 mg/dL	女性：0.46～0.79 mg/dL
クレアチニンクリアランス（Ccr）	70～130 mL/分（性・年齢差あり）	
血清尿酸（UA）	男性：3.7～7.8 mg/dL	女性：2.6～5.5 mg/dL
血清ナトリウム（Na）	138～145 mEq/L	
血清クロール（Cl）	101～108 mEq/L	
血清カリウム（K）	3.6～4.8 mEq/L	
血清カルシウム（Ca）	8.8～10.1 mg/L	
血清鉄（Fe）	40～188 μg/L	
血清無機リン（P）	2.7～4.6 mg/L	
C反応性たんぱく（CRP）	0.14 mg/dL以下	

「臨床検査法提要 改訂第35版」（金井正光/監，奥村伸生，他/編，下澤達雄，他/編集協力），金原出版，2020をもとに作成

文献一覧

第1章　代謝疾患・栄養障害

1）日本糖尿病学会糖尿病診断基準に関する調査検討委員会：糖尿病の分類と診断基準に関する委員会報告（国際標準化対応版）．糖尿病，55：485-504，2012

2）「糖尿病治療ガイド 2022-2023」（日本糖尿病学会/編著），文光堂，2022

3）「糖尿病診療ガイドライン2019」（日本糖尿病学会/編著），南江堂，2019

4）「糖尿病食事療法のための食品交換表 第7版」（日本糖尿病学会/編），文光堂，2013

5）「動脈硬化性疾患予防ガイドライン 2022年版」（日本動脈硬化学会/編），日本動脈硬化学会，2022

6）「肥満症診療ガイドライン2022」（日本肥満学会/編），ライフサイエンス出版，2022

7）メタボリックシンドローム診断基準検討委員会：メタボリックシンドロームの定義と診断基準．日本内科学会誌，94：188-203，2005

8）「高尿酸血症・痛風の治療ガイドライン 第3版」（日本痛風・核酸代謝学会ガイドライン改訂委員会/編），診断と治療社，2018

9）Cederholm T, et al：GLIM criteria for the diagnosis of malnutrition-A consensus report from the global clinical nutrition community. Clin Nutr, 38：1-9, 2019

第2章　消化管疾患

1）「歯周病と生活習慣病の関係」報告書，財団法人 8020推進財団，2005

2）「人体の構造と機能 解剖生理学」（林正健二/編），メディカ出版，2004

第3章　肝・胆・膵疾患

1）「肝硬変診療ガイドライン2020　改訂第3版」（日本消化器病学会・日本肝臓学会/編），南江堂，2020

2）「肝疾患治療マニュアル　ガイドラインを理解し、応用する」（竹原徹郎，持田　智/編），南江堂，2017

3）「慢性肝炎・肝硬変の診療ガイド2019」（日本肝臓学会/編），文光堂，2019

4）「食事指導のABC　第3版」（中村丁次/監　日本医師会/編），日本医事新報社，2008

5）「臨床栄養医学」（日本臨床栄養学会/監），南山堂，2009

6）「NAFLD/NASH診療ガイドライン2020　改訂第2版」（日本消化器病学会・日本肝臓学会/編），南江堂，2020

7）「アルコール性肝障害診断基準 2011年版」，肝炎情報センター，2011
http://www.kanen.ncgm.go.jp/cont/010/sankou.html

8）「すべての診療科で役立つ　栄養学と食事・栄養療法」（曽根博仁/編），羊土社，2018

9）「肝癌診療マニュアル　第4版」（日本肝臓学会/編），医学書院，2020

10）「胆石症診療ガイドライン2021　改訂第3版」（日本消化器病学会/編），南江堂，2021

11）「－TG18新基準掲載－急性胆管炎・胆嚢炎診療ガイドライン2018 第3版」（高田忠敬/編），医学図書出版，2018

12）「病態栄養専門管理栄養士のための病態栄養ガイドブック　改訂第6版」（日本病態栄養学会/編），南江堂，2019

13）「急性膵炎診療ガイドライン 2021　第5版」（高田忠敬/編），金原出版，2021

14）「難治性膵疾患に関する研究班報告書」，厚生労働科学研究費補助金難治性疾患克服研究事業難治性膵疾患に関する調査研究，2009

15）Arvanitakis M, et al：ESPEN guideline on clinical nutrition in acute and chronic pancreatitis. Clin Nutr, 39：612-631, 2020

16）「日本臨床栄養代謝学会 JSPENテキストブック」（日本臨床栄養代謝学会/編），南江堂，2021

17）日本集中治療医学会重症患者の栄養管理ガイドライン作成委員会：日本版重症患者の栄養療法ガイドライン．日集中医誌，23：185-281，2016

18）「静脈経腸栄養ガイドライン 第3版」（日本静脈経腸栄養学会/編），照林社，2013

19）「慢性膵炎診療ガイドライン2021　改訂第3版」（日本消化器病学会/編），南江堂，2021

20）Masamune A, et al：Nationwide epidemiological survey of chronic pancreatitis in Japan: introduction and validation of the new Japanese diagnostic criteria 2019. J Gastroenterol, 55：1062-1071, 2020

21）成瀬　達，他：Ⅲ 慢性膵炎．「膵炎,膵癌　図説消化器病シリーズ　14」（早川哲夫/編），pp101-120，メジカルビュー社，2001

22）日本膵臓学会：慢性膵炎臨床診断基準 2019．膵臓，34：279-281，2019

23）正田純一：性差による臨床像の差違―胆石症―．胆と膵，39：515-519，2018

24）大屋敏秀，田妻　進：妊娠と胆膵疾患．胆と膵，39：553-557，2018

25）Cirillo DJ, et al：Effect of estrogen therapy on gallbladder disease. JAMA, 293：330-339, 2005

26）澤田健二郎：女性における脂質異常症の疫学．産科と婦人科，86：1457-1466，2019

27）倉智博久：閉経後の肥満．HORMONE FRONTIER IN GYNECOLOGY，25：248-252，2018

第4章　循環器系疾患

1）「高血圧治療ガイドライン2019」（日本高血圧学会高血圧治療ガイドライン作成員会/編），ライフサイエンス出版，2019

2）「高血圧診療ステップアップ　－高血圧治療ガイドラインを極める－」（日本高血圧学会/編），p73，p106，診断と治療者，2019

3）消費者庁ホームページ https://www.caa.go.jp/policies/policy/food_labeling/health_promotion/assets/food_labeling_cms206_20210318_01.pdf

4）「動脈硬化性疾患予防ガイドライン　2022年版」（日本動脈硬化学会/編），日本動脈硬化学会，2022

5）農林水産省ホームページ：すぐにわかるトランス脂肪酸 http://www.maff.go.jp/j/syouan/seisaku/trans_fat/t_wakaru/index.html

6）「2023年改訂版　冠動脈疾患の一次予防に関する診療ガイドライン」（日本循環器学会，他/編），2023

7）「エッセンシャル臨床栄養学 第9版」（佐藤和人，他/編），医歯薬出版，2022

8）循環器病の診断と治療に関するガイドライン（2010年度合同研究班報告）：心筋梗塞二次予防に関するガイドライン（2011年改訂版）http://www.shiga-med.ac.jp/~hqeiyo/MI2011.pdf

9）日本循環器学会/日本心不全学会合同ガイドライン：急性・慢性心不全診療ガイドライン（2017年改訂版） https://www.j-circ.or.jp/cms/wp-content/uploads/2017/06/JCS2017_tsutsui_h.pdf

10）「心不全患者における栄養評価・管理に関するステートメント」（日本心不全学会ガイドライン委員会/編），日本心不全学会，2018

11）「病気がみえる Vol.2 循環器 大改訂第4版」（永井利幸，松村譲兒，他/監），MEDIC MEDIA，2017

12）「内科学 第九版」（杉本恒明，他/編），朝倉書店，2007

13）「脳卒中治療ガイドライン2021」（日本脳卒中学会脳卒中ガイドライン委員会/編），協和企画，2021

14）「嚥下食ピラミッドによる嚥下食レシピ125」（江頭文江，栢下 淳/編著　金谷節子，坂井真奈美/著），医歯薬出版，2007

15）「摂食・嚥下障害を考える」（国立健康・栄養研究所 栄養教育プログラム食介護研究会/編），カザン，2007

16）日本摂食・嚥下リハビリテーション学会医療検討委員会：日本摂食・嚥下リハビリテーション学会嚥下調整食分類2021．日本摂食・嚥下リハビリテーション学会誌，25（2）135-149，2021

17）農林水産省ホームページ：新しい介護食品（スマイルケア食）の選び方 http://www.maff.go.jp/j/shokusan/seizo/kaigo/pdf/erabi_kata_saisyuu.pdf

18）「テクニック図解 かむ・飲み込むが難しい人の食事」（藤谷順子/監），講談社，2011

19）「おいしい，やさしい介護食」（田中弥生，宗像伸子/著），医歯薬出版，2004

20）「イチからよくわかる摂食・嚥下障害と嚥下調整食 食べにくい患者への食事アプローチ」（栢下淳/編），メディカ出版，2014

21）「静脈経腸栄養ガイドライン 第3版―静脈・経腸栄養を適正に実施するためのガイドライン」（日本静脈経腸栄養学会/編），照林社，2013

22）「経腸栄養マニュアル」（丸山道生，他/編），文光堂，2012

第5章　腎・尿路系（泌尿器系）疾患

1）「CKD診療ガイド2012」（日本腎臓学会/編），東京医学社，2012／「エビデンスに基づくCKD診療ガイドライン2023」（日本腎臓学会/編），東京医学社，2023

2）「慢性腎臓病に対する食事療法基準2014年版」（日本腎臓学会/編），東京医学社，2014

3）「腎疾患患者の生活指導に関する小委員会」ならびに「腎疾患患者の食事療法に関する小委員会」合同委員会：腎疾患患者の生活指導・食事療法に関するガイドライン．日本腎臓学会誌，39：1-37，1997

4）「エビデンスに基づくネフローゼ症候群診療 ガイドライン2020」（成田一衛/監　厚生労働科学研究費補助金難治性疾患等政策研究事業難治性腎障害に関する調査研究班/編），東京医学社，2020

5）「AKI（急性腎障害）診療ガイドライン2016」（AKI（急性腎障害）診療ガイドライン作成委員会/編），東京医学社，2016

6）「病態栄養専門管理栄養士のための病態栄養ガイドブック 改訂第6版」（日本病態栄養学会/編），pp253-282，南江堂，2019

7）「糖尿病治療ガイド2018-2019」（日本糖尿病学会/編著），文光堂，2018

8）花房規男，他：わが国の慢性透析療法の現状．透析会誌，54：611-657，2021

9）日本透析医学会：維持血液透析ガイドライン：血液透析導入．日本透析医学会雑誌，46：1107-1155，2013

10）「臨床医学 疾病の成り立ち 第3版（栄養科学イラストレイテッド）」（田中 明，藤岡由夫/編），羊土社，2021

11）日本透析医学会：維持血液透析ガイドライン：血液透析処方．日本透析医学会雑誌，46：587-632，2013

12）「腹膜透析ガイドライン2019」（腹膜透析ガイドライン改訂ワーキンググループ/編），医学図書出版，2019

13）日本透析医学会学術委員会ガイドライン作成小委員会栄養問題検討ワーキンググループ：慢性透析患者の食事療法基準．日本透析医学会雑誌，47：287-291，2014

14）日本透析医学会：2015年版 日本透析医学会 慢性腎臓病患者における腎性貧血治療のガイドライン．日本透析医学会雑誌，49：89-158，2016

15）日本透析医学会：慢性腎臓病に伴う骨・ミネラル代謝異常の診療ガイドライン．日本透析医学会雑誌，45：301-336，2012

16）「エビデンスに基づくCKD診療ガイドライン 2023」（日本腎臓病学会/編），東京医学社，2023

17）動脈硬化性疾患予防ガイドライン 2022年版，一般社団法人日本動脈硬化学会，東京都，2022年

18）木村玄次：血液透析患者の食事摂取量の評価．臨床透析，2：1831-1840，1986

19）Bergstrom, J. et al.：Protein and energy intake, nitrogen balance and nitrogen losses in patients treated with continuous ambulatory peritoneal dialysis. Kidney Int, 44：1048-1057, 1993

20）「尿路結石症診療ガイドライン 第3版 2023年版」（日本泌尿器科学会，他/編），医学図書出版，2023

21）Holmes RP, et al：Dietary oxalate and its intestinal absorption. Scanning Microsc, 9：1109-1118, discussion 1118-1120, 1995

22）Curhan GC, et al：A prospective study of dietary calcium and other nutrients and the risk of symptomatic kidney stones. N Engl J Med, 328：833-838, 1993

23）井口正典，他：尿路結石症の発生に夕食摂取量が及ぼす影響．日本泌尿器科学会雑誌，79：481-486，1988

第6章　内分泌系疾患

1）「解剖生理学 人体の構造と機能 第3版（栄養科学イラストレイテッド）」（志村二三夫，他/編），羊土社，2020

2）「カラー版　内科学」（門脇　孝，永井良三/総編　赤林　朗，他/編集委員），西村書店，2012

3）「臨床医学 疾病の成り立ち 第3版（栄養科学イラストレイテッド）」（田中 明，藤岡由夫/編），p104，羊土社，2021

第7章　神経・精神系疾患

1）内閣府ホームページ：平成29年版高齢社会白書
https://www8.cao.go.jp/kourei/whitepaper/w-2017/zenbun/29pdf_index.html

2）「ぜんぶわかる脳の事典」（坂井建雄，久光 正/監修），成美堂出版，2011

3）「DSM-5 精神疾患の診断・統計マニュアル」（日本精神神経学会/日本語版用語監修　髙橋三郎，大野 裕/監訳　染矢俊幸，他/訳）．医学書院，2014

4）厚生労働省ホームページ：認知症の人の日常生活・社会生活における意思決定支援ガイドライン
https://www.mhlw.go.jp/stf/seisakunitsuite/bunya/0000212395.html

5）「心理測定尺度集Ⅲ」（堀 洋道/監　松井 豊/編），pp293-299，サイエンス社，2001

6）「現代臨床精神医学 改訂第12版」（大熊輝雄/原著 「現代臨床精神医学」第12版改訂委員会/編），金原出版，2013

7）「パーキンソン病診療ガイドライン 2018」（日本神経学会/監修 「パーキンソン病診療ガイドライン」作成委員会/編），医学書院，2018

8）難病情報センターホームページ：パーキンソン病（指定難病6）
http://www.nanbyou.or.jp/entry/169

9）「神経疾患の遺伝子診断ガイドライン 2009」（日本神経学会/監修 「神経疾患の遺伝子診断ガイドライン」作成委員会/編），医学書院，2009

10）「神経性やせ症（AN）初期診療の手引き」［日本医療研究開発機構（AMED）障害者対策総合研究事業 精神障害分野「摂食障害の治療支援ネットワークの指針と簡易治療プログラムの開発」神経性やせ症の簡易治療プログラム作成ワーキンググループ］，2019

11）「栄養教育論 第5版」（中山玲子，宮崎由子/編），化学同人，2016

12）樋口 進：成人の飲酒実態と関連問題の予防に関する研究．平成16年度総括研究報告書，pp1-6，2005

13）「ライフスタイル療法Ｉ 第3版」（足達淑子/編），医歯薬出版，2006

14）「精神科医による元気になる本」（田中迪生/著），誠之書房，1987

15）「専門医をめざす人の精神医学 第3版」（山内俊雄，他/編　加藤 敏，他/編集協力），医学書院，2011

16）Scalfi L, et al：The prediction of basal metabolic rate in female patients with anorexia nervosa. Int J Obes Relat Metab Disord, 25：359-364, 2001

17）「脳機能と栄養」（横越英彦/著），幸書房，2004

第8章　呼吸器系疾患

1）「エッセンシャル臨床栄養学 第9版」（佐藤和人，他/編），医歯薬出版，2022

2）厚生労働省ホームページ：新型コロナウイルス感染症（COVID-19）診療の手引き・第10.0版）
https://www.mhlw.go.jp/content/001136687.pdf

3）日本呼吸器学会ホームページ：気管支ぜんそく
https://www.jrs.or.jp/citizen/disease/c/c-01.html

4）「喘息予防・管理ガイドライン2021」（日本アレルギー学会喘息ガイドライン専門部会/編 「喘息予防・管理ガイドライン2021」作成委員会/作成），協和企画，2021

5)「成人肺炎診療ガイドライン2017」（日本呼吸器学会肺炎診療ガイドライン2017作成委員会/編），日本呼吸器学会，2017

6)「「治る力」を引き出す 実践！臨床栄養（JJNスペシャル）」（東口髙志/編），医学書院，2010

7)「COPD（慢性閉塞性肺疾患）診断と治療のためのガイドライン 第6版」（日本呼吸器学会 COPDガイドライン第6版作成委員会/編），メディカルレビュー社，2022

8)「病態栄養専門管理栄養士のための病態栄養ガイドブック 改訂第6版 認定」（日本病態栄養学会/編），南江堂，2019

第9章　血液・造血器系疾患

1)「病気がみえるvol.5血液　第2版」（医療情報科学研究所/編），メディックメディア，2017

2) 小松則夫：貧血-1．臨床栄養，118：236-240，2011

3)「人体の構造と機能1 解剖生理学 第8版（系統看護学講座専門基礎分野）」（坂井建雄，岡田隆夫/著），医学書院，2009

4)「みるみるナットク　血液疾患」（須永真司/著　東京日立病院看護局/編集協力），文光堂，2011

5)「認定NSTガイドブック2017　改訂第5版」（日本病態栄養学会/編），メディカルレビュー社，2017

6)「日本人の食事摂取基準（2020年版）」（伊藤貞嘉，佐々木敏/監修），第一出版，2020

7)「病態栄養専門管理栄養士のための病態栄養ガイドブック（改訂第6版）」（日本病態栄養学会/編），南江堂，2019

8)「日本食品標準成分表2020年版（八訂）」（文部科学省科学技術・学術審議会資源調査分科会報告/著），蔦友印刷，2021

9) 大熊利忠：経腸栄養の適応・利点と選択基準．「NST完全ガイド改訂版」（東口髙志/編），pp33-35，照林社，2009

10)「造血細胞移植ガイドライン　造血細胞移植後の感染管理（第4版）」（平成28学会年度日本造血細胞移植学会ガイドライン委員会/編），日本造血細胞移植学会（現：日本造血・免疫細胞療法学会），2017

第10章　運動器（骨格系）疾患

1)「骨粗鬆症の予防と治療ガイドライン2015年版」（骨粗鬆症の予防と治療ガイドライン作成委員会/編），ライフサイエンス出版，2015

2) 日本内分泌学会，日本骨代謝学会：くる病・骨軟化症の診断マニュアル．日本内分泌学会雑誌，91：1-11，2015

3) 大川庭熙：老年症候群に対する診察 サルコペニア．Geriatric Medicine，60：67-73，2022

4) 日本整形外科学会，日本運動器科学会：ロコモティブシンドローム診療ガイド2021．文光堂，2021

5) 下方浩史，安藤富士子：食事ガイドライン第5回（サルコペニア診療ガイドライン）．食と医療，5：104-110，2018

第11章　免疫・アレルギー系疾患

1) 佐藤和人：食物アレルギー．「エッセンシャル臨床栄養学　第9版」（佐藤和人，他/編著），p191，医歯薬出版，2022

2) 佐藤和人：食物アレルギー．「医科栄養学」（板倉弘重/監修　近藤和雄，他/編著），p465，建帛社，2010

3)「食物アレルギー診療の手引き2020」（「食物アレルギーの診療の手引き2020」検討委員会）
https://www.foodallergy.jp/care-guide2020/

4)「厚生労働科学研究班による 食物アレルギーの栄養食事指導の手引き2022」，（厚生労働科学研究班）
https://www.foodallergy.jp/wp-content/themes/foodallergy/pdf/nutritionalmanual2022.pdf

5)「食物アレルギー診療ガイドライン2021」（海老澤元宏，他/監 日本小児アレルギー学会食物アレルギー委員会/作成），協和企画，2021

6)「食物アレルギーの診療の手引き2014」（「食物アレルギーの診療の手引き2014」検討委員会）
https://www.foodallergy.jp/wp-content/themes/foodallergy/pdf/manual2014.pdf

7) 檜垣裕子：アトピー性皮膚炎．「医科栄養学」（板倉弘重/監修　近藤和雄，他/編著），pp703-711，建帛社，2010

8)「アトピー性皮膚炎診療ガイドライン2021」（日本皮膚科学会，他），2021

9) 全国発酵乳乳酸菌飲料協会 発酵乳乳酸菌飲料公正取引協議会ホームページ
http://www.nyusankin.or.jp

10)「蕁麻疹診療ガイドライン2018」（日本皮膚科学会蕁麻疹診療ガイドライン改定委員会），p2504，2018
https://www.dermatol.or.jp/uploads/uploads/files/guideline/urticaria_GL2018.pdf

11) Zuberbier T, et al：The EAACI/GA²LEN/EDF/WAO guideline for the definition, classification, diagnosis and management of urticaria. Allergy, 73：1393-1414, 2018

12)「アレルギー疾患ガイドブック2004」（東京都健康保健部環境保健課/編），2004

13) 佐藤和人：第21章-3 膠原病．「臨床栄養学Ⅱ 疾患と栄養編 第2版」（近藤和雄，中村丁次/編），pp296-297，第一出版，2009

14) 小竹 茂：全身性エリテマトーデスと栄養．臨床栄養，108：396-402，2006

15) 勝又康弘：全身性エリテマトーデス．「第3版 Evidence based medicineを活かす 膠原病・リウマチ診療」（東京女子医科大学附属膠原病リウマチ痛風センター/編），p274，メジカルビュー社，2013

16) 佐藤和人：関節リウマチと栄養．臨床栄養，108：390-395，2006

17) 小池竜司：強皮症と栄養．108：403-408，2006

18) イーディン・コールマン：18章 栄養.「シェーグレン症候群ハンドブック」(イレーヌ・K・ハリス/編), pp175-182, タケハヤ出版, 1991

19) 理化学研究所ホームページ：プレスリリース（研究成果）2010 食物アレルギーの画期的な治療法につながる経口免疫寛容の仕組みを発見 http://www.riken.jp/pr/press/2010/20100930_2/

20) 理化学研究所ホームページ：プレスリリース（研究成果）2021 小麦による食物アレルギーのリスク因子を発見 https://www.riken.jp/press/2021/20210710_1/index.html

第12章 感染症

1) 「国民衛生の動向 2021/2022」(厚生労働統計協会/著), 厚生労働統計協会, 2021

2) 厚生労働省ホームページ：食中毒統計 http://www.mhlw.go.jp/topics/syokuchu/index.html

3) 国立感染症研究所 感染症情報センターホームページ：IDWR（感染症発生動向調査週報）
https://www.niid.go.jp/niid/ja/idwr.html

4) 国立感染症研究所ホームページ：IASR ノロウイルス等検出速報 http://www.nih.go.jp/niid/ja/iasr-noro.html

5) 厚生労働省ホームページ：HACCP（ハサップ）
http://www.mhlw.go.jp/stf/seisakunitsuite/bunya/kenkou_iryou/shokuhin/haccp/

6) 厚生労働省ホームページ：インフルエンザ対策 啓発ツール 手洗いポスター
https://www.mhlw.go.jp/bunya/kenkou/kekkaku-kansenshou01/dl/poster25b.pdf

7) 「高齢者介護施設における感染対策マニュアル」(厚生労働省東北厚生局), p4
https://kouseikyoku.mhlw.go.jp/tohoku/about/pamph/documents/kaigo_shisetsu.pdf

第13章 がんとターミナルケア

1) 今野 良：HPVワクチンによる子宮頸癌の予防. 癌と化学療法, 37：236-239, 2010

2) 「臨床医学 疾病の成り立ち 第3版」(田中 明, 藤岡由夫／編), 羊土社, 2021

3) 津金昌一郎：がんの疫学と予防. 治療, 91：2354-2361, 2009

4) 「患者必携 がんになったら手にとるガイド 普及新版」(国立がん研究センターがん対策情報センター/編著), 学研メディカル秀潤社, 2013

5) JCOG（日本臨床腫瘍研究グループ）ホームページ：有害事象共通用語規準v5.0日本語訳JCOG版 2022年3月1日版 http://www.jcog.jp/doctor/tool/CTCAEv5J_20220301_v25.pdf

6) 「がん薬物療法における支持療法（インフォームドコンセントのための図説シリーズ）」(西條長宏/編), 医薬ジャーナル社, 2005

7) 三浦 あゆみ, 他：外来化学療法患者における栄養障害患者の存在：簡易栄養評価法を用いた検討. 静脈経腸栄養, 25：603-607, 2010

8) 「放射線治療計画ガイドライン 2020年版 第5版」(日本放射線腫瘍学会/編), 金原出版, 2020

9) 「終末期医療のあり方について－亜急性型の終末期について－（対外報告）」(日本学術会議臨床医学委員会終末期医療分科会), 2008
https://www.scj.go.jp/ja/info/kohyo/pdf/kohyo-20-t51-2.pdf

10) 「がん悪液質ハンドブック」(日本がんサポーティブケア学会/監), 2019
http://jascc.jp/wp/wp-content/uploads/2019/03/cachexia_handbook-4.pdf

11) 「終末期がん患者の輸液療法に関するガイドライン（2013年版）」(日本緩和医療学会緩和医療ガイドライン委員会/編), 金原出版, 2013

12) 「がん病態栄養専門管理栄養士のためのがん栄養療法ガイドブック2019 改訂第2版」(日本病態栄養学会/編), pp83-84, 南江堂, 2019

13) 「キーワードでわかる臨床栄養 令和版」(岡田晋吾/編), p345, 羊土社, 2020

14) 清水健太郎, 他：外科救急領域におけるprobiotics, prebiotics, synbiotics投与の臨床効果. 外科と代謝・栄養, 45：103-112, 2011

15) 「がんの補完代替医療ガイドブック 第3版」(厚生労働省がん研究助成金「がんの代替療法の科学的検証と臨床応用に関する研究」班, 国立がん研究センターがん研究開発費「がんの代替医療の科学的検証に関する研究」班), 2012

16) 「がんの補完代替医療（CAM）診療手引き」(国立がん研究センターがん研究開発費「がんの代替医療の科学的検証に関する研究」班), 2012

17) 厚生労働省『「統合医療」に係る情報発信等推進事業』「統合医療」情報発信サイト：「統合医療」とは？
http://www.ejim.ncgg.go.jp/public/about/index.html

18) Hyodo I, et al：Nationwide survey on complementary and alternative medicine in cancer patients in Japan. J Clin Oncol, 23：2645-2654, 2005

19) 「ケースで学ぶ栄養管理の思考プロセス 第1巻 消化管・消化器疾患」(松永 智, 他/編), 文光堂, 2009

20) 「食道癌診療ガイドライン 2022年版 第5版」(日本食道学会/編), 金原出版, 2022

21) 「胃癌治療ガイドライン 医師用 2021年7月改訂［第6版］」(日本胃癌学会/編), 金原出版, 2021

22) 「外来診療・栄養指導に役立つ胃切除後障害診療ハンドブック」(「胃癌術後評価を考える」ワーキンググループ, 胃外科・術後障害研究会/編), 南江堂, 2015

23) 三木誓雄：癌悪液質に対するIL-6をターゲットとした免疫栄養療法の腫瘍学的意義．胆と膵，32：165-170，2011

24) がんサポートホームページ：EPAががんによる炎症を抑え，QOLを改善「あきらめないがん治療」を支える新たな栄養療法（三木誓雄/監），2009
http://gansupport.jp/article/treatment/meal/3896.html（更新：2019年7月）

第14章　周術期の管理

1) 公益社団法人 日本麻酔科学会 術前絶飲食ガイドライン
https://anesth.or.jp/files/pdf/kangae2.pdf（2022年10月閲覧）

2) 峯 真司：胃食道外科における術後食の実際．臨床栄養，118：449-452，2011

3) 堀川昌宏・福島亮治：術後食はいつ開始するべきか？臨床栄養，118：453-457，2011

4) 宮田 剛：食道癌の現状と外科治療．臨床栄養，117：344-347，2010

5) 村井丈寛，荒井勝光：胃腸疾患と骨粗鬆症．「骨粗鬆症のすべて」（遠藤直人/編），pp181-182，南江堂，2007

6) 吉田 豊，他：Tokyo Tanabe Quarterly，29：120-131，1979

7)「解剖生理学 人体の構造と機能 第3版（栄養科学イラストレイテッド）」（志村二三夫，他/編），p49，羊土社，2020

8) 福島亮治：術後の早期経腸栄養の意義．臨床栄養，110：490-494，2007

9) 藤島則子，松田好美：脳腫瘍（神経膠腫）で開頭術を受ける患者の看護．「脳神経疾患で手術を受ける患者の看護 第2版（講義から実習へ 高齢者と成人の周手術期看護4）」（竹内登美子/編著），pp112-124，医歯薬出版，2015

第15章　クリティカルケア

1)「わかりやすい臨床栄養学 第4版」（吉田 勉/監修　飯嶋正広，他/著），三共出版，2015

2)「標準外科学 第13版」（加藤治文/監修　畠山勝義，他/編），医学書院，2013

3)「キーワードでわかる臨床栄養 改訂版」（大熊利忠，金谷節子/編），羊土社，2011

4)「敗血症診療ガイドライン2012」（山口大介/監修　浅田敏文，他/編著），ライフ・サイエンス，2013

5)「認定NSTガイドブック2017 改訂第5版」（日本病態栄養学会/編），南江堂，2017

6)「「治る力」を引き出す 実践！臨床栄養（JJNスペシャル）」（東口髙志/編），医学書院，2010

7)「静脈経腸栄養ガイドライン　第3版」（日本静脈経腸栄養学会/編），照林社，2013

8)「第2巻 基本手技［救急処置］改訂第4版（臨床研修イラストレイテッド）」（奈良信雄/編），p116，羊土社，2011

9) 日本集中治療医学会ホームページ：病院における集中治療部（ICU）の役割
http://www.jsicm.org/whatsjsicm/role.htm

10) 日本集中治療医学会重症患者の栄養管理ガイドライン作成委員会：日本版重症患者の栄養療法ガイドライン．日集中医誌，23：185-281，2016

第16章　摂食機能障害

1)「病態栄養専門師のための病態栄養ガイドブック 改訂第4版」（病態栄養学会/編），p254，メディカルレビュー社，2013

2)「解剖生理学　人体の構造と機能　第3版（栄養科学イラストレイテッド）」（志村二三夫，他/編），p113，羊土社，2020

3) Leopold NA & Kagel MC：Dysphagia--ingestion or deglutition？：a proposed paradigm. Dysphagia, 12：202-206, 1997

4)「プロセスモデルで考える 摂食・嚥下リハビリテーションの臨床」（才藤栄一/監　松尾浩一郎，柴田斉子/編），医歯薬出版，2013

5)「脳卒中の摂食・嚥下障害第2版」（藤島一郎/著），医歯薬出版，1998

6) 中原 学：嚥下時における舌骨運動のX線学的研究．日本耳鼻咽喉科学会会報，90：669-679，1987

7) 寺澤泉，金丸晶子：第7章認知症のリハビリテーション．「見てできる認知症ケア・マネジメント図鑑　認知症ビジュアルガイド」（鳥羽研二，許俊　鋭/監），学研メディカル秀潤社，2021

8)「日本人の食事摂取基準（2020年版）」（「日本人の食事摂取基準」策定検討会/編），2019
https://www.mhlw.go.jp/content/10904750/000586553.pdf

9) 日本摂食嚥下リハビリテーション学会 嚥下調整食委員会：日本摂食嚥下リハビリテーション学会嚥下調整食分類2021. 日摂食嚥下リハ会誌，25：135-149，2021

10)「NST栄養管理ポケット版　2022年度版」，東京都健康長寿医療センター，2022

11)「別添1　特別用途食品の表示許可基準」（消費者庁次長通知），2019
https://www.caa.go.jp/policies/policy/food_labeling/foods_for_special_dietary_uses/assets/food_labeling_cms206_20220401_01.pdf

12) 厚生労働省ホームページ：特別用途食品の表示許可等について，食安発第0212001号，2009
https://www.mhlw.go.jp/topics/bukyoku/iyaku/syoku-anzen/hokenkinou/dl/28.pdf

13)「認定NSTガイドブック2017改訂第5版」（日本病態栄養学会/編），南江堂，2017

14)「PT・OTビジュアルテキスト専門基礎 解剖学」（坂井建雄/監，町田志樹/著），羊土社，2018

第17章　障害者に対するケア

1）内閣府ホームページ：令和2年版障害者白書

2）厚生労働省ホームページ：平成28年生活のしづらさなどに関する調査（全国在宅障害児・者等実態調査）

3）Schalock RL, et al：The changing conception of mental retardation:inplications for the field. Ment Retard，32：81-193, 1994

4）大和田浩子：知的障害者の栄養状態と栄養管理．栄養学雑誌，67：39-48，2009

5）厚生労働省ホームページ：知的障害児（者）基礎調査　用語の解説

6）藤田泰之：重症心身障害児．小児内科，41：1337-1341，2009

7）口分田政夫：重症心身障害児（者）への栄養管理. JJPEN，25：49-56，2003

8）口分田政夫：障害児の栄養・水分・電解質．「子どもの摂食・嚥下障害その理解と援助の実際」（北住映二，他/編著），pp189-198，永井書店，2007

9）重症心身障害児の栄養管理．静脈経腸栄養，27：1175-1182，2012

10）大塚周二，長田幸枝:栄養アセスメント．臨床栄養，117：254-259，2010

11）日本栄養士会 全国福祉栄養士協議会：障害者の栄養管理マネジメントの在り方に関する調査研究事業報告書，2007 https://www.dietitian.or.jp/data/manual/h18syougai_houkoku.pdf

12）藤田泰之：重症心身障害児の栄養管理．小児内科，33：1134-1138，2001

13）望月龍馬：エネルギー消費量の測定とその特徴について. 臨床栄養，117：247-253，2010

第18章　小児疾患

1）「標準小児科学 第8版」（内山 聖/監修），医学書院，2013

2）坂上正道：急性小児脱水症. 治療，56：651，1974

3）有阪 治，他：乳児下痢症に対する経口輸液療法．小児科，34：813-819，1993

4）「三訂 臨床栄養学Ⅱ」（鈴木 博，中村丁次/編著），建帛社，2015

5）「食物アレルギー診療の手引き2020」（「食物アレルギーの診療の手引き2020」検討委員会）
https://www.foodallergy.jp/care-guide2020/

6）文部科学省：学校給食における食物アレルギー対応指針，2015
http://www.mext.go.jp/component/a_menu/education/detail/__icsFiles/afieldfile/2015/03/26/1355518_1.pdf

7）厚生労働省雇用均等・児童家庭局：平成22年 乳幼児身体発育調査報告書，2011
http://www.mhlw.go.jp/stf/houdou/0000042861.html

8）厚生労働省：平成12年 乳幼児身体発育調査報告書，2001
http://www.mhlw.go.jp/houdou/0110/h1024-4.html

9）「児童生徒の健康診断マニュアル 平成27年度改訂」（文部科学省スポーツ・青少年局学校保健教育課/監修），日本学校保健会，2015

10）「小児肥満症診療ガイドライン2017」（日本肥満学会/編），ライフサイエンス出版，2017

11）「小児のメタボリックシンドローム」（大関武彦，藤枝憲二/編），診断と治療社，2008

12）Sugiura R, et al.：Prognosis of infantile obesity: Is infantile obesity “benign” childhood obesity?, Pediatr Int，53：643-648，2011

13）「平成17年度食に関する指導支援資料 食に関する個別指導－肥満傾向児童への対応」（日本スポーツ振興センター）DVD

14）「平成18年度食に関する指導支援資料 食に関する個別指導－肥満傾向生徒への対応」（日本スポーツ振興センター）DVD

15）「新・健康の手帳」（こどもの城小児保健部），予防医学事業中央会，2003

第19章　妊産婦疾患

1）「産婦人科診療ガイドライン 産科編2020」（日本産科婦人科学会，日本産婦人科医会/監編），日本産科婦人科学会事務局，2020

2）Uchinuma H, et al：Gestational body weight gain and risk of low birth weight or macrosomia in women of Japan：a nationwide cohort study. Int J Obes（Lond），45：2666-2674, 2021

3）「妊娠前からはじめる妊産婦のための食生活指針～妊娠前から，健康なからだづくりを～」，厚生労働省，2021

4）「日本人の食事摂取基準（2020年版）」（伊藤貞嘉，佐々木敏/監），第一出版，2020

5）「日本臨牀　75/増刊1　貧血学　-最新の診断・治療動向-」日本臨牀社，2017

6）「妊娠高血圧症候群の診療指針2021」（日本妊娠高血圧学会/編），メジカルビュー社，2021

7）中村晃和，山本樹生：妊娠高血圧症候群と食事療法．周産期医学，46：1521-1525，2016

8）「妊婦の糖代謝異常 診療・管理マニュアル　第2版」（日本糖尿病・妊娠学会/編），メジカルビュー社，2018

9）「患者さんとその家族のための糖尿病治療の手びき2020 改訂第58版」（日本糖尿病学会/編著），南江堂，2020

10）「糖尿病食事療法のための食品交換表 第7版」（日本糖尿病学会/編），文光堂，2013

11）「人口動態統計1960-2016」厚生労働省

12）谷内洋子，曽根博仁：健常妊婦における栄養と妊娠経過に関する中間解析. 栄養学雑誌，71：242-252，2013

13）福岡秀興：胎生期環境と生活習慣病（1）．母性衛生，60：284-290，2019

第20章　高齢期疾患

1）「資料2-2 健康寿命の延伸 4」（厚生労働省），第27回社会保障ワーキング・グループ，2018

2）Xue QL, et al：Initial manifestations of frailty criteria and the development of frailty phenotype in the Women's Health and Aging Study II. J Gerontol A Biol Sci Med Sci, 63：984-990, 2008

3）「総論 フレイルの全体像を学ぶ2. フレイルの評価方法と最新疫学研究」（前田圭介/著），長寿科学振興財団，2021 https://www.tyojyu.or.jp/kankoubutsu/gyoseki/frailty-yobo-taisaku/R2-2-2.html

4）「病態栄養専門管理栄養士のための病態栄養ガイドブック（改訂6版）」（日本病態栄養学会/編），南江堂，2019

5）貝川恵子，他：寝たきり患者（日常生活自立度ランクC患者）における褥瘡発生危険因子の検討．日本褥瘡学会誌，8：54-57，2006

6）「褥瘡予防・管理ガイドライン　第5版」（日本褥瘡学会/著），照林社，2022

7）「褥瘡ガイドブック　第2版」（日本褥瘡学会/編），照林社，2015

8）「Prevention and Treatment of Pressure Ulcers：Quick Reference Guide」（National Pressure Ulcer Advisory Panel，et al，Haesler E，ed），Cambridge Media，2014

索 引

記 号

%AC 142
%AMC 142
%IBW 142
%TSF 142
%上腕囲 142
%上腕筋囲 142
%上腕三頭筋部皮下脂肪厚 142
%標準体重 142

数 字

I型アレルギー 173
1型糖尿病 15
I度熱傷 229
1秒率 144
2型糖尿病 15
II度熱傷 229
3-3-9度方式 137
III度熱傷 229
4剤併用化学療法 143
5-HT 136
5段階嚥下食 243
5の法則 229
9の法則 229

欧 文

A

ACh 136
ACTH 113, 115
acute kidney injury 92
ADH 107, 108, 133
ADH不適合分泌症候群 108
adrenaline 116
adrenocorticotropic hormone 113
AFP 63
AIDS 185
AIDS関連症候期 185
AIDS発症期 185
AKI 92
ALDH 133
ALDH2 133
aldosterone 114
α1-アンチトリプシンクリアランス法 47
α-fetoprotein 63
antidiuretic hormone 107
A群β溶血性レンサ球菌 86

B

BCAA 144, 221, 227
BCAA/AAA 144
βアミロイドたんぱく質 120
β-エンドルフィン 127
BI 229
BIA法 167
BN 129
BPH 102

C

CAM 205
CAP-RAST 173
carbohydrate counting 20
CCU 231
CD4陽性Tリンパ球 185
Child-Pugh分類 59
CKD 84
COPD 144
Cori回路 203
cortisol 113
CR 200

D

DA 136
DESIGN-R® 299
dopamine 116
DOTS 143
DSM-5 120
DXA法 162

E・F

EAT-26 130
ED 57
eGFR 84
elemental diet 57
end-stage kidney disease 84
ESKD 84
FEV_1/FVC 144
fT_3 110
fT_4 110

G

GABA 132, 136
γアミノ酪酸 132
gastro esophageal reflex disease 43
GERD 44
GFO® 227
GFR 44, 84
GH 107
GH測定 107
GH分泌刺激試験 107
Glu 136
GNRI 98
growth hormone 107

H

HACCP 192
HbA1c 16
HCO_3^- 35
HD 96
HDLコレステロール 20
HIV 185
HLA 15

HPN …… 184
H. pylori …… 45
human leukocyte antigen …… 15
hyperuricemia …… 28

I

IBD …… 50
ICT …… 193
ICU …… 230
IED …… 227
IFN …… 57
IgA腎症 …… 90
IgE抗体 …… 173
*in vitro*検査 …… 267
*in vivo*検査 …… 267
itch-scratch cycle …… 176

J・L

Japan Coma Scale …… 137
Lactobacillus rhamnosus GG …… 176
late evening snack …… 59
LDLコレステロール …… 20
LES …… 44, 59
Lund & Browderの公式 …… 229
L-ドーパ製剤 …… 124

M

MCT …… 47
membranous nephropathy …… 90
MIA症候群 …… 100
MIS …… 98
MN …… 90
MWST …… 238

N・O

n-3系脂肪酸 …… 52
n-3系多価不飽和脂肪酸 …… 227
n-6系脂肪酸 …… 52
N95マスク …… 195
NA …… 136
NAFL …… 61
NAFLD …… 61
NASH …… 61
non-alcoholic fatty liver …… 61
non-alcoholic fatty liver disease 61
non-alcoholic steatohepatitis …… 61
noradrenaline …… 116
NSAIDs潰瘍 …… 45
O157型 …… 191
ONS …… 210
ORS …… 50, 264
ORT …… 264

P

parathyroid hormone …… 111
PBC …… 58
PCR法 …… 140, 143
PD …… 96, 200
PEM …… 31, 59, 100, 216
peripheral parental nutrition …… 57
PIVKA-II/DCP …… 63
PPE …… 193
PPN …… 57
PR …… 200
protein-energy malnutrition …… 31, 59
PS …… 201
PTH …… 111

R・S

RA …… 181
RQ …… 144
RSST …… 238
SCD …… 126
SCU …… 231
SD …… 107, 200
SGA …… 59
SIADH …… 108
SIRS …… 225
SLE …… 179
SNRI …… 130, 135
SSc …… 183
SSRI …… 130, 135

T・V・Y

TACE …… 64
TNF-α …… 42
TNM分類 …… 199
total parental nutrition …… 57
TPN …… 57
TRH …… 126
TSH …… 109
VLCD …… 271
YAM …… 161

和 文

あ

亜鉛 …… 34, 216
亜鉛欠乏 …… 34
青背魚 …… 52
亜急性型終末期 …… 202
悪液質 …… 203
悪性腫瘍 …… 166
悪性貧血 …… 152
アジソン病 …… 115
アシドーシス …… 35
アスコルビン酸 …… 32
アストロウイルス …… 263
アスピリン …… 122, 140
アセチルコリン …… 120, 136
アセチルコリンエステラーゼ阻害薬 …… 120
アセチルコリン受容体 …… 120
アセトアルデヒド脱水素酵素 …… 133
アセトン血性嘔吐症 …… 265
アセトン臭 …… 265
アテトーゼ …… 257, 258
アデノウイルス …… 191
アテローム血栓性脳梗塞 …… 79
アテローム硬化 …… 79
アトピー型 …… 140
アトピー性疾患 …… 266
アトピー性皮膚炎 …… 176, 266
アトピー素因 …… 176
アドレナリン …… 116, 136, 173
アドレナリン自己注射薬 …… 268
アナフィラキシー …… 173, 268
アナフィラキシーショック …… 173
アナログ …… 108
あひる歩行 …… 163
アフタ症 …… 50
アルカリ性食品 …… 36
アルカローシス …… 35
アルギニノコハク酸尿症 …… 275
アルギニン …… 227
アルギニン血症 …… 275
アルコール依存症 …… 132
アルコール関連障害 …… 132
アルコール性肝障害 …… 63
アルコール脱水素酵素 …… 133
アルコールパッチテスト …… 133, 134
アルコール離脱症状 …… 132
アルツハイマー病型 …… 120
アルツハイマー病型認知症 …… 122
アルドステロン …… 114
アルドステロン症 …… 114
アルブミン …… 176
アレルギー …… 173
アレルギー疾患 …… 173, 266
アレルギー性結膜炎 …… 266
アレルギー性鼻炎 …… 266
アレルギーマーチ …… 267
アレルギー免疫療法 …… 141
アレルゲン …… 140, 175, 266
アレルゲン性 …… 176
アレルゲン皮膚テスト …… 141
アロプリノール …… 29
安静時振戦 …… 124
アンモニウム …… 101

い

胃潰瘍 …… 45
胃酸 …… 45
意識障害 …… 137
異食症 …… 150
胃食道逆流症 …… 43
胃切除後症候群 …… 206
胃切除術後 …… 218
胃腺 …… 45
イソニアジド …… 143
イソフラボノイド …… 102
一次性（原発性）ネフローゼ症候群 …… 90
一次対象疾患 …… 273
遺伝性腎炎 …… 90
胃内排出速度 …… 44
イムン®α …… 227
陰圧室 …… 195
陰圧閉鎖療法 …… 299
インスリン関連遺伝子多型 …… 15
インスリン非依存状態 …… 17
インターフェロン …… 57
インパクト® …… 227
インフェクションコントロールチーム …… 193
インフルエンザ …… 140

う

ウィクスラー式知能検査 …… 255
ウイルス性胃腸炎 …… 263
ウイルス性食中毒 …… 191
ウィルソン病 …… 34
ウェルシュ菌 …… 190
う歯 …… 41
う蝕 …… 41
右心不全 …… 144
うつ状態 …… 134
うつ病 …… 134
運動失調 …… 126

え・お

エアロゾル感染 …… 191
栄養失調症 …… 262
栄養障害 …… 31
栄養状態低下 …… 298
栄養評価項目 …… 155
エタンブトール …… 143
エナメル質 …… 41
エピネフリン …… 173
エピペン® …… 268
エレンタール® …… 219
エロモナス属菌 …… 189
嚥下 …… 216
えん下困難者用食品 …… 245
嚥下障害 …… 124, 141, 207
嚥下性肺炎 …… 141, 238
炎症性サイトカイン …… 225
炎症性腸疾患 …… 50, 51
エンテロトキシン …… 190

円背 161
円盤状皮疹 179
黄色ブドウ球菌 190
オルニチントランスカルバミラーゼ欠損症 274

か

カーボカウント 20, 290
外眼筋麻痺 126
壊血病 32
開口制限 183
外傷 227
改訂 長谷川式知能評価スケール 121
改訂水飲みテスト 238
海馬 120
回避・制限性食物摂取障害 127
外皮損傷 228
回復期 87
潰瘍性大腸炎 51
過栄養 60
核酸アナログ製剤 57
獲得耐性 201
角膜輪 34
隠れ食い 127
隠れ飲み 132
過酢酸製剤 193
加重型妊娠高血圧腎症 284
過食 129
過食行動 130
過食症 129
過食性障害 127
下垂体TSH産生腫瘍 109
下垂体異常 107
下垂体腫瘍 107, 113
下垂体腫瘍腺腫 107
下垂体性巨人症 107
ガス壊疽 190
仮性アレルゲン 180
かぜ・インフルエンザ 140
脚気 32
学校生活管理指導表 268
褐色細胞腫 116
括約筋 220
カテコールアミン類 116
寡動 124
過敏性試験 141
過敏性腸症候群 52
下部消化管疾患 47
下部食道括約筋 44
カヘキシア 166
カポジ肉腫 185
仮面様顔貌 124
ガラクトース血症 273
カリシウイルス 191, 263
カリニ肺炎 185
カルシウム 111
カルシウム結石 101
カルシウム濃度 111
カルシトニン 162
カルシニューリン阻害外用薬 176
カルバミルリン酸合成酵素欠損症 274
肝炎 56
肝炎ウイルス 56
寛解後療法 154
寛解導入療法 154
肝がん 63
換気障害 144, 145
ガングリオシド 126
ガングリオシド抗体 126
肝硬変 58
肝細胞がん 63
肝疾患 56
間質性肺炎 141, 142
感情鈍麻 136
間接訓練 239
関節拘縮 298
関節水腫 165
関節リウマチ 181
関節裂隙 165
感染型食中毒 189
感染経路別予防策 193
感染症対策 192
感染症発生動向調査週報 192
感染症法 191, 192
完全除去 268
感染性胃腸炎 191
感染性腹膜炎 96
甘草 114
肝動脈化学塞栓療法 64
肝内結石 64
肝内胆管がん 63
カンピロバクター属菌 190
顔面神経麻痺 126
関連障害群 134

き

飢餓 262
気管・気管支疾患 140
気管支拡張薬 141, 144
気管支喘息 140, 266
気管支肺炎 142
器質性便秘 47
偽性アルドステロン症 114
気道炎症 140
気道炎症抑制薬 144
気道熱傷 229
機能性便秘 47
機能的寛解 182
気分障害 136
逆流性食道炎 183, 219
キャリア 185
救急救命医療 225
吸収障害 207
急性胃腸炎症状 189
急性肝炎 57
急性感染症 231
急性下痢 48
急性糸球体腎炎 86
急性腎不全 91
急性膵炎 65
急性膵炎の診断基準 65
急性胆のう炎 65
急性白血病 154
急性便秘 48
吸入抗原 266
吸入ステロイド薬 141

狭心症 76
虚血性心疾患 76
巨赤芽球性貧血 32, 152
巨大児 287
去痰薬 144
魚油 52
ギラン・バレー症候群 126
起立性低血圧 126
キレート剤 35
筋強剛 124
筋固縮 124
筋力低下 126

く

空気感染 193
空気感染予防策 193
クッシング症候群 37, 113, 180
くも膜下出血 79
クラッシュ症候群 228
クラミジア 141
グリアジン 176
グリコーゲン 275
クリティカルケア 224, 225
グループ療法 131
グルココルチコイド 182
グルタミン 227
グルタミン酸 136
グルテニン 176
くる病 32, 163
クレアチニンクリアランス 93
クレチン症 110
グレリン 218
クローン病 50
グロブリン 176
クワシオルコル 31, 262
クワシオルコル型低栄養 60

け

経口減感作療法 267
経口的補助栄養 210
経口補水液 50, 264
経口輸液療法 264
痙直型 257
経尿道的前立腺核出術 102
経尿道的前立腺切除術 102
経鼻経管アクセス 246
けいれん性便秘 47
劇症肝炎 56
血液浄化療法 96
血液透析 96
血管作動性アミン 180
血管性浮腫 178
血管透過性 225
血漿浸透圧 108
結石溶解療法 101
血中抗原特異的IgE抗体検査 173
血尿 101
ケトン体 37
下痢 221
下痢型過敏性腸症候群 53
下痢原性ウェルシュ菌 190
減感作療法 173
限局型皮膚硬化型 183
顕性アルブミン尿 94
見当識障害 120
原発性アルドステロン症 37, 73, 114, 115
原発性（一次性）サルコペニア 166
原発性骨粗鬆症 161
原発性胆汁性胆管炎 58
原発性肥満 269
原発性副甲状腺機能亢進症 111

こ

ゴイトロゲン 111
抗TNF-α抗体 51
抗TSH受容体抗体 110
降圧薬 115
高アルカリホスファターゼ血症 163
抗アレルギー薬 141, 173
抗インフルエンザウイルス薬 140
抗うつ薬 130
構音障害 126
高回転性骨粗鬆症 161
口蓋扁桃摘出術 90
口蓋裂 248
高カイロミクロン血症 76
口角炎 42
高ガストリン血症 44
高カリウム血症 96, 115
高カルシウム血症 111
後期ダンピング症候群 218
抗凝固薬 122
抗菌薬 46
口腔ケア 239
口腔疾患 41
口腔障害 248
口腔清掃 142
高血圧 71, 96
高血圧合併妊娠 284
抗血小板薬 122
抗血栓薬 122
高血糖高浸透圧症候群 15
抗原 266
抗甲状腺抗体 110
抗甲状腺薬 110
高次脳機能障害 120
甲状腺異常 109
甲状腺機能亢進症 109
甲状腺機能低下症 110
甲状腺刺激ホルモン 109, 126
甲状腺腫 34
甲状腺腫瘍 109
甲状腺ホルモン合成阻害薬 110
甲状腺ホルモン薬 110
口唇炎 42
合成T_4製剤 274
合成ステロイド薬 116
光線過敏症 179
構造的寛解 182
拘束性換気障害 145
硬組織 41
後天性免疫不全症候群 185
抗糖脂質抗体 126
行動療法 128, 130
高度脱水状態 225

高度肥満 …… 25
高度肥満小児 …… 278
口内炎 …… 42
高ナトリウム血症 …… 108
高尿酸血症 …… 28, 101
広範囲熱傷 …… 229
抗ヒスタミン薬 …… 176, 178
抗肥満薬 …… 271
抗利尿ホルモン …… 107, 108
高リン血症 …… 96, 113
誤嚥性肺炎 …… 141
呼吸機能検査 …… 144
呼吸商 …… 144
呼吸性アシドーシス …… 35, 139, 141
呼吸性アルカローシス … 36, 139, 142
呼吸不全 …… 139, 141, 144
黒質神経細胞 …… 124
黒色表皮腫 …… 269
個人防護具 …… 193
骨芽細胞 …… 161
骨棘 …… 165
骨切り術 …… 166
骨髄穿刺 …… 154
骨粗鬆症 …… 114, 161
骨代謝異常 …… 32
骨代謝障害 …… 219
骨代謝マーカー …… 162
骨端線 …… 163
骨軟化症 …… 163
孤発性脊髄小脳変性症 …… 126
コバラミン …… 32
五分粥食 …… 217
コリ病 …… 276
コルチゾール …… 113
コレステロール結石 …… 64
コレラ菌 …… 189
コロナウイルス …… 191
混合型 …… 28
混合性換気障害 …… 145
根治的手術 …… 199

さ

サージカルマスク …… 195
サーベイランス …… 193
細菌性食中毒 …… 189
細小血管合併症 …… 15
菜食主義 …… 262
再生不良性貧血 …… 148
在宅酸素療法 …… 144
在宅中心静脈高カロリー輸液 …… 184
サイトメガロウイルス感染 …… 185
採便袋 …… 220
匙状爪 …… 34
嗄声 …… 110
擦式アルコール製剤 …… 194
サポウイルス …… 263
挫滅症候群 …… 228
サルコペニア …… 166
サルモネラ属菌 …… 190
酸性食品 …… 36
酸素吸入 …… 144
残尿 …… 102
三分粥食 …… 217
酸分泌抑制薬 …… 46

し

シェーグレン症候群 …… 184
紫外線療法 …… 176
視覚障害 …… 255
歯科疾患 …… 41
自家中毒 …… 265
歯冠 …… 41
弛緩性便秘 …… 47
敷石状外観 …… 50
色素石 …… 64
糸球体腎炎 …… 86
糸球体濾過量 …… 84
子宮内胎児発育遅延 …… 281
シクロスポリン …… 176
歯垢 …… 41
自己免疫疾患 …… 179
自己誘発性嘔吐 …… 129
歯根 …… 41
自殺予防 …… 135
四肢失調 …… 126
歯質 …… 41
脂質異常症 …… 20
歯周炎 …… 42
歯周疾患 …… 42
歯周病 …… 42
自助グループ …… 133
歯髄 …… 41
シスチン …… 101
姿勢反射障害 …… 124
歯石 …… 42
自然耐性 …… 200
歯槽骨 …… 41
肢体不自由 …… 255
シックデイ …… 37
至適透析 …… 96
シトルリン血症 …… 275
歯肉炎 …… 42
脂肪肝 …… 55, 60
脂肪酸下痢 …… 50
若年成人平均値 …… 161
シャント …… 96
集学的治療 …… 202
周期性嘔吐症 …… 265
シュウ酸 …… 101
シュウ酸塩 …… 101
周術期 …… 215
重症患者 …… 225
重症感染症 …… 232
重症度 …… 226
縦走潰瘍 …… 50
重炭酸イオン …… 37
集団精神療法 …… 130
集中治療 …… 230
集中治療患者 …… 225
集中治療室 …… 230
十二指腸潰瘍 …… 45
十二指腸球部壁 …… 45
主観的包括的評価 …… 59
手指衛生 …… 193

手指消毒 ……194
手術ストレス ……216
手掌法 ……229
出血性疾患 ……148
術後感染症 ……216
術前 ……216
消化管出血 ……32
消化管術後 ……216
消化管通過障害 ……250
消化器術後 ……216
消化性潰瘍 ……45
上気道疾患 ……140
小球性貧血 ……34
症候性肥満 ……269
症候性便秘 ……47
硝子軟骨 ……165
脂溶性ビタミン ……32
常染色体優性遺伝性脊髄小脳変性症 ……126
常染色体劣性遺伝性脊髄小脳変性症 ……126
小腸切除術後 ……220
小児虐待 ……262
小児のメタボリックシンドローム診断基準 ……271
小児発症喘息 ……140
小児肥満 ……269
小児肥満症診断基準 ……271
上部消化管疾患 ……43
少量頻回食 ……183
除去試験 ……173
除菌療法 ……46
食餌性ボツリヌス症 ……191
褥瘡 ……298
食中毒 ……189
食中毒統計 ……192
食道下部拡張 ……183
食道術後 ……217
食道障害 ……249
食道の生理的狭窄部 ……249
食物アレルギー ……141, 173, 266
食物アレルギーの臨床型分類 ……267
食物依存性運動誘発アナフィラキシー ……179
食物抗原 ……266
食物除去療法 ……268
食物負荷試験 ……174
食欲抑制薬 ……271
ショック ……227
徐脈性不整脈 ……78
心胸比 ……98
心筋梗塞 ……76
新久里浜式アルコール依存症スクリーニングテスト ……133
神経原線維変化 ……120
神経性食欲不振症 ……262
神経性大食症 ……129
神経性やせ症 ……127, 262
神経伝達物質 ……136
心血管障害 ……96
人工関節置換術 ……166
人工肛門 ……212, 220
人工肛門周囲皮膚炎 ……221
人工肛門造設 ……220
腎後性急性腎不全 ……92
心室細動 ……78
心室頻拍 ……78
侵襲 ……225
滲出性下痢 ……48
腎性急性腎不全 ……92
腎生検 ……87
腎性骨異栄養症 ……96
新生児低血糖症 ……287
新生児マススクリーニング ……273
腎性尿崩症 ……108
腎性副甲状腺機能亢進症 ……111
腎前性急性腎不全 ……92
心臓術後 ……221
迅速診断キット ……140
身体障害 ……255
身体障害者数 ……255
身長・体重成長曲線 ……270
身長別標準体重 ……270
浸透圧性下痢 ……48
シンバイオティクス ……204
腎負荷型 ……28
心不全 ……77
腎不全 ……91
心房期外収縮 ……78
心房細動 ……78
心房粗動 ……78
蕁麻疹 ……178

す

水牛様脂肪沈着 ……113
推算GFR ……84
水腎症 ……101
膵臓術後 ……219
錐体路症状 ……126
膵・胆道系臓器 ……55
水頭症 ……120
睡眠時無呼吸症候群 ……269
睡眠障害 ……135
水溶性食物繊維 ……48, 50
水溶性ビタミン ……32
膵β細胞破壊 ……15
スキンケア ……301
スキンケア指導 ……267
スクリーニング質問票SARC-F ……166
スタンダード・プリコーション ……193
ステロイド外用薬 ……176
ステロイド関節内注射 ……166
ステロイド薬 ……141, 173,182
ストマ ……220
ストレス ……225
ストレプトマイシン ……143
スパイロメトリー ……144
スピロノラクトン ……115
すりガラス状病変 ……142

せ

生活習慣病胎児期発症説 ……292
性機能低下 ……126
精子形成異常 ……34
脆弱性骨折 ……161
精神疾患 ……134

成人発症喘息……140
生体電気インピーダンス法……167
生体内毒素型食中毒……189
成長遅延……34
成長軟骨帯……163
成長ホルモン……107
制吐薬……265
成分栄養剤……57
赤色皮膚線条……113
脊髄小脳変性症……126
赤痢菌……189
舌炎……42
摂食嚥下……235
摂食嚥下機能回復……142
摂食嚥下機能評価……241
摂食嚥下障害……258
接触感染……195
接触抗原……266
摂食障害……127
セメント質……41
セルフコントロール……131
セルフモニタリング……131, 135
セレウス菌……189
セロトニン……134, 135, 136
セロトニン・ノルアドレナリン再取り込み阻害薬……130
線維化病変……142
線維軟骨……165
全粥食……217
穿刺局所療法……64
全身性エリテマトーデス……179
全身性炎症反応症候群……225
全身性強皮症……183
喘息発作……140
選択的セロトニン再取り込み阻害薬……130
先端巨大症……107
疝痛発作……101
先天性甲状腺機能低下症……273, 274
先天性代謝異常症……272
先天性銅代謝異常症……34
先天性副腎過形成症……273, 274
前頭側頭葉変性型……120
喘鳴……140
せん妄……120
前立腺肥大症……102

そ

早期ダンピング症候群……218
双極性障害……134
象牙質……41
造血器系腫瘍……147, 154
巣状糸球体硬化症……90
躁状態……134
創傷ボツリヌス症……191
総胆管結石……64
搔破……176
即時型アレルギー……173
続発性（二次性）骨粗鬆症……161
続発性（二次性）サルコペニア……166
側弯変形……259
咀嚼……235

た

体位変換……301
体外衝撃波結石破砕術……101
体幹失調……126
大規模食中毒対策……192
大球性貧血……32
胎児機能不全……285
胎児毒性……285
代謝性アシドーシス……36
代謝性アルカローシス……36
代償期……58
代替食品……268
耐容上限量……33
大葉性肺炎……142
唾液腺……184
多剤併用療法……200
立ちくらみ……157
脱水……263
脱毛……34
タバコ煙……144
多発性関節炎……181
ダビガトラン……122
多量ミネラル……34
段階的摂食訓練食……239
探索行動……132
胆汁性下痢……50
単純性肥満……25, 269
胆石症……64
短腸症候群……220
タンデム質量分析計……273
タンデムマス法……273
胆のう結石……64
胆のう術後……219
たんぱく異化率……96
たんぱく質・エネルギー栄養障害……100, 262
たんぱく質・エネルギー低栄養状態……59
たんぱく質同化抵抗性……167
たんぱく漏出性胃腸症……46
ダンピング症候群……207

ち

チアノーゼ……142, 144, 227
チアミン……32
知的障害……255
知的障害者数……255
知能検査……255
チフス菌……189
中鎖脂肪酸……47
中心静脈栄養法……57
中心性肥満……113
腸液……37
腸炎ビブリオ……190
聴覚・言語障害……255
腸管アデノウイルス……263
腸管運動異常下痢……48
腸管感染症……189
腸管出血性大腸菌……191
蝶形紅斑……179
超低エネルギー食……28
直接訓練……239
直接的嚥下訓練……247
直接服薬確認法……143

治療計画書 200
治療効果の判定 200

つ・て

ツベルクリン反応 143
ツング（Zung）の抑うつ尺度 135
低アレルゲン化食品 268
低栄養 31
低栄養状態 128
低温やけど 229
低回転性骨粗鬆症 161
低カリウム血症 115
低カルシウム血症 113
低酸素血症 144
低出生体重児分娩 281
低たんぱく血症 46, 91
低ナトリウム血症 109, 115
低フェニルアラニンミルク 273
低リン血症 111
低リン血症性くる病・骨軟化症 163
デスモプレシン 108
テタニー 113
鉄 34
鉄欠乏 34
鉄欠乏性貧血 148, 151, 182

と

頭蓋内出血 32
銅過剰症状 34
糖原 275
糖原病 275
糖原病Ⅰ型 276
糖原病Ⅲ型 276
糖原病Ⅷ型 276
統合失調症 136
糖脂質 126
透析アミロイドーシス 96
透析困難症 96
透析導入基準 96
透析療法 96
糖尿病 15
糖尿病ケトアシドーシス 15, 37
糖尿病神経障害 15
糖尿病腎症 15
糖尿病性腎症 94
糖尿病網膜症 15
頭部術後 221
洞不全症候群 78
動脈硬化 73
投与禁忌薬物 268
ドーパミン 116, 124, 136
ドーパミンアゴニスト 124
ドーパミン受容体刺激薬 124
特異的IgE抗体 140
特殊ミルク 273
毒素型食中毒 189
特定原材料 175
特定不能の摂食障害 127
ドネペジル塩酸塩 120
塗抹検査 143
トリグリセリド 20
トリプトファン 135
とろみ調整用食品 245
ドンペリドン 265

な

ナイアシン 32, 137
内視鏡的結石破砕術 101
内臓脂肪型 269
内臓脂肪型肥満 25
内臓脂肪蓄積 76
内部障害 255
ナウゼリン® 265

に

肉芽組織形成 181
ニコチン酸 32
二次性高血圧 71, 73
二次性（続発性）ネフローゼ症候群 90
二次性乳糖不耐症 264
二次性肥満 25, 269
二次性貧血 148, 150
二次性副甲状腺機能亢進症 96
二重エネルギーX線吸収測定法 161
乳酸菌 50
乳児期肥満 271
乳児ボツリヌス症 191
乳糖酵素剤 264
乳糖除去ミルク 273
乳糖制限 273
乳幼児下痢症 263
尿アルカリ化薬 29
尿意切迫感 102
尿酸 101
尿酸産生抑制薬 29
尿酸排泄促進薬 29
尿酸排泄低下型 28
尿素サイクル 275
尿素サイクル異常 274
尿毒症 93
尿閉 102
尿崩症 107
尿路系疾患 101
尿路結石 101
尿路結石症 101
妊娠高血圧 284
妊娠高血圧症候群 281, 284
妊娠高血圧腎症 284
妊娠性貧血 283
妊娠糖尿病 281
認知行動療法 130, 131, 135
認知再構成法 135
認知症 120

ぬ・ね

盗み食い 127
熱傷 228
熱傷指数 229
ネフローゼ症候群 90
粘血下痢便 52
粘膜傷害ストレス性潰瘍 45

の

脳虚血スコア 123
脳血管疾患 79

脳血管性型……120
脳血管性認知症……122
脳血栓……79
脳梗塞……79
脳出血……79
脳塞栓……79
脳動脈瘤……79
脳動脈瘤奇形……79
脳内麻薬……127
ノルアドレナリン……116, 134, 136
ノロウイルス……191, 263

は

パーキンソン症候群……123
パーキンソン症状……126
パーキンソン病……120, 123
肺炎……141
肺気腫……144
肺結核……143
敗血症……227
肺疾患……141
肺実質……141
排出型……130
バイタルサイン……226
排尿困難……102
排尿障害……102, 126
培養検査……143
パウチ……220
吐きだこ……130
バクテリアルトランスロケーション……154, 204, 227, 232
破骨細胞……161
橋本病……110
バスキュラーアクセス……96
バセドウ病……109
はちみつ……191
発育性股関節形成不全……165
バッファローハンプ……113
バビンスキー反射……153
ハミルトンうつ病病状評価表……135
パラチフスA菌……189
反回神経麻痺……210, 218
半座位……183
半消化態栄養剤……52
ハンター舌炎……153
パンヌス形成……181
反復唾液嚥下テスト……238

ひ

非アトピー型……140
非アルコール性脂肪肝……61
非アルコール性脂肪肝炎……61
非アルコール性脂肪性肝疾患……61
ピークフロー値……141
皮下脂肪型……269
非根治的手術……199
微小変化型ネフローゼ症候群……90
ヒスタミン……136, 178
ヒスタミンH1受容体拮抗薬……173
ヒスタミンH2受容体拮抗薬……44
ヒスタミン遊離試験……173
非代償期……58
ビタミン……31
ビタミンA……32, 42
ビタミンA欠乏症……185
ビタミンB_1……32
ビタミンB_1不足……132
ビタミンB_2……32
ビタミンB_3……32
ビタミンB_6……32
ビタミンB_{12}……32, 153
ビタミンC……32, 42
ビタミンD……32, 42
ビタミンD欠乏性くる病・骨軟化症……163
ビタミンD抵抗性くる病・骨軟化症……163
ビタミンE……32
ビタミンK……32
ビタミン異常症……31
非定型抗精神病薬……136
ヒト免疫不全ウイルス……185
ヒドロコルチゾン……116
皮内テスト……173
ビネー式知能検査……255
非排出型……130
ビフィズス菌……50
皮膚炎……34
皮膚硬化……183
皮膚湿潤……298
皮膚線条……269
皮膚テスト……173
皮膚肥満細胞……178
非ヘム鉄……152
飛沫……193
飛沫核……193
飛沫感染……195
肥満……24, 25
肥満細胞……178
肥満症……269
びまん性皮膚硬化型……183
病原大腸菌……189
病原微生物検出情報……192
標準化透析量……96
標準予防策……193
病的骨突出……298
日和見感染症……141, 185
ピラジナミド……143
びらん……45
ピリドキシン……32
微量ミネラル……34
ピロリ菌……46
貧血……96, 147, 148, 149, 150, 219, 283
頻尿……102
頻脈性不整脈……78

ふ

ファーラー位……183
フィッシャー比……59, 144
フェニルケトン尿症……273
フェノバール®……265
フェノバルビタール……265
フォンギルケ病……276
不均衡症候群……96
副甲状腺異常……111

副甲状腺機能亢進症 111
副甲状腺機能低下症 113
副甲状腺腫瘍腺腫 111
副甲状腺ホルモン 111
副腎異常 113
副腎結核 115
副腎腺腫 113
副腎皮質機能低下症 115
副腎皮質刺激ホルモン 113, 115
副腎皮質ホルモン剤 116
腹壁皮下静脈の怒張 58
腹膜透析 96
浮腫 298
不整脈 78
不溶性グルカン 41
不溶性食物繊維 48
プラークコントロール 42
プラミペキソール 124
プランマー・ヴィンソン症候群 151
プリン体 102
フレイル 295
フレイルサイクル 296
ブレーデンスケール 298
プレドニゾロン 116, 180
プロトロンビン時間 56
プロトンポンプ阻害薬 44
プロバイオティクス 176
プロピオン酸血症 275
分割法 259
分枝アミノ酸 144, 227
分枝アミノ酸（BCAA）製剤 59
分泌性下痢 48

へ

米国精神医学会の診断基準 127
閉塞性換気障害 144, 145
ベック式抑うつ評価尺度 135
ペプシノーゲン 45
ペプシン 45
ヘム鉄 152
ヘモクロマトーシス 34
ペラグラ 32
ヘリコバクター・ピロリ 45
ペルゴリド 124
ヘルパーT細胞 185
ベロ毒素 191
変形性関節症 165
ベンズブロマロン 29
変性疾患 123
便秘 47
便秘型過敏性腸症候群 53

ほ

乏尿期 87
補完代替医療 205
歩行障害 163
発作型高血圧 116
ボツリヌス菌 191
ホメオスタシス機構 34
ホモシスチン尿症 273, 274
本態性高血圧 71

ま

マイコプラズマ 140, 141
膜性腎症 90
膜性増殖性腎炎 90
まぐろ 52
マジンドール 27
末期腎不全 84
末梢静脈栄養法 57
マラスムス 31, 262
満月様顔貌 113
慢性炎症性疾患に伴う貧血 182
慢性肝炎 57
慢性気管支炎 144
慢性下痢 48
慢性甲状腺炎 110
慢性骨髄性白血病 157
慢性糸球体腎炎 90
慢性腎臓病 84
慢性腎不全 92
慢性腎不全保存期 93
慢性膵炎 66
慢性膵炎臨床診断基準 67
慢性的低栄養状態 296
慢性閉塞性肺疾患 144
慢性便秘 48

み・む

味覚障害 34
水中毒 108
ミネラル 34
ミネラル異常症 34
ミネラルコルチコイド 114
ミュータンス菌 41
虫歯 41
無動 124
無乳糖粉乳 273

め・も

メープルシロップ尿症 273
メザンギウム 94
メタボリックシンドローム 25, 269
メチルマロン酸血症 275
メデューサの頭 58
免疫寛容 173
免疫賦活栄養剤 227
網赤血球 151

や・ゆ

夜間軽食 59
夜間頻尿 102
薬剤性便秘 47
薬剤耐性菌 232
夜盲症 32
有症状胆のう結石 65
有機酸 37
夕食偏重型の食生活 102
誘発試験 173
遊離サイロキシン 110
遊離トリヨードサイロニン 110
指輪っかテスト 166

よ

陽イオン交換化合物 96
溶血性尿毒症症候群 191

溶血性貧血 …… 148
葉酸 …… 32
葉酸欠乏 …… 152
幼児身長体重曲線 …… 269
ヨウ素 …… 34
ヨウ素制限 …… 110
抑うつ病性障害群 …… 134

ら・り

ラクトース制限 …… 273
ラクナ梗塞 …… 79
リステリア・モノサイトゲネス …… 189
利尿期 …… 87
リハビリテーション …… 256
リファンピシン …… 143
リフィーディングシンドローム …… 31
リボフラビン …… 32
リモデリング …… 161
流涎 …… 124
流動食 …… 217
良性肥満 …… 271
リン吸着薬 …… 96
リン酸塩 …… 35, 101
リン酸マグネシウム …… 101
臨床的寛解 …… 182
リンパ管圧 …… 47

る・れ

涙腺 …… 184
るいそう …… 216
ルートプレーニング …… 42
ループス腎炎 …… 90, 179
レイノー現象 …… 179, 183
レジメン …… 200
レチノール …… 32
レニン …… 115
レビー小体 …… 124
レビー小体病型 …… 120
レボチロキシンナトリウム（T_4）水和物 …… 274

ろ

瘻孔 …… 50
老年症候群 …… 295
ロコチェック …… 168
ロコトレ …… 169
ロコモーショントレーニング …… 169
ロコモティブシンドローム …… 168
ロコモ度テスト …… 168
ロタウイルス …… 191, 263
ロタウイルスワクチン …… 264
ロピニロール …… 124

わ

ワクチン接種 …… 140
ワルファリン …… 122

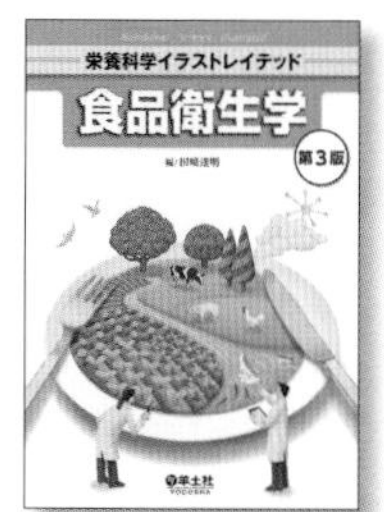

食品衛生学
第3版

田﨑達明／編

定価3,190円（本体2,900円＋税10％）
288頁　ISBN978-4-7581-1372-4

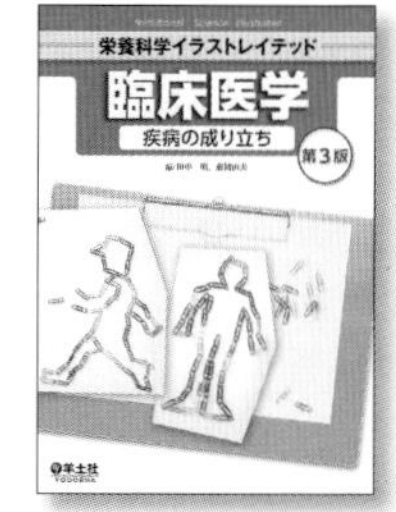

臨床医学
疾病の成り立ち
第3版

田中　明，藤岡由夫／編

定価3,190円（本体2,900円＋税10％）
320頁　ISBN978-4-7581-1367-0

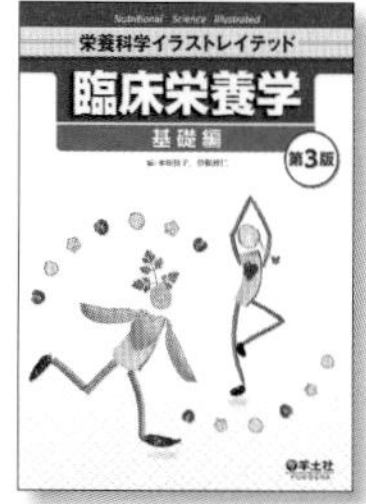

臨床栄養学
基礎編
第3版

本田佳子，曽根博仁／編

定価2,970円（本体2,700円＋税10％）
192頁　ISBN978-4-7581-1369-4

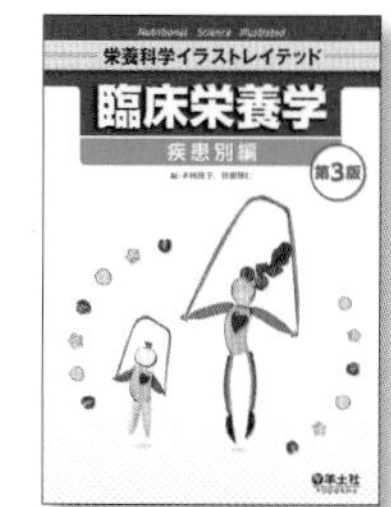

臨床栄養学
疾患別編
第3版

本田佳子，曽根博仁／編

定価3,080円（本体2,800円＋税10％）
328頁　ISBN978-4-7581-1370-0

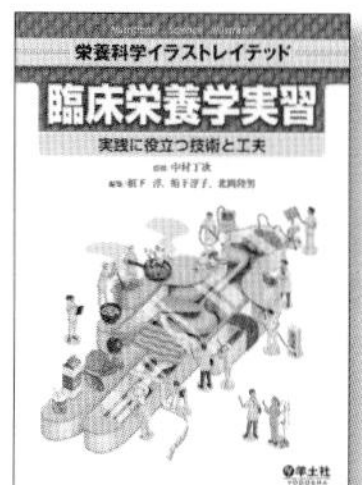

臨床栄養学実習
実践に役立つ技術と工夫

中村丁次／監，
栢下　淳，栢下淳子，北岡陸男／編

定価3,190円（本体2,900円＋税10％）
231頁　ISBN978-4-7581-1371-7

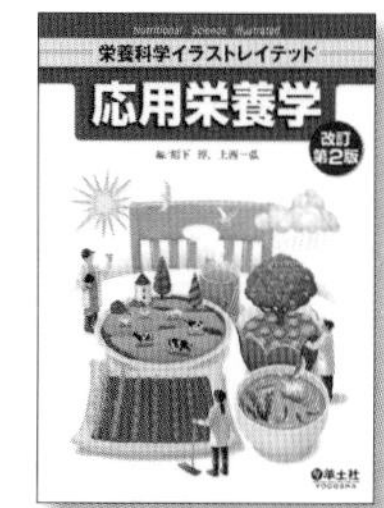

応用栄養学
改訂第2版

栢下　淳，上西一弘／編

定価3,080円（本体2,800円＋税10％）
255頁　ISBN978-4-7581-1364-9

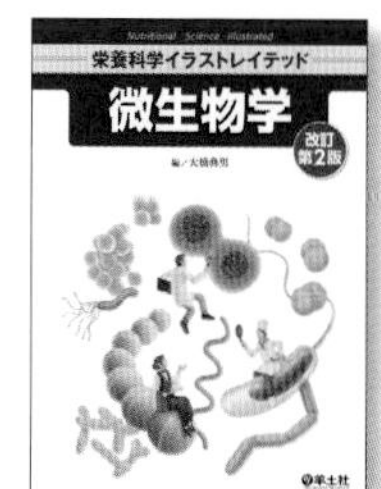

微生物学
改訂第2版

大橋典男／編

定価3,190円（本体2,900円＋税10％）
256頁　ISBN978-4-7581-1373-1

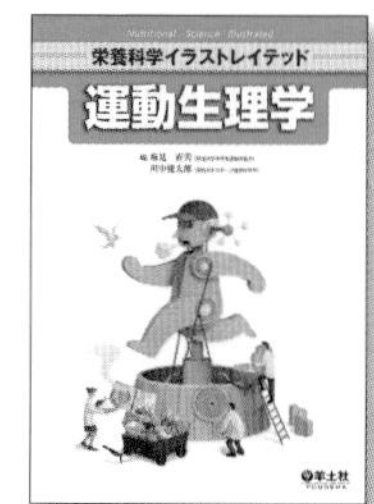

運動生理学

麻見直美，川中健太郎／編

定価3,080円（本体2,800円＋税10％）
224頁　ISBN978-4-7581-1356-4

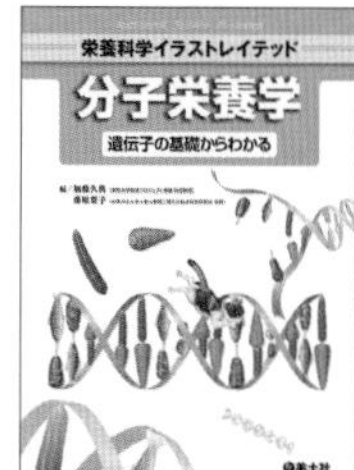

分子栄養学
遺伝子の基礎からわかる

加藤久典，藤原葉子／編

定価2,970円（本体2,700円＋税10％）
231頁　2色刷り
ISBN978-4-7581-0875-1

栄養科学イラストレイテッド［演習版］　2色刷り

生化学ノート　第3版
定価2,860円（本体2,600円＋税10％）
232頁　ISBN978-4-7581-1355-7

解剖生理学ノート
人体の構造と機能　第3版
定価2,860円（本体2,600円＋税10％）
231頁　ISBN978-4-7581-1363-2

基礎栄養学ノート
第4版
定価2,860円（本体2,600円＋税10％）
200頁　ISBN978-4-7581-1361-8

■ 編者プロフィール

本田佳子（ほんだ　けいこ）**女子栄養大学栄養学部実践栄養学科 教授**

1983 年 女子栄養大学卒業，2002 年 東北大学大学院医学系研究科修士課程修了，'07 年 同研究科 博士課程修了．1986 年 虎の門病院栄養部第 5 科長，'92 年 同 副部長，'96 年 同 部長，2004 年 女子栄養大学栄養学部・女子栄養大学大学院栄養学研究科 教授（医療栄養学）．

管理栄養士，糖尿病療養指導士，病態栄養専門師．日本病態栄養学会常任理事，日本臨床栄養学会評議委員，日本栄養改善学会評議委員，日本糖尿病学会食事療法に関する検討委員会委員．

主な編著，共著に『糖尿病診療マニュアル』（日本医師会），『新臨床栄養学－栄養ケアマネジメント』（医歯薬出版），『栄養食事療法の実習』（医歯薬出版），『糖尿病の生活指導ガイドライン』（金原出版）など

曽根博仁（そね　ひろひと）**新潟大学大学院医歯学総合研究科血液・内分泌・代謝内科学分野 教授**

1990 年 筑波大学医学群卒業．同大学附属病院内科を経て，'97 年より米国ミシガン大学内科研究員，'99 年より筑波大学内科講師．2006 年 お茶の水女子大学食物栄養学科准教授，'09 年より筑波大学水戸地域医療教育センター内科教授を経て '12 年より現職．日本内科学会・日本糖尿病学会・日本内分泌学会・日本動脈硬化学会・日本成人病（生活習慣病）学会の各専門医・指導医・評議員，日本栄養・食糧学会・日本臨床栄養学会理事などを兼務．アジア糖尿病学会賞，日本医師会学術奨励賞，日本糖尿病学会賞などを受賞．

共著に『医科栄養学』（建帛社），『糖尿病運動療法指導マニュアル』（南江堂），『今日の治療指針』（医学書院），『日本臨牀増刊－身体活動・運動と生活習慣病』（日本臨牀社）など

栄養科学イラストレイテッド

臨床栄養学　疾患別編　第3版

2012年 2 月15日　第1版 第1刷発行
2015年 2 月20日　第1版 第4刷発行
2016年 4 月 1 日　第2版 第1刷発行
2022年 2 月15日　第2版 第7刷発行
2022年 12 月15日　第3版 第1刷発行
2024年 2 月15日　第3版 第2刷発行

編　集　本田佳子，曽根博仁
発行人　一戸敦子
発行所　株式会社　羊　土　社
〒101-0052
東京都千代田区神田小川町2-5-1
TEL　03（5282）1211
FAX　03（5282）1212
E-mail　eigyo@yodosha.co.jp
URL　www.yodosha.co.jp/
装　幀　堀　直子（ホリディ デザイン事務所）
印刷所　株式会社加藤文明社印刷所

ISBN978-4-7581-1370-0